Multimodale Schmerztherapie in der Pflege

Rudolf Likar · Günther Bernatzky
Svetlana Geyrhofer · Bärbl Buchmayr
Hrsg.

Multimodale Schmerztherapie in der Pflege

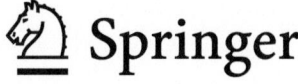

Hrsg.
Rudolf Likar
Anästhesie und Intensivmedizin
Klinikum Klagenfurt am Wörthersee
Klagenfurt, Österreich

Günther Bernatzky
Naturwissenschaftliche Fakultät
Universität Salzburg
Salzburg, Österreich

Svetlana Geyrhofer
Pflege minus Schmerz
Geyrhofer KG
Grein, Österreich

Bärbl Buchmayr
Dipl. Gesundheits- und Krankenpflegerin
(Kinder-und Jugendlichenpflege)
Wickelfachfrau, Aromapflegexpertin
Eggelsberg, Österreich

ISBN 978-3-662-68955-4   ISBN 978-3-662-68956-1 (eBook)
https://doi.org/10.1007/978-3-662-68956-1

Die Deutsche Nationalbibliothek verzeichnet diese Publikation in der Deutschen Nationalbibliografie; detaillierte bibliografische Daten sind im Internet über https://portal.dnb.de abrufbar.

© Der/die Herausgeber bzw. der/die Autor(en), exklusiv lizenziert an Springer-Verlag GmbH, DE, ein Teil von Springer Nature 2025
Das Werk einschließlich aller seiner Teile ist urheberrechtlich geschützt. Jede Verwertung, die nicht ausdrücklich vom Urheberrechtsgesetz zugelassen ist, bedarf der vorherigen Zustimmung des Verlags. Das gilt insbesondere für Vervielfältigungen, Bearbeitungen, Übersetzungen, Mikroverfilmungen und die Einspeicherung und Verarbeitung in elektronischen Systemen.
Die Wiedergabe von allgemein beschreibenden Bezeichnungen, Marken, Unternehmensnamen etc. in diesem Werk bedeutet nicht, dass diese frei durch jede Person benutzt werden dürfen. Die Berechtigung zur Benutzung unterliegt, auch ohne gesonderten Hinweis hierzu, den Regeln des Markenrechts. Die Rechte des/der jeweiligen Zeicheninhaber*in sind zu beachten.
Der Verlag, die Autor*innen und die Herausgeber*innen gehen davon aus, dass die Angaben und Informationen in diesem Werk zum Zeitpunkt der Veröffentlichung vollständig und korrekt sind. Weder der Verlag noch die Autor*innen oder die Herausgeber*innen übernehmen, ausdrücklich oder implizit, Gewähr für den Inhalt des Werkes, etwaige Fehler oder Äußerungen. Der Verlag bleibt im Hinblick auf geografische Zuordnungen und Gebietsbezeichnungen in veröffentlichten Karten und Institutionsadressen neutral.

Planung/Lektorat: Renate Eichhorn
Springer ist ein Imprint der eingetragenen Gesellschaft Springer-Verlag GmbH, DE und ist ein Teil von Springer Nature.
Die Anschrift der Gesellschaft ist: Heidelberger Platz 3, 14197 Berlin, Germany

Wenn Sie dieses Produkt entsorgen, geben Sie das Papier bitte zum Recycling.

Vorwort

Immer noch leiden zu viele Menschen unnötig an Schmerzen. Hier könnte der Ausbau der extramuralen Versorgung mit Erstkonsultation bei Pflegepersonen eine schnellere Einleitung der multimodalen Schmerztherapie für die Betroffenen gewährleisten. Professionelle Pflegepersonen müssen in der Gesundheitsförderung und Prävention endlich einen Stellenwert erhalten, um nachhaltig Strukturen aufzubauen, die sich mit der Vorbeugung von Schmerzchronifizierung beschäftigt.

Das vorliegende Werk entstand multiprofessionell, es finden sich Beiträge sowohl von Diplomierten Gesundheits- und Krankenpfleger:innen, Ärzt:innen als auch Psycholog:innen und Physiotherapeut:innen. Nur gemeinsam wird es gelingen, für die Schmerzpatient:innen eine gute multimodale Versorgung anzubieten.

Ein besonderes Augenmerk wurde auf die pflegerischen Kernkompetenzen gelegt. Sowohl in Deutschland als auch in Österreich finden sich in den gesetzlichen Grundlagen die Tätigkeiten mit Vorbehaltsrecht. Damit wird gewährleistet, dass pflegerische Interventionen von Pflegepersonen mit einer hohen Qualifikation durchgeführt werden. Deshalb wurde ein eigener Buchabschnitt „Pflegetherapeutische Interventionen im Schmerzmanagement" eingefügt. Autor:innen aus der Pflege haben die zahlreichen Anwendungsmöglichkeiten mit ihren Buchkapiteln aufgezeigt.

Mit diesem Buch möchten wir das aktuelle Wissen im multimodalen Schmerzmanagement allen Akteur:innen näherbringen und hoffen auf eine weitere stetige Veränderung der klinischen Praxis.

Wir bedanken uns bei allen, die tatkräftig an der Entstehung dieses Buches mitgewirkt haben.

Grein, Österreich	Svetlana Geyrhofer
Eggelsberg, Österreich	Bärbl Buchmayr
Klagenfurt, Österreich	Rudolf Likar
Salzburg, Österreich	Günther Bernatzky

Inhaltsverzeichnis

1 Die Lust und ihre Qualen 1
   Konrad Paul Liessmann

2 Schmerz und Glaube, Versuch einer persönlichen Annäherung 9
   Heinz Nussbaumer

Teil I   Die Rolle der Pflege im Schmerzmanagement

3 Akademisierung und Spezialisierung in der Pflege – von der
   Assistenztätigkeit zur Pain Nurse 23
   Svetlana Geyrhofer

4 Expertenstandard Schmerzmanagement in der Pflege 27
   Svetlana Geyrhofer

5 S3-Leitlinien, Handlungsempfehlungen und Positionspapiere
   bei Schmerzen 33
   Svetlana Geyrhofer

Teil II   Multimodale Schmerztherapie – Grundlagen, Recht, medikamentöse Schmerztherapie

6 Interdisziplinäre, multimodale Schmerztherapie
   im psychosozialen Krankheitsmodell 41
   Ekkehard Schweitzer

7 Der Schmerz ist älter als die Menschheit 55
   G. Bernatzky und R. Likar

8 Wie Schmerzen entstehen: Schmerzphysiologie 61
   G. Bernatzky und R. Likar

9   **Wirkung ohne Wirkstoff – der Placebo-/Noceboeffekt** 77
    R. Likar und G. Bernatzky

10 **Schmerztherapie in der Pflege – rechtliche Rahmenbedingungen**.......... 87
    M. Kletečka-Pulker und K. Doppler

11 **Analgetika und ihre Arzneimittelinteraktionen** 95
    M. Anditsch und S. Geyrhofer

12 **Postoperativer Einsatz von Nicht-Opioidanalgetika** 105
    R. Likar und R. Sittl

13 **Schmerztherapie bei Kindern** 115
    Ruth Krumpholz

14 **Schmerztherapie bei Tumorpatienten**................................. 129
    R. Likar, M. Köstenberger und S. Neuwersch-Sommeregger

Teil III   Pflegerisches Schmerzassessment und Kommunikation mit Schmerzpatient:innen

15 **Das pflegerische Schmerzassessment** 153
    Svetlana Geyrhofer

16 **Schmerzassessment bei Menschen mit kognitiven Beeinträchtigungen** 161
    Svetlana Geyrhofer

17 **Motivierende Gesprächsführung im pflegerischen Schmerzmanagement** .. 169
    Manuela Klee

18 **Palliativpflege und Schmerzmanagement**............................. 179
    Manuela Klee

19 **Der „schwierige" Patient in der Schmerztherapie – Herausforderung oder Chance**.. 189
    Renate Pixner

20 **Kommunikation und Interaktion in der Pflege** 201
    Gerald Gatterer

21 **Hypnose und Schmerz** 229
    Agnes Kaiser Rekkas

Teil IV Pflegetherapeutische Interventionen im Schmerzmanagement

22 Komplementäre Maßnahmen, nicht-medikamentöse Schmerztherapie mit Wickel und Kompressen, ätherischen Ölen, fetten Pflanzenölen und Heilpflanzen 245
Bärbl Buchmayr

23 Akupressur bei Schmerzen 271
Marie-Christin Railender

24 Komplementäre Pflege bei Arthrose 289
Manuela Ebner

25 Gesundheitsberatung und komplementäre Pflege bei Dysmenorrhö 303
Christina Hattinger

26 Komplementäre Pflege bei neuropathischen Schmerzen 319
Svetlana Geyrhofer

27 Einreibungen und Streichungen zur Schmerzlinderung 331
Petra Ott

Teil V Multimodale Interventionen im Schmerzmanagement

28 Transkutane elektrische Nervenstimulation (TENS) zur Schmerztherapie 341
B. Disselhoff

29 Spastik und Schmerz 353
Bernhard Taxer und Helmut Wandschneider

30 Elektromagnetfeldtherapie: Welchem System darf man vertrauen? 367
Wolf A. Kafka

31 Humor trotz(t) Schmerzen 387
Werner Gruber

32 Schmerztherapie mit Laser 399
Viktor Sadil

33 Stärkung der inneren Achtsamkeit 413
M. E. Harrer

34 Ergotherapie in der Behandlung von Schmerzpatienten 425
H. Trabe

35 Massage in der Schmerztherapie 443
A. Wicker

36	**Einfluss der Ernährung auf Alterungsprozesse und Erkrankungen sowie Anti-Aging-Empfehlungen** .... 451 Werner Kullich	
37	**Progressive Muskelentspannung nach Jacobson** .... 469 G. Gatterer	
38	**Craniosacrale Therapie** .... 479 Inge Schmuck	
39	**Biofeedback** .... 487 Ingrid Pirker-Binder	

Stichwortverzeichnis 497

Autorenverzeichnis

Mag. Martina Anditsch Wien, Österreich

Dr. Günther Bernatzky Naturwissenschaftliche Fakultät, Universität Salzburg, Salzburg, Österreich

Bärbl Buchmayr Dipl. Gesundheits- und Krankenpflegerin (Kinder-und Jugendlichenpflege), Wickelfachfrau, Aromapflegexpertin, Eggelsberg, Österreich

Dr. Bertram Disselhoff Wetzlar, Deutschland

Bertram Disselhoff Wetzlar, Deutschland

Mag. Klara Doppler Institut für Ethik und Recht in der Medizin, Universität Wien, Wien, Österreich

Manuela Ebner Kematen an der Krems, Österreich

Univ. Doz. Dr. Gerald Gatterer Praxis für Psychotherapie, Wiener Neudorf, Österreich

Svetlana Geyrhofer Pflege minus Schmerz, Geyrhofer KG, Grein, Österreich

Svetlana Geyrhofer Grein, Österreich

Mag. (FH) Werner Gruber Salzburg, Österreich

Dr. M. E. Harrer Facharzt für Psychiatrie und psychotherapeutische Medizin, Psychotherapeut, Salzburg, Österreich

Christina Hattinger Pilsbach, Österreich

Prof. Dr. Wolf A. Kafka Kottgeisering, Deutschland

Manuela Klee, M.Sc. Mobiles Palliativteam & Palliativkonsiliardienst der Caritas ED Wien-Neunkirchen, Wiener Neustadt, Österreich

Priv.-Doz. Dr. Mag. Maria Kletečka-Pulker Institut für Ethik und Recht in der Medizin, Universität Wien, Wien, Österreich

Dr. M. Köstenberger Abteilung Anästhesiologie, Intensivmedizin, Klinikum Klagenfurt am Wörthersee, Klagenfurt, Österreich

Prim. Dr. Ruth Krumpholz Fachbereich Anästhesie, Landeskrankenhaus Bludenz, Bludenz, Österreich

Univ. Doz. Dr. Werner Kullich LBIAR, Ludwig Boltzmann Institut, Saalfelden, Österreich

Univ. Prof. i. R. Dr. Konrad Paul Liessmann Institut für Philosophie, Universität Wien, Wien, Österreich

Prof. Dr. R. Likar Abteilung Anästhesie u. Intensivmedizin, LKH Klagenfurt, Klagenfurt, Österreich

S. Neuwersch-Sommeregger KSN Medical OG, Klagenfurt, Österreich

Prof. Heinz Nussbaumer Hinterbrühl, Österreich

Petra Ott Ganzheitliche komplementäre Gesundheits-& Pflegepraxis, Langenlois, Österreich

MMag. Dr. Ingrid Pirker-Binder Wien, Österreich

Renate Pixner Universitätsklinikum Salzburg, UK für Anästhesiologie und Intensivmedizin, Anästhesie Pflege - Akutschmerzdienst, Salzburg, Österreich

Marie-Christin Railender Neudorf im Weinviertel, Österreich

Dr. Dipl. Psychologin, Psychotherapeutin mit Approbation Agnes Kaiser Rekkas München, Deutschland

Prim. Dr. Viktor Sadil Gesundheitseinrichtung Bad Schallerbach, Versicherungsanstalt öffentlich Bediensteter, Eisenbahnen und Bergbau, Bad Schallerbach, Österreich

Inge Schmuck Linz, Österreich

OA Dr. Ekkehard Schweitzer Klinik Hietzing, Abt. für Anästhesie, Intensivmedizin und Schmerztherapie, Klinik Hietzing, Wien, Wien, Österreich

Dr. med. Dipl. Soz-W. Reinhard Sittl Klagenfurt, Österreich

Bernhard Taxer, MSc, PhD Universitätsklinik für Neurologie der PMU, Christian-Doppler-Klinik Uniklinikum, Salzburg, Österreich

Studiengang Physiotherapie, Fachhochschule JOANNEUM, Graz, Österreich

Hubert Trabe Ebenthal in Kärnten, Österreich

Helmut Wandschneider, MSc Studiengang Physiotherapie, Fachhochschule JOANNEUM, Graz, Österreich

Univ. Prof. Dr. Anton Wicker Medizinisches Zentrum Bad Vigaun, Bad Vigaun, Österreich

Die Lust und ihre Qualen

Eine kleine Philosophie der Schmerzen

Konrad Paul Liessmann

> *„Die Welt ist tief,*
> *Und tiefer als der Tag gedacht.*
> *Tief ist ihr Weh –,*
> *Lust – tiefer noch als Herzeleid:*
> *Weh spricht: Vergeh!*
> *Doch alle Lust will Ewigkeit –"*
>
> *(Friedrich Nietzsche: Also sprach Zarathustra)*

Keine Frage: Lust und Schmerz stellen die Pole dar, zwischen denen unser Leben aufgespannt ist, sie definieren unser Verhältnis zur Welt: die Lust in einer bejahenden, affirmativen Weise, der Schmerz als erlebte Negativität. Schmerz und Lust gehören aber auch in anderer Weise zusammen: Schmerz kann in Lust umschlagen, Lust kann in tiefem Schmerz enden, und antike Weisheitslehrer wie Epikur oder auch die Stoiker empfahlen, es mit den Lüsten nicht zu übertreiben, ansonsten wären unangenehme Folgeschmerzen nicht zu vermeiden. Nicht Lustfeindlichkeit bestimmte dieses Denken, sondern das Wissen um den inneren Zusammenhang von Leid und Lust. Wenn es darum geht, sowohl in körperlicher als auch in seelischer Hinsicht Schmerzen zu vermeiden, zumindest zu minimieren, sollte man mit seinen Lüsten achtsam und in wohl dosierter Form umgehen und

---

Eröffnungsvortrag des 29. Kongresses der Österreichischen Schmerzgesellschaft, gehalten am 11. Mai 2023 in Villach

K. P. Liessmann (✉)
Institut für Philosophie, Universität Wien, Wien, Österreich
e-mail: konrad.liessmann@univie.ac.at

© Der/die Autor(en), exklusiv lizenziert an Springer-Verlag GmbH, DE, ein Teil von Springer Nature 2025
R. Likar et al. (Hrsg.), *Multimodale Schmerztherapie in der Pflege*,
https://doi.org/10.1007/978-3-662-68956-1_1

sich auch von jenen Eruptionen der Affekte freihalten, die eine schmerzfreie Ruhe des Seelenlebens nur stören können. Distanz und Gelassenheit sind keine besonderen Tugenden, sondern Methoden der Schmerzvermeidung. Dass es zum Wesen der Lust gehört, weil sie sich in der Unmittelbarkeit entfaltet, mögliche schmerzhafte Konsequenzen einfach auszublenden, ist dabei mitunter übersehen worden.

Die Versuchung liegt nahe, Schmerz und Lust als eine Einheit zu betrachten. Lust: Das ist der Moment der Befriedigung eines eminenten Bedürfnisses, und Modell für alle Lust ist die Sexualität. Lust ist aber auch das Begehren in einem weiteren Sinn, so wie es die Sprache des Alltags formuliert: Lust haben auf etwas. Dieses Gerichtetsein auf ein Objekt der Begierde antizipiert gleichsam die lustbringende kommende Erfüllung. Gleichzeitig liegt in diesem Lusthaben auf etwas auch schon der Schmerz verborgen, denn etwas begehren bedeutet, warten zu müssen. Und jedes Warten, jeder Aufschub einer Befriedigung, jedes Triebziel, das in der Ferne liegt, tut weh. Aber es ist ein Schmerz, der immer schon versüßt ist durch die Erwartung. Frustrationen, verweigerte Befriedigungen sind auch deshalb so schwer zu verkraften, weil diese Erwartung enttäuscht wird und nur der Schmerz des Aufschubs übrig bleibt.

Wer über den Schmerz und sein Verhältnis zur Lust nachdenkt, stößt irgendwann auf Friedrich Nietzsche. Der Philosoph, der sich selbst mitunter als Psychologe und Physiologe verstand, hat den Versuch unternommen, so radikal wie möglich den zahlreichen Facetten unserer leiblichen und seelischen Empfindungs- und Erfahrungsmöglichkeiten nachzuspüren. Und er wusste, wovon er sprach. Der Prophet der Härte und Kälte, als der Nietzsche gern apostrophiert wird, litt selbst zeitlebens unter ständigen Unpässlichkeiten, verbunden mit starken Schmerzen. Der Philosoph laborierte an einer unangenehmen Augenkrankheit, an einer chronischen Magenverstimmung, an einer schweren seelischen Zerrüttung, womöglich auch an den Folgen einer in früher Jugend erworbenen Syphilis. Er wusste, was körperliche Leiden sind. Es lohnt sich deshalb, bei einer philosophischen Betrachtung des Schmerzes und seines Widerparts, der Lust, von einigen Überlegungen Nietzsches auszugehen.

Das Verhältnis von Lust und Schmerz, ihre Ferne zueinander, aber auch ihre Nähe berühren fundamentale Fragen der menschlichen Existenz. In Nietzsches Aphorismensammlung *Die fröhliche Wissenschaft* findet sich folgende aufschlussreiche Bemerkung: „Der Schmerz fragt immer nach der Ursache, während die Lust geneigt ist, bei sich selber stehen zu bleiben und nicht rückwärts zu schauen" (KSA 3, 384).[1] Der Schmerz fragt immer nach der Ursache. Das ist eine leicht zu überprüfende, aber doch selten gemachte Beobachtung. Sobald uns etwas weh tut – sei es in oder an unserem Körper, sei es eine seelische Verstimmung –, fragen wir nach dem Warum dieses Unbehagens. Der Schmerz ist ein Indikator für ein Ungleichgewicht, für ein Defizit, für eine Dysfunktionalität, für eine Verletzung. Die Abwesenheit von Schmerz spüren wir nicht. Sobald sich unser Körper oder unsere Seele melden, wissen wir, dass etwas nicht stimmt. Wir wollen diesen unan-

---

[1] Friedrich Nietzsche wird im Text zitiert nach: Friedrich Nietzsche: Sämtliche Werke. Kritische Studienausgabe (KSA), hg. von Giorgo Colli und Mazzino Montinari, München 1980.

genehmen Zustand so schnell wie möglich beenden, den Schmerz dämpfen, zum Verschwinden bringen und betreiben deshalb Ursachenforschung. Bei der Symptombehandlung stehenzubleiben und den Schmerz zu beruhigen, ohne seine Ursachen zu erkennen, kann nur eine vorläufige Therapie sein. Das gilt auch, ja sogar in besonderem Maße, für psychische Leiden. Es gehört mittlerweile zu unserem Alltagsverständnis, seelische Leiden und ihre körperlichen Symptome auf traumatische Erfahrungen der Vergangenheit zurückzuführen, und das Aufspüren dieser bis weit in die frühe Kindheit zurückreichenden Ursachen aktuellen Leids grundiert das Selbstverständnis zahlreicher psychotherapeutischer Schulen, wie unterschiedlich im Detail die Akzente dabei auch gesetzt werden mögen. Zumindest für die Psychoanalyse gilt, dass eine Therapie nur dann erfolgreich sein wird, wenn sie Ängste, Phobien, Neurosen, Fehlleistungen, Lähmungen und Blockaden bis zur Wurzel zurückverfolgen kann, also radikal im Wortsinn ist.

Wenn wir unter einer seelischen Pein leiden, müssen wir irgendwann dazu eine Geschichte erzählen, denn die Ursache der Widrigkeiten liegt in unserer Vergangenheit. Die Krankengeschichte gehört in einem wesentlichen Sinn zur Krankheit, und nicht nur die Weltliteratur ist reich an solchen Narrationen, die um Verletzungen und Verwundungen aller Art kreisen. Das gilt auch für physische Schmerzen, und nicht nur bei modernen Infektionskrankheiten ist die Zurückverfolgung der Ansteckungsketten essenziell. Vor allem dort, wo Krankheiten als Resultate einer falschen Lebensführung interpretiert werden, steht mit der Analyse der Vergangenheit mitunter unsere bisherige Biografie zur Disposition. Falsche Ernährung, Bewegungsmangel, Übergewicht, ungesunde Wohnverhältnisse, leichtsinniger Umgang mit Alkohol oder Nikotin, ungeschützter Geschlechtsverkehr: Mit dem akuten Schmerz wirft die damit verbundene Diagnose einen langen Schatten auf das bisherige Leben, stellt dieses insgesamt in Frage. Damit aber bindet uns der Schmerz auf gewaltsame Weise an uns selbst, an unsere Vergangenheit, an unsere Lebensgeschichte. Erst der Schmerz macht uns klar, dass wir die Vergangenheit nicht einfach durchstreichen können. Das gilt auch für kollektive Schmerzen, also soziale und politische Defizite, erlebte Ungerechtigkeiten, Konflikte und Auseinandersetzungen, die eine Gemeinschaft als schmerzhaft erfährt: Um solche Schmerzen zu verstehen, müssen Geschichten der Unterdrückung und Benachteiligung erzählt werden, die mitunter Jahrhunderte zurückreichen können.

Ganz anders die Lust. Sie blickt nicht zurück. Sie blickt auch nicht nach vorn. Sie ist einfach bei sich. Und sie nötigt dazu nicht, eine Geschichte zu erzählen oder gar aufzuarbeiten. Nur die vorenthaltene, die nicht befriedigte Lust, die Frustration, blickt empört zurück und sucht nach denjenigen, die unsere Lustansprüche offenbar sabotierten. In der schönen Theorie Sigmund Freuds durchkreuzen die Realität selbst, die banale und sperrige Wirklichkeit, und die Zumutungen der Arbeitsgesellschaft ein Leben nach dem Lustprinzip. Ob es die Umstände sind, die Gesellschaft, oder gar ich selbst: Die Lust, die nicht zu sich kommen konnte, generiert unendlich viele, oft auch wehleidige Geschichten. Versagte Lüste prädestinieren die Menschen dazu, eine Opferrolle einzunehmen. Die Lust hingegen, die zu sich kommen kann, bleibt bei sich, schweift nicht ab, muss nicht nach Verantwortlichkeiten suchen. Das Schöne an der Lust ist: Sie benötigt keine Schuldzuschreibungen. In der Lust sind wir in einem bejahenden Sinn ganz bei uns – und dies so sehr, dass es kaum möglich ist, sich später einmal angemessen an diese Lust zu erinnern. Die intensivsten positiven Erfahrungen verblassen am schnellsten. Nur Schmerzen hinterlassen lang sichtbare Spuren und Narben.

In seiner Vorrede zur *Fröhlichen Wissenschaft* entdeckt Nietzsche den Zusammenhang von schmerzhafter Empfindungsfähigkeit und der Kraft des Denkens. Der tiefe Gedanke steht in einem unmittelbaren Zusammenhang zu jener Qual, durch die er ausgelöst wurde und die er zur Folge haben wird. Eine Erkenntnis, die nicht weh tut, ist keine. Mit einer nur prophetisch zu nennenden Kraft schreibt Nietzsche: „Wir sind keine denkenden Frösche, keine Objektivir- und Registrir-Apparate mit kalt gestellten Eingeweiden, – wir müssen beständig unsre Gedanken aus unsrem Schmerz gebären und mütterlich ihnen Alles mitgeben, was wir von Blut, Herz, Feuer, Lust, Leidenschaft, Qual, Gewissen, Schicksal, Verhängniss in uns haben" (KSA 3, 349). Auch wenn Nietzsche hier von den Philosophen spricht, wird der fundamentale Zusammenhang von Reflexion, Leidenschaft und Schmerz deutlich gemacht. Denkende Menschen sind keine Apparate, die nur Daten registrieren und verrechnen. Nietzsches Bemerkung enthält eine Kritik der digitalen Vernunft *avant la lettre*. Die Überantwortung von immer mehr Entscheidungen an eine künstliche Intelligenz, also an Algorithmen, die scheinbar objektiv Daten sammeln, ordnen, auswerten, Muster destillieren, Wahrscheinlichkeiten berechnen und daraus nach vorgegebenen Parametern Handlungsanweisungen ableiten, unterstreicht den Wunsch der Menschen, sich einem Mechanismus zu unterwerfen, dem jeder Schmerz, jede Leidenschaft, auch jedes Vorurteil und jedes Verhängnis fehlen. Dass Menschen Fehler machen, Impulsen folgen, Lebensgeschichten mit sich tragen, verzerrt und ungerecht urteilen, aber auch durch ihr Gewissen in Zweifel gestürzt werden können, darf in einer Welt keinen Platz mehr haben, in der der Anspruch auf Wahrheit mit Berechenbarkeit verwechselt wird und einem anonymen und vermeintlich unbestechlichen Algorithmus mehr Macht eingeräumt wird als einem Menschen. Vom Objektivierungswahn bei Bewerbungsverfahren bis zur Frage, wie sich ein autonomes Automobil in kritischen Situationen verhalten wird, reicht die Palette der Tätigkeitsfelder, in denen man sich durch Quantifizierungsexzesse von der tendenziell stets defizitären Qualität menschlichen Handelns befreien will. Für das Denken aber bedeutet dies schlicht, dass die KI, wie komplex sie auch konstruiert sein mag, in einem emphatischen Sinne nicht denken kann. Es fehlt ihr dazu schlicht die Erfahrung eines leiblichen Schmerzes. Was aber macht das Wesen des Schmerzes und der Schmerzen aus?

In dem Gedicht „Oh Mensch! Gieb Acht!" aus Nietzsches umstrittenem philosophischem Roman *Also sprach Zarathustra*, das Gustav Mahler in seiner *Dritten Symphonie* kongenial vertont hat,[2] lautet ein entscheidender Vers: „Weh spricht: Vergeh!" (KSA 4, 285 f.). In nuce enthalten diese wenigen Worte eine umfassende Phänomenologie des Schmerzes. Der Schmerz spricht. Das ist nicht nur metaphorisch gemeint. Der Schmerz

---

[2] Zu diesem Gedicht und seinen philosophischen und musikalischen Deutungen vgl. Konrad Paul Liessmann: Alle Lust will Ewigkeit. Mitternächtliche Versuchungen, Wien 2021.

kommuniziert mit uns, teilt sich mit. Der Schmerz, das Weh ist ein Signal. Dieses zeigt uns etwas an. Unsere alltagspsychologische Rede weiß davon. Wie oft werden wir in psychodynamischen Sitzkreisen, aber auch von wohlmeinenden Freunden aufgefordert, auf unseren Körper zu hören. Der Körper ist nicht stumm, er spricht. Wir interpretieren den Körper, das, was wir von ihm spüren, als Signalsystem, auf das wir achten sollten.

Im Wesentlichen kennt der Leib nur zwei Zustände, über die er uns unablässig informiert: Lust und Leid. Hier interessiert uns das, was das Weh, was der Schmerz, was Leiderfahrungen, was Seelenqualen uns mitteilen können. Im Grunde ist der Schmerz ein Hinweis auf etwas Tieferes. Er gibt uns Auskunft über das, was unter der Oberfläche liegt. Etwas, das uns tief berührt, geht sprichwörtlich unter die Haut. Wenn wir in medizinischen oder therapeutischen Zusammenhängen davon sprechen, dass uns etwas weh tut, dann deuten wir diesen Schmerz auch intuitiv als Symptom, als Zeichen und Anzeichen dafür, dass etwas nicht stimmt. Der Schmerz ist stets eine Warnung. Der Schmerz ist nicht identisch mit den Ursachen des Schmerzes, weshalb Schmerztherapien nicht nur den Schmerz beruhigen müssen, sondern die Ursachen beseitigen sollten. Der Schmerz als Symptom kann – das wusste auch Nietzsche – durch Betäubungsmittel aller Art neutralisiert werden, für das „Herzeleid", also den Liebeskummer, genügt manchmal schon eine Flasche Wein. Damit ist aber nicht das beseitigt, was in uns nagt und zehrt und aufbricht. Natürlich ist auch Warten eine Möglichkeit – aber das kann manchmal lange dauern. Die Zeit heilt nicht alle Wunden, sie lehrt nur Formen der Gewöhnung und das Vergessen. Es gibt aber Schmerzen, an die können wir uns weder gewöhnen noch können wir sie vergessen.

Jeder Schmerz, jedes Weh, jedes Leid, zumal der seelische, aber auch der physische Schmerz spricht in einer Weise mit uns, die diesen Signalcharakter weit übersteigt. Im Schmerz werden wir mit uns selbst konfrontiert, im Schmerz kommunizieren wir nicht nur mit unserem Körper und unseren Empfindungen, im Schmerz erfahren wir überhaupt erst, dass und in welcher Weise wir leibliche Wesen sind. Dass Menschen nach einem ungewohnten sportlichen Training im Spüren der schmerzenden Körperteile gern halb ironisch, halb ernsthaft bekennen, sie hätten gar nicht gewusst, wo ihr Körper überall Muskeln hat, die weh tun können, demonstriert die harmlose Seite dieser Erkenntnismöglichkeit. In der Schmerzerfahrung offenbart sich radikal ein altes Problem der Philosophie: Wie kann ich mir selbst zu einem Gegenstand werden? Wir sind Wesen, die als Subjekte ein Bewusstsein von der Welt entwickeln, in diesem Bewusstsein aber selbst als Objekt erscheinen. Wir sprechen deshalb im Alltag in der Regel als gespaltene Wesen, wenn wir sagen: *mein* Körper, *mein* Auge, *mein* Kopf, *meine* Hand, *mein* Fuß, *meine* Lust, *mein* Weh, *mein* Schmerz. Als wären die Teile des Körpers und die damit verbundenen Erfahrungen etwas mir Zughöriges, über das ich im Modus des Besitzens verfügen kann. Ohne diesen Körper aber gibt es kein Ich. Im Schmerz entdecken wir die fatale Seite dieses Objektseins: Etwas an uns, etwas in uns tut weh, und dies soll nicht sein. Der Schmerz macht mich nicht nur zum Objekt meiner selbst, er entfremdet mich auch gleichzeitig von mir, bringt mich in Negation zu Teilen von mir selbst. Zu meinem Schmerz kann ich mich nicht unmittelbar bekennen.

Die Botschaft des schmerzenden Körpers oder der schmerzenden Seele scheint einfach und ist doch so schwer: „Weh spricht: Vergeh!" Dieser Imperativ ist alles andere als eindeutig. Wem gibt das Weh diesen Befehl? Naheliegend ist die Deutung, dass diese Aufforderung der Schmerz an sich selbst richtet. Es gehört zur Bestimmung des Schmerzes, dass er vergehen soll, dass er nicht von Dauer sein darf, um das Leben nicht zu gefährden. Schmerzen wollen – sieht man vom Lustschmerz des Masochisten einmal ab – therapiert werden. In der Terminologie der Moralphilosophie ließe sich diese Selbstbezüglichkeit im Schmerz auch so formulieren: Der Schmerz ist da, aber er soll nicht sein. Leid ist prinzipiell zu vermeiden, zumindest zu lindern. Wenn es einen moralischen Imperativ gibt, der mit rascher Zustimmung rechnen darf, dann ist es die Aufforderung zur Leidvermeidung. An dieser Maxime orientierten sich antike Philosophen wie Epikur ebenso wie Arthur Schopenhauer, die klassischen Utilitaristen so gut wie moderne Vertreter der Tierethik. Das Gebot der Leidensvermeidung liegt in der modalen Logik des Schmerzes selbst: Es ist das Sein, das sein Nichtseinsollen in sich trägt. Von allen Dingen auf dieser Welt, von denen sich sagen lässt, dass sie sein sollen oder dass es gut ist, dass sie da sind, gilt: Sie tun nicht weh. Würden sie wehtun, würden wir ihnen zurufen: Verschwindet, weg mit euch, ihr sollt vergehen!

Der Schmerz ist per definitionem dasjenige, das beseitigt werden soll. Wir nehmen ihn nur in Kauf, um größere oder bedrohlicher Schmerzen zu vermeiden. Das gilt für die schmerzhaften Einschnitte des Chirurgen ebenso wie für die der Ökonomen. Wer den Schmerz zulässt, gar fordert, steht unter Rechtfertigungsdruck. Die Aufforderung zur Schmerzbesänftigung, zur Leidreduzierung, zur Leidvermeidung ist deshalb nicht nur Konsequenz eines zentralen moralphilosophischen Prinzips, sondern auch individuelle und gesellschaftliche normative Praxis. Maßnahmen, die notwendig sind, um das Leben des Einzelnen oder die Entwicklungschancen einer Gesellschaft zu wahren, dürfen nicht allzu sehr schmerzen. Dass die Sehnsucht nach Schmerzfreiheit zu einer ruhiggestellten Gesellschaft führen kann, die keine Verletzungen etwa im Rahmen intellektueller Auseinandersetzungen mehr dulden will, ist aus diesen Gründen unmittelbar nachvollziehbar. Wenn allerdings umgekehrt der Schmerz gerade in seiner Negativität ein Medium der Erkenntnis ist, brächte sich solch eine Gesellschaft um die Möglichkeit, den Schmerz in seiner Tiefe auszuloten und die Übel an der Wurzel zu packen. Die verordnete Schmerzfreiheit der Diskurse, die nun überall eingerichteten *Safe Spaces* gleichen synthetischen Beruhigungsmitteln, die über die Ursachen des Leids eine Zeit lang hinwegtäuschen können. Oder, um im Nietzscheanischen Duktus zu sprechen, es gibt einen Grad von Wehleidigkeit, der diesen Imperativ des „Vergeh!" dazu benützt, nichts mehr an sich heranzulassen, was auch nur im Entferntesten die eigene emotionale und geistige Befindlichkeit trüben könnte. Noch der legitime Wunsch nach Schmerzfreiheit kann schmerzhaft missbraucht werden.

„Weh spricht: Vergeh!" Dieser Vers könnte auch anders gelesen werden. Spricht wirklich der Schmerz zu sich? Enthält dieser Imperativ tatsächlich die Aufforderung an den Schmerz, dass er verschwinden soll? Was, wenn der Adressat dieses „Vergeh!" der leidende Mensch selbst ist, der vom Schmerz Befallene, dem das Weh nun sein „Vergeh!"

1 Die Lust und ihre Qualen

zuflüstert, zuruft, ins Gesicht schreit? Wer unter Schmerzen leidet, hat mitunter das Gefühl zu vergehen, wer vor Schmerz wie von Sinnen ist, oder in Ohnmacht fällt, hat zumindest für eine bestimmte Phase die Welt des kontrollierten Bewusstseins verlassen. Der Schmerz kann so rasend sein, dass ich den betroffenen Körperteil am liebsten entfernen möchte, und eines der zentralen Argumente für Sterbehilfe beruht auf der Annahme, dass es einen Schmerz gibt, von dem nur die Beendigung des Lebens erlösen kann. Als Imperativ formuliert, bedeutet dies: Ich soll verschwinden, soll diese Welt verlassen, ich soll den Schmerz beenden, indem ich mich beende. Das ist vielleicht die tiefste Dimension des Schmerzes, dieses Vergehen im doppelten Sinn des Wortes: Nur wenn ich vergehe, vergeht auch der Schmerz.

Schmerz ruft immer nach der Beendigung von Zuständen. Das Unerträgliche des Schmerzes besteht jedoch darin, dass sich diese Zustände nicht so einfach beenden lassen. Leben wollen kann auch bedeuten, Schmerzen auszuhalten. Menschen, so sagt man, kommen aus Schmerzerfahrungen als andere heraus, ihre Biografie weist dadurch einen signifikanten Bruch auf. Wer diesem Appell des Schmerzes, doch zu verschwinden, Widerstand leistet, wer gegen eine Krankheit kämpft, wer dem Leid etwas entgegensetzt, hat dadurch ein Bekenntnis zum Leben abgelegt, das uns mit Respekt und Bewunderung erfüllen kann. Durchlebte und überwundene Krankheiten können Menschen in ihrer Persönlichkeitsstruktur verändern.

Der Schmerz verändert aber auch unser Verhältnis zur Lust. Denn diesem „Weh spricht: Vergeh!" lässt Nietzsche einen fundamental-trotzigen Vers folgen: „Doch alle Lust will Ewigkeit" (KSA 4, 286). Das muss nicht metaphysisch gelesen werden. Es könnte auch bedeuten, dass die Schmerzen, die als Folgeerscheinungen unserer Lüste auftreten, uns signalisieren, diese Lüste zu beenden. Der Schmerz fordert die Lust auf, zu gehen. Doch diese weigert sich. Es ist die Lust, die uns jene Schmerzen ignorieren lässt, die sie selbst verursacht. Das würde erklären, warum viele Menschen von Dingen nicht lassen können, die ihnen unablässig Leid zufügen – im seelischen wie im körperlichen Bereich. Radikal ablehnen können wir deshalb nur jenen Schmerz, der in keinem irgendwie gearteten Verhältnis zur Lust steht. Diesen Schmerz – man denke an die schmerzhaften Symptome von Krankheiten oder Verletzungen – gibt es, und diesem gilt unser zutiefst legitimer Kampf um ein schmerzbefreites Leben. Die Qualen der Lust aber werden bleiben, solange wir uns als empfindungsfähige, als lustspendende und lustempfängliche Wesen verstehen.

Schmerz und Glaube, Versuch einer persönlichen Annäherung

Heinz Nussbaumer

> *„Mein Körper leidet, aber meine Seele ist gefasst.*
> *Gestern abend sprach mir ein frommer Priester Trost zu.*
> *Religion ist Trost für die Leidenden"*
> *Violetta in Guiseppe Verdis „La Traviata"*
> *3. Akt, 2. Szene*

Zunächst ein Geständnis: Viel zu spät ist mir bewusst geworden, auf welches Risiko ich mich bei diesem Thema eingelassen habe. Vermutlich war ich dann zu stolz, um den Kopf noch zeitgerecht aus der Schlinge zu ziehen. Denn *„Schmerz"* und *„Glaube"*, das sind – jeder für sich und noch weit mehr in ihrer Kombination – zwei viel zu große, viel zu schwierige Begriffe, um sie mit eigenen Erfahrungen und Einsichten deuten zu können.

Denn: Was ist *„Schmerz"*? Von welcher Art Schmerz reden wir? Und wer kann von sich sagen, dass er so viel Schmerz durchlitten hat, um öffentlich darüber berichten zu können?

Und was ist *„Glaube"*? Wer kann ernstlich von sich behaupten, „gläubig" zu sein? Und wenn doch: Woran glaubt er? Und wie stabil und krisenresistent ist dieser Glaube – gerade in den Grenzerfahrungen des Lebens?

Und dann erst beides zusammengenommen – *„Schmerz und Glaube":* Welche innere Bezogenheit haben sie? Welche Widersprüche tun sich da auf? Vor allem: Wenn wir den *„Glauben"* als religiösen Begriff verstehen, dann geht es im Kontext mit dem „Schmerz"

H. Nussbaumer (✉)
Hinterbrühl, Österreich

um das uralte Menschheitsthema der *Theodizee*. Also um die Frage, wieso Gott – ein fürsorgender, liebender Gott jedenfalls – seine Geschöpfe unausweichlich Schmerzen, Krankheiten, ja den Tod erleiden lässt.

Dies alles sind Fragen, deren Beantwortung schwierig, ja unmöglich ist und die der Schreiber dieser Zeilen besser in andere Hände legen sollte. Aber dazu ist es nun einmal zu spät.

So kann dieser Beitrag keinesfalls den Anspruch einer ‚Expertise' erheben – weder religiös und schon gar nicht medizinisch. Sondern er muss ehrlicherweise auf seine Quellen verweisen: auf persönliche Erfahrungen und Erlebnisse, auf die ‚Ernte' vieler Gespräche mit Leidenden – und auf manche Lektüre.

Am Beginn steht eine Erinnerung – sie liegt schon einige Jahre zurück:

Es war eine schwere Operation gewesen, die der Autor eben hinter sich gebracht hatte, und ein paar Tage auf der Intensivstation standen nun bevor. Mit dem anfangs noch verwirrten Bewusstsein kam langsam auch der Schmerz, vor allem aber ein Gefühl des totalen Ausgeliefertseins und der Verzweiflung – und eine lähmende Zeitlosigkeit. In dem großen Raum mit seinen leise tickenden Überwachungsgeräten und dem fast geräuschlos arbeitenden Pflegepersonal wollten die Minuten und Stunden einfach nicht vergehen. Es schien, als klebten die Uhrzeiger über der Türe fest.

Da fasste ich – irgendwo zwischen Traum und Wachsein – einen merkwürdigen Entschluss: Ich wollte aus der Wirklichkeit auswandern. Wollte den Körper samt allen Ängsten hier liegen lassen und in eine andere Welt eintauchen. Einem spontanen Einfall entsprechend bin ich in Gedanken auf Pilgerschaft gegangen – von Wien nach Mariazell, dem großen österreichisch-mitteleuropäischen Marien-Wallfahrtsort. Einen Weg, den ich tatsächlich nur ein einziges Mal gegangen und der längst in eine ferne Erinnerung abgesunken war.

Was dann geschah, wurde für mich zu einem kleinen Wunder. Leichten Schritts – und ganz unbeschwert von aller äußeren Realität – war ich damals in Gedanken über weite Blumenwiesen gewandert; tauchte in dunkeln, regenfeuchten Wäldern in den Geruch von Waldmeister und Moos ein; habe im Schatten von Kapellen und Wegkreuzen Rast gemacht und unter einem Felsen auf der mitgebrachten Flöte gespielt.

Anfangs hatte es ein wenig gedauert, dann aber war ich verwundert – und später wie selbstverständlich – in jedes Detail des einmal erlebten Weges zurückgekehrt – und doch in eine neue Wirklichkeit. Alle Richtungspfeiler entlang der ‚Via Sacra' standen wieder dort, wo ich sie jetzt brauchte, um voranzukommen. Und auch dieselben Menschen, die ich schon Jahre zuvor unterwegs getroffen und auch nach der weiteren Strecke gefragt hatte, sie waren jetzt wieder da. Selbst Regen und Sonne wussten, wann sie ihren Auftritt hatten.

Wie lange ich damals unterwegs war – ich weiß es nicht. Vier Tage, so wie einst – sicher nicht. Waren es jetzt nur vier Stunden auf der großen, leise tickenden Uhr der Intensivstation? Oder gar noch weniger? Die Zeit hatte jede Bedeutung verloren. Und die Ankunft am Ziel, dem großen Wallfahrtsort hinter den sieben Bergen, – sie war dann auf eine seltsame

Weise weit weniger erfüllend, als es der Weg dorthin gewesen war. In der bleiernen Stille des Krankenhauses hatte ich unterwegs ja längst erreicht, was ich ersehnt hatte: Den Ausbruch aus der Bedrängnis. Das Gefühl der Freiheit und Leichtigkeit. Das Auskosten eines anderen, neuen Zeitmaßes. Das Umpolen von Wichtigkeiten. Das Eintauchen in eine große, gelassene Ruhe. Die Gewissheit, sich einer Führung überlassen zu können, die nicht die eigene ist. Nie wieder ist mir später – auch nicht in ähnlichen postoperativen Situationen – eine solch intensive Pilgerschaft gelungen.

Dieses persönliche „Pilger-Erlebnis" steht am Beginn dieser Ausführungen, weil es – bei aller Subjektivität – eine Fülle von Fragen aufwirft, um die wir beim Thema *„Schmerz und Glaube"* vermutlich nicht herumkommen. Vor allem um die Ratlosigkeit im Umgang mit großen Begriffen. Was war das damals: Nur Flucht aus der Wirklichkeit? Der Versuch eines Rückzugs, einer Heimkehr in die Höhle des eigenen Herzens? Oder doch ein religiöses Erlebnis am Kreuzungspunkt von Schmerz und Glauben?

Übrigens: Erst viel später habe ich erfahren, dass jene spontane, postoperative ‚Pilgerschaft' längst ein wichtiger Teil moderner Hospizarbeit ist: *„Spirituelle Biografiearbeit"* – wie es die Profis nennen.

Ich kehre dorthin zurück, wo die Fakten zu Hause sind: In die Welt der wissenschaftlichen Studien, der interdisziplinären Forschungsarbeiten – und der daraus erwachsenden medialen Schlagzeilen. Ungezählte interdisziplinäre Teams sind seit Jahren einem Thema auf der Spur, das eigentlich jenseits unseres Zeitgeistes liegt: Nämlich der Frage nach den *„Heilkräften des Glaubens"*.

Die populärwissenschaftliche Literatur überschlägt sich mit Berichten, die man eher ins Zeitalter einer Hildegard von Bingen, eines Avicenna oder Paracelsus eingeordnet hätte. Die wir vielleicht bei tibetischen Heilern etc. vermuten würden. Aber ein Blick ins Internet lässt keinen Zweifel an der Aktualität und Intensität dieses Themas: Weltweit rücken Forscher mit Kernspintomografen, mit Elektroden und Hautwärmemessungen dem möglichen Einfluss von Religiosität auf Hirn und Herz zu Leibe.

Was sie staunend und mit enormem Zahlenmaterial belegen – und was selbst religionskritische Medien mit fast kitschigen Schlagzeilen wie *„Der Glaube an den lieben Gott macht gesund"* umschreiben –, das soll hier in 5 Punkten kurz zusammengefasst werden:

1. Wer ‚glaubt' (ohne Unterschied der Konfession), der hat weniger Risikofaktoren. Gläubige leiden, so heißt es, weniger an Bluthochdruck; sie haben nach Operationen eine kürzere Zeit der Heilung, auch ihr Immunsystem ist stabiler …
2. Wer ‚glaubt', der ist auch optimistischer. Gläubige Menschen klagen weniger über Ängste und Depressionen – und sie finden in ihrer Religion ein ganzes Arsenal an Bewältigungsstrategien für besondere Krisenmomente (wie etwa beim Tod eines geliebten Menschen oder anlässlich der Diagnose einer niederschmetternden Krankheit).
3. Wer ‚glaubt', der ist messbar entspannter: Die meditative Wirkung von Gebeten hilft, Stress abzubauen bzw. ihn auf ein erträgliches Maß zu reduzieren.

4. Wer ‚glaubt', der hat auch mehr Freunde. Religiöse Gemeinschaften bieten dafür meist ein verlässliches soziales Netz. Es schützt vor Einsamkeit, die erwiesenermaßen seelisch krank macht. Es bietet vor allem älteren Menschen immer wieder eine Art Ersatzfamilie. Es stellt ein mitmenschliches Notaggregat an Unterstützung in Krisenfällen bereit – und bewahrt im Regelfall auch vor der Versuchung zum Suizid.
5. Und – sozusagen als ‚Unterfütterung' für das schon Gesagte: Wer glaubt, der lebt auch aus ethisch-moralischen Gründen gesünder. Gläubige Menschen konsumieren weniger Alkohol und Nikotin. Sie sind gegen Drogen weit mehr immun als ‚Nicht-Glaubende'. Und ‚Fasten' ist für sie nicht erst seit den Schlankheitskuren unserer Überflussgesellschaften ein Heilbegriff.

All das sagen nicht obskure Kurpfuscher, sondern ausgewiesene medizinische Wissenschaftler. Folgt man ihren Befunden, dann erweist sich *„Gläubigkeit"* – um diesen vagen Begriff vorerst einmal so stehen zu lassen – als ein handfestes ‚Überlebenspaket', in dem überraschend vieles eingelagert ist, was der Mensch zu seinem leiblich-seelischen Wohl benötigt. Dann hat ein solch gefestigtes Fundament jedenfalls eine messbar positive Wirkung auf Lebensqualität und Lebensdauer. Kurzum: Wer in der Krise auf religiös geprägte Bewältigungsformen zurückgreifen kann, der hat es besser.

„Religion wirkt wie ein Medikament", hat etwa die nicht im Verdacht der religiösen Orientierung stehende *„Wiener Zeitung"* (die 1703 gegründete und bis zu ihrer Einstellung im Jahr 2024 älteste Tageszeitung der Welt) ganzseitig gemeldet. Unter den von ihr zitierten Wissenschaftlern findet sich auch der Wiener Neurologe, Psychiater und Gehirnforscher Raphael Bonelli. Gemeinsam mit Kollegen der ‚Duke University' im amerikanischen North Carolina hat er über Jahre hinweg alle Forschungsarbeiten zu Religiosität und (vorwiegend psychischer) Gesundheit durchforstet, die seit 1990 weltweit erschienen sind. Und er hat das Ergebnis dieser Forschung im US-Fachjournal *Journal of Religion and Health* – auch so etwas gibt es – detailreich veröffentlicht.

Auf den Punkt gebracht heißt das Ergebnis: Depression, Suchtkrankheiten und auch Selbstmorde treten bei religiösen Menschen eindeutig seltener auf als bei ‚Nicht-Glaubenden'. Bonelli fasst seine Überzeugung in dem Satz zusammen: *„Wäre Religion ein Medikament, könnte man sagen, es wäre mit Sicherheit zugelassen!"*

Solche Formulierungen haben durchaus Sprengkraft – gerade aus der Feder eines Wissenschaftlers, der unter anderem eine neuropsychiatrische Forschungsgruppe an der Wiener Sigmund-Freud-Universität leitet. Freud hat das Phänomen Religion noch für eine *„kollektive Zwangsneurose"* gehalten.

Trotzdem sollen die notwendigen Einschränkungen und Einwendungen gegen einen allzu rasch formulierten Befund nicht außer Acht gelassen werden:

2 Schmerz und Glaube, Versuch einer persönlichen Annäherung

- Denn: Unbestritten ist, dass es Grenzformen der Religiosität gibt, die auch krank machen können – und in manchen Fällen sogar der Psychoanalyse bedürfen. Vor allem dann, wenn religiöse Gemeinschaften das Leben ihrer Mitglieder streng reglementieren. Wenn Menschen also durch religiös begründeten Gehorsam, durch Gruppenzwang und Sündendrohung massiv unter Druck gesetzt werden.
- ‚Heilkunde', also Medizin, und ‚Heilskunde', also Religion – sie gehen auch dort nicht zusammen, wo ein bestimmtes Gottesbild das eigene Leben verengt und Menschen dazu verleitet, auf ihre Vernunft zu verzichten. Wo sich Menschen aus religiöser Überzeugung bewusst bestimmten dringend gebotenen, ja lebensrettenden medizinischen Behandlungen verweigern – selbst auf das Risiko des eigenen Todes hin.

Erwähnt sei in diesem Zusammenhang nur jener inzwischen verstorbene deutsche Arzt, dem bereits in verschiedenen Ländern mehrfache Todesfälle von Krebskranken angelastet worden waren, als er 1995 auf ein erst 6-jähriges, an Nierenkrebs erkranktes Wiener Mädchen und ihre religiös fanatisierten Eltern gestoßen war. Mehrfach hatte sich dieser Mediziner mit seinen Thesen (und auch antisemitischen Verschwörungstheorien) an den damaligen österreichischen Bundespräsidenten gewendet, um eine Krebsoperation des Mädchens samt anschließender Chemotherapie zu verhindern – unter Berufung auf seine ‚Neue Germanische Medizin'. Seiner Forderung – die auch der Überzeugung der Eltern entsprach – wurde dank eines Gerichtsbeschlusses letztlich nicht entsprochen – das Mädchen überlebte.

- Und eine letzte Einwendung zum ‚Medikament des Glaubens': Heilend sind Frömmigkeitsformen auch dort nicht, wo der Blick des Gläubigen auf keinen liebenden, sondern auf einen strengen, strafenden Gott fällt. Wo sich Kranke und Sterbende verzweifelt mit der Schuldfrage für ihren Schmerz abmühen; wo die Suche danach, *„wofür mich Gott bestraft und leiden lässt"*, im Zentrum allen Denkens stehen. In diesem Zusammenhang sei auch die Behauptung erlaubt, dass die Vermutung, Krankheiten wie Aids könnten *„eine Strafe Gottes"* sein, letztlich ebenso tragisch und unchristlich ist, wie vorher die jahrhundertelange christliche Heroisierung des Leidens.

Erinnert sei dabei an den Österreichaufenthalt von Papst Johannes Paul II. im Jahr 1998. Während eines Besuchs im Schwerkrankenhospiz der Wiener Caritas hatte er noch vor einem allzu intensiven Einsatz schmerzstillender Mittel gewarnt. Denn *„ein vorschnelles Abstellen des Leidens kann die Auseinandersetzung mit Ihm (gemeint war Christus) und die damit verbundene Erlangung einer größeren menschlichen Reife verhindern"*. Dahinter stand aus kirchlicher Sicht der religiöse Anspruch, *„mit Christus im Leiden gleichgestellt zu sein"*.

Eine Lehrmeinung, die vom hl. Franziskus bis in die unmittelbare Neuzeit vertreten wurde und wird. Der 2002 heilig gesprochene Opus-Dei-Gründer Josemaría Escrivá hat diese Haltung besonders explizit formuliert: *„Gesegnet sei der Schmerz. Geliebt sei der Schmerz. Geheiligt sei der Schmerz. Verherrlicht sei der Schmerz."* Ein tragischer Beleg dafür, wie theologische Leidenschaft auch zu pathologischer Leidenssehnsucht verleiten kann.

Es scheint dem Autor an dieser Stelle sinnvoll, ja notwendig, den Begriff ‚Glauben' näher zu beleuchten – ein Wort, aus dem sich offenkundig alle möglichen Missverständnisse ergeben können – gerade bei der Beurteilung seiner Tragfähigkeit in Schmerz und Leid, in Angst und Verzweiflung.

Ohne eine Grundauffassung dessen, was hier mit ‚Glaube' gemeint ist, wird der Konnex von ‚Schmerz' und ‚Glaube' nicht möglich sein. Wie die Erfahrung zeigt, ist ‚Glauben' nur für Auserwählte etwas durchgängig Stabiles und Krisenfestes; etwas, das auch in dunkelsten Stunden des Lebens Halt und Stütze ist.

Zu den wenigen Menschen, die der Autor dieses Textes als eindrucksvolle Glaubenszeugen erleben konnte, gehörte der einstige Erzbischof von Wien, Kardinal Franz König. Seine religiöse Überzeugung hatte ihn durch allen Schmerz und alle Todesnähe hindurch getragen. Bis zu seinem Lebensabschied hatte er seinen besorgten Besuchern beruhigend, ja aufmunternd zugezwinkert. Und noch in seiner letzten Stunde hat er die wunderbaren Worte *„Wie schön!"* gesprochen. Wer könnte sich mit einer solchen Glaubenstiefe messen! Allein deshalb sei der Einspruch gegen manches erlaubt, was bisweilen – auch vonseiten einzelner Wissenschaftler, vor allem aber der Medien – an Verallgemeinerung über die Heilkraft der Religiosität zu hören ist.

Die Intensität von Glauben ist jedenfalls nicht (jedenfalls nicht nur) an der Frequenz der Gottesdienstbesuche zu messen, wie es einige der vorliegenden Studien tatsächlich tun.

Und Zweifel seien auch gegenüber der bisweilen geäußerten Behauptung erlaubt, dass Religiosität, nur dann eine positive Wirkung auf die Lebensdauer eines Menschen habe, wenn sie in der Öffentlichkeit gelebt wird.

Glaube erscheint vielmehr als etwas unendlich Kompliziertes, auch Instabiles und definitorisch schwierig Festzulegendes. Religionsfern formuliert ließe sich vermutlich von einem in vielen Mühen und Rückschlägen, in vielem Suchen und Fragen gewachsenes Konzept zur Lebensbewältigung und Einordnung in ein Größeres sprechen. Religiöser formuliert, ist es ein Versuch, sich immer wieder auf das unlösbare Rätsel Gottes einzulassen. Auf *„den, der Leben schenkt – und auch wieder nimmt"*.

Glaube ist Zuversicht – und oft auch nur Hoffen. Ist Hoffen, dass unser Leben nicht sinn- und ziellos ist. Dass es Bedeutung hat – für wen auch immer. Dass da noch eine Dimension ist, der wir Menschen vertrauen können. In seiner schönsten Form ist Glaube kein Für-Wahr-Halten von religiösen Dogmen und Kirchengesetzen, sondern ein personales Geschehen. Eine Du-Beziehung. Wem dies zumindest gelegentlich gelingt, dem kann und wird es auch Sicherheit, Behaustheit, Geborgenheit geben. Der wird erleben, wie sich in ihm Kräfte sammeln, die sonst zersplittern und ziellos agieren. Kräfte, die dann auch tatsächlich dem leidenden Körper helfen können.

Warum es gerade im Zusammenhang mit Schmerz so wichtig erscheint, das sogenannte Medikament des Glaubens näher, auch kritischer, anzuschauen? Weil Menschen sonst gerade in Zeiten von Schmerz und Leid leicht Gefahr laufen könnten, in Enttäuschung, Überforderung, ja in schwersten Glaubenskrisen zu landen.

- Aus vielfacher Erfahrung leidender Menschen scheint unbestritten, dass es Augenblicke und Dimensionen des Schmerzes gibt, in denen weder eine Glaubensgewissheit noch eine andere unserer „Sicherheiten" (Familie etc.) imstande ist, einen krisenfesten Halt zu geben. Immer wieder überlagert da die verzweifelte Hoffnung des Augenblicks, dem alles dominierenden Schmerz entkommen zu können. In solchen Momenten reduziert sich die Chance, gefestigt durch eine Krankheit zu gehen, und geht gegen Null. Die moderne Medizin weiß mehr denn je um den Wert der Schmerzlinderung – selbst, wenn dabei Arzneien zum Einsatz kommen, die den Patienten früher – durchaus auch aus medizinischer Verantwortung – kaum verabreicht worden sind.

Dem Autor dieses Textes sei an dieser Stelle die eigene Erinnerung an Momente erlaubt, als er geglaubt hatte, seine postoperativen Schmerzen nicht mehr ertragen zu können; als man ihm noch jene Morphiumpumpe verweigert hatte, die er Jahre später sehr wohl bekommen konnte. Momente auch, als die bis dahin erprobten persönlichen Sicherheitsnetze durchgerissen schienen. Augenblicke, in denen er nur darauf gewartet hatte, die Wachschwester würde endlich sein Krankenzimmer verlassen, um aus dem Fenster springen zu können. Aus solchen Erfahrungen glaubt er zu wissen, wie wenig es weltlichen oder auch kirchlichen Hierarchien zukommt, über die Verzweiflung eines anderen urteilen zu können.

Wie sehr akute Schmerzen imstande sein können, selbst tiefgläubige Menschen – auch Kleriker und Ordensangehörige – im Angesicht ihrer Sterblichkeit ins Bodenlose abstürzen zu lassen, das bestätigen Mediziner ebenso wie Krankenhausseelsorger aus ihren Erfahrungen an Krankenbetten. Zu oft vereiteln massive Schmerzen auch jegliche Chance, die Patienten aus ihrer seelischen Nacht wieder aufzutauchen zu lassen.

- Dabei warnen erfahrene Sterbebegleiter davor, eine klare Differenzierung von Glaubenden und Nicht-Glaubenden zu versuchen. Vielmehr verweisen sie aus ihrer Erfahrung darauf, dass Menschen, denen eine für ihr Leben überzeugende Deutungs- und Sinngebung gelungen ist, vor einem Zusammenbruch aller Sicherheiten besser geschützt sind – gleichgültig, ob sie im gängigen Sinn „gläubig" sind oder nicht. Menschen, die – als Ernte lebenslangen Fragens und Denkens, auch Infragestellens – zu einer persönlichen Überzeugung und Mitte gefunden haben, könnten in existenziell kritischen Situationen auch eher bestehen.

Zu einem krisenfesten Leben gehöre aber keinesfalls nur ein unantastbares Weltbild oder Glaubensbekenntnis, sondern auch die Erfahrung des Scheiterns, des Zweifelns, des Nicht-mehr-weiter-Wissens, des Nicht-Perfekten und Unvollendeten, heißt es von Sterbebegleitern auch. Kaum jemand gehe ganz unangefochten durch sein Dasein. Und wer meine, sein Glaube kenne oder erlaube keine Zweifel, keine Verzweiflung, kein Aufbegehren gegen die Last des Leidens und Sterbens, der habe – um es in die Sprache des Christentums zu übersetzen – die bestürzende, aber existenziell wichtige Botschaft des Mannes aus Nazareth vergessen.

Dieser Jesus, der nach christlicher Lehre wie kein anderer die Nähe und Sicherheit Gottes kannte, auch er durchlebte zwischen Ölberg und Golgotha alle Stadien, mit denen der Mensch in Schmerz, Trostlosigkeit und Todesnähe rechnen müsse.

Erinnert sei hier an die Passion Christi, von der das Neue Testament berichtet: Da ist zunächst der wiederholte Wunsch des Nazareners, in den schweren Stunden der Todesangst nicht allein zu sein. Auch sein Flehen, den Kelch doch an ihm vorübergehen zu lassen. Dann sein furchtbarer Aufschrei *„Mein Gott, warum hast Du mich verlassen."* Und erst am Ende dieses vertrauensvolle *„Es ist vollbracht – Vater, in Deine Hände leg' ich meinen Geist."*

Die Botschaft des Karfreitags an die Nachgeborenen ist erschütternd klar – und vielleicht auch tröstend: In der Mitte dessen, was christlicher Glaube ist, steht ein Leidender, ein auch Zweifelnder und Verzweifelter, ehe sich sein irdisches Schicksal vollendet.

Aus dieser Sicht ist also Krankheit, Schmerz und Leid, aber auch Zweifel und Verzweiflung das unvermeidbare Schicksal des Menschen. Ein Schicksal, vor dem wir nicht flüchten können, an dem wir zerbrechen, aber auch reifen können.

Was also ist der Sinn der bisher erwähnten Überlegungen? Kurz gesagt dieser:

- Ehe wir vom Glauben im weitesten Sinn als einer „Medizin" reden, die den Menschen den Umgang mit Schmerz und Leid erleichtert, die gesünder, vielleicht auch älter macht, muss sehr genau hingeschaut werden, von welchem Glauben die Rede ist.
- Mehr noch: Es scheint auch die Warnung gerechtfertigt, dass sich in Stunden des Absturzes der Fallschirm des Glaubens nicht öffnen könnte. Dass Glaube zwar eine gute, ja vermutlich die beste Voraussetzung für Angstüberwindung und Sinnfindung ist, aber keine letzte Garantie.
- Und dass im Strudel übermächtiger Schmerzen selbst für Glaubende alle Sicherheiten einbrechen können.

Dass etwa der Heilige Stephanus schon während seiner Steinigung – einer besonders grausamen Todesart – nach eigenen Worten *„den Himmel offen"* sah, bleibt wohl ein Ausnahmefall. Mehr noch die Erzählung vom Märtyrerheiligen Laurentius. Der Legende nach hat er ja – auf glühendem Rost – seinen Peinigern fröhlich zugerufen: *„Der Braten ist fertig. Dreht ihn um und esst!"* Nichts davon wird uns jemals beschert sein. Also tun wir gut daran, uns einem allzu geschlossenen System zu verweigern, das da heißt: *„Glaube nur, dann bist und bleibst Du gesund!"*

Dies alles vorausgesetzt, sei jetzt – sozusagen auf schwankendem Boden – noch rasch der Versuch gewagt, ein paar persönliche Erfahrungen zu erwähnen, die dem Schreiber dieser Zeilen über die Jahre aus der Lektüre großer Geister, aber auch aus dem persönlichen Erleben von Krankheit und Schmerz zugefallen sind.

Der französische Literat André Gide schreibt: *„Ich glaube, dass Krankheiten Schlüssel sind, die uns gewisse Tore öffnen können. Mehr noch: Ich glaube, dass es Tore gibt, die nur eine Krankheit öffnen kann."*

Was aber könnten das für Schlüssel sein, die imstande sind, „heilende Türen" zwischen Glauben und Schmerz zu öffnen? Vielleicht könnte die eine oder andere Anregung aus einer kleinen Schar von „spirituellen Experten" hilfreich sein. Zu ihnen gehören etwa zwei große Gestalten des ‚2. Vaticanums': der Theologe Karl Rahner; vor allem aber der schon genannte Kardinal König. Zu ihnen gehören wohl auch manche Mönchsgestalten auf dem Berg Athos, jenem „Heiligen Berg" des orthodoxen Christentums, auf dem Fragen wie diese seit Jahrhunderten durchdacht und zu beantworten versucht wurden. Gedanken aus ihrem Kreis, ganz ungeordnet und bruchstückhaft erwähnt, könnten erste Impulse zu weiterem Nachdenken sein.

- Zunächst und ganz vordergründig: Krankheit und starke Schmerzen sind nicht nur für gläubige Menschen ein Anlass, um über mögliche Mängel im eigenen Lebensvollzug nachzudenken; über das eigene Lebensprogramm und seine Schadstellen. Ein solches Nachdenken kann immer auch die Grenze des körperlichen und seelischen Schmerzes überschreiten und in eine dritte, möglicherweise religiöse Dimension vorstoßen. Mehr und mehr ahnen, ja wissen wir Menschen des 21. Jahrhunderts, dass unser ganzes Innenleben – auch unser Fragen nach Zeit und Ewigkeit, nach dem letzten Sinn und Ziels unseres Seins, auch nach Gott – einen Einfluss auf die Materie unserer Gene und auf unser Immunsystem hat. Dass Gen, Geist, Gehirn und „Gott" möglicherweise mehr miteinander zu tun haben, als wir gemeinhin vermuten.
- Sodann: Leid und Schmerz können für uns auch eine Hilfe sein, die gängige Trivialisierung unserer Gottesvorstellungen zu überwinden. *„Die Unbegreiflichkeit des Leids ist letztlich auch ein Stück Unbegreiflichkeit Gottes"*, hat uns der große Karl Rahner hinterlassen.

Und er stellt den unzähligen, bemühten christlichen Thesen über den Sinn von Schmerz, Krankheit und Tod einen kühnen Gedanken entgegen: *„Die Frage nach der Sinnhaftigkeit von Leid und Tod muss unbeantwortet bleiben, wenn der Mensch Mensch und Gott Gott bleiben soll"*. Leid kann also nie verstanden werden – es muss aber ertragen, bestanden und nach Möglichkeit überwunden werden. So besehen, bleibt nicht mehr viel vom alten christlichen Mythos des Schmerzes als Königsweg in die Herrlichkeit übrig.

- Ein Drittes: Ich glaube, dass unser Umgang mit Schmerz und Leid auch wesentlich davon geprägt wird, wie wir auf unser eigenes Leben blicken. Wer in Krankheit und Behinderung nur eine leistungsbehindernde Minusvariante unseres Daseins erblickt – einen Aufstand des Körpers gegen unsere narzisstische Omnipräsenz –, der wird als Patient andere Dimensionen der Ratlosigkeit und Verzweiflung durchleben als jene, die imstande sind, ihre irdische Existenz in einem viel größeren Zusammenhang zu sehen.

Immer wieder hat uns übrigens der alte Kardinal König klar gemacht, dass gerade in unserer Gesellschaft die Gesunden die Kranken mindestens so sehr brauchen wie die Kranken die Gesunden – auch um nicht zu vergessen, wie fragwürdig und kraftmeierisch sich die gängige Vergöttlichung des Lebens zu oft gebärdet.

Von den Mönchen am Athos – und nicht nur von ihnen – wäre auch zu lernen, dass wir uns wieder mehr als Reisende begreifen sollten, die unterwegs sind. Reisende, die – wenn sie sich als Christen verstehen – ihr irdisches Ende nicht als tragischen Schlusspunkt, sondern als ‚Umsteigebahnhof' begreifen sollten. Für die Mönche beginnt Sterben demnach nicht erst am Lebensende, nein, jeder Tag verlangt nach Einübung in die Endlichkeit.

Aus dieser Perspektive sind Krankheit und Schmerz kein „Unfall" und keine Brüskierung unseres Machbarkeitswahns, sondern selbstverständliche Stationen eines viel weiteren, größeren Weges.

Wo aber das irdische Leben seine Vergänglichkeit nicht verbergen muss wie bei den Mönchen und das Eingehen in eine größere Ordnung und Geborgenheit nicht in Zweifel steht, da lösen sich viele Bangigkeiten und Brüche unseres Daseins auf. Da werden Krankheit, Alter, Siechtum nicht zum alles beherrschenden Stigma. Da verliert auch die nahe am Tod liegende Lebenszeit nichts von ihrer Sinnhaftigkeit – und das Schwinden der Kräfte führt nicht zum sozialen Wertverlust.

Seit vielen Jahren beobachtet der Autor dieser Betrachtungen die alten Mönche, die – so gut sie es halt vermögen – in den langen Nächten im Chorgestühl ausharren, betend und schlafend; die bis zum Tod, ja darüber hinaus, ein selbstverständlicher Teil ihrer Bruderschaft bleiben. Und die dann, wenn ihr Ende naht, von ihren Mitbrüdern betreut und getröstet werden. Viele von ihnen lehnen aufwendige medizinische Behandlungen ab. Wenn aber die Überführung in ein Krankenhaus außerhalb des Heiligen Berges unvermeidbar ist, dann begleitet sie ein Mönch und bleibt für die Dauer der Behandlung an ihrer Seite. So sind alle Übergänge des Lebens gleitend. Selbst der letzte, schwerste, ist zwar – wie überall – voller Mühsal, aber ohne Angst und Verzweiflung. Und das Wort „*Sterbehilfe*" bekommt seinen alten, wunderbaren Klang zurück.

Ein letztes Mal sei hier an Kardinal König erinnert, der immer wieder vorgeschlagen hatte, das eigene Leben eher vom Ende, vom Tod her aufzurollen und die Kostbarkeit jeder Sekunde von da her zu sehen und zu nutzen. Im Wissen freilich, dass die Vollendung anderswo stattfindet – und nicht in dem „*zwischen Geburt und Tod eingezwängten, kläglichen bisschen Leben*", um die deutsche Philosophin Marianne Gronemayer zu zitieren. Dem Glaubenden, der auch in dunklen Stunden über diesen Horizont hinauszuschauen vermag, wird zwar kein Leid erspart, er kann es aber mit größerer Ruhe und aus einer anderen, größeren Perspektive vermutlich leichter ertragen.

Noch eine Türe, für die Schmerz und Krankheit möglicherweise ein Schlüssel sein könnten, sei hier noch rasch geöffnet. Und dabei ein letztes Mal auf eine persönliche Erfahrung zurückgegriffen: Ich war noch kaum 16 Jahre alt, als mich eine erste Krebsoperation in die Welt der Todkranken und Sterbenden geführt hat. Aus diesem Umfeld von Hilflosigkeit, existenziellen Ängsten und wohl auch Selbstmitleid hat mich ein Chirurg damals mit einem genialen Einfall gerettet: Er verpflichtete ein junges Mädchen – Patientin der Augenabteilung unter demselben Spitalsdach –, an meinem Bett zu sitzen und mit mir zu reden. Sie erschien mir damals wie ein Engel.

Jahrzehnte später habe ich in ähnlichen postoperativen Momenten neu entdeckt, wie sehr Schmerzen – solange sie nicht in den Strudel existenzieller Verzweiflung geraten – durchaus an Kraft verlieren können, sobald eine gute Stimme, ein nettes Gesicht, eine streichelnde Hand – ein Du – ins Blickfeld geraten. Für Glaubensstarke kann dieses „Du" in einer persönlichen Gottesbeziehung liegen. Andere werden zunächst auf die Geborgenheit in der Fürsorge liebender Menschen hoffen – und sie, wo immer sie stattfindet, als Geschenk empfinden. Wichtig ist, dass auf dieser letzten Türe mit großen Buchstaben das Wort „*Dankbarkeit*" steht. Die These sei gewagt, dass es zwischen Dankbarkeit und Glauben einen inneren Zusammenhang gibt.

Um die erwähnte persönliche Erfahrung aus Jugendjahren abzuschließen: Nach Monaten einer mühseligen Rehabilitation wuchs damals der Vorsatz, keinen Tag des künftigen Lebens ohne ein Gefühl der Dankbarkeit zu beginnen. Seither weiß ich, dass wir für weit mehr dankbar sein können, als wir gewöhnlich annehmen – vielleicht sogar für Wegweisungen, die aus Krankheit und Schmerz gewachsen sind. Dankbar vor allem für das Geschenk des Lebens, vielleicht auch des Glaubens – und sicher für das Geschenk der Schöpfung.

Mag sein, dass die erwähnten Gedanken an vielen relevanten Fragen über „*Glaube und Schmerz*" vorbeigeschrammt sind. Dass manche Erwartung zur Thematik nicht erfüllt und manche persönliche Erfahrung und Überzeugung – vor allem in religiösen Fragen – diesen oder jenen Leser bzw. Leserin vielleicht auch überfordert hat. Aber wie ließe sich über „*Schmerz und Glaube*" sprechen, ohne dann auch tatsächlich vom Glauben zu reden?

Sicher ist: Wo diese beiden Begriffe zusammenkommen, dort öffnet sich ein Raum, der letztlich alles Reden, alles Behaupten und Wissen in Frage stellt. Ein Raum, von dem wir schweigend bekennen müssen, dass es keine wirklich gültigen und allgemein akzeptierten Aussagen gibt und geben kann. Und dass alles, was dazu gesagt wird, meist nur für einen gegeben Augenblick gilt – und immer nur für uns selbst.

Grundlage dieses aktualisierten Textes war der Eröffnungsvortrag anlässlich der 15. Wissenschaftlichen Jahrestagung der Österreichischen Schmerzgesellschaft 2007 im „Congress Center Pörtschach".

Teil I
Die Rolle der Pflege im Schmerzmanagement

Akademisierung und Spezialisierung in der Pflege – von der Assistenztätigkeit zur Pain Nurse

Svetlana Geyrhofer

Die Profession der Pflege hat sich in den letzten 20 Jahren zumindest theoretisch verändert. Durch den Bologna-Prozess von 1999 wurde die Ausbildung der Pflege und in anderen Gesundheitsberufen auch im deutschsprachigen Raum akademisiert. Während die Umstellung der Ausbildungen auf akademischem Niveau sich in Gesundheitsberufen wie Physiotherapeut:innen, Diätolog:innen und Hebammen rasch etabliert haben, dauerte das in der professionellen Pflege Jahrzehnte und ging bzw. geht immer noch mit viel gegensätzlicher Diskussion einher. Ein möglicher Grund liegt vielleicht darin, dass die Pflege die größte Berufsgruppe im Gesundheitswesen ist und eine akademische Ausbildung sowohl mit Erweiterung der Kernkompetenzen als auch mit höherer Bezahlung einhergeht. Das ist natürlich billiger für ein paar zehntausend Physiotherapeut:innen und Hebammen als für hunderttausende Pflegekräfte umzustellen. Ob sich hier in Zukunft der politische Willen ändert, wird sich weisen.

Ziel des Bologna-Prozesses war es, Ausbildungen im Gesundheitsbereich in Europa vergleichbar zu machen und dadurch zu gewährleisten, dass Menschen mit gleicher Berufsausbildung in der EU überall tätig werden können. Eine Akademisierung geht nachweislich mit einer besseren Versorgung der Patient:innen einher. Sie profitieren vom wissenschaftlichen Wissen der Pflegekräfte, wenn es z. B. um das Schmerzmanagement geht (Probst 2022, S. 233).

S. Geyrhofer (✉)
Pflege minus Schmerz, Geyrhofer KG, Grein, Österreich
e-mail: office@pflege-schmerz.at

In vielen europäischen Ländern dauert die Bachelorausbildung in der Pflege 4 Jahre, während in Österreich nur 3 Jahre vorgesehen sind. Um trotzdem innerhalb der EU arbeiten zu können, erkennen viele EU-Länder Spezialisierungen und Weiterbildungen an. Diese werden auch künftig eine wichtige Rolle in der Weiterqualifizierung von Pflegefachpersonen übernehmen.

3.1 Akademisierung

In vielen europäischen Ländern ist die professionelle Pflege schon tertiär ausgebildet wie in Skandinavien seit den 1980er-Jahren oder in Großbritannien seit den 1950er-Jahren (online unter: https://www.gesundheitswirtschaft.at/publikation/64-jg-2023-10/warum-es-ein-zuviel-an-bildung-nicht-geben-kann/ Zugriff am 01.06.24).

Die akademisierten Pflegekräfte haben in Skandinavien Kompetenzen, die im deutschsprachigen Raum so noch nicht zu finden sind. So dürfen bestimmte Arzneimittel von Pflegepersonen verordnet werden, und in Norwegen setzen Anästhesiepflegepersonen periphere Schmerzblockaden (online unter: https://sykepleien.no/2024/05/smertelindring-her-setter-sykepleierne-nerveblokade-dognet-rundt?trk=feed_main-feed-card_reshare_feed-article-content Zugriff am 01.06.24).

Davon sind wir im deutschsprachigen Raum noch weit entfernt, dennoch hat sich die professionelle Pflege weiterentwickelt. Seit 2024 ist in Österreich die Ausbildung zur/m Diplomierten Gesundheits- und Krankenpfleger:in nur noch an Fachhochschulen möglich. Begonnen hat die Akademisierung mit dem ersten Lehrgang 2008, seit dem Jahr 2000 ist ein Studium der Pflegewissenschaft in Österreich möglich.

Im deutschsprachigen Raum wird die Akademisierung – obwohl endgültig umgesetzt – immer noch kontrovers diskutiert. 1997 wurde in Österreich ein Gesundheits- und Krankenpflegesetz (GuKG) geschaffen, die pflegerischen Kernkompetenzen nach § 14 GuKG haben sich stetig weiterentwickelt und wurden mit jeder Novelle erweitert. Für viele dieser Kompetenzen ist eine akademische Ausbildung Voraussetzung, wie z. B. die Pflegediagnostik, Gesundheitsförderung, konzeptgeleitete Gesprächsführung, komplementäre Pflege und Beratung. Um aktuelles Wissen in die klinische Praxis umsetzen zu können, ist das Lesen und Verstehen von Studien und Leitlinien erforderlich. Das erfordert Zeit, aber auch Strukturen, um die entsprechende Literatur zur Verfügung zu stellen. Das ist noch nicht flächendeckend möglich und vielleicht mit ein Grund, warum die Vorteile der Akademisierung noch nicht wirklich gesehen werden (Mertens et al. 2019). Es bedarf noch viel Aufklärung und Bewusstseinsbildung, damit die Akademisierung auch in der Praxis Einzug hält.

3.2 Spezialisierung in Österreich

In Österreich ist eine gesetzliche Weiterbildung nach § 64 Gesundheits- und Krankenpflegegesetz mit mindestens 160 h im Schmerzmanagement möglich. Dennoch können Absolvent:innen der Weiterbildung ihr Wissen nicht in entsprechendem Ausmaß in die Praxis umsetzen. Eine Spezialisierung geht auch nicht mit einer entsprechenden Honorierung einher.

Der Mangel an professionellen Pflegekräften verleitet zu kreativen Lösungen, die sich allesamt in einer Deprofessionalisierung äußern. So wurde z. B. eine Pflegelehre eingeführt und die Kompetenzen von Pflegeassistenzkräften erweitert ohne Berücksichtigung, dass mangelndes Wissen negative Auswirkungen auf Patient:innen haben können. Auch die Rekrutierung von Pflegekräften aus dem Ausland mag auf dem ersten Blick eine Lösung sein, de facto bringt es noch mehr Probleme mit sich, da die unzureichenden Sprachkenntnisse zu Fehlversorgungen führen können. Es braucht nicht weniger, sondern mehr Wissen, um Schmerzpatient:innen optimal versorgen zu können. Es reicht eben nicht aus, einfach ein ärztlich verordnetes Schmerzmittel zu verabreichen. Im Juni 2024 ging eine neuerliche Novelle des Gesundheits- und Krankenpflegegesetzes in Begutachtung. Eine neue Regelung hinsichtlich der Spezialisierungen und des Abhaltens von Weiterbildungen ist geplant.

3.3 EFIC

Die EFIC (European Federation of IASP Chapters) ist seit 1993 eine multidisziplinäre Berufsorganisation auf dem Gebiet der Schmerzforschung und -medizin, die aus den 38 europäischen nationalen Gesellschaften bestehen und Ärzt:innen, Pflegefachpersonen, Psycholog:innen und Physiotherapeut:innen vertritt, die in der Schmerzmedizin tätig sind. Sie hat sich über die Internationale Gesellschaft zum Studium der Schmerzes (IASP = International Association for the Study of Pain) herausentwickelt.

Seit 2023 bietet die EFIC ein europäisches Schmerzdiplom für alle therapeutische Berufsgruppen an. Pflegefachpersonen können das European Pain Federation Diploma in Pain Nursing (EDPN) nach dem europäischen Curriculum absolvieren. Alle Informationen sind auf der EFIC-Homepage abrufbar unter: https://europeanpainfederation.eu/education/pain-exams/ (Zugriff am 01.06.24).

3.4 Spezialisierung in Deutschland

Die deutsche Schmerzgesellschaft hat das EFIC-Curriculum übersetzt und bietet seit 2024 die Ausbildung „Spezielle Schmerzpflege" im Ausmaß von 120 h an. Die Übersetzung der EFIC-Curriculums steht online zur Verfügung unter: https://www.schmerzgesellschaft.de/

fileadmin/2021/pdf/DS_Currciulum_Schmerzmanagement_Pflege_20102021_Screen.pdf (Zugriff am 01.06.24).

Alle Informationen zur deutschen Ausbildung sind abrufbar unter: https://deutsche-schmerzakademie.de/.

3.5 Ausblick

Das professionelle Schmerzmanagement bleibt in vielen klinischen Bereichen immer noch hinter den Möglichkeiten zurück. Hierfür gibt es mehrere Gründe. Besonders gewichtige Gründe ist die immer noch starke Hierarchie zwischen den Berufsgruppen einerseits und die starren Strukturen im Gesundheitswesen andererseits. Weitere Faktoren sind unzureichendes Wissen, mangelnde Präsenz von professionellen Pflegepersonen und geringe Wertschätzung beim Erwerb von Spezialisierungen.

Umso wichtiger wird in Zukunft sein, dass professionelle Pflegepersonen endlich europaweit einheitliche Ausbildungen und Kernkompetenzen erhalten. Spezialisierungen wie im Schmerzmanagement müssen proaktiv unterstützt und forciert werden. Sie müssen vor allem mit Erweiterung von Tätigkeiten einhergehen, wie die Verordnung von bestimmten Schmerzmitteln oder das Setzen von Blockaden, aber auch in finanzieller Hinsicht muss sich eine Weiterqualifikation lohnen. Starre Hierarchien, die vor allem noch im deutschsprachigen Raum zu finden sind, müssen abgebaut und eine multiprofessionelle Zusammenarbeit auf Augenhöhe aufgebaut werden.

Das veraltete Denken, dass ausschließlich Ärztinnen und Ärzte therapieren dürfen, ist zum einen immer falsch gewesen, zum anderen in der modernen Zeit nicht mehr tragbar. Das Wort „Therapie" ist nicht an eine bestimmte Berufsgruppe gebunden bzw. die Verwendung nicht besonders geschützt. Immerhin gibt es ja auch Physiotherapeut:innen und Psychotherapeut:innen, und seit geraumer Zeit sprechen wir in der Pflege auch von Pflegetherapie. Das Verharren in alten Mustern führt zu Versorgungslücken, die sich eine Gesellschaft finanziell und ethisch nicht mehr leisten kann (Geyrhofer 2023, S. 29 ff.). Es muss in Zukunft noch mehr die Professionalisierung der Pflegekräfte gefordert werden, um das Schmerzmanagement nachhaltig verbessern zu können.

Literatur

Geyrhofer S (2023) Schmerztherapie in der Pflege. Facultas, Wien

Mertens A, Overberg J, Röbken H et al (2019) Die Akademisierung der Pflege aus Sicht der Pflegekräfte: eine Querschnittstudie in Krankenhäusern im Nordwesten Deutschlands. Pflege 32(1):17–29. Hogrefe. https://doi.org/10.1024/1012-5302/a000650

Probst A (2022) Versorgung von Menschen mit chronischen Schmerzen profitiert maßgeblich von der Akademisierung der Physiotherapie – die Fakten sprechen für sich. Schmerz 36:233–236. Springer Verlag GmbH. https://doi.org/10.1007/s00482-021-00615-9

Expertenstandard Schmerzmanagement in der Pflege

4

Svetlana Geyrhofer

Das Deutsche Netzwerk für Qualitätsentwicklung in der Pflege (DNQP) wurde 1992 von Pflegepersonen gegründet, die im Bereich Pflegewissenschaft, Pflegemanagement und Pflegepraxis tätig sind bzw. waren (Büscher und Blumenberg 2018, S. 94 f.). Ziel des DNQP ist es, Expertenstandards zu entwickeln und in die klinische Praxis umzusetzen. Das soll dazu beitragen die Pflegequalität zu fördern und ein evidenzbasiertes Handeln in der Praxis zu ermöglichen (https://www.dnqp.de/informationen-zum-dnqp/, Zugriff am 15.05.24).

Expertenstandards sind ein wichtiges Instrument für die Qualitätsentwicklung in der Pflege (Büscher und Blumenberg 2018, S. 94 f.). Das DNQP gibt Expertenstandards zu verschiedenen Pflegephänomenen heraus. Diese werden in regelmäßigen Abständen von 5–7 Jahren aktualisiert. Insgesamt gibt es derzeit 11 Expertenstandards.

Expertenstandards kennen keine nationalen Grenzen; so sind die deutschen Expertenstandards auch für professionelle Pflegepersonen in Österreich gültig. Auch wenn diese nicht explizit im Gesundheits- und Krankenpflegegesetz erwähnt werden, so sind sie doch im § 14 Gesundheits- und Krankenpflegegesetz pflegerische Kernkompetenzen fest verankert. Demnach sind Diplomierte Gesundheits- und Krankenpfleger:innen in Österreich verpflichtet, ethisch, evidenz- und forschungsbasiert zu handeln. Der Expertenstandard „Schmerzmanagement in der Pflege" definiert das Handeln nach diesen neuesten Erkenntnissen. Dabei kann dieser nicht 1:1 in seiner ursprünglichen Form implementiert werden, sondern muss an die jeweilige Praxissituation im Rahmen eines Implementierungsprojektes angepasst werden.

S. Geyrhofer (✉)
Pflege minus Schmerz, Geyrhofer KG, Grein, Österreich
e-mail: office@pflege-schmerz.at

© Der/die Autor(en), exklusiv lizenziert an Springer-Verlag GmbH, DE, ein Teil von Springer Nature 2025
R. Likar et al. (Hrsg.), *Multimodale Schmerztherapie in der Pflege*,
https://doi.org/10.1007/978-3-662-68956-1_4

4.1 Expertenstandard Schmerzmanagement in der Pflege

Der Expertenstandard Schmerzmanagement in der Pflege wurde 2020 aktualisiert. Dabei wurden die zwei früheren Expertenstandards „Schmerzmanagement in der Pflege bei akuten Schmerzen" und „Schmerzmanagement in der Pflege bei chronischen Schmerzen" zusammengeführt. Die Überlegung war, dass viele Patient:innen oftmals unter beiden Schmerzarten leiden und daher beide auch gemeinsam behandelt werden müssen (DNQP 2020, S. 23).

Ziel des Expertenstandards ist die Prävention von bzw. die Vermeidung der Chronifizierung von Schmerzen bei Menschen, die in pflegerischen Settings behandelt werden. Die interprofessionelle Zusammenarbeit auf Augenhöhe muss gewährleistet sein. Professionelle Pflegepersonen übernehmen eine wichtige koordinierende und therapeutische Rolle, um Menschen mit Schmerzen adäquat zu versorgen (DNQP 2020, S. 25).

Der Expertenstandard gliedert sich in Struktur-, Prozess- und Ergebniskriterien. In den Strukturkriterien sind unter anderem die systemische Schmerzeinschätzung und die Unterscheidung zwischen akutem und chronischem Schmerz zu finden. Weiters muss die Pflegefachkraft das pflegerische Schmerzmanagement koordinieren und planen. Hier spielt vor allem die Pflegediagnostik eine große Rolle sowie die Einschätzung in eine stabile und instabile Schmerzsituation. Pflegepersonen müssen die Betroffenen und deren Angehörige entsprechend schulen und beraten können. Dazu zählt auch, dass Betroffene über Schmerzwahrnehmung und Schmerzerfassung aufgeklärt werden. Die Pflegefachkraft steuert das Nebenwirkungsmanagement und bietet den Schmerzpatient:innen adäquate komplementäre Pflegeinterventionen an. Die vereinbarten Therapieziele werden evaluiert und der Therapieerfolg beurteilt (DNQP 2020, S. 28 ff.). Strukturkriterien geben den Rahmen des professionellen Schmerzmanagements vor. Dabei wird auch die Einrichtung in die Pflicht genommen, die entsprechenden Strukturen so zu gestalten, dass eine Implementierung des Schmerzmanagements möglich ist.

In den Prozesskriterien geht es um die konkrete Umsetzung der Tätigkeiten, die in den Strukturkriterien beschrieben werden. Demnach wird zu Beginn des pflegerischen Auftrags ein Screening durchgeführt. Hier werden die üblichen Fragen gestellt wie „Haben Sie Schmerzen?", „Wo sind die Schmerzen, wie stark sind die Schmerzen in Ruhe und bei Belastung?", „Welche Schmerzqualität haben die Schmerzen?" Weiters erfolgt eine körperliche Untersuchung, um die Funktionalität und Mobilität einschätzen zu können. Daraus wird die Diagnose „stabile/instabile Situation" gestellt, und entsprechende Maßnahmen werden eingeleitet. Es erfolgen in diesem Prozess die Beratung und Schulung und die gemeinsame Entscheidungsfindung über den Einsatz von komplementären Pflegeinterventionen. Ein wichtiger Bestandteil dieser Prozesskriterien ist die Evaluierung, die anlassbezogen erfolgen soll. Anlassbezogen bedeutet, dass die jeweilige Pflegefachkraft individuell mit den Patient:innen gemeinsam entscheidet, ob eine Schmerzerfassung 2-mal oder 5-mal am Tag erfolgt. Standardisierte Schmerzerfassungen, wie sie vielfach in der Praxis zu finden sind, sind nicht zielführend. Anlassbezogene Entscheidungen setzen jedoch voraus, dass der Pflegeprozess individuell durchgeführt wird. Derzeit gibt es Bestrebungen, genau diesen wichtigen Schritt zu verkürzen und entscheidende Inhalte wegzulassen. Dadurch kann keine anlassbezogene Pflege und Evaluierung mehr erfolgen (DNQP 2020, S. 58 f.).

In den Ergebniskriterien finden sich die Ziele der Implementierung von Schmerzmanagement. Demnach sollen alle Menschen mit Schmerzen ein adäquates Schmerzmanagement erhalten. Ein individueller Behandlungsplan kann erstellt und Beratung durchgeführt werden. Die pflegerischen Interventionen kommen zum Einsatz, und deren Wirkung wird evaluiert. Somit stehen Ergebnisse und Erfolgsnachweise von Pflegeleistungen zur Verfügung (DNQP 2020, S. 62).

Pflegepersonen wenden überwiegend komplementäre Maßnahmen wie Kälte, Wärme, Positionierungen, Gespräche, Einreibungen, Aromapflege, Wickel und vieles mehr an. Jedoch fehlen weitgehend Erfolgskontrollen. Dadurch gibt es immer noch zu wenige Ergebnisse im Hinblick auf eine wirksame Schmerzlinderung (Ewers et al. 2011, S. 520).

4.2 Implementierung nach dem Expertenstandard:

Das DNQP hat ein Methodenpapier zur Implementierung herausgegeben, dieses steht auf der Homepage des DNQP als Download bereit.

4.2.1 Implementierungsschritte

Um Schmerzmanagement in der Praxis zu implementieren, muss es vorab einen Projektantrag geben. Ohne einen schriftlichen Auftrag der jeweiligen Leitungspersonen bzw. Arbeitgeber:innen/Dienstgeber:innen kann es kein nachhaltiges Implementieren geben. Immer wieder gibt es Ansätze zur Implementierung, wobei engagierte Pflegepersonen in ihrer Freizeit ein Konzept erstellen und dann halbherzig versucht wird, einzelne Maßnahmen in der Praxis umzusetzen. Das hat mehrere Nachteile: Professionelle Pflegepersonen verfügen privat oft nicht über einen Zugang zu Datenbanken, wo sie Literatur und Studien kostenfrei erhalten. Freizeit ist mittlerweile ein hohes Gut in der Pflege geworden und sollte nicht damit verbracht werden, für Einrichtungen Konzepte zu schreiben. Wird der Implementierungsprozess nicht von den jeweiligen Leitungspersonen unterstützt, kann keine nachhaltige Veränderung stattfinden.

Der erste Schritt ist somit immer ein schriftlicher Auftrag mit Projektantrag und Bereitstellung der finanziellen Mittel. Das betrifft sowohl das Projektteam als auch die Anschaffungskosten hinsichtlich Literatur, Materialien und Schulungen.

Im zweiten Schritt erfolgt die Erhebung der Ist-Situation. Das DNQP stellt auf seiner Seite drei Erhebungsbögen zum Download bereit. Die Erhebung des Ist-Standes zeigt auf, wo die jeweilige Station oder der jeweilige Bereich im Schmerzmanagement gerade steht. Es werden Patient:innen zum Schmerzmanagement befragt, gleichzeitig wird die

Dokumentation hinsichtlich der erbrachten Pflegeleistungen begutachtet. So eine Erhebung kann gut sichtbar machen, welche Interventionen schon implementiert sind, z. B. komplementäre Pflege oder Beratung im Schmerzmanagement.

Ein weiterer Erhebungsbogen befragt die Pflegepersonen anonym, welchen Schulungsbedarf sie im Hinblick auf das Schmerzmanagement sehen. Danach können gezielt Schulungen angeboten werden.

Auch der Erhebungsbogen für die Institution zeigt klar auf, welche Voraussetzungen schon gegeben sind, um das Schmerzmanagement implementieren zu können. Idealerweise wird die Erhebung der Ist-Situation auf einer Station von einer externen Person durchgeführt.

Je nach Größe der Station, des Bereiches oder der Klinik werden mehrere Fortbildungen und Schulungen für Pflegepersonen angeboten. Ziel ist es, alle beteiligten Personen zuerst im Hinblick auf das Schmerzmanagement zu schulen und erst dann mit der Implementierung einzelner Maßnahmen zu beginnen.

Beispiel: Es ist auf einer Station vorgesehen, die Schmerzerfassung mittels Schmerzskalen einzuführen. Es erfolgt in einem ersten Schritt die Erhebung mittels Erhebungsbögen, ob und wie oft und mit welchen Skalen Schmerz erfasst wird. Dabei wird sichtbar, dass Patient:innen nicht dezidiert nach dem Schmerzwert mittels Numerischer Ratingskala befragt wurden, jedoch in der Dokumentation Werte eingetragen wurden. Auch gibt es kein Informationsmaterial für die Patient:innen hinsichtlich der Schmerzerfassung. Es liegt der Verdacht nahe, dass die Pflegepersonen den Wert schätzen. Aus zahlreicher Literatur ist bekannt, dass Pflegepersonen den Schmerz der Patient:innen meistens zu niedrig einschätzen. Deshalb ist diese Vorgehensweise nicht zu empfehlen (Carr und Mann 2014, S. 96 ff.). Die Pflegepersonen auf der Station geben mittels Erhebungsbogen anonym an, wie gut ihr Wissen über Schmerzerfassungsinstrumente ist. Je nach Ergebnis finden Schulungen für alle Mitarbeiter:innen bezüglich Schmerzerfassung statt. Ein Ziel wird formuliert. In diesem Beispiel wäre ein mögliches Ziel, dass Schmerzskalen angeschafft werden und ein Informationsfolder erstellt wird. Die Mitarbeiter:innen orientieren sich bei der Schulung der Patient:innen an diesem Folder und wenden somit die gleiche Sprache an. Ein weiteres Ziel ist es, den Schmerzwert, den die Patient:innen angeben, zu dokumentieren und somit die Fehleinschätzungen von Schmerzen zu minimieren.

Im dritten Schritt werden dann in einer Projektphase die Schulungen eingeleitet, und das Projektteam erstellt den Informationsfolder nach den allgemein gültigen Regeln. In Österreich gibt es zum Erstellen von Patienteninformationen eine Checkliste, die die Kriterien festlegt. Diese kann bei Gesundheit Österreich GmbH (GÖG) kostenfrei heruntergeladen werden. Die Checkliste gibt vier Kriterien vor: optische Kriterien, Lesbarkeitskriterien, Inhaltskriterien und Formalkriterien. Die Checkliste steht unter folgendem Link zur Verfügung: https://jasmin.goeg.at/id/eprint/1794/ (Zugriff am 15.05.24).

Das Projektteam bestimmt im vierten Schritt den Zeitplan und erstellt das Konzept für die Implementierung. Nach der Schulungsphase erfolgt die Umsetzungsphase auf ausgewählten Stationen.

Im fünften und letzten Schritt wird nach der Umsetzungsphase das Projekt evaluiert. Erst danach kann gesagt werden, ob das Ziel erreicht wurde bzw. ob es noch weitere Maßnahmen zur nachhaltigen Umsetzung braucht.

Die Ernennung eines Projektteams ist wichtig, damit die Implementierung nicht von einzelnen engagierten Mitarbeiter:innen abhängig ist. Verlassen diese das Unternehmen, scheitert die Umsetzung. Denn mit den Mitarbeiter:innen geht natürlich auch das Wissen verloren.

4.3 Zusammenfassung

Es wäre wünschenswert, wenn der Expertenstandard gesetzlich verpflichtend in der Praxis zu berücksichtigen wäre und nach diesen Inhalten vorgegangen werden muss. Qualitätssicherung im Schmerzmanagement sollte oberstes Gebot werden. Es kann nicht sein, dass aufgrund von strukturellen oder personellen Defiziten Menschen keine adäquate Versorgung erhalten und dadurch die Zahl der chronischen Schmerzpatient:innen steigt. Es erfordert ein hohes Wissen der professionellen Pflegekräfte, um Schmerzmanagement implementieren zu können. Die Koordination und Organisation sowie das Schmerzassessment können nicht an Pflegeassistenzkräfte delegiert werden. Es reicht nicht aus, bloß ein ärztlich verordnetes Schmerzmittel zu verabreichen. Das Bewusstsein, dass Patient:innen ein Recht auf bestmögliche Schmerztherapie haben, muss endlich in der klinischen Praxis Einzug finden. Für die Zukunft ist zu hoffen, dass die bereits jahrzehntelang vorhandenen Erkenntnisse in der Schmerzmedizin doch endlich umgesetzt werden und auch die Prävention einen entsprechenden Stellenwert bekommt.

Literatur

Büscher A, Blumenberg P (2018) Nationale Expertenstandards in der Pflege – Standortbestimmung und künftige Herausforderungen. In: Hensen P, Stamer M (Hrsg) Professionsbezogene Qualitätsentwicklung im interdisziplinären Gesundheitswesen. Gestaltungsansätze, Handlungsfelder und Querschnittsbereiche. Springer Fachmedien GmbH, Wiesbaden

Carr ECJ, Mann EM (2014) Schmerz und Schmerzmanagement. Praxishandbuch für Pflegeberufe, 3., überarb. u. erg. Aufl. Huber Hans, Bern

DNQP (2020) Expertenstandard Schmerzmanagement in der Pflege. Aktualisierung 2020. Osnabrück

Ewers A, Nestler N, Pogatzki-Zahn E et al (2011) Nichtmedikamentöse Maßnahmen in der Schmerztherapie. Anwendung in 25 deutschen Krankenhäusern. In: Schmerz, 25:516–521. Springer. https://doi.org/10.1007/s00482-011-1089-1. Zugegriffen am 11.09.2011

S3-Leitlinien, Handlungsempfehlungen und Positionspapiere bei Schmerzen

Svetlana Geyrhofer

Zum Thema Schmerz und Schmerzmanagement findet sich in der Literatur eine Reihe von Leitlinien, Handlungsempfehlungen und Positionspapieren. Würden diese Erkenntnisse in der Praxis umgesetzt, gäbe es deutlich weniger Schmerzpatient:innen. Akute Schmerzen würden adäquat behandelt und eine Chronifizierung vermieden werden. Auch wenn S3-Leitlinien zum Schmerz überwiegend von Ärzt:innen und ärztlichen Fachgesellschaften entwickelt werden, so sind diese auch für die professionellen Pflegefachkräfte relevant. In fast zwei Drittel aller Leitlinien finden sich komplementäre Interventionen, die die Begründung für das pflegerische Handeln liefern. Deshalb ist es unerlässlich, sich auch als Pflegefachkraft mit den Leitlinien und Handlungsempfehlungen zu beschäftigen.

Im Folgenden soll auf eine kleine Auswahl an derzeit gültigen Leitlinien, Handlungsempfehlungen und Positionspapiere eingegangen, und inhaltliche Zusammenfassungen sollen erstellt werden. Die Auswahl fiel vor allem auf jene, die häufige Schmerzsituationen beschreiben, die in vielen Pflegesettings vorkommen.

Ziel ist es, aufzuzeigen, welche Empfehlungen es allgemein gibt, die vor allem pflegerelevant sind, und zu motivieren, das pflegerische Handeln anhand von dieser Literatur auch zu begründen. Die aufgezählten Empfehlungen folgen keiner bestimmten Reihenfolge und sind online kostenfrei abrufbar. Alle Leitlinien bestehen aus einer Kurz- und einer Langfassung. Es empfiehlt sich, immer die Langfassung zu lesen.

S. Geyrhofer (✉)
Pflege minus Schmerz, Geyrhofer KG, Grein, Österreich
e-mail: office@pflege-schmerz.at

5.1 S3-Leitlinie Schmerzmanagement bei Geriatrischen Patient:innen in allen Versorgungssettings (GeriPain)

Diese Leitlinie wird von der Deutschen Schmerzgesellschaft e.V. und der Deutschen Gesellschaft für Geriatrie e. V. erstellt. Ziel der Leitlinie ist es, die Schmerztherapie von geriatrischen Patient:innen in allen Versorgungssettings zu verbessern. Der Schwerpunkt dieser Leitlinie liegt im Assessment und Evaluierung. Die Kontinuität der Versorgung soll dabei aufrecht erhalten werden. Die Leitlinie soll bis Mitte 2025 fertiggestellt und veröffentlicht werden (https://register.awmf.org/de/leitlinien/detail/145-005, Zugriff am 12.03.25), (www.schmerzgesellschaft.de, Zugriff am 12.03.25), (https://www.dggeriatrie.de/ Zugriff am 12.03.25).

5.2 Interdisziplinäres Positionspapier „Perioperatives Schmerzmanagement" (Stand 13.04.2017)

Diesem Positionspapier ging eine österreichweite Befragung voraus. Im April 2017 wurden auf Österreichs chirurgischen Stationen die Patient:innen postoperativ mittels Fragebögen über die Zufriedenheit mit der Schmerztherapie befragt. Die Rücklaufquote lag bei ca. 35 %. Die meisten befragten Patient:innen hatten einen elektiven und geplanten Eingriff. Die Ergebnisse zeigten hinsichtlich der Erreichung der Zielwerte von unter 3 nach der Numerischen Ratingskala (NRS) und unter 5 nach der NRS bei Bewegung erfreuliche Werte. Dennoch leiden immer noch ca. 30–40 % der Patient:innen am 1. postoperativen Tag unter starken oder sehr starken Schmerzen (Jaksch et al. 2018, S. 173, 178).

Das Positionspapier wurde in einem interprofessionellen Team erstellt. Ziel war es, das perioperative Schmerzmanagement und die professionelle Zusammenarbeit in Österreich zu verbessern. Wesentliche Inhalte sind unter anderem, dass das pflegerische Schmerzassessment die Basis für Therapieentscheidungen bildet. Weiters wurde klar beschrieben, dass eine perioperative Schmerztherapie multimodal und an die jeweilige Patient:innensituation angepasst sein muss. Klare Zielvorgaben sollen definiert werden, „Bedarfsmedikationen", wie sie in Österreich vielfach noch üblich sind, sollten der Vergangenheit angehören und sind zudem nicht gesetzeskonform. Komplementäre Pflegemaßnahmen sollen zum Einsatz kommen und Pain Nurses entsprechend ausgebildet werden. Die Implementierung eines interprofessionellen Akutschmerzdienstes wird empfohlen.

Positionspapier online abrufbar unter: https://link.springer.com/article/10.1007/s00482-017-0217-y (letzter Aufruf 06/2024)

5.3 S3-Leitlinie Behandlung akuter perioperativer und posttraumatischer Schmerzen (Stand 01.09.2021)

Wesentlich ist hier, dass es eine starke Empfehlung für die präoperative Aufklärung der Patient:innen gibt. Diese sollte auch durch Pflegepersonen durchgeführt werden. Es gibt eine Reihe von Informationen, die Pflegefachkräfte den Patient:innen präoperativ geben können, vor allem über die Schmerzerfassung und über den Einsatz von komplementären pflegetherapeutischen Interventionen. Gerade bei der Vorgehensweise der Schmerzerfassung sind in dieser Leitlinie wichtige Empfehlungen wie die Anwendung des immer gleichen Schmerzerfassungsinstruments aufgelistet.

Die Tatsache, dass in dieser aktuellen Leitlinie Placebogaben angesprochen werden, ist erschreckend. Es scheint, dass im perioperativen Bereich immer noch Gaben von Scheinmedikamenten vorkommen. Dies wird hier explizit als ethisch nicht vertretbar beschrieben.

Im präoperativen Schmerzassessment sollen sowohl psychosoziale Faktoren, die die Schmerzwahrnehmung verstärken können, erfasst als auch bereits präoperativ bestehende Schmerzen erhoben werden. Diese Leitlinie sieht eine regelmäßige Schmerzerfassung nach individuell festgelegten Zeitabständen vor. Das bedeutet, je nach individuellem Zusstand der Patient:innen soll der Intervall der Schmerzerfassung angepasst werden. Eine standardisierte, ritualisierte Schmerzabfrage, z. B. 3x täglich bei allen Patient:innen ist nicht zielführend.

Voraussetzung für individuell festgelegte Schmerzerfassungen ist ein professionelles Schmerzassessment und das Handeln nach dem Pflegeprozess. Kann das nicht gewährleistet werden, hilft man sich mit festgelegten Vorgaben sowohl hinsichtlich der Zeit als auch der Häufigkeit der Schmerzerfassung. Um die Profession der Pflege nicht zu gefährden, muss darauf bestanden werden, dass die strukturellen und personellen Rahmenbedingungen so organisiert werden, dass ein Vorgehen nach dem Pflegeprozess möglich ist. Auch ein adäquates Nebenwirkungsmanagement wird empfohlen. Alle Therapieinterventionen sollen zeitnahe hinsichtlich ihres Erfolges evaluiert werden.

Die S3-Leitlinie abrufbar unter: https://register.awmf.org/de/leitlinien/detail/001-025.

S3-Leitlinie Nationale VersorgungsLeitlinie Kreuzschmerz (Stand: 31.12.2016, wird derzeit überarbeitet) sowie

S3-Leitlinie Langzeitanwendung von Opioiden bei chronischen nicht-tumorbedingten Schmerzen (LONTS) (Stand 01.04.2020)

Bemerkenswert an der Leitlinie Nationale VersorgungsLeitlinie Kreuzschmerz ist, dass die nicht-medikamentösen Maßnahmen zuerst gereiht sind. Die medikamentöse Therapie wird hier als Ergänzung gesehen. Topisch applizierbare NSAR werden aufgrund des mangelnden Wirksamkeitsnachweises nicht empfohlen. Ebenso wird die Gabe von Paracetamol bei Kreuzschmerzen nicht empfohlen. Diese Leitlinie hängt eng mit der S3-Leitlinie Langzeitanwendung von Opioiden bei chronischen nicht-tumorbedingten Schmerzen (LONTS) zusammen. Opioide sollen demnach nur kurzzeitig bei Nicht-Tumorschmerzen zum Einsatz kommen und die Evaluierung innerhalb von 3–12 Wochen erfolgen. Pflegefachkräfte können hier entscheidend mitwirken, indem sie ein gutes Schmerzassessment durchführen und eine Reduktion von Opioiden vorschlagen.

Die LONTS-Leitlinie hat einen besonderen Stellenwert im Hinblick auf die Opioidkrise in den USA. Solche Krisen können zur Verunsicherung der Bevölkerung beitragen. Es kann zu Unterversorgung mit Opioiden kommen, da sowohl Betroffene als auch Ärztinnen und Ärzte Bedenken bezüglich Verschreibung und Einnahme von Opioiden äußern. Das pflegerische Schmerzassessment kann hier dazu beitragen, die Opioidtherapie sicher und wirksam zu steuern.

Die S3-Leitlinie ist abrufbar unter: https://register.awmf.org/de/leitlinien/detail/nvl-007.

Die LONTS-Leitlinie ist abrufbar unter: https://register.awmf.org/de/leitlinien/detail/145-003.

Update der evidenz- und konsensbasierten Österreichischen Leitlinie für das Management akuter, subakuter, chronischer und rezidivierender unspezifischer Kreuzschmerzen 2018

Diese Leitlinie wurde analog der deutschen S3-Leitlinie in Österreich erstellt. Die Inhalte sind im wesentlichen gleich zur deutschen Leitlinie.

Die Leitlinie ist abrufbar unter: https://www.sozialministerium.at/Themen/Gesundheit/Gesundheitssystem/Gesundheitssystem-und-Qualitaetssicherung/Qualitaetsstandards/Leitlinie-Kreuzschmerz-2018.html.

5.4 S3-Leitlinie Palliativmedizin für Patienten mit einer nicht heilbaren Krebserkrankung (Stand 02.02.2020)

Diese Leitlinie empfiehlt sich besonders bei Patient:innen mit Atemnot. Hier wird ausdrücklich die Gabe von Opioiden empfohlen, um Atemnot zu lindern und bei den Patient:innen am Lebensende nicht nur Schmerz zu behandeln, sondern auch das Atmen zu erleichtern.

Die S3-Leitlinie ist abrufbar unter: https://www.leitlinienprogramm-onkologie.de/leitlinien/palliativmedizin.

5.5 S3-Leitlinie Supportive Therapie bei onkologischen Patient:innen (Stand Februar 2020)

In dieser Leitlinie wird die topische Behandlung mit Menthol bei chemotherapieinduzierter Polyneuropathie empfohlen. Menthol scheint wirksamer zu sein als Medikamente, die bei Polyneuropathie verabreicht werden. Die Mentholcreme ist von den Patient:innen selbst zu bezahlen, daher kann auch die Pflegefachkraft im Rahmen der Beratung die Mentholcreme empfehlen.

Die S3-Leitlinie ist abrufbar unter: https://www.leitlinienprogramm-onkologie.de/leitlinien/supportive-therapie.

5.6 Zusammenfassung

Diese kleine Auswahl an Leitlinien, Handlungsempfehlungen und Positionspapieren soll zeigen, wie wichtig diese Literatur für das pflegerische Handeln ist. Würden mehr Pflegepersonen wissen, dass Paracetamol nicht gegen Kreuzschmerzen wirkt, würden sie Patient:innen ernst nehmen und adäquate multimodale Schmerztherapien vorschlagen. Je mehr Pflegefachkräfte in der Onkologie wissen, dass Mentholcreme bei chemotherapieinduzierter Polyneuropathie unterstützend eingesetzt werden kann, desto weniger Patient:innen müssten unter den Folgen einer Chemotherapie leiden. Auch wenn Studien fehlen, könnte Mentholcreme unter Umständen auch bei anderen neuropathischen Zuständen wirksam sein. Hier wären weitere Studien empfehlenswert. Wissen sowohl Pflegefachkräfte als auch Ärztinnen und Ärzte Bescheid, dass Opioide durchaus auch Atemnot lindern können, würden Palliativpatient:innen nicht immer noch warten müssen, bis sie am Lebensende doch noch Schmerzmittel erhalten, die ihre Lebensqualität verbessern. Um die entsprechende Vielfalt an Literatur auch verstehen und bewerten zu können, benötigt es eine fundierte Grundausbildung auf akademischem Niveau. Diese ist durch den Bologna-Prozess endgültig auch in Österreich angekommen. Das gibt Hoffnung, dass in Zukunft mehr Pflegefachkräfte Fachliteratur lesen und die Inhalte in die klinische Praxis umsetzen.

Literatur

Jaksch W, Likar R, Frohner U, Herbst F (2018) Schmerzversorgung bei chirurgischen Eingriffen. Ergebnisse einer österreichweiten Patientenbefragung zur postoperativen Schmerzsituation und zum perioperativen Schmerzmanagement. Schmerz 32:171–180, online publiziert am 17.04.2018, Springer Medizin Verlag GmbH. https://doi.org/10.1007/s00482-018-0291-9

Teil II

Multimodale Schmerztherapie – Grundlagen, Recht, medikamentöse Schmerztherapie

Interdisziplinäre, multimodale Schmerztherapie im psychosozialen Krankheitsmodell

Ekkehard Schweitzer

6.1 Einleitung

Schmerzen veranlassen Menschen, Hilfe zu suchen.

Bei akuten Erkrankungen führt die Behandlung oder auch die spontane Besserung in der Regel zur Abnahme und schließlich zum Abklingen der Schmerzen. Eine zusätzliche symptomatische Therapie kann zur Schmerzreduktion beitragen. Die Schmerztherapie ist daher in der Regel vergleichsweise „einfach" und nur zeitlich begrenzt notwendig.

Anhaltende oder wiederkehrende Schmerzen stellen demgegenüber eine größere Herausforderung dar. Die Beseitigung der Ursache ist nicht oder nur teilweise möglich, die Erkrankung hat berufliche, soziale und familiäre Konsequenzen, diese haben wiederum Auswirkungen auf die Möglichkeiten zur Krankheits- und Schmerzbewältigung. Häufig sind an der Entstehung und Aufrechterhaltung anhaltender oder wiederkehrender Schmerzen mehrere Faktoren beteiligt, die sich wechselseitig verstärken und die Chronifizierung fördern. Eine rein an körperlichen Symptomen orientierte Behandlung kann in dieser Situation nicht oder nur teilweise erfolgreich sein. Nur eine Therapie, die krankheitsbeeinflussende psychische und soziale Faktoren berücksichtigt und entsprechende Therapieangebote integriert, hat Aussicht auf Erfolg.

Im Folgenden sollen Indikationen, Therapieelemente, organisatorische Aspekte und Erfolgsfaktoren einer interdisziplinären, multimodalen Behandlung unter psychosozialen Gesichtspunkten beschrieben werden.

E. Schweitzer (✉)
Abt. für Anästhesie, Intensivmedizin und Schmerztherapie, Klinik Hietzing, Wien, Österreich

6.2 Schmerzarten und -ursachen, Schmerzerleben und -verhalten

Man unterscheidet akute, chronische (länger als 3 Monate oder „über den normalen biologischen Heilungsverlauf hinaus" anhaltende) und chronisch-rezidivierende (wiederkehrende) Schmerzen.

Abhängig von Ursache, Intensität und den Möglichkeiten zur Beeinflussung kann auch ein akuter und damit zeitlich begrenzter Schmerz eine hohe psychosoziale Belastung darstellen. Zumeist verringert sich das subjektive Belastungsgefühl aber rasch mit dem Abklingen der Schmerzen. Anhaltender oder wiederkehrender Schmerz stellt hingegen eine andauernde Belastung dar. Betroffene sind körperlich und psychisch weniger leistungsfähig, sind unter Umständen mit dem Verlust ihrer beruflichen oder sozialen Rollen konfrontiert, die finanzielle Situation verschlechtert sich, sie können die gewohnten Rollen in ihren Familien nicht mehr wahrnehmen, es kommt zu sozialem Rückzug.

Unter dem Aspekt der schmerzauslösenden Struktur differenziert man zwischen nozizeptiven, neuropathischen und „gemischten" Schmerzsyndromen. Eine weitere Unterscheidung ist die zwischen (oberflächlichen und tiefen) somatischen und viszeralen Schmerzen.

Nozizeptive Schmerzen, vor allem nach Verletzungen oder Operationen, sind dem Alltagsverständnis von „Schmerz" sehr nahe. Neuropathische Schmerzen entziehen sich schon eher dem Verständnis, vor allem wenn sie nicht nach einer Verletzung, sondern „spontan" im Rahmen einer Polyneuropathie oder nach einer Gürtelrose auftreten. Viszerale Schmerzen lösen oft starke Ängste („Vernichtungsgefühle") aus.

Am meisten entziehen sich anhaltende somatoforme Schmerzstörungen (F45.40, ICD 10) bzw. somatische Belastungsstörungen („Somatic Symptom Disorder", ICD 11, deutsche Übersetzung in Ausarbeitung) dem Alltagsverständnis. Hier kommt es zu schweren Schmerzzuständen, die durch keinen physiologischen Prozess oder eine körperliche Störung erklärt werden können.

Schmerz hat neben der sensorisch-diskriminativen (schneidend, stechend, ziehend, dumpf, bohrend, brennend usw.) immer auch eine affektiv-emotionale Komponente (unerträglich, zermürbend, entsetzlich, scheußlich, fürchterlich, elend).

Bei akuten Schmerzen reagieren wir als Behandler im Allgemeinen spontan und intuitiv auf die emotionale Komponente. Wir versuchen nicht nur, für rasche Schmerzreduktion zu sorgen, sondern auch zu trösten, abzulenken, Zuversicht zu vermitteln. Am augenscheinlichsten ist diese Reaktion von Hilfspersonen, wenn Kinder Symptome akuter Schmerzen zeigen.

Wenn wir als Behandler den emotionalen Ausdruck eines Patienten allerdings als nicht adäquat einstufen, empfinden wir das Schmerzverhalten als irritierend und reagieren abwehrend.

Bei anhaltenden oder wiederkehrenden Schmerzen sind Betroffene häufig mit weniger verständnisvollen Reaktionen ihrer Umgebung konfrontiert. Das „Akut-Schmerz-Modell" funktioniert nicht, es kommt zu keiner Schmerzreduktion in absehbarer Zeit. Das Versagen der Bewältigungsmethoden, die erfahrungsgemäß zur Linderung akuter Schmerzen führen, ist Ursache wiederkehrender Frustrationserlebnisse sowohl für die Betroffenen als auch ihre Bezugspersonen. Es wird für Angehörige, Bekannte, Freunde und Arbeitgeber, Geschäftspartner oder Kunden auf Dauer schwierig, verständnisvoll und zugewandt zu bleiben. Die Schmerzwahrnehmung wird mit früheren Erfahrungen verglichen, bisher bekannte Bewältigungsstrategien werden wieder und wieder als Lösungsversuch eingesetzt. Bewältigungsversuche mit neuen Strategien werden unternommen, Ratschläge von Verwandten, Freunden, Bekannten, Gesundheitsdienstanbietern eingeholt. Auch hier kommt es zu wiederholten Versuchen, vielleicht ist ja die richtige Behandlung noch nicht gefunden? Jeder neuerliche vergebliche Heilungsversuch erhöht die Frustration bei Betroffenen, ihrem familiären und sozialen Umfeld und den Behandlern. Die Betroffenen fühlen sich kaum mehr imstande, ihren Lebensvollzug aktiv zu gestalten. So wird der Schmerz auf dem Umweg über die wiederholten Versuche der Schmerzbewältigung zum zentralen Angelpunkt im Denken und Fühlen betroffener Personen.

Es kommt zu Angstzuständen; traurige Verstimmung und Mutlosigkeit lassen die Suche nach einer Lösung zunehmend aussichtsloser erscheinen. Das Gefühl der Hilflosigkeit macht den Schmerz schließlich unerträglich.

Anhaltende und wiederkehrende Schmerzen sind nicht einfach länger andauernde akute Schmerzen, da die Bewältigungsmechanismen, die bei akuten Schmerzen hilfreich und oft ausreichend sind, versagen.

6.3 Was sind die Risikofaktoren einer Chronifizierung akuter Schmerzen?

Eine rezente Zusammenfassung findet sich bei Pogatzki-Zahn (2021).

Die Stärke des akuten Schmerzes korreliert mit dem Chronifizierungsrisiko. Das unterstreicht die Bedeutung einer raschen und effektiven Akutschmerzversorgung.

Verletzungen nervaler Strukturen haben ein höheres Risiko der Schmerzchronifizierung als Verletzungen anderer Gewebe.

Wie weit die Wiederherstellung der körperlichen Funktion nach dem akuten Ereignis möglich ist, hat Einfluss auf das Anhalten oder Wiederkehren von Schmerzen.

Ein bedeutsamer Prognosefaktor ist die subjektive Wahrnehmung der eigenen körperlichen und seelischen Gesundheit. Eine pessimistische Einschätzung der eigenen Möglichkeiten zur Verbesserung des Gesundheitszustandes und zur Bewältigung einer Krise ist ein wichtiger Risikofaktor für Chronifizierung.

Das Fehlen sozialer Unterstützung erhöht ebenfalls das Risiko für anhaltende oder wiederkehrende Schmerzen. Das Vorhandensein eines sozialen Netzwerks kann darüber entscheiden, ob eine erfolgreiche Schmerzbewältigung gelingt oder nicht.

Die Neigung zum Katastrophisieren als individueller Persönlichkeitsfaktor ist relevant.

Inadäquates Vermeidungsverhalten, aber auch übertriebenes Durchhalteverhalten als Bewältigungsstrategien akuter Schmerzen können die Chronifizierung fördern. Der Erfolg von verhaltenstherapeutischen Programmen, bei denen durch gezielte psychosoziale Interventionen die Prognose verbessert werden konnte, ist empirisch bewiesen (Hasenbring et al. 1999).

Weitere Risikofaktoren für die Chronifizierung von Schmerzen sind die Arbeitszufriedenheit, Arbeitsmarktfaktoren und soziale Absicherung (Pfingsten 2001).

6.4 Unterschiedliche „Typen" von Patienten mit chronischen Schmerzen

Patienten ohne psychosoziale Beeinträchtigung von Krankheitswert, d. h. mit stabilen persönlichen Ressourcen und günstigen sozialen Umgebungsbedingungen, stellen den „Idealtypus" zur Versorgung in einer somatisch orientierten Behandlungseinrichtung dar. Bei dieser Konstellation haben rein somatisch orientierte Behandlungskonzepte eine hohe Erfolgswahrscheinlichkeit.

Bei Patienten mit psychosozialen Risikofaktoren und Defiziten in der Schmerzbewältigung sind rein somatisch orientierte Konzept beschränkt erfolgreich. Im besten Fall führen sie zu einer vorübergehenden Besserung der Beschwerden. Bei dieser Patientengruppe müssen inadäquate Krankheitsmodelle adressiert und durch adäquate Modelle ersetzt werden, dysfunktionelle Copingstrategien reflektiert und zugunsten funktionaler Bewältigungsstrategien aufgegeben werden, die externe durch eine interne Kontrollattribution abgelöst werden. Die subjektive Wahrnehmung der eigenen Gesundheitskompetenz muss verbessert, die soziale Teilhabe wiedererlernt, Katastrophisierungsneigung bewusst gemacht und „verlernt" werden, übertriebenes Angstvermeidungs- oder inadäquates Durchhalteverhalten abgebaut werden.

Bei Patienten mit den Krankheitsverlauf beeinflussenden schweren psychiatrischen Komorbiditäten muss der Fokus neben der Schmerztherapie auf der Behandlung dieser Komorbiditäten liegen. Das unterstreicht die Bedeutung der fachübergreifenden Herangehensweise. Patienten in der Depression sind aufgrund der gedrückten Stimmung, der verstärkten Ermüdbarkeit und des Verlusts von Interesse und Freude an normalerweise als angenehm erlebten Aktivitäten nicht in der Lage, Veränderungen ihrer Situation aktiv anzugehen. Bei Menschen mit Angststörungen sind diese so im Vordergrund des Erlebens, dass eine Beeinflussung des schmerzbezogenen Erlebens und Verhaltens ebenfalls erst durch Besserung der psychiatrischen Störung möglich ist. Bei Patienten mit posttraumatischen Belastungsstörungen muss die Traumatherapie Hand in Hand mit der Schmerztherapie gehen. Bei Einengung von Erleben und Verhalten durch den Gebrauch psychotroper Substanzen ist ohne Behandlung der Substanzabhängigkeit keine erfolgversprechende Schmerztherapie möglich.

Patienten mit psychiatrischen Primärerkrankungen müssen primär psychiatrisch behandelt und schmerztherapeutisch begleitet werden. Auch für diese Gruppe an Patienten ist die fachübergreifende Betreuung entscheidend.

6.5 Multimodale Therapie bei älteren Patienten

Schmerzen, vor allem des Bewegungsapparats, nehmen im Alter zu. Muskelkraft und Koordinationsfähigkeit nehmen ab. Auch diese Patientengruppe profitiert von einem multimodalen Therapieangebot unter psychosozialen Gesichtspunkten. Das Angebot muss allerdings an die speziellen Bedürfnisse dieser Patientengruppe angepasst sein.

6.6 Chronifizierungsgrad nach Gerbershagen und Graduierung der Dysfunktionalität nach von Korff

Zur Einschätzung des Chronifizierungsgrades hat sich im deutschen Sprachraum das „Mainzer Stadienmodell der Schmerzchronifizierung" (MPSS: Mainz Pain Staging System) nach Gerbershagen etabliert. In mehreren klinischen Untersuchungen ist es als valide bestätigt worden (Frettlöh et al. 2003).

Es unterscheidet 3 Stadien: Stadium I sind Patienten mit nicht-chronifizierten Schmerzen, Stadium III Patienten mit höchst chronifizierten Schmerzerkrankungen. Patienten im Stadium I sind fast immer mit einer gezielten syndromorientierten Therapie ausreichend zu behandeln. Höchst chronifizierte Patienten im Stadium III benötigen fast immer eine intensive multimodale Therapie unter Berücksichtigung krankheitsbeeinflussender psychosozialer Faktoren, um Schmerzreduktion, Verbesserung der Lebensqualität, Wiedereingliederung in den Arbeitsprozess und ins soziale Leben und Verhinderung der Pflegebedürftigkeit erreichen zu können.

Eine Möglichkeit, dysfunktionale, maladaptive Schmerzverarbeitungsprozesse (sozialer Rückzug, körperliche Schonung, Depressivität, Ängstlichkeit etc.) zu quantifizieren, ist die Schmerzschweregradskala nach von Korff (von Korff et al. 1992). Hier wird zwischen chronisch funktionalen Schmerzen mit geringer psychosozialer Beeinträchtigung und chronisch dysfunktionalen Schmerzen mit hoher psychosozialer Beeinträchtigung unterschieden.

Bei Patienten im Chronifizierungsstadium IIb und III nach Gerbershagen oder mit dysfunktionalen Schmerzen nach von Korff sind multimodale Therapieprogramme mit Schwerpunkt auf psychosozialen Gesichtspunkten erfolgreicher als somatisch orientierte Therapieprogramme.

6.7 Fachspezifische Angebote versus interdisziplinäre, multimodale Diagnostik und Therapie

Fachspezifische Einrichtungen wären Ordinationen, Institute oder Abteilungen unter monodisziplinärer ärztlicher Führung mit einem fachspezifischen Angebot.

Interdisziplinäre, multimodale Einrichtungen sind Institutionen, in denen Ärzte unterschiedlicher Fachrichtungen, Pflegepersonen, Psychotherapeuten, Physio- und Ergotherapeuten sowie Sozialarbeiter mit einem gemeinsamen Konzept als Team arbeiten.

Die Wirksamkeit multimodaler Therapieangebote unter psychosozialen Gesichtspunkten ist für chronische unspezifische Rückenschmerzen, chronische Kopfschmerzen und multilokuläre Schmerzen nachgewiesen (Nagel et al. 2012) .

6.8 Modell einer abgestuften interdisziplinären schmerztherapeutischen Versorgung

Zielgruppe einer interdisziplinären Versorgung mit psychosozialem Krankheitsverständnis sind Patienten, bei denen die Primärversorgung sowie fachspezifische Ambulanzen und Stationen keine ausreichende schmerztherapeutische Versorgung bieten können.

Übergeordnete Ziele sind primär die Früherkennung sowie gezielte Behandlung von Risikofaktoren für eine Schmerzchronifizierung. Erreicht werden sollen eine rasche Schmerzlinderung, die Aufrechterhaltung der Arbeitsfähigkeit bzw. eine frühzeitige Wiedereingliederung in den Arbeitsprozess, Verbesserung der sozialen Teilhabe und Verhinderung von Pflegebedürftigkeit. Letztlich geht es dabei um eine Verbesserung der Lebensqualität. Zielgruppen sind alle Schmerzerkrankungen: Schmerzen des Stütz- und Bewegungsapparats, Kopf- und Gesichtsschmerzen, neuropathischen Schmerzen, sympathisch unterhaltene Schmerzen, Ischämieschmerzen, Tumorschmerzen, funktionelle und somatoforme Schmerzstörungen.

Die verschiedenen Stufen dieses Versorgungskonzepts sind: interdisziplinäre Schmerzpraxis, interdisziplinäre Schmerzambulanz, interdisziplinäre Schmerztagesklinik und interdisziplinäres Schmerzzentrum im stationären Bereich. Kennzeichen aller interdisziplinären Einrichtungen ist, dass sie ein Kooperationsmodell von Ärzten verschiedener Fachrichtungen mit spezieller schmerztherapeutischer Ausbildung und weiterer schmerztherapeutisch relevanten Berufsgruppen darstellen: Psychotherapie, Physiotherapie, Ergotherapie, Pflege, Sozialarbeit.

Für Patienten mit speziellen schmerztherapeutischen Konstellationen, die in Ordination nicht lösbar sind, kommen Schmerzambulanzen oder der tagesklinische und stationäre Bereich als Behandlungsstufen in Frage.

Die Notwendigkeit einer integrativ-interdisziplinären Behandlung chronischer Schmerzpatienten ist aktueller Stand der medizinischen Erkenntnis (Arnold et al. 2009). Patienten ab dem Chronifizierungsstadium IIb nach Gerbershagen bzw. mit dysfunktionalen Schmerzen nach von Korff, also Patienten, bei denen der Schmerz seine Schutz- und Warnfunktion verloren hat und zu einem lebensbestimmenden Faktor geworden ist, sollten multimodale Therapieprogramme angeboten bekommen.

6.9 Prävalenzschätzung

Die Häufigkeit von Patienten mit anhaltenden oder regelmäßig wiederkehrenden Schmerzen und wesentlicher Beeinträchtigung der Lebensqualität mit der Notwendigkeit einer ärztlichen Versorgung wird mit 6–20% der Bevölkerung angegeben (in Österreich 600.000 Betroffene).

Der Anteil an Patienten, die eine multimodale Schmerztherapie benötigen, wird mit 0,6–2 % der Gesamtbevölkerung geschätzt (in Österreich 60.000 Betroffene).

6.10 Elemente einer interdisziplinären multimodalen Therapie unter psychosozialen Gesichtspunkten im Detail

Alle Therapieprogramme zielen darauf ab, die Selbstwirksamkeit zur verbessern. Sowohl die körperlichen, als auch die psychischen und sozialen Aspekte einer Schmerzerkrankung werden adressiert. Zur Erstellung eines Behandlungskonzepts ist es sinnvoll, diese Aspekte zu trennen und auf verschiedene Berufsgruppen „aufzuteilen"; letztlich müssen aber alle Berufsgruppen mit einem gemeinsamen Konzept, vor allem mit einem gemeinsamen Krankheitsmodell arbeiten. Wesentlich ist die konzeptionell und organisatorisch gleichberechtigte und gleichzeitige Behandlung sowohl der körperlichen als auch der psychosozialen Aspekte eine Schmerzerkrankung. Das unterscheidet diese Programme von einer „Vielkomponententherapie ohne interdisziplinäre Abstimmung" (Arnold et al. 2009). Ziele multimodaler Therapieprogramme sind die Reduktion von psychosozialer Belastung, Angst und Depressivität, die Steigerung der körperlichen Funktionalität (Verbesserung von Koordination, Kraft und Ausdauer) und damit die Verbesserung der Mobilität, insgesamt die Wiederherstellung und Festigung der Gesundheit und damit Verbesserung der Lebensqualität.

Therapieelemente sind unter anderem die Vermittlung von Wissen über Schmerzentstehung und -verarbeitung, die Reflexion über schmerzbezogene Gedanken und Gefühle, das Erlernen von Atem- und Entspannungstechniken, Achtsamkeitsschulung, Genusstraining und die Erarbeitung adäquater Bewegungsprogramme. Patienten müssen einerseits lernen, die eigenen Grenzen wahrzunehmen und zu respektieren, andererseits die soziale Isolation zu durchbrechen und soziale Kontakte wieder aufnehmen. Unter Umständen müssen mögliche berufliche Alternativen erarbeitet und soziale Unterstützung vermittelt werden.

Erfolgsfaktoren sind das synchrone Angebot der verschiedenen Therapiemodalitäten, die gegenseitige Akzeptanz der einzelnen Ansätze und Berufsgruppen und die Intensität des Angebots. Im deutschen Operationen- und Prozedurenschlüssel (OPS), Kap. 8–91 „Schmerztherapie", sind unterschiedliche Intensitäten definiert. In der höchsten Stufe sind „mindestens 21 Behandlungstage" und „mindestens 84 Therapieeinheiten" und „mindestens 21 Therapieeinheiten psychotherapeutische Verfahren" definiert. Die Gesamtaufenthaltsdauer pro Behandlungstag ist mit „mindestens 240 min (inklusive Erholungszeiten)" festgelegt, die Größe der Behandlungsgruppen auf „maximal 8 Patienten" begrenzt (OPS-Version 2022). In der Literatur findet sich für hoch chronifizierte Rückenschmerzpatienten eine erforderliche Behandlungsdauer von mindestens 100 h über einen Zeitraum von 4–6 Wochen (Guzman et al. 2002). Für Senioren wurden Programme ebenfalls mit 100 h, aber über einen Zeitraum von 10 Wochen (2 Behandlungstage pro Woche zu jeweils 6 h) beschrieben (Mattenklodt et al. 2008) und kürzlich einer Reevaluation unterzogen (Mattenklodt et al. 2023).

Um einen nachhaltigen Therapieerfolg sicherzustellen, wird empfohlen, nach Abschluss des „Intensivprogramms" in größeren Abständen „Auffrischungsmodule" (Nachschulungen) anzubieten.

Das Angebot in Form eines Gruppentherapieprogramms ist nicht nur ökonomisch sinnvoll, sondern ein wesentlicher Wirkfaktor. Es kommt in der professionell nach einem Behandlungsplan angeleiteten Therapiegruppe zu verschiedenen heilsamen Phänomenen. Es entsteht in der Gruppe eine Atmosphäre der gegenseitigen Akzeptanz und Fürsorge, was für die häufig sozial sehr isolierten Patienten eine unterstützende Erfahrung ist. Diese gegenseitige Unterstützung und Verstärkung im Hinblick auf aktive Schmerzbewältigung sind Elemente dieser „Gruppenwirkung". Die Patienten erfahren, dass sie nicht allein sind, sie lernen von den anderen Mitgliedern der Gruppe. Ein entscheidender Wirkfaktor ist das Lernen am Modell, das heißt von den professionellen Therapeuten und vor allem von den Mitpatienten.

Voraussetzung einer erfolgreichen Therapie ist ein sorgfältiges Assessment in der Eingangsphase. Dieses muss gemeinsam durch alle Berufsgruppen erfolgen. In der Regel werden die Patienten von allen Beteiligten untersucht und die Entscheidung, ob eine multimodale Therapie angeboten wird, in Übereinstimmung mit allen Teammitgliedern getroffen (Casser et al. 2013).

Im Assessment muss geklärt werden, ob und in welchem Ausmaß ein Patient von dem angebotenen Therapieprogramm profitieren kann. Nach Untersuchung des Patienten durch Beteiligte aller Berufsgruppen und einer eingehenden gemeinsamen Beratung aller (Helferkonferenz) erfolgt eine abschließende Empfehlung. Es ist zu entscheiden, ob das Angebot der Therapieeinrichtung passend für den Patienten ist, oder ob er eine andere Therapieeinrichtung geeigneter ist. Patienten müssen sowohl die körperlichen als auch die psychischen Voraussetzungen mitbringen, um am angebotenen Therapieprogramm teilnehmen zu können. Ungeklärte oder bisher ungelöste medizinische Fragen sollten vor Beginn der Therapie geklärt bzw. gelöst werden. Ein wichtiger Faktor ist die Abschätzung der Motivationslage eines Patienten.

Die Therapieziele sollten vorab mit dem Patienten vereinbart werden. Von Anfang an sind in Absprache zwischen Team und Patienten realistische Ziele zu vereinbaren. Die Ziele sollten klar definiert und messbar sein.

Zentrale Wirkfaktoren sind Aufklärung und Information. Medizinisch bedeutet das beispielsweise die Aufklärung über die (Schmerz-)Medikation, das Vermitteln realistischer Therapieerwartungen, das Absetzen unangemessener Medikamente, die Erstellung eines adäquaten Medikationsplans. Eine begleitende Depression oder Angststörung muss medikamentös entsprechend behandelt werden.

Die Angst vor Bewegung muss reduziert werden. Dabei geht es primär darum, dass der Patient noch vorhandene Fertigkeiten und Ressourcen wahrnehmen kann, um in der Folge das Vertrauen zum eigenen Körper wieder zu stärken und die Belastbarkeit zu verbessern. Koordination, Kraft und Ausdauer können trainiert werden. Es ist andererseits aber auch wichtig, die eigenen körperlichen und psychischen Grenzen wahrzunehmen und vor allem respektieren zu lernen. Ablenkungsstrategien im Fall von Schmerzexazerbationen können erarbeitet und geübt werden. Wie geht der Patient mit Stress um? Was bedeutet Stress für ihn? Gibt es Alternativen zu den bisherigen Stressbewältigungsstrategien? Menschen mit chronischen Schmerzen haben häufig die Fähigkeit verlernt, zu genießen. Sie können im Rahmen der Gruppe darüber reflektieren und schrittweise ihre Genussfähigkeit wiedererlangen. Ein bewusster Aufbau angenehmer Aktivitäten kann stattfinden. Patienten mit chronischen Schmerzen haben verlernt, sich zu entspannen: Entspannungstechniken können und sollen geübt werden.

Es geht darum, alternative Umgangsmöglichkeiten mit dem Schmerz, eigentlich einen neuen Zugang zum „Lebensvollzug" zu entwickeln. War das Erleben und Verhalten durch die ausschließliche emotionale und gedankliche Auseinandersetzung mit dem Schmerz sehr eingeengt, sollen sich nun wieder andere und neue Erlebnismöglichkeiten erschließen. Die (schmerzbezogenen) Gedanken sollen reflektiert und, wenn passend und hilfreich, alternative gedankliche Zugänge erarbeitet werden. Die ständige „Selbstbeobachtung" im Hinblick auf den Schmerz soll unterbrochen werden. Dysfunktionelle katastrophisierende Gedanken sollen „entkatastrophisiert" werden, inadäquates Angstvermeidungs- oder unangepasstes Durchhalteverhalten reflektiert und abgebaut werden. Wesentliche Therapieelement sind auch in der Psychoedukation Aufklärung und Information, es sollen „selfmanagement skills" aufgebaut und die Motivation zu Veränderung gestärkt werden. Ziel der Psychoedukation ist nicht Erziehung, sondern Bildung, um dem Patienten zu ermöglichen, seine Möglichkeiten der Schmerzbewältigung zu entwickeln.

Welche Veränderungen am Arbeitsplatz sind notwendig, damit Arbeiten wieder möglich wird? Welche Möglichkeiten gibt es, den Arbeitsplatz ergonomischer zu gestalten? Welche Alternativen gibt es zum Umgang mit Stress am Arbeitsplatz? Wie kann man sich besser abgrenzen? Gibt es soziale Hilfen? Unterstützung? Auch diese Fragen können im Rahmen der Schmerzgruppe bearbeitet werden.

6.11 Die Kosten einer interdisziplinären, multimodalen Schmerztherapie unter psychosozialen Gesichtspunkten

In der Nationalen Versorgungsleitlinie „Nicht-spezifischer Kreuzschmerz" der Arbeitsgemeinschaft Wissenschaftlicher Fachgesellschaften (AWMF 2017), die derzeit aktualisiert wird, wird mit hohem Empfehlungsgrad empfohlen, dass die Indikation für ein interdisziplinäres Assessment spätestens nach 6 Wochen Schmerzdauer gestellt werden soll, wenn gleichzeitig alltagsrelevante Aktivitätseinschränkungen bestehen und Risikofaktoren für Chronifizierung vermutet werden. Durch das Assessment soll die Indikation für eine multimodale Therapie nach biopsychosozialem Krankheitsmodell geprüft werden (Casser et al. 2013). Es wird angenommen, dass ein frühzeitiges Erkennen von Risikofaktoren und deren Behandlung einer Chronifizierung vorbeugen kann.

Die Kosten einer multimodalen interdisziplinären Schmerztherapie sind wesentlich durch den Personalbedarf bestimmt. In einer Untersuchung der Barmer GEK (Marschall et al. 2012) wurden die durchschnittlichen Behandlungskosten mit € 3500,- pro Fall vergütet, die durchschnittlichen Fallkosten bei Wirbelsäulen- und Bandscheibenoperationen waren € 7060,-. Die Kosten für Infiltrationsserien und andere Therapiemaßnahmen im Rahmen der „Regelversorgung" wurden mit € 1966,- pro Jahr angegeben. Dabei ist zu bedenken, dass frustrane konservative Therapiemaßnahmen und Operationen durch Verstärkung der Somatisierung selbst zur Chronifizierung beitragen können. So liegt der Anteil an Patienten, die nach einer Wirbelsäulenoperation chronische Schmerzen entwickeln, zwischen 30 % und 70 %.

Marschall, L'hoest et al. kommen zu dem Schluss, dass „besonders bei der Gruppe der nicht berenteten Versicherten […] die Gruppe mit multimodaler Behandlung in den Folgejahren den günstigsten Kostenverlauf zeigt. Hier scheint der Erfolg der multimodalen Therapie durch den Erhalt der Arbeitsfähigkeit auch wirtschaftlich messbar zu werden". Weiter heißt es: „Die Leistungsausgaben sinken in den Folgejahren". Im Gegensatz dazu führt die „monomodale interventionelle Injektionstherapie […] zu jährlich steigenden Leistungsausgaben".

6.12 Die Rolle der Pflege im Rahmen einer interdisziplinären, multimodalen Schmerztherapie

Der Pflege kommt eine zentrale Rolle im Rahmen einer multimodalen Schmerztherapie unter biopsychosozialen Gesichtspunkten zu. Entsprechende Ausbildungscurricula existieren bereits seit über einem Jahrzehnt (Nagel et al. 2012). Pflegepersonen mit spezieller schmerztherapeutischer Ausbildung können sich sowohl im Rahmen des Assessments als auch in der Therapie einbringen. Aufgrund des niederschwelligeren Zugangs zu Patienten, gerade im stationären oder teilstationären Setting, erlaubt es die Rolle der Pflege einerseits, das Verhalten der Patienten in alltagsrelevanten Situationen zu beobachten und zusätzliche Informationen im Behandlungsteam zu kommunizieren. Andererseits kann die Pflege durch ihren engen Patientenkontakt das Verständnis von Patienten zu grundlegenden Sichtweisen wie dem biopsychosozialen Krankheitsmodell vertiefen und die Therapiemotivation unterstützen. Pflegepersonen können die Beratung bezüglich Schmerzmedikation und Nebenwirkungsmanagement übernehmen sowie Patienten bei der Anwendung anderer schmerzreduzierender Maßnahmen („nicht-medikamentöse Maßnahmen") anleiten und unterstützen. Im Rahmen der Psychoedukation und ressourcenfördernder Maßnahmen kann die geschulte Pflege bei vielen Aufgaben unterstützen. Die Pflege kann – abhängig von der Ausbildung – viele Elemente einer multimodalen Schmerztherapie eigen- und mitverantwortlich anbieten. Der Schwerpunkt der Tätigkeit liegt bei der Edukation und Schulung der Patienten und nicht-medikamentösen Verfahren zur Schmerzlinderung.

6.12.1 Schlussbemerkungen

Schon J.J. Bonica sagte 1954 in einem Vortrag vor der Österreichischen Gesellschaft für Anästhesiologie (Bonica 1954): „Die Wahrnehmung von Schmerz ist gleich der Wahrnehmung von anderen Empfindungen […] ein neurophysiologischer Prozess […]. Die Reaktion auf Schmerzen […] ist ein verwickeltes physiologisches Problem […]. Es ist ein Gefühlszustand, oder was ARISTOTELES ‚die Passion der Seele' nannte, und zeigt die emotionalen und physiologischen Äußerungen, die von der Schmerzwahrnehmung herrühren."

Die wissenschaftliche Evidenz für die Effektivität der frühzeitigen, eigentlich schon beim Erstkontakt stattfindende, Berücksichtigung psychosozialer Gegebenheiten und Behandlung ist überragend. Die Arbeit von Hasenbring et al. (1999) zur Verbesserung der Prognose bei lumbalen Bandscheibenvorfällen durch gezielte psychosoziale Interventionen wurde bereits zitiert. An dieser Stelle sei noch einen Cochrane-Report (Kamper et al. 2014) erwähnt, der klar die Überlegenheit multidisziplinärer biopsychosozialer Rehabilitationsprogramme gegenüber Standardtherapie („usual care") belegt.

Es ist zu hoffen, dass diese Tatsache Eingang in zukünftige gesundheitspolitische Entscheidungen finden wird.

Fallbeispiele
Frau V.
Frau V. leidet unter Migräne. Die Schmerzen sind pochend, stark bis sehr stark, zu Beginn meist hinter dem Auge, breiten sich über die Stirn und die Schläfe aus, bis Frau V. das Gefühl hat, ihr Kopf zerspringt. Licht und Geräusche sind unerträglich, immer wieder kommt es im Zuge der Schmerzattacken auch zu Übelkeit und Erbrechen. Die ersten Schmerzattacken als Jugendliche und im frühen Erwachsenenalter konnte sie noch nicht einordnen, mittlerweile weiß sie, dass es sich damals schon um Migräneattacken handelte. Die letzten Monate traten die Attacken zwischen 2- und 7- bis 8-mal pro Monat auf. Frau V. ist Angestellte. Ihr Arbeitgeber hatte viel Verständnis für ihre Erkrankung, mittlerweile belasten die häufigen Ausfälle aber das Arbeitsverhältnis. Frau V. hat 2 Kinder und lebt in glücklicher Ehe mit dem Vater ihrer Kinder. Ihr Partner versucht, zu helfen, wo er nur kann.

Im Zuge einer Gruppentherapie erfährt Frau V. sehr viel über die medikamentösen und nicht-medikamentösen Möglichkeiten sowohl zur Behandlung von Migräneattacken als auch zur Vorbeugung. Sie erlernt Entspannungstechniken, speziell die Atemübungen verbunden mit Achtsamkeitsmeditation findet sie hilfreich. Das Übungsprogramm zur Verbesserung der Körperhaltung und Kräftigung der Nackenmuskulatur sowie die Dehnungsübungen findet sie anfangs mühsam und nicht hilfreich. Im Laufe der Therapie versteht sie allmählich, dass die Neigung ihres Gehirns, auf Stress mit Migräneattacken zu reagieren, zum Teil eine Frage der Veranlagung ist. Ein regelmäßiger Tagesablauf, ausreichend Schlaf und Bewegung können helfen, die Häufigkeit und Intensität ihrer Migräneattacken zu reduzieren. Sie wollte immer alles perfekt machen, konnte selten eine Aufgabe ablehnen und nimmt sich vor, in Zukunft auch einmal fünf gerade sein zu lassen. Zu einer medikamentösen Prophylaxe kann sie sich aufgrund der möglichen Nebenwirkungen nicht entschließen. Im Fall eines Migräneanfalls weiß sie jetzt, dass es wichtig ist, die Medikamente rechtzeitig zu nehmen und – bis zum Eintritt der Wirkung – an einem ruhigen und abgedunkelten Ort Entspannung zu suchen. Für sie war es eine wesentliche Erleichterung, in der Schmerzgruppe zu erfahren, welche Ideen und Vorschläge andere Mitglieder ihrer Gruppe entwickelten, um mit ihren eigenen Kopfschmerzen umzugehen.

Herr X.

Herr X. hatte viele Jahre lang wiederkehrende Schmerzen im unteren Rücken. Seit einem knappen Jahr sind diese zu einem Dauerschmerz geworden. Die Schmerzen sind ziehend und dumpf, manchmal auch einschießend, strahlen vom unteren Rücken in den Nacken und über das Gesäß in die Oberschenkel aus. Herr X. wurde vor einigen Monaten nach einem längeren Krankenstand gekündigt. Er war Arbeiter in der Möbelherstellung.

Herr X. ist anfangs in den Gruppensitzungen in der Schmerzgruppe zurückhaltend. Er kann sich nicht vorstellen, wie Gespräche bei Rückenschmerzen helfen sollen. Herr X. stellt fest, dass manche Erzählungen anderer Mitglieder der Gruppe seinen Erfahrungen ähneln, dass zum Beispiel die ständigen Selbstzweifel und das Gefühl der Hilflosigkeit auch bei anderen sehr ausgeprägt waren. Die Bewegungstherapie mit Übungen zur Verbesserung von Koordination, Kraft und Ausdauer erscheinen ihm nach anfänglicher Skepsis doch hilfreich. Vor allem das Üben in der Gruppe beginnt, im Spaß zu machen. Er stellt fest, dass er mehr kann, als er sich zugetraut hat. Als es zu einer Krise kommt, und er für einige Tage starke Schmerzen hat, geht die Physiotherapeutin, mit der er Einzeltherapiestunden hat, gar nicht besonders auf seine Schmerzen ein, sondern leitet ihn an, die Übungen weiter zu machen. Letztlich hilft ihm vor allem der Zuspruch der anderen Mitglieder der Schmerzgruppe, diese Krise zu meistern. Seine traurige Verstimmung und die Schwierigkeiten, sich zu irgendetwas aufzuraffen, bessern sich im Lauf der Therapie. Das Antidepressivum, das er mittlerweile akzeptiert hat, scheint auch schmerzreduzierend zu wirken. Herr X. hat zuletzt einen ehemaligen Arbeitskollegen kontaktiert, mit dem er sich früher nach der Arbeit ganz gern getroffen hatte.

Frau Y.

Frau Y. ist nach ihrer Knieoperation sehr enttäuscht. Sie hatte sich eine rasche Besserung ihrer Schmerzen und vor allem ihrer körperlichen Belastbarkeit erhofft. Leider ist es dazu nicht gekommen, im Gegenteil. Es dauerte sehr lange, bis sie das Knie wieder belasten konnte. Ihre auch schon vor der Knieoperation bestehenden Rückenschmerzen haben sich nach der Operation verschlechtert. Sie und ihr verstorbener Mann hatten früher gern Wanderungen unternommen und einen großen Freundes- und Bekanntenkreis gehabt. Nach dem Tod ihres Mannes und aufgrund der zunehmenden Rücken- und Knieschmerzen hatte sie immer weniger Lust zu Treffen mit Freunden verspürt. Die Schmerzen im Rücken traten zunehmend schon bei geringen Belastungen auf, später verschlechterten sich auch die Kniebeschwerden, sodass sie schließlich kaum mehr gehen konnte. Ihre beiden Kinder und die Enkelkinder leben 1,5 bzw. 3 Stunden mit dem Zug entfernt.

Im Zuge eines intensiven Aufbautrainings mit Gangschulung lernt Frau Y. wieder, ihr Knie zu belasten. Auch der Rücken wird etwas besser, ist aber noch nicht zufriedenstellend. Frau Y. nimmt daher an einer speziellen Schmerzgruppe für Senioren teil. Gemeinsam mit den anderen Patienten macht sie Bewegungstherapie, manche Übungen fallen ihr sogar leichter, als sie gedacht hätte. Es entsteht eine Atmosphäre der gegenseitigen Akzeptanz und Unterstützung. Frau Y. fällt erst in der Gruppe auf, wie sehr ihr die sozialen Kontakte gefehlt haben. Sie stellt auch fest, angespornt durch das Beispiel anderer Mitglieder der Gruppe, dass sie körperlich belastbarer wird. Die Besorgungen des Alltags fallen ihr wieder leichter. Kleinere Spaziergänge werden wieder möglich. Sie erkennt, dass ihre Erwartungen an die Knieoperation wohl zu hoch waren. Sie meldet sich zu einer Seniorenturngruppe in ihrem Wohnbezirk an, die sich einmal pro Woche trifft. Darüber hinaus überlegt sie, sich in einem karitativen Verein zu engagieren.

Herr Z.

Herrn Z.s gesamtes Erleben dreht sich um die Schmerzen im Bereich der rechten Leiste, die ihn seit Jahren beschäftigen. Ursprünglich war von einer Zerrung die Rede. Letztlich entschloss er sich zu einer Bruchoperation, die aber zu keiner Besserung der Schmerzen führte. Er konnte nach der Operation lange Zeit nicht einmal mehr richtig gehen. Es kam zu mehreren Krankenhausaufenthalten, auch eine zweite Operation änderte nichts an seinen Beschwerden.

Herrn Z. wurde von seinem Hausarzt die Teilnahme an der Schmerzgruppe empfohlen. Dort erlebt er in der 3. Woche zum ersten Mal, dass seine Schmerzen vorübergehend geringer werden, ohne dass er sagen könnte, wodurch. Er stellt fest, dass ihm die Entspannungsübungen guttun, und erkennt, wie sehr er verlernt hat zu genießen. Nach der Trennung von seiner Lebensgefährtin konnte er sich aufgrund der Schmerzen nicht vorstellen, eine neue Beziehung einzugehen. An Sport war nicht zu denken. Lediglich an den Treffen der Freiwilligen Feuerwehr in seinem Heimatort nahm er gelegentlich noch teil, auch wenn er bei den Übungen selbst wegen der Schmerzen nicht mitmachen konnte. Die Bewegungstherapien im Rahmen der Schmerzgruppe flößen ihm anfangs Angst ein, weil er sich nicht sicher ist, wie sehr er seine Leiste belasten kann. Er stellt aber fest, dass die Schmerzen durch die Übungen nicht stärker werden. Herr Z. lernt, sich durch die Schmerzen nicht „terrorisieren" zu lassen. Er kann, auch wenn Schmerzen auftreten, andere Gedanken fassen und sich darauf verlassen, dass die Schmerzen auch von selbst wieder abnehmen werden.

Literatur

Arnold B, Brinkschmidt T et al (2009) Multimodale Schmerztherapie. Konzepte und Indikationen. Schmerz 23:112–120

Bonica JJ (1954) Die Rolle des Anaesthesiologen bei der Behandlung schwerster Schmerzzustände. Anästhesist 4(2):88–94

Casser H-R, Arnold B, Gralow I, Irnich D, Klimczyk K, Nagel B, Pfingsten M, Schiltenwolf M, Sittl R, Söllner W (2013) Interdisziplinäres Assessment zur multimodalen Schmerztherapie. Schmerz 27:363–370

Frettlöh J, Maier C et al (2003) Validität des Mainzer Stadienmodells der Schmerzchronifizierung bei unterschiedlichen Schmerzdiagnosen. Schmerz 17:240–251

Guzman J, Esmail R, Karjalainen KA, Malvivaara E I, Bombardier C (2002) Multidiciplinary bio-psycho-social rehabilitation for chronic low-back pain. https://doi.org/10.1002/14651858.CD000963.pub2

Hasenbring M, Ulrich HW et al (1999) The efficacy of a risk factor-based cognitive behavorial intervention and electromyographic biofeedback in patients with acute sciatic pain. Spine 24(23):2525–2535

Kamper SJ, Apeldoorn AT, Chiarotto A, Smeets RJ, Ostelo RWJG, Guzman J, van Tulder MW (2014) Multidiscipliary biopsychpsocial rehabilitation for chronic low back Pain (Review). Cochrane Datab Syst Rev 9:Art. No.: CD000963. https://doi.org/10.1002/14651858.CD000963.pub3

Korff V, rM., Ormel J. et al (1992) Grading the severity of chronic pain. Pain 50:133–149

Marschall U, L'hoest H, Wollik A (2012) Vergleich der Kosteneffektivität von Operation, mutimodaler und interventioneller Schmerztherapie bei Rückenschmerzen: eine Analyse mit Krankenkassendaten. In: Repschläger U, Schulte C, Osterkamp N (Hrsg) Gesundheitwesen aktuell. BARMER GEK, Wuppertal, S 262–285

Mattenklodt P, Ingenhorst A, Wille C, Flatau B, Hafner C, Geiss C, Sittl R, Ulrich K, Griessinger N (2008) Multimodlae Gruppentherapie bei Senioren mit chronischen Schmerzen. Schmerz 22:551–561

Mattenklodt P, Ingenhorst A, Flatau B, Becker K, Grießinger N (2023) Interdisziplinäre multimodale Schmerztherapie im Alter. Schmerz. https://doi.org/10.1007/s00482-023-00721-w

Nagel B, Pfingsten M, Brinkschmidt T, Crasser H-R, Gralow I, Irnich D, Klimacyk K, Sabatowoski R, Schiltenwolf M, Sittl R, Söllner W, Arnold B (2012) Struktur- und Prozessqualität multimodaler Schmerztherapie. Schmerz 26:661–669

Nationale Versorgungsleitlinie Nicht-spezifischer Kreuzschmerz, AWMF (2017). https://register.awmf.org/assets/guidelines/nvl-007l_S3_Kreuzschmerz_2017-03-abgelaufen.pdf. Zugegriffen am 14.01.2024

OPS-Version (2022). https://www.dimdi.de/static/de/klassifikationen/ops/kode-suche/opshtml2022/block-8-90...8-91.htm. Zugegriffen am 14.01.2024

Pfingsten M (2001) Multimodale Verfahren – auf die Mischung kommt es an! Schmerz 15:492–498

Pogatzki-Zahn E (2021) Prädiktion und Prävention chronischer postoperativer Schmerzen. Schmerz 35:30–43

Der Schmerz ist älter als die Menschheit

G. Bernatzky und R. Likar

7.1 Einleitung

Warum habe ich Schmerzen? Was ist Schmerz? Woher kommt er? Fast jeder Mensch stellt sich irgendwann im Laufe seines Lebens diese Fragen. Im Jahr 1979 wurde Schmerz von der Internationalen Gesellschaft zum Studium des Schmerzes wie folgt definiert: „Schmerz ist ein unangenehmes Sinnes- und Gefühlserlebnis, das mit einer aktuellen oder potenziellen Gewebsschädigung verbunden ist oder mit Begriffen einer solchen Schädigung beschrieben wird."

Diese so weit verbreiteten „unangenehmen Sinnes- und Gefühlserlebnisse" haben – so weiß man heute – wichtige Aufgaben: Schmerz dient der Kommunikation nach innen ebenso wie nach außen. Er ist ein von der Evolution angelegtes Frühwarnsystem, das uns vor inneren wie auch vor äußeren Gefahren schützt. Doch dies gilt nicht nur für uns Menschen. Auch bei vielen Tierarten ist bekannt, dass sie Schmerz wahrnehmen können. Schmerz ist somit älter als die Menschheit.

Menschen – und wohl auch Tiere – haben zu allen Zeiten versucht, ihre Schmerzen wieder loszuwerden oder wenigstens zu lindern. Das beweisen etwa Keilschriftdokumente aus Mesopotamien, die um 4000 vor Christus entstanden sind. Diese Dokumente stellen vermutlich die frühesten kulturellen Zeugnisse über Schmerzen und ihre Behandlung dar. Darin wird von der Behandlung von Kopfschmerzen mittels operativer Eingriffe berichtet. Hier findet sich auch schon die bei vielen Völkern verbreitete Vorstellung, dass Schmerzen

---

G. Bernatzky (✉)
Naturwissenschaftliche Fakultät, Universität Salzburg, Salzburg, Österreich

R. Likar
Abteilung Anästhesie u. Intensivmedizin, LKH Klagenfurt, Klagenfurt, Österreich
e-mail: Rudolf.Likar@kabeg.at

© Der/die Autor(en), exklusiv lizenziert an Springer-Verlag GmbH, DE, ein Teil von Springer Nature 2025
R. Likar et al. (Hrsg.), *Multimodale Schmerztherapie in der Pflege*,
https://doi.org/10.1007/978-3-662-68956-1_7

durch in den Körper eingedrungene Dämonen verursacht werden. Man glaubte, dass diese bösen Geister die Menschen zur Strafe für begangene Sünden befallen. Dieser Glaube wirkte später im Christentum lange Zeit nach und bestimmte den Stellenwert von Schmerz im christlichen Umfeld. Schmerzen sollten demnach geduldig ertragen werden, um eher ins Paradies einzugehen. Das große Vorbild für das Erdulden von Schmerzen war – und ist für viele Menschen heute noch – Christus am Kreuz.

7.2 Schmerz ist Krankheit

Von den Philosophen Pythagoras (566–497 v. Chr.) und Anaxagoras (500–428 v. Chr.) wurde der Schmerz als Element der fünf Sinne gedeutet. Als Zentrum der fünf Sinne galt das Gehirn. Der Arzt Hippokrates (460–370 v. Chr.) setzte als erster Schmerz gleich mit Krankheit. Die Ursache von Schmerzen sah er vor allem in Störungen der vier wichtigen Körpersäfte. Für den Philosophen Platon (427–348 v. Chr.) war das Herz Sitz der Sinnesempfindungen, der Gefühle und auch des Schmerzes. Ebenso war Schmerz für Demokrit (460–371 v. Chr.) und Aristoteles (384–322 v. Chr.) in der im Herzen lokalisierten Seele zu finden. Homer (Ende 8. Jh. v. Chr.) hat Schmerz als den „bellenden Wächter der Gesundheit" bezeichnet, Demokrit als „Wohlbefindens-Verscheucher".

7.3 Störung des Kräftegleichgewichts

Galenus von Pergamon, Arzt des Marc Aurel und anderer römischer Kaiser, sah im Schmerz einen Teil des Tastsinns. Er erklärt Schmerzen als Störung des Kräftegleichgewichtes; Schmerzen entstünden dann, wenn bestimmte Reize übermäßig werden. Die Behandlung von Schmerzen hatte für ihn göttliche Bedeutung. Als Schmerzmittel verwendete Galenus Kamille, Efeu, Myrrhe, Lauch, Senf und Opium. Die Wirkungsstärke dieser Substanzen dokumentierte er in einer Skala. Das war der erste Versuch in der Medizingeschichte, gesetzmäßige Beziehungen der pharmakologischen Wirkung zu erfassen und daraus exakte Behandlungsrichtlinien zu entwickeln. Galenus war auch der erste Arzt, der Schmerzen als pulsierend, stechend, einschießend beschrieb, um sie entsprechend zu behandeln. Keinen Rat wusste der römische Arzt allerdings bei chronischen Schmerzen. In seinen Schriften ist deshalb von Selbstmord als letztem Ausweg die Rede.

7.4 Gottesgeschenk Opium

Für die Griechen der Antike waren Medizin, Mythos und Religion eng miteinander verbunden. So wurde Opium, das schon damals als schmerzlinderndes Mittel eingesetzt wurde, als göttliches Geschenk angesehen. Die Heilung von schmerzhaften Krankheiten erfolgte im Rahmen des Asklepios-Kults. Die Patienten wurden in Heilstätten aufgenommen, die an Asklepios-Tempel angeschlossen waren. Nach einer Zeit des Fastens wurden die Kranken mithilfe von Opium in einen Heilschlaf versetzt. Während sie schliefen, befreie sie Asklepios, ein Sohn des Sonnengottes Apollo, von ihren Schmerzen.

7.5 Schmerzen „ableiten" oder „ertragen"

Auch die arabische Medizin des Mittelalters sah in der Behandlung von Schmerzen eine wesentliche Aufgabe. Man wendete eine Art Stufenschema an und benutzte Verfahren, die man heute als „Gegenirritationsmethode" bezeichnen würde. Konkret wurde versucht, Schmerzen durch andere starke Reize zu vertreiben. So wurden bei Migräne verschiedene Brenneisen eingesetzt. Diese Methode der Kauterisation verwendete man auch, um Lähmungen „abzuleiten". Auch Aderlässe waren zur Behandlung bei Nierenschmerz, Zahnschmerz, Kopfweh, Augenschmerz etc. üblich. Was Schmerzmedikamente betrifft, wissen wir, dass der Arzt Abul-Quasim (936–1013), Leibarzt des Kalifen von Cordoba in Andalusien, bei stärkeren Schmerzen Koriander und Opium einsetzte. In Form einer Art Stufenplans wurden unterschiedliche Schmerzmittel entsprechend der Schmerzstärke eingesetzt.

7.6 Trost und Behandlung

Auch christliche Ärzte versuchten, die Schmerzen Kranker zu lindern. Grundlage für die Entstehung sozialkaritativer Einrichtungen im frühen Mittelalter bildete die Idee von Nächstenliebe und Barmherzigkeit. Vor allem der von Montecassino ausgehende Benediktinerorden war in diesem Bereich ab dem 6. Jahrhundert v. Chr. tätig. Während der Kreuzzüge und danach gründeten und betrieben besonders die Deutschordensritter und die Brüder vom Heiligen Geist Hospitäler in ganz Europa. Hier erhielten Kranke, Behinderte und Sterbende neben geistlichem Trost auch körperliche Versorgung und ärztliche Hilfe. Die Linderung von Schmerzen gehörte dazu. Aus den alten Hospitälern entwickelte sich im Laufe der Zeit das moderne Spitalswesen.

7.7 Gottgegebenes Übel

Die Renaissance brachte die Wiederentdeckung vieler Erkenntnisse der Antike. So setzte sich nun die Meinung durch, dass das Gehirn Sitz der Wahrnehmungen und der Gefühle sei. Damit änderte sich auch die Sicht auf den Schmerz. Dem Künstler und Gelehrten Leonardo Da Vinci (1452–1519) etwa erschien das Leiden des Körpers als das „größte Übel" überhaupt. Dennoch war die Schmerzbekämpfung noch kein zentrales Thema der medizinischen Forschung der Zeit. Viele Mediziner waren noch zu sehr den tradierten Vorstellungen verbunden. Sie sahen Schmerzen als gottgegebene Strafe für begangene Sünden an, die man tapfer zu ertragen hatte.

Eine ganz andere Sichtweise entwickelte der Arzt, Magier und Wissenschaftler Theophrastus Paracelsus (1493–1541). Paracelsus war der Ansicht, dass es die Hauptaufgabe des Arztes sei, „Not zu wenden." Dieses therapeutische Leitbild der Barmherzigkeit sollte auch heute wieder verstärkt zum Mittelpunkt des ärztlichen Handelns werden!

100 Jahre nach Paracelsus entwarf der französische Naturwissenschaftler und Philosoph René Descartes (1596–1650) erstmals ein Modell der neuralen Übertragung von Schmerzinformationen. Nach seiner Darstellung entsteht der Schmerz im Gehirn im Pinealorgan. Für Descartes war Schmerz ein rein körperlich bezogenes Phänomen. Ein anderer Ansatz stammte von Spinoza (1632–1677), der einer Trennung zwischen Körper und Seele widersprach und beide als verschiedene Anteile der gleichen Substanz betrachtete. Er hielt physiologische und psychische Aktivitäten für verschiedene Anteile von Schmerz. Eine dritte Auffassung vertrat Leibnitz (1646–1716), indem er das dualistische Konzept akzeptierte und Körper und Seele als vollständig voneinander unabhängig sah.

7.8 Magnetismus gegen Schmerzen

Im 18. Jahrhundert traten in der Schmerztherapie physikalische Anwendungen von Elektrizität und Magnetismus in den Vordergrund. Schon aus dem antiken Rom ist die Therapie rheumatischer Erkrankungen mittels „elektrischer Fische" überliefert. Die Anwendung magnetischer Methoden machte Franz Anton Messmer (1734–1815) berühmt. Der Wiener Arzt begründete die bald in ganz Europa und der neuen Welt bekannte Lehre des „animalischen Magnetismus". Da Messmer auch ohne Magnete Behandlungserfolge erzielte, schloss er daraus, dass er selber magnetische Kräfte habe. 1841 prägte dann der englische Arzt James Braid für Messmers Therapie den Begriff „Hypnose".

7.9 Morphin, Chloroform und Salycil

Im 19. Jahrhundert kam es zu bahnbrechenden Beiträgen zur Schmerztherapie. 1806 gelang es dem Deutschen Apotheker Sertürner, das Morphin – benannt nach Morpheus, dem griechischen Gott des Schlafes –, in Reinform herzustellen. Etwas später entdeckte der Bostoner Arzt und Chemiker Charles T. Jackson (1805–1880), dass sich die Schmerzwahrnehmung mit dem Dampf der chemischen Verbindung Ether zeitweise unterdrücken ließ. 1846 führte der Bostoner Zahnarzt William T. G. Morton die Ethernarkose in der Zahnmedizin ein. Damit nutzten diese „Betäubung" Zahnärzte und Chirurgen. Auch Entbindungen mit Chloroformnarkose waren nun möglich. Heftige Kritik kam von calvinistischen Geistlichen in Schottland. Für sie war nach dem Bibelwort über die Vertreibung aus dem Paradies „Du sollst unter Schmerzen Kinder gebären" der Schmerz der Gebärenden etwas Gottgewolltes.

1839 wurde das Glykosid Salizyl aus dem Saft der Salweide isoliert. Diesen Saft hatte man bereits seit dem Altertum zur Schmerzstillung verwendet. Die Azetylierung machte 1897 die Salizylsäure zu einem hochwirksamen Analgetikum, das 1899 als Aspirin auf den Markt kam.

1884 wurde die Lokalanästhesie mit Kokain – mit der Substanz befasste sich übrigens auch Sigmund Freud – eingeführt. Diese Methode, die beispielsweise bei Eingriffen am Auge verwendet wurde, stellte damals eine Sensation dar.

In den Jahren 1840–1846 war von Mueller und Weber das Reiz-Reaktions-Modell entwickelt worden. Nach diesem Konzept basiert Schmerz ausschließlich auf neurophysiologischen Mechanismen, wobei das Gehirn in einer reaktiv-passiven Weise Reize von spezifischen Nervenfasern empfängt. Von Frey entwickelte Muellers Theorie 1895 weiter und ging vom Vorhandensein spezifischer Rezeptortypen aus, von denen die Schmerzimpulse über spezifische Nervenbahnen zu einem speziellen Schmerzzentrum im Gehirn gelangten. Fast zur gleichen Zeit (1894) legte Goldscheider ein abweichendes Schmerzkonzept vor, das davon ausging, dass Schmerz dann wahrgenommen wird, wenn die Summe der im Hinterhorn des Rückenmarks einlaufenden peripheren Reize eine bestimmte Schwelle überschreitet.

Erst viele Jahre später (1943) postulierte Livingstone in der von ihm entwickelten „zentralen Summationstheorie", dass die nozizeptiven Impulse zu einer Selbsterregung zentraler Neuronenketten führen und dass dabei auch psychische Inhalte einbezogen werden.

7.10 Schmerz – ein psychophysisches Phänomen

Nun erhielten psychische Aspekte von Schmerz immer mehr Bedeutung. Leriche zeigte 1949, dass körperlicher Schmerz nicht nur das Ergebnis einlaufender neuronaler Impulse sei, sondern auch ein „Resultat im Konflikt zwischen Stimulus und Individuum darstelle". Schulte formulierte es 1955 dann so: „Schmerz ist nicht nur Empfindung, sondern auch Gefühl, beides gleichzeitig in einem unzertrennlichen Akt passiver Hinnahme und aktiver Gestaltung." Fundamentale Studien zum Thema Schmerz führten Wall und Melzack in den 1960er- und 1970er-Jahren durch. Sie zeigten mit ihrem „Gate-Control-System", dass sowohl über externe wie auch interne Stimuli eine körpereigene Schmerzhemmung aktiviert werden kann. Symbolisch gesprochen heißt das, dass sich auf Rückenmarkebene eine Schranke schließt, die keine weiteren Schmerzreize ins Gehirn gelangen lässt.

7.11 Neue Forschungen, neue Fragen

Die erste Hälfte des 20. Jahrhundert brachte Heere von Kriegsverletzten und damit Schmerzbetroffene. Es brachte auch mehr und ganz neue Forschungen zum Thema Schmerz. Jetzt wurde erstmals die Frage gestellt, ob die Schmerzempfindlichkeit der Menschen gegenüber früheren Zeiten zugenommen habe. Wenn ja, so könnte die fortschreitende Zivilisation ein Grund dafür sein. Weiters wird nun die Einführung der Narkose als mögliche Ursache für steigende Schmerzempfindlichkeit betrachtet. Dazu kommt, dass Schmerz nunmehr von den Menschen mehrheitlich als eine – behandelbare – Krankheit gesehen wird. Tatsächlich verfügt die Medizin heute über wesentlich verbesserte Möglichkeiten der Schmerztherapie. Damit entstand auch der Anspruch der Betroffenen, durch eine entsprechende Therapie von ihren Schmerzen befreit zu werden.

Schmerz wird nicht mehr nur als Symptom einer Krankheit angesehen, sondern hat heute selbstständigen Krankheitswert. Schätzungen dazu, wie groß der Anteil von Schmerzbetroffenen in der Bevölkerung eines Landes ist, differieren stark. Oft hängen sie auch vom politischen und vom religiösen Hintergrund ab. Wir gehen heute davon aus, dass mehr als ein Viertel der Bevölkerung in westlichen Industrieländern unter chronischen Schmerzen leidet. Allein in Deutschland gibt es schätzungsweise rund 600.000 Schmerzpatient:innen, bei denen keine Therapie mehr greift. In Österreich nimmt man nach wie vor an, dass ca. 200.000 chronische Schmerzpatienten schlecht versorgt sind.

Laut internationalen Studien leiden Patient:innen mit chronischen Schmerzen durchschnittlich 11,5 Jahre und konsultieren zwischen 10 und 11 Ärzten, bevor sie eine adäquate Behandlung erhalten. Jährlich werden wegen schwerer chronischer Schmerzen weltweit schätzungsweise 2000–3000 Selbsttötungen verübt. Die Dunkelziffer ist nicht bekannt.

7.12 Schmerz – ein biopsychosoziales Phänomen

7.12.1 Schmerzen gemeinsam behandeln

Heute besteht die allgemeine Meinung, dass Schmerz weit mehr ist als der körperliche Vorgang der Nozizeption. Vielmehr ist Schmerz ein Ereignis, das den ganzen Menschen und auch seine Umgebung beeinflusst. Schmerz verursacht – in klinisch bedeutsamer Weise – Leiden auf physischer, emotionaler, kognitiver und sozialer Ebene. Schmerz ist damit ein biopsychosoziales Phänomen. Schmerz verändert Bewusstsein und Verhalten eines Menschen und ist ein wichtiges Kommunikationsmittel nach innen und nach außen. Aus all diesen Gründen sollten daher – zumindest chronische – Schmerzen multimodal bzw. interdisziplinär, also von allen Beteiligten gemeinsam behandelt werden. Das bedeutet: Schmerzforscher ebenso wie Ärzte, Pflegekräfte, Psychologen, Therapeuten, Gesellschaft, Medien und auch die Schmerzpatient:innen selbst sind aufgerufen, dabei zusammenzuwirken.

Wie Schmerzen entstehen: Schmerzphysiologie

G. Bernatzky und R. Likar

8.1 Einleitung

Schmerzen sind Teil unseres Lebens. Sie sind ein wichtiges biologisches Warnzeichen. Per definitionem stellen Schmerzen unangenehme Empfindungen und emotionale Erfahrungen, die mit tatsächlichen oder möglichen Gewebeschäden assoziiert sind oder durch solche beschrieben werden, dar.

Schmerzen können nach dem Entstehungsort eingeteilt werden, z. B. in Bauchschmerzen, Beinschmerzen, Brustschmerzen; nach der Entstehungsursache, z. B. in Tumorschmerzen, postoperative Schmerzen; nach der Zeitdauer, z. B. in akute Schmerzen (Operationsschmerzen), chronische Schmerzen (Tumorschmerzen, Rückenschmerzen); nach pathogenetischen Kriterien, z. B. in Nozizeptorschmerzen, neuropathische Schmerzen oder psychogene Schmerzen. Dabei können die Nozizeptorschmerzen wieder unterteilt werden in somatische (oberflächliche und tiefe) und in viszerale (die Eingeweide betreffend) Schmerzen. Bei den neuropathischen Schmerzen, zu denen etwa Phantomschmerzen zählen, werden Schmerzen der peripheren Nerven, des Zentralnervensystems und der Nervenwurzel unterschieden. Schmerzen im Bewegungsapparat zählen zu den häufigsten Schmerzformen überhaupt. Gerade die Klassifikation von Schmerzen nach Ort, Ursache und Stärke gibt wichtige Auskunft für die Auswahl der Medikamente (Schmidt 1991).

G. Bernatzky (✉)
Naturwissenschaftliche Fakultät, Universität Salzburg, Salzburg, Österreich

R. Likar
Abteilung Anästhesie u. Intensivmedizin, LKH Klagenfurt, Klagenfurt, Österreich
e-mail: Rudolf.Likar@kabeg.at

© Der/die Autor(en), exklusiv lizenziert an Springer-Verlag GmbH, DE, ein Teil von Springer Nature 2025
R. Likar et al. (Hrsg.), *Multimodale Schmerztherapie in der Pflege*,
https://doi.org/10.1007/978-3-662-68956-1_8

8.2 Schmerzreizaufnahme in der Peripherie

An der Entstehung von Schmerzen sind zahlreiche biochemische und neurophysiologische Vorgänge beteiligt: Im Wesentlichen entstehen Schmerzreize dann, wenn Nozizeptoren (freie baumförmig verzweigte Nervenendigungen von dünnen afferenten markhaltigen schnellleitenden A8- oder langsam leitenden marklosen C-Nervenfasern) durch verschiedene Auslöser wie thermische (Hitze, Kälte), mechanische (Durchtrennung, starker Druck) oder chemische (Säuren) Reize erregt werden. Solche Nozizeptoren finden sich jeweils in Organen der Peripherie oder des Körperinneren in der Haut, der Blase, der Skelettmuskulatur, in Sehnen und Gelenken. Diese Nozizeptoren „schlafen" zu einem großen Teil. Erst bei einer Entzündung werden sie aktiviert. Für die Haut ist die Vermehrung der Nozizeptoren um 20–40 % bekannt, für die Muskulatur um 30–40 %, für die Gelenke um rund 50 %, für die Blase sogar um 95 %. Kein Wunder, dass die Schmerzen ständig stärker werden! Neben der direkten Reizung der Nozizeptoren kommt es stets auch zu einer entzündlichen Reaktion des betroffenen Gewebes. Dabei bilden sich infolge der den Schmerz auslösenden Gewebeschädigung direkt im Gewebe verschiedene Moleküle, Säuren und Ionen (H^+-Ionen, Kaliumionen, Histamin, Azetylcholin und Serotonin). Histamin wird aus den Mastzellen freigesetzt. Durch pH-Absenkung und Ausschüttung von Substanzen wie Bradykinin und Histamin werden weitere Nozizeptoren gereizt. Das Bradykinin wird dabei aufgrund der Verletzung des Endothels aus den Kininen gebildet. Die aus der Arachidonsäure entstandenen Prostaglandine führen zur peripheren Sensibilisierung. Sie verstärken die Wirkung anderer Substanzen, wie etwa Bradykinin. Durch dieses Geschehen können Aktionspotenziale entstehen, die in Richtung Rückenmark Schmerzreize gewissermaßen als Botschaft weiterleiten. Ein andauernder Reiz führt nicht zu einer Verminderung der Erregbarkeit. Im Gegenteil, die Erregbarkeit wird sogar verstärkt.

8.3 Schmerzreizleitung im Rückenmark

Diese nozizeptiven Nervenfasern enden im Hinterhorn des Rückenmarks. Hier finden unter anderem die Verschaltungen zu motorischen und vegetativen Efferenzen statt, was zu Fluchtreflexen und sympathischen Reflexen führt. Ein Beispiel dazu: Die Hand, die einen heißen Gegenstand berührt, wird rasch in einem solchen Reflex zurückgezogen. Daneben führen Schmerzen über supraspinale Reflexe auch zur Erhöhung der Herzfrequenz, Atemfrequenz und zur Ausschüttung von Stresshormonen. Im Rückenmark (im dorsalen Anteil der Substantia gelatinosa) werden aufgrund der einlangenden Aktionspotenziale verschiedene Neurotransmitter an der Synapse der afferenten Nervenfaser freigesetzt, so etwa Substanz P, Glutamat oder Calcitonin Gene-Related Peptide (CGRP). Diese Neurotransmitter binden an spezifische Rezeptoren der Hinterhornzellen: Substanz P bindet an der postsynaptischen Membran an die NK1-Rezeptoren. Aufgrund der Ausschüttung von Substanz P entstehen eine Vasodilatation und eine gesteigerte Gefäßpermeabilität (sog. neurogene Entzündung). Ebenso bindet Glutamat an der postsynaptischen Membran an den sogenannten AMPA-Rezeptor („α-amino-3-hydroxy-5-methyl-4-isoxazolepropionic acid receptor") und an den spezifischen Glutamatrezeptorsubtyp NMDA (N-Methyl-D-Aspartatrezeptoren). Dieser Subtyp besitzt Kanäle, die für Kalziumionen durchlässig sind. Kalzium steuert unter anderem Zellfunktionen und ist auch für die zentrale Sensibilisierung verantwortlich. Durch das freigesetzte Glutamat kommt es zu einem ausgeprägten Kalziumanstieg in den Hinterhornneuronen und zu einer Depolarisation der Zellmembran sowie zu einer Potenzierung der synaptischen Übertragungsstärke zwischen nozizeptiven Aδ- und C-Fasern. Eine starke Erhöhung der Kalziumionenkonzentration kann sogar zum Zelltod von Neuronen (auch hemmende Neurone) führen. Kalzium spielt dabei als zweiter Botenstoff („second messenger") ebenso wie auch ein anderer Botenstoff namens cAMP („responsive element binding protein") eine weitere wichtige Rolle: Diese Botenstoffe lösen die Aktivierung von Transkriptionsfaktoren wie CREB aus. Dieses CREB („cAMP responsive element binding protein") wiederum steuert die Ablesung vieler Gene wie z. B. c-fos und c-jun („immediate early genes" = IEGs), deren Genprodukte bereits Minuten nach dem Schmerzreiz in Neuronen des Hinterhorns nachweisbar sind. Weil auf diese Weise auch langfristige Veränderungen im Hippocampus ausgelöst werden können und man aus der Gedächtnisforschung ein ähnliches zelluläres Lernmodell kennt, wurden diese IEGs mit der Gedächtnisfunktion in Zusammenhang gebracht (Zieglgänsberger und Tölle 1993). Es scheint naheliegend, dass eine vergleichbare Abfolge auch bei der Entstehung chronischer Schmerzen eine große Rolle spielt. Die neuen Ergebnisse der Schmerzforschung zur zentralnervösen Neuroplastizität und zu den Lernvorgängen im Hinterhorn des Rückenmarks liefern sehr gute Möglichkeiten, den Entstehungsmechanismus von Schmerzüberempfindlichkeit (Hyperalgesie) und einiger Formen chronischer Schmerzen zu verstehen: Langfristige Veränderungen im Nervensystem lassen sich heute mit molekularbiologischen und biochemischen Methoden nachweisen (Sandkühler 2000). Durch die Aktivierung von Enzymen, die eine Phosphatgruppe auf Proteine übertragen, kommt es zur sogenannten synaptischen Langzeitpotenzierung (LTP), welche als zellulärer Mechanismus der zentralen Sensibilisierung für Schmerzreize gilt. Dabei können schon schwache Schmerzreize eine starke Erregung der nozizeptiven Hinterhornneurone auslösen. Eine solche Langzeitpotenzierung an Synapsen nozizeptiver C-Fasern kann durch Entzündungen, periphere Verletzungen oder akute periphere Nervenläsionen ausgelöst werden. An dieser zentralen Sensibilisierung ist hauptsächlich der NMDA-Rezeptor beteiligt.

8.4 Im Rahmen dieser Sensibilisierung ist folgendes Geschehen von Bedeutung

Insgesamt führen diese Vorgänge zu einer pathologisch gesteigerten Erregungsleitung im ersten afferenten Neuron (noch vor der Rückenmarkebene). Die Erregungsschwelle in den Nozizeptoren wird für nachfolgende Schmerzen herabgesetzt. Die Anzahl aktivierbarer Rezeptoren (sogenannte schlafende Nozizeptoren) wird vermehrt, und es kommt infolge der netzartigen neuronalen Verschaltung rund um das geschädigte Feld zu einer deutlichen Vergrößerung der Neurone. Damit reagiert nun auch die Umgebung der Schmerzstelle empfindlicher auf äußere Reize. Die Depolarisierungsschwelle wird gesenkt, das Perzeptionsfeld wird vergrößert. Die Folge ist ein intensiviertes Schmerzerlebnis. Dieses wiederum führt zu einer verstärkten vegetativen Reaktion und zu einer ebenso verstärkten Reizweiterleitung zu den Schmerz wahrnehmenden Zentren im Gehirn. Die Schmerzdauer wird damit verlängert und die Schmerzintensität verstärkt.

So führt beispielsweise eine Entzündung an einem Gelenk mit der Zeit zu einer erhöhten Erregbarkeit der zugehörigen Rückenmarkneurone (Schmidt 1991). Bei Patientinnen nach gynäkologischen Eingriffen konnte eine erhöhte Empfindlichkeit gegenüber elektrischen Reizen, verbunden mit stärkeren Schmerzen festgestellt werden. Auch dramatische Schmerzerlebnisse rund um Operationen können eine Engrammbildung hervorrufen. So kann die unphysiologisch hohe Entladungstätigkeit in einem Nerv, wie sie nach dessen Durchtrennung im Zuge einer Operation auftritt, eine erhöhte Schmerzempfindlichkeit auslösen. Grund für eine Engrammbildung kann aber schon ein Sonnenbrand sein.

In der Folge kann sich so etwas wie ein Schmerzgedächtnis ausbilden. Damit ist gemeint, dass nun bereits schwache Schmerzreize ausreichen, eine starke Erregung hervorzurufen, was in der Klinik als Hyperalgesie bezeichnet wird. Die betroffenen Patient:innen sind plötzlich viel schmerzempfindlicher. Vor allem aber kann diese Überempfindlichkeit auch dann noch anhalten, wenn die primäre Schmerzursache bereits vollständig beseitigt bzw. ausgeheilt ist.

8.5 Schmerz entsteht im Gehirn

Erst wenn die Schmerzreizsignale zum Gehirn gelangen und dort weiterverarbeitet werden, setzt das Schmerzempfinden ein: Die Fortsetzung der neuronalen Schmerzreizleitung erfolgt über den vorderen aufsteigenden Vorderseitenstrang (Tractus spinothalamicus) in verschiedene Hirnzentren, wie Stammhirn, Zwischenhirn und Großhirn (s. Abb. 8.1). In der Großhirnrinde wird der Schmerz bewusst im limbischen System emotional bewertet:

Motorisch-vegetative Dimension:
Rückenmark, Hirnstamm: Muskuläre und hormonelle Aktivitäten finden hier statt.
Sensorisch-diskriminative Schmerzverarbeitung:
Das laterale thalamokortikale System
Kortikale Bereiche: primärer somatosensorischer Kortex (SI), sekundärer somatosensorischer Kortex (SII), Insula.
Subkortikale Bereiche: Thalamus, Basalganglien, Zerebellum, periaquäduktales Grau (PAG).
Die verschiedenen Gegenirritationsverfahren greifen in diesen Regionen an.

8 Wie Schmerzen entstehen: Schmerzphysiologie

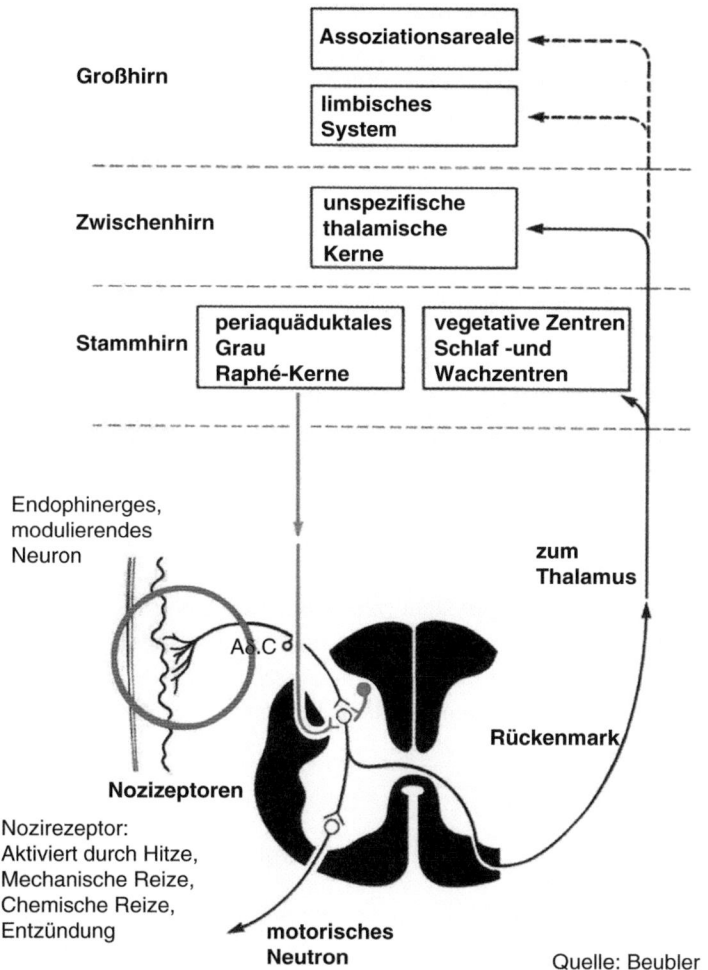

Abb. 8.1 Bedeutung des anterioren zingulären Kortex (ACC)

Kognitive Schmerzverarbeitung: Präfrontaler Kortex (PFC) und die supplementär motorische Area (SMA). Der präfrontale Kortex hat in der Regulation der Hemmung von Schmerzen und negativen Gefühlen eine Bedeutung und reguliert z. B. den anterioren zingulären Kortex (ACC): Ablenkung, Steigerung der Kontroll- und Kompetenzerwartung.

Affektiv-motivationale Schmerzverarbeitung:
Limbisches System: anteriorer zingulärer Kortex (ACC), Insula und Amygdala.

Die Bedeutung des ACC als „neuronales Alarmsystem" hat im emotionalen Erleben starke Wirkungen: Hier erfolgt die affektive Stressregulation. Sowohl negative als auch positive Gefühle wie verbesserte Stimmung werden in dieser Region verarbeitet, und Antidepressiva wie Placebos zeigen dort ihre Wirkungen. Schmerz aktiviert dieses System besonders intensiv.

8.6 Thalamusverbindungen

Im Thalamus erfolgt die Entscheidung, ob das Schmerzreizsignal überhaupt weitergeleitet wird oder unter einer gewissen Schwelle unterdrückt wird: Über Verschaltungen zum Hypothalamus wird das Kontrollzentrum für biologische Grundfunktionen aktiviert: Die Hypophyse steuert insbesondere die hormonelle Stressreaktion. Zu den wichtigsten Thalamusverbindungen gehört die Verbindung zum primären somatosensorischen Kortex, wo die Schmerzlokalisation erfolgt. In diesem sogenannten Gyrus postcentralis gibt es für jedes Hautareal repräsentative und zuständige Areale. Die Verbindung zum limbischen System ist wichtig für die Wahrnehmung der affektiv-emotionalen Komponente des Schmerzes. Die Schmerzreizleitung in das limbische System kann als Basis für die unmittelbare Wirkung von Schmerzen auf das allgemeine Befinden betrachtet werden. Das limbische System kann die subjektive Wahrnehmung inhibieren oder verstärken. Zum Hippocampus verläuft eine weitere Verbindung. Dieser spielt eine zentrale Rolle für die Verarbeitung von Erinnerungen.

Entzündungen, Traumata und operative Eingriffe führen regelmäßig zu Sensibilisierungen von Nozizeptoren (periphere Sensibilisierung) und häufig auch von nozizeptiven Nervenzellen im Zentralnervensystem (zentrale Sensibilisierung). Während die periphere Sensibilisierung meist auf die Dauer der peripheren Schädigung begrenzt ist, kann die zentrale Sensibilisierung die primären Schmerzursachen überdauern und dann zur Chronifizierung von Schmerzen beitragen. Neuere Befunde haben eine Reihe von bislang ungelösten Fragen klären können und zum besseren Verständnis der zentralen Ursachen von Schmerzen beigetragen (Abb. 8.2).

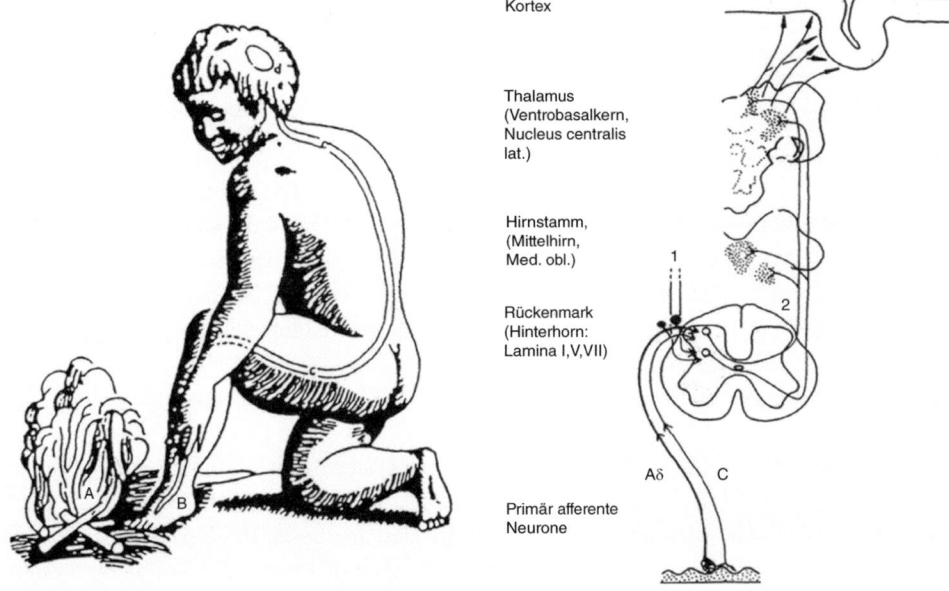

Abb. 8.2 Thalamusverbindungen

8.7 Psychische Schmerzformen: z. B. Schmerzen nach Trauer

Es liegen deutliche Beweise vor, dass auch schwere Schicksalsschläge, wie der Tod eines nahestehenden Menschen, die Einsamkeit bei Liebeskummer oder auch „nur" das Zurückgewiesenwerden, zu deutlichen Veränderungen im Schmerzsystem führen: Dabei reagieren viele jener Hirnregionen, die auf physische Schmerzen reagieren, ebenso mit einer erhöhten Aktivität bei stärkeren und intensiveren Trauererlebnissen. Dieses Geschehen hat natürlich eine hohe Stressbelastung für den Körper zur Folge! Zum Beispiel erhöht die in dieses Geschehen involvierte Region anteriorer zingulärer Kortex (ACC) den Herzschlag.

Dieselben Hirnregionen sind auch verantwortlich für die sozialen Bindungen, für das Bindungsverhalten von Müttern und schließlich auch für das Schreien bzw. Weinverhalten während der Einsamkeit. Wir wissen also, dass aufgrund von Trauererlebnissen dieselben chemischen Substanzen unseres Hirns wie in der Regelung von physischen Schmerzen beeinflusst werden (Panksepp 2003). Daher haben auch stark wirksame Opioide bei den rein emotionalen Schmerzen eine Wirkung! Allein diese Tatsachen um die psychischen Aspekte von Schmerz sprechen dafür, dass die Zuwendung (Empathie) und soziale Unterstützung durch Pflegefachkräfte und anderer Menschen eine hohe Bedeutung in der Linderung von Schmerzen haben! Gerade im Umgang mit alten Menschen bekommt diese Information ein besonders starkes Gewicht!

8.8 Zentrale und absteigende Schmerzmodulation

Der Ursprung der körpereigenen Schmerzhemmung liegt im Hirnstamm. Lange absteigende Neurone führen nach Aktivierung über psychische Auslöser (Hypnose, Entspannung, Musik) zu einer Ausschüttung leitungshemmender Transmitter: Dämpfende Wirkungen gehen auf Rückenmarkebene direkt von kurzen endorphinergen Neuronen aus. Über A-Beta-Fasern führen induzierte Reize zu einer Ausschüttung von der γ-Amimpbuttersäure GABA. Dies führt zu einer Unterbindung der Schmerzreizleitung. Selbiges ist der Fall, wenn über efferente Reize, die aus den Raphe-Kernen des Stammhirns ins Rückenmark ziehen, die inhibitorischen Transmitter Serotonin und Noradrenalin ausgeschüttet werden. Besonders intensiv funktioniert diese körpereigene Schmerzhemmung nach einem Unfall, wo im ersten Augenblick kein Schmerz verspürt wird. Wird durch die geschilderten Mechanismen die afferente Schmerzreizleitung unterbunden, spricht man von der Aktivierung des sogenannten Gate-Control-Systems, das Wall und Melzack bereits in den 1970er-Jahren postulierten. Sogenannte Gegenirritationsverfahren wie z. B. TENS oder Akupunktur stimulieren diese körpereigenen Schmerzhemmwege.

8.9 Schmerzen prägen sich schon im Mutterleib ein

Das „Schmerzlernen" beginnt sehr früh. Die ersten schmerzlichen Erfahrungen machen wir alle meist schon im Mutterleib. Wie andere Lernvorgänge auch werden die Erfahrungen mit Schmerzen gespeichert. Das individuelle „Schmerzgedächtnis" bildet sich aus. Wie wir heute wissen, geschieht das bereits ab der 28. Schwangerschaftswoche. Ab diesem Zeitpunkt sind, so zeigten Konditionierungsversuche, allgemeine Lernvorgänge nachweisbar (Zimmermann 1994). Bereits bei neugeborenen Kindern und auch schon bei Frühgeborenen erhält man durch evozierte Potenziale reproduzierbare kortikale Reizantworten auf schmerzhafte Reize.

Schmerzhafte Reize prägen sich in Form sogenannter Engramme derart ein, dass sie über gleichzeitig eingeprägte Begleitfaktoren auch nach langen Jahren wieder auftreten können. Beispiele für solche Auslöser können sein: ein bestimmtes Geräusch, ein Bild, ein Geruch oder ein spezieller Geschmack auf der Zunge. Der charakteristische Geruch im Krankenhaus, wo ein Kind eine schmerzhafte Behandlung über sich ergehen lassen musste, ist ein konkretes Beispiel dafür. Übrigens wird heute in verschiedenen Arbeiten aus der Psychopathologie über die Entstehung psychiatrischer Krankheiten infolge frühkindlicher Schmerzerlebnisse berichtet (Holden 1977). Bei Früh- und Neugeborenen sind am Beginn das nozizeptive und das nicht-nozizeptive System im Rückenmark noch nicht streng voneinander getrennt. Erst durch die spätere Ausdifferenzierung des exzitatorischen und inhibitorischen Neurotransmittersystems entwickelt sich das fertige, funktionsfähige nozizeptive System. So können Sensibilisierungsmechanismen bereits durch niederschwellige Reize ausgelöst werden. Schon ein scheinbar harmloser Schmerz kann das System für lange Zeit beeinflussen. Umso mehr gilt das beispielsweise, wenn bei Neugeborenen eine Zirkumzision (Vorhautbeschneidung) ohne ausreichende Schmerzbehandlung durchgeführt wird. In diesem Fall ist bei den betroffenen Kindern noch Monate und wohl auch Jahre später eine generell erniedrigte Schmerzschwelle feststellbar (Benrath und Sandkühler 2000).

Aus all dem folgt: **Um diese Rückkopplungsprozesse zu vermeiden, sollten Schmerzen immer rasch behandelt werden. Schmerzvorsorge und -vermeidung ist für Menschen aller Altersgruppen wichtig.** Das gilt besonders auch für jene, die ihr Schmerzempfinden noch nicht oder auch nicht mehr kommunizieren können. Dazu zählen Früh- und Neugeborene, aber auch hochbetagte Menschen ebenso wie Demenzkranke und Menschen mit bestimmten Behinderungen.

8.10 Tagesrhythmische Schwankungen von Schmerzen

Nicht immer empfinden wir Schmerz gleich: Tagesrhythmische Schwankungen sind z. B. bekannt für Zahnoperationen, bei denen morgens der stärkste Schmerz auftritt. Bei Karzinomen hingegen wird der Abend beschrieben, bei der rheumatoiden Arthritis jedoch wieder frühmorgens. Die sogenannten Deafferenzierungsschmerzen nehmen bei geistiger

Tätigkeit im Laufe des Tages zu. Arthroseschmerzen nehmen im Laufe des Tages zu und sind in den Abendstunden am höchsten. Während der Nacht bessern sich die Beschwerden. Auch Fibromyalgieschmerz tritt morgens am häufigsten auf. Nadelstiche an der Fingerkuppe werden mittags besonders intensiv empfunden. Wehen gelten eher abends oder nachts als besonders schmerzhaft (Junker und Ludwig 2007).

8.11 Die Belastung chronischer Schmerzen

Chronische Schmerzen führen zu vielen Belastungen physischer, psychischer, ökonomischer und sozialer Art, und sie zerstören die Lebensqualität und erschweren die Therapie (Pipam et al. 2002): Bei einem hohen Prozentsatz an chronischen Schmerzpatienten kommen Depressionen und Schlafstörungen dazu. Gerade Schlafstörungen und chronische Schmerzen führen zu einem Teufelskreis mit gegenseitiger Verstärkung. Beispiele solcher Schmerzen: Fibromyalgie, Chronic Fatigue Syndrom (CFS), Chronic Pelvic Pain, chronischer Spannungskopfschmerz, chronische gastrointestinale Beschwerden (Reizdarmsyndrom). Die Angst vor Schmerzen führt bei chronischen Schmerzpatienten häufig zu weiteren Belastungen: Viele haben Angst davor, dass hinter ihren chronischen Schmerzen eine noch nicht entdeckte Krankheit lauern könnte. Sogenanntes „Doctor Hopping" resultiert aus diesen hypochondrischen Tendenzen. Es muss darauf hingewiesen werden, dass in bis zu einem Drittel der Fälle substanzinduzierte Probleme aufgrund nicht regelkonformer Einnahme, z. B. von Alkohol, Tranquilizern und Schmerzmitteln, entstehen.

8.12 Was bedeuten diese Ergebnisse für die medizinische Praxis?

Ein wesentlicher Punkt ist, dass bei jeder Schmerzbehandlung nicht nur die Pharmakokinetik und Pharmakodynamik bzw. die pharmakonabhängige Toleranz berücksichtigt werden sollte, sondern dass auch die Erkenntnisse zur neuronalen Plastizität sowie zu den beim Schmerzgeschehen ablaufenden molekularen Vorgängen mit einbezogen werden müssen.

Die oben beschriebene Gedächtnisbildung kann prophylaktisch verhindert werden durch Vermeidung von Schmerzreizen (!) bzw. durch Medikamente wie z. B. Ketamin oder Memantine. Wichtig ist, dass gerade bei Operationen auf eine derartige Vermeidung Rücksicht genommen wird. Allein durch eine tiefe Allgemeinnarkose sind die genannten Gedächtnisbildungen nicht verhinderbar. Immer noch leiden bis zu 70 % der Patient:innen aller Altersgruppen nach Operationen unter starken Schmerzen. Demgegenüber haben zahlreiche Studien gezeigt, dass die Gabe eines geeigneten Analgetikums bereits vor der Operation zu geringeren Schmerzen führt als die Gabe des gleichen Analgetikums postoperativ. So kann etwa durch eine prophylaktische Behandlung mit Morphin die Produktion einiger Transkriptionsfaktoren, die an der Schmerzentstehung beteiligt sind, vermindert werden (Negre et al. 1993). Doch es gibt auch andere wirksame Methoden, die der Entstehung von Schmerzen vorbeugen und bereits vor einer Operation eingesetzt werden können. So helfen beispielsweise psychologische und spirituelle Betreuung, Entspannungstechniken oder rezeptive Musiktherapie dabei, die Schmerzen während der Operation und nachher zu reduzieren (Bernatzky et al. 2007). **Einfühlsame Pflegemaßnahmen sind hier besonders wichtig und hervorzuheben! Gerade Zuwendung hat eine hohe Bedeutung!** Mit diesen verschiedenen Methoden kann die Produktion von Stresshormonen (z. B. Beta-Endorphin, Noradrenalin, Adrenalin, Glukagon, Aldosteron und Kortisol) zumindest reduziert werden. Stresshormone werden beim Auftreten von Schmerzen vermehrt produziert und beeinflussen sowohl die Operation als auch den Genesungsprozess danach negativ. Es ist heute eine gesicherte Erkenntnis, dass während der Operation – trotz einer Narkose, die das Bewusstsein ausschaltet – Schmerzen neu auftreten können bzw. weiterhin vorhanden sind. Wenn man davon ausgeht, dass jeder Schmerz im Schmerzgedächtnis gespeichert wird, wird verständlich, warum alle Möglichkeiten zur Schmerzausschaltung genützt werden sollten.

Operationsschmerzen graben sich nicht nur im Gedächtnis ein, sie haben auch gravierende Folgen für die Vitalkapazität der Betroffenen. So führt postoperativer Schmerz im Oberbauch und Thorax meist zu einer schmerzbedingten Schonatmung und damit einer starken Einschränkung der Sauerstoffversorgung des Organismus. Der nach einer Operation auftretende Abfall der Vitalkapazität lässt sich in bestimmten Fällen durch eine Periduralanästhesie wirksam ausgleichen. Diese Form der rückenmarknahen Lokalanästhesie ermöglicht es, ohne Betäubung des Patienten Schmerzfreiheit seiner unteren Körperregionen zu erreichen. Die Indikation für epidurale Opioide dagegen ist vor allem bei größeren chirurgischen Eingriffen am Oberbauch oder Brustkorb und bei größeren orthopädischen Operationen gegeben (Zenz 1990).

In jedem Fall sollte überlegt werden, ob nicht durch Kombination mit komplementären Methoden eine Verbesserung der Medikamentenwirkung erreicht wird. Eine jede Schmerztherapie rund um Operationen sollte heute immer darauf ausgerichtet sein, die Bildung von Engrammen samt ihren unerwünschten Auswirkungen auf das Schmerzgedächtnis zu vermeiden. Eine Überschreibung bzw. Abschwächung des Gedächtnisses ist sowohl durch Pharmaka wie Opioide als auch durch bestimmte Gegenirritationsverfahren wie TENS erreichbar.

8.13 Komplementäre Methoden können eine wichtige Rolle in der perioperativen Schmerzbehandlung übernehmen.

Zusammenfassend ist zu sagen:

- Prophylaktische Schmerztherapie bei Operationen ist eine Notwendigkeit! Sie muss zum Standard der Chirurgie werden!
- Die alte Faustregel, dass nach bestimmten Operationen Schmerzen auftreten und die Betroffenen eben damit leben müssen, ist abzulehnen!
- Bei jeder Operation sollte eine interdisziplinäre Schmerztherapie angewendet werden, bei der sich medikamentöse und komplementäre Behandlungsformen ergänzen.

8.14 Geschlechtsspezifische Unterschiede

Aus epidemiologischen Studien weiß man, dass die Verbreitung von Schmerzen deutliche geschlechtsspezifische Unterschiede hat (Greenspan et al. 2007). Eine Reihe von Schmerzen sind nur bei Frauen zu finden: Geburtsschmerzen (mehr als 95 %), postpartale Schmerzsyndrome (bis zu 75 %), Regelschmerzen (40–90 %), gynäkologisch bedingte Unterbauchschmerzen oder chronische Schmerzen im Bereich der Vulva. Auch bei scheinbar geschlechtsneutralen Schmerzen liegen deutliche Unterschiede vor: Reizdarmsyndrom (4:1); Trigeminusneuralgie (2:1); Fibromyalgie (4:1–7:1); Migräne (2,5:1); Spannungskopfschmerz (1,5:1); rheumatoide Arthritis (1,5:1); chronischer Rückenschmerz (1,5:1). Im Vergleich zu Männern leiden Frauen öfter an mehreren dieser Schmerzzustände gleichzeitig. Aus vielen neuen Studien ist bekannt, dass Frauen Schmerzen um ca. 30 % intensiver empfinden und verarbeiten: Häufig dauern die Schmerzen auch länger an. Frauen sind Schmerzen gegenüber viel sensibler. Frauen suchen früher medizinische Hilfe auf. Die Schmerzschwelle ist je nach Noxe u. U. niedriger. Frauen nehmen Schmerzen anderer Menschen eher wahr als Männer. Männer sind weniger bereit, über Schmerzen zu berichten. Frauen assoziieren Schmerzen mit weniger negativen Emotionen und zeigen ein besseres Copingverhalten als Männer. Es ist auch bekannt, dass es geschlechtsspezifische Unterschiede in der Wirksamkeit und dem Dosierungsbedarf bei Schmerzmitteln gibt: Hingegen sind psychologische Interventionen wie Ablenkung bei Männern erfolgreicher als bei Frauen.

Die Unterschiede sind auf psychologische, soziokulturelle und gewiss auch auf biologische Aspekte, wie z. B. genetische, anatomische sowie pharmakokinetische und pharmakodynamische Faktoren zurückzuführen. Auch die Mehrfachbelastung, unter der die Frauen häufiger stehen, wirkt sich bei der Entstehung von Schmerzen und auf die Inanspruchnahme von Rehabilitationsmaßnahmen verstärkt aus.

8.15 Schmerz bei Behinderten

Menschen mit geistiger oder körperlicher Behinderung haben mit größerer Häufigkeit Schmerzen als Menschen ohne Behinderung. Als Ursachen kommen häufig Zusammenhänge mit der Behinderung in Frage: Schmerzen durch einschießende Spastik oder durch eine massive Skoliose, durch eine Hüftluxation oder durch Fußdeformitäten, Schmerzen durch falsch angepasste Orthesen, durch Refluxösophagitis, Obstipation oder Meteorismus oder auch Schmerzen durch intrakranielle Druckerhöhung. Da bei diesen Menschen häufig Mitteilungsdefizite vorliegen, sind alle Beteiligten wie Arzt, Pflegekraft und Angehörige auf nonverbale Mitteilungen angewiesen: Stöhnen, Weinen oder Schreien sowie Verhaltensänderungen, veränderter Gesichtsausdruck, veränderte Haltung von Rumpf oder Extremitäten, veränderte körperliche Aktivität oder Veränderungen physiologischer Parameter wie der Atmung, der Hautdurchblutung, der Herzfrequenz oder des Muskeltonus können beobachtet werden. In die Therapie ist neben den traditionellen analgetischen Methoden unbedingt die Gesamtperspektive des Patienten unter Rücksprache mit den Familienangehörigen einzubauen.

8.16 Schmerzen im Alter

An ständig vorhandenen oder wiederkehrenden Schmerzen leiden 25–50 % aller älteren Menschen (Drechsel und Gerbershagen 1998). Nach Gagliese und Melzack haben sogar 60–80 % der befragten 60- bis 89-Jährigen chronische Schmerzen (Gagliese und Melzack 1997). Eine andere Studie belegt, dass 8 von 10 Menschen dieser Altersgruppe an mindestens einer chronischen Erkrankung leiden. Insgesamt nehmen Schmerzen mit den Jahren zu (Smith et al. 2001). In Deutschland berichten über 90 % der über 75-Jährigen von Schmerzen im Bereich der Körperachse und der Gelenke (Gunzelmann et al. 2002). In Spanien befragte man Menschen über 65 Jahren: Mehr als 40 % sagten, dass sie an Schmerzen leiden (Catala et al. 2002). Eine Untersuchung in Schweden ergab, dass drei Viertel der über 74-Jährigen Schmerzen haben. Ein Drittel dieser Menschen leidet an schweren bis schwersten chronischen Schmerzen. Weitere epidemiologische Studien belegen signifikant, dass etwa 25–50 % der zu Hause wohnenden alten Menschen und bis zu 80 % jener, die in Altersheimen leben, unter starken Schmerzen leiden. Alte Menschen erleben Schmerzen anders als junge. Sie haben bereits viele Erfahrungen mit Schmerzen und meist bestimmte Strategien im Umgang damit entwickelt. Viele der Hochbetagten von heute haben in ihrer Jugend gelernt, Schmerzen als gott- und schicksalsgewollt anzunehmen und zu erdulden. Viele von ihnen haben eine starke Abneigung gegenüber einer Behandlung mit Medikamenten, sie haben Angst vor Nebenwirkungen.

8.17 Komplementäre Methoden der Schmerztherapie werden deshalb gerade für alte Menschen immer wichtiger

Zwar wird im Unterschied zu früher heute den körperlichen Schmerzen im Alter mehr Beachtung geschenkt, doch werden nach wie vor die psychischen Schmerzen alter Menschen zu wenig beachtet. Beispiele dafür sind Schmerzen durch Trennungs- und Verlusterleben oder aufgrund von Einsamkeit. Besonders beim Eintritt ins Altersheim wird der Anteil seelischer Schmerzen aufgrund des Verlustes der gewohnten Umgebung oder auch des Gefühls, nun nichts mehr wert zu sein und abgeschoben zu werden, sehr hoch eingeschätzt.

Schmerz ist einer der Hauptfaktoren, die die Lebensqualität – gerade auch alter Menschen – negativ beeinflussen. Es gibt einen direkten Zusammenhang zwischen Schmerzfreiheit, Lebensfreude und der sozialen Kompetenz eines Menschen. Bei der Versorgung von Hochbetagten stehen vor allem Aspekte der Lebensqualität im Vordergrund. Schmerzsyndrome im Alter sollten daher unbedingt interdisziplinär behandelt werden (Likar et al. 2005).

Auch im Alter bleibt Schmerz ein wichtiges Warnsystem: Dies, obwohl klinische Erfahrungen zeigen, dass im Alter schmerzlose Herzinfarkte und auch Magengeschwüre ohne Schmerzen vorkommen. Das bedeutet aber nicht, dass die Schmerzempfindung im Alter geringer wird. Manche Studien sprechen zwar von einer erhöhten Schmerzschwelle bei alten Menschen (Harkins und Price 1992). Es wurde jedoch nachgewiesen, dass sich die Schmerzschwelle nicht ändert. Was im Alter abzunehmen scheint, ist die Fähigkeit, Schmerzreize zu unterscheiden. So zeigten Studien, dass die kognitive Verarbeitung von Hitzereizen im Alter verlangsamt ist. Durch elektrophysiologische Tests ist auch belegt, dass die Reaktionszeit nach einem Schmerzreiz bei älteren Menschen deutlich verlängert sein kann (Desmedt und Cheron 1980). Gründe dafür liegen darin, dass die Haut im Alter dünner wird und an Elastizität verliert. Gleichzeitig enthält das Rückenmark alter Menschen eine größere Zahl degenerierter Nervenfasern. Die Alterungsprozesse der Haut betreffen vor allem die Epidermis und Dermis. Dabei schwinden Zell- und Faserelemente. Die die Nerven umgebenden Markscheiden sind bei ihnen zum Teil abgebaut. Die Dichte myelenisierter und nicht-myelenisierter Fasern hat abgenommen (Ochoa und Mair 1969). All dies bedeutet, dass ab einem Alter von rund 65 Jahren meist auch die Funktion der Schmerzreizleitwege reduziert ist. Gleichzeitig ist die Wundheilung verzögert, wobei es jedoch – bedingt durch die mit dem Alter verbundenen Funktionseinbußen – häufiger zur Entstehung von Wunden kommt.

Gerade bei alten Menschen kommt zum Tragen, dass die subjektive Schmerzwahrnehmung unter anderem vom Ausmaß der zentralen Schmerzhemmung abhängig ist. Dabei beeinflussen seelische Leiden wie Depression, Angst, Verzweiflung oder Einsamkeit die Schmerzwahrnehmung und -verarbeitung ganz entscheidend mit. Aus diesem Grund kann gerade bei älteren Patient:innen Schmerz auch eine Somatisierung von Leid sein. In einer Studie, in der 283 Senior:innen mit einem Durchschnittsalter von etwa 76 Jahren befragt wurden, führte fast jede/r Zweite an, traurig und niedergeschlagen zu sein (Basler et al. 2003). Gleichzeitig berichten drei Viertel der Befragten, dass eine Schmerzlinderung am ehesten durch Schonverhalten zu erreichen sei. Allerdings dürfte gerade dies in vielen Fällen zu einer Zunahme der Beschwerden führen. Durch Abbau von Muskelsubstanz entstehen erneut Schmerzen.

Ein Grund für häufig unterschiedliche statistische Angaben in verschiedenen Ländern liegt sicher im verschieden starken „Underreporting" von Schmerzen durch alte Menschen (Ferrell und Ferrell 1991). Das heißt konkret, dass dieses Phänomen in den verschiedenen Ländern und Kulturen unterschiedlich ausgeprägt sein dürfte. „Underreporting" beschreibt die Tatsache, dass besonders hochbetagte Menschen oft nicht von ihren Schmerzen erzählen. Schmerzen werden von ihnen – oft aufgrund erziehungsbedingter Fehleinschätzung, dass „nicht gejammert werden soll" – schlicht und einfach geleugnet (Gioiella und Bevil 1985).

Angesichts dieser durch viele Studien belegten „Schmerzsituation" im Alter bleibt vor allem Zweierlei zu tun:

- Es ist notwendig, dass alle medikamentösen und nicht-medikamentösen Möglichkeiten genützt werden, um alten Menschen eine adäquate Schmerztherapie zukommen zu lassen. Hierbei können auch die in diesem Buch vorgestellten komplementären Methoden eine wichtige Rolle spielen.
- Andererseits geht es um eine bessere Aufklärung aller Beteiligten darüber, dass eine optimale Schmerzbehandlung und Schmerzvorbeugung bei Kindern und jüngeren

Menschen wesentlich dazu beitragen kann, dass sie selber im Alter nicht so viele Schmerzen zu leiden haben. Dem dient ein vermehrtes Gesundheitswissen der Menschen, insbesondere auch über komplementäre Methoden der Schmerztherapie, wie sie in diesem Buch oder einem anderen Buch der Autoren (Bernatzky et al. 2007) beschrieben werden.

Ziel aller Therapieverfahren im Sinne einer multimodalen Schmerztherapie sollte natürlich auch bei alten Menschen stets sein, dass die Schmerzintensität und die Beeinträchtigung durch die Schmerzen verringert wird, dass die Lebensqualität verbessert wird und die körperliche Leistungsfähigkeit erhöht wird. Besonders jene therapeutischen Verfahren, die ihr Schwergewicht auf eine umfassende Gesundheitsschulung legen, können hier hilfreich sein. Zu nennen wäre das Kneipp-Therapiesystem ebenso wie die Traditionelle Chinesische Medizin sowie Qigong und die AMNO-Selbstmassage (Unter AMNO versteht man eine chinesische Form der Selbstmassage). Auch verschiedene physio-, psycho- und musiktherapeutische Verfahren und Entspannungstechniken können nicht nur zur Behandlung von bereits vorhandenen Schmerzen, sondern auch prophylaktisch eingesetzt werden. Eine wirksame Vorbeugung gegen Schmerz und Leid sind nicht zuletzt Mitmenschlichkeit, Zuwendung, Humor und Glaube!

Literatur

Basler HD, Hesselbarth S, Kaluza G, Schuler M, Sohn W, Nikolaus T (2003) Komorbidität, Multimedikation und Befinden bei älteren Patienten mit chronischen Schmerzen. Schmerz 17:252–260

Benrath J, Sandkühler J (2000) Nozizeption bei Früh- und Neugeborenen. Schmerz 14:297–301

Bernatzky G, Likar R, Wendtner F, Wenzel G, Ausserwinkler M, Sittl R (Hrsg) (2007) Nichtmedikamentöse Schmerztherapie. Komplementäre Methoden in der Praxis, Springer, Wien/New York. ISBN 978-3-211-33547-5

Catala E, Reig E, Artes M, Aliaga L, Lopez JS, Segu JL (2002) Prevalence of pain in the Spanish population: telephone survey in 5000 homes. Eur J Pain 6:133–140

Desmedt J, Cheron G (1980) Somatosensory evoked potentials to finger stimulation in healthy octogenarians and in young adults: waveforms, scalp topography and transit times of parietal and frontal components. EEG Clin Neurophysiol 50:404–425

Drechsel U, Gerbershagen HU (1998) Epidemiologie des Schmerzes im Alltag. In: Deutsche Gesellschaft zum Studium des Schmerzes – Arbeitskreis „Schmerz und Alter". http://dgss.org/

Ferrell BA, Ferrell BR (1991) Principles of pain management in older people. Compr Ther 17:53–64

Gagliese L, Melzack R (1997) Chronic pain in elderly people. Pain 70:3–14

Gioiella EC, Bevil CD (1985) Nursing care of the aging client. Appleton-Century-Crofts, New York, S 291–310

Greenspan JD, Craft RM et al (2007) Studying sex and gender differences in pain and analgesia: a consensus report. Pain 132:S26–S45

Gunzelmann T, Schumacher J, Brähler E (2002) Prävalenz von Schmerzen im Alter: Ergebnisse repräsentativer Befragungen der deutschen Altenbevölkerung mit dem Gießener Beschwerdebogen. Schmerz 16:318–328

Harkins SW, Price DD (1992) Assessment of pain and the elderly. In: Turk DC, Melzack R (Hrsg) Handbook of pain assessment. Guilford, New York, S 315–331

Holden EM (1977) Primal pathophysiology. J Psychosom Res 21:341–350

Junker U, Ludwig H (2007) Chronobiologie: Einfluss zirkadianer Rhythmen auf Therapie starker Schmerzen. Z Palliativmed 8:116–122

Likar R, Bernatzky G et al (2005) Lebensqualität im Alter. Therapie und Prophylaxe von Altersleiden. Springer, Wien/New York. ISBN 978-3-211-21197-7

Negre I, Gueneron JP, Jamali S, Monin S, Ecofley C (1993) Preemptive analgesia with epidural morphine. Br J Anaesth 70(Suppl 1):105

Ochoa J, Mair WGP (1969) The normal sural nerve in man. II. Changes in the axon and Schwann cells due to ageing. Acta Neuropathol (Berlin) 13:217–239

Pipam W, Likar R, Klocker J, Bernatzky G, Platz T, Sittl R, Janig H (2002) Results of a poll of cancer patients with respect to pain and quality of life. Schmerz 16:481–489

Panksepp J (2003) Feeling the pain of social loss. Science 302:237–239

Sandkühler J (2000) Learning and memory in pain pathways. Pain 88:113–118

Schmidt RF (1991) Physiologie und Pathophysiologie der Schmerzentstehung und Schmerzverarbeitung im Bewegungssystem. In: Zimmermann M, Zeidler H, Ehlers H (Hrsg) Rheuma und Schmerz. Schmerz 5(Suppl 1):3–12

Smith BH, Elliott AM, Chambers WA, Smith WC, Hannaford PC, Penny K (2001) The impact of chronic pain in the community. Fam Pract 18:292–299

Zenz M (1990) Postoperative Analgesie mit Opioiden. Schriftenreihe Intensivmedizin, Notfallmedizin, Anesthesiologie, Symposium Bonn. Thieme, Stuttgart, S 11–21

Zieglgänsberger W, Tölle TR (1993) The pharmacology of pain signalling. Curr Opin Neurobiol 3:611–618

Zimmermann M (1994) Schmerz beim Kind und Fetus: Neurophysiologie, Psychophysiologie und Ontogenese. In: Petermann F, Wiedebusch S, Kroll T (Hrsg) Schmerz im Kindesalter, Verhaltensmedizinische Grundlagen und Anwendungen. Hogrefe, Göttingen, S 25–45

Wirkung ohne Wirkstoff – der Placebo-/Noceboeffekt

R. Likar und G. Bernatzky

Das Wort „Placebo" wurde zum ersten Mal 1340 von Geoffrey Chaucer in Anspielung auf den Psalm 116,9 spöttisch benutzt, dessen erste Zeile *„Placebo Domino in regione vivorum"* („Ich werde dem Herrn gefallen im Lande der Lebenden") lautet und der von Priestern und Mönchen mit Eifer und gegen Entgelt für den Toten gesungen wurde (Moore et al. 2003). Zunächst wurde der Begriff als in „das Placebo singen" benutzt, um auszudrücken, dass jemandem nach dem Mund geredet wird. Das lateinische Wort „placebo" bedeutet „ich werde gefallen". Bereits im 17. Jahrhundert hatten Mediziner in England „inaktive" Medikamente als Placebo bezeichnet. Als Medikament ohne Wirkstoff, aber mit großer Wirkung machte das Placebo in den letzten Jahrzehnten eine besondere Karriere. In der modernen Medizin werden Placebos unter anderem erfolgreich bei der klinischen Prüfung von Medikamenten eingesetzt. Dabei wird ein bestimmtes Arzneimittel und ein ihm nachgebildetes Scheinmedikament ohne dessen entscheidende Wirkstoffe in ihrer Wirkungsweise verglichen. Auf diese Weise sollen die pharmakodynamischen Effekte des „echten" Arzneimittels von seinen immer auch vorhandenen unspezifisch therapiefördernden Wirkungen getrennt werden.

Das Konzept über das Placebo hat sich in den letzten 10 Jahren deutlich geändert: Die Wirksamkeit der Placebos konnte in vielen Studien und in einer Vielzahl von Metaanalysen mit hohen Effektstärken belegt werden. Die Wissenschaftler versuchten verstärkt,

---

R. Likar (✉)
Abteilung Anästhesie u. Intensivmedizin, LKH Klagenfurt, Klagenfurt, Österreich
e-mail: Rudolf.Likar@kabeg.at

G. Bernatzky
Naturwissenschaftliche Fakultät, Universität Salzburg, Salzburg, Österreich

© Der/die Autor(en), exklusiv lizenziert an Springer-Verlag GmbH, DE, ein Teil von Springer Nature 2025
R. Likar et al. (Hrsg.), *Multimodale Schmerztherapie in der Pflege*,
https://doi.org/10.1007/978-3-662-68956-1_9

die Wirkungen der Psyche auf den Körper zu erkunden. Nach neuen Erkenntnissen beruhen die nachgewiesenen Heilwirkungen von Placebos auf den **Erwartungen** und **Wünschen**, der **Konditionierung** und dem **Glauben** der Patient:innen. „The placebo response is the fulfillment of an expectation" („Der Placeboeffekt ist die Erfüllung der Erwartung"), sagte schon der große Schmerzforscher Wall im Jahre 1999.

Placebos haben heute eine Bedeutung in vielen Bereichen: Sie beeinflussen das Gehirn in verschiedenen pathologischen Zuständen wie Schmerz, Parkinson und Depression. Sie haben aber auch Wirkungen auf verschiedene andere Systeme wie das Immun- bzw. das endokrine System.

Gleichzeitig haben die neuen Untersuchungen zahlreiche Fehlmeinungen zum Placeboeffekt aufgedeckt:

9.1 Die häufigsten Irrtümer oder Missinterpretationen

- Man war bisher der Meinung, nur eine bestimmte Prozentanzahl (ca. ein Drittel) von Patient:innen würde bei gewissen Interventionen auf Placebo reagieren. Nun zeigten verschiedene Studien, dass der Anteil von Placeboreaktionen stark differiert (s. Tab. 9.1).
- Falsifiziert werden konnte die Meinung, dass der Placeboeffekt umso größer ist, je größer der Effekt der Behandlung ist. In verschiedenen Studien wurde vielmehr bewiesen, dass es keinen fixen Anteil von Placeboresponse gibt.
- Es stimmt nicht, dass der Anteil von Placeboantworten umso höher ist, je invasiver die Methode der Behandlung ist. Wissenschaftliche Studien zeigen, dass die Placebowirkung von Medikamenten keineswegs höher ist, wenn sie intramuskulär gespritzt werden, als wenn sie als Tabletten oder in Form von Nasenspray verabreicht werden (s. Tab. 9.2 und 9.3).
- Ebenso konnte gezeigt werden, dass Placebos im Gegensatz zu früheren Annahmen nicht nur bei psychischen Erkrankungen wirken. Man war früher der Meinung, Placebos wären zur Differenzierung zwischen somatischen und psychischen Erkrankungen geeignet. Vielmehr ist nun gut belegt, dass Placebos auch bei Operationen bzw. bei vielen Beschwerden organischer Genese, z. B. Tumorchmerzen oder Parkinson-Symptomen, wirksam sind.
- Schließlich wurde auch die Annahme widerlegt, dass Patient:innen, die auf Placebos reagieren, besondere psychische Merkmale haben. Es gibt keine Anhaltspunkte dafür, dass die Empfänglichkeit für Placebowirkungen mit einer bestimmten psychischen Eigenschaft oder psychiatrischen Erkrankung in Zusammenhang steht.

9 Wirkung ohne Wirkstoff – der Placebo-/Noceboeffekt

Tab. 9.1 Responserate mit Placebo unter verschiedenen klinischen Bedingungen bei akuten und chronischen Schmerzen. (Moore et al. 2003)

Schmerzart	Behandlung	Besserung	Dauer	Anzahl der Patienten	% Schmerzlinderung mit Placebo
Akuter postoperativer Schmerz	Orale Analgetika	Zumindest 50 %	4–6 Std.	12.000	18
Verstauchung, Zerrung	Topische NSAIDs	Zumindest 50 %	7 Tage	3239	39
Migräne	Orales Triptan	Kein bis leichter Schmerz	2 Std.	3148	28
Migräne	Orales Triptan	Schmerzfrei	2 Std.	2661	7
Menstruationsbeschwerden	Orale Analgetika	Zumindest 50 %	Ca. 1 Tag	1607	22
Trigeminusneuralgie	Antiepileptika	Zumindest 50 %	3–7 Monate	224	18
Diabetische Neuropathie	Trizyklische Antidepressiva	Zumindest 50 %	3–7 Monate	200	36
Diabetische Neuropathie	Topisches Kapsaizin	Zumindest viel besser	4–8 Wochen	165	49
Atypischer Gesichtsschmerz	Trizyklische Antidepressiva	Zumindest 50 %	3–7 Monate	85	35
Postherpetische Neuralgie	Trizyklische Antidepressiva	Zumindest 50 %	3–7 Monate	68	12

Tab. 9.2 Responserate von Placebos bei akutem postoperativem Schmerz bei oraler und intramuskulärer Verabreichung der Placebos

Aktive Intervention	Route	Zahl der Placebos	%-Anzahl mit mindestens 50 % Schmerzlinderung
Alle Placebos	Oral und i.m.	> 12.000	18
Aspirin 600/650 mg	Oral	2562	16
Ibuprofen 400 mg	Oral	2183	14
Paracetamol 600/650 mg	Oral	613	22
Paracetamol 600/650 mg plus Codein 60 mg	Oral	432	20
Tramadol 100 mg	Oral	414	8
Morphin 10 mg	IM	460	16
Ketorolac 30 mg	IM	183	23

Tab. 9.3 Responserate von Placebo bei akuter Migräne bei oraler Verabreichung und versus Injektion

Verabreichungsart	Anzahl Versuche	2-h-Kopfschmerz Response mit Placebo (Anzahl/gesamt)	%-Anzahl der Responder (95 % KI)
Oral	30	875/3148	28 (26 von 29)
Subkutan	14	382/1257	30 (28 von 33)
Intranasal	6	205/650	32 (28 von 35)

9.2 Wie Placebos wirken

Neue Untersuchungen zum Placeboeffekt erbrachten unter anderem folgende Ergebnisse:

- Unterschiedliche Medikamente, diverse medizinische Behandlungen, wie Operationen, Biofeedback, transkutane Nervenstimulation (TENS), Akupunktur, Psychotherapie und diagnostische Eingriffe können eine Placeboantwort auslösen.
- Die Häufigkeit der Placeboreaktionen ist verschieden: Bei klinischen Schmerzen kommen sie häufiger vor als bei experimentell ausgelösten Schmerzen. Generell wird von einer Placeboanalgesie gesprochen, wenn durch das Scheinmedikament die Schmerzintensität um mehr als die Hälfte des Ausgangswertes reduziert wird. Wichtig sind die Erwartungen, die in ein Placebo gesetzt werden. Wird einem Placebomedikament eine hohe schmerzlindernde Wirkung zugesprochen, so ist auch die Placeboreaktion stärker. Dies konnte besonders beim Einsatz von Placebos zur Behandlung von Tumorchmerzen beobachtet werden.
- Die Wirkdauer von Placeboreaktionen ist sehr unterschiedlich. Sie kann von einer Stunde bis Tage und Monate anhalten.
- Ein Placebo kann auch negative Wirkungen haben. In diesem Fall spricht man von einem Nocebo. So können spezifische unerwünschte, aber als „normal" erwartete Nebenwirkungen einer Therapie auch durch eine Placebomedikation hervorgerufen werden (Barsky et al. 2002).

9.3 Neue Forschungen

Die internationale Forschungsgemeinde ist den Geheimnissen der Placebowirkung gerade in den letzten Jahren ein gutes Stück näher gekommen: Der Placeboeffekt kann nur unter Laborbedingungen in experimentellen Studien untersucht werden. Bei klinischen Untersuchungen ist es kaum möglich, alle dafür ausschlaggebenden Faktoren adäquat zu kontrollieren, da man ja auch den natürlichen Verlauf einer Krankheit bei der Beurteilung eines Placeboeffektes ins Kalkül ziehen muss (Price 2001). Die mittlere Größe des placeboanalgetischen Effektes kann man nur bei einer Gruppe von Patienten messen, wenn man eine Gruppe ohne Behandlung, eine andere Gruppe mit Placebo behandelt und die Ergebnisse vergleicht. Das bedeutet, wenn man nur eine Placebogruppe allein hat, heißt es nicht, dass man hier den wirklichen Placeboeffekt misst.

Viele Studien haben den Placeboeffekt untersucht und die verbale Suggestion zur Analgesie benutzt. Des Weiteren gibt es Untersuchungen, bei denen verbale Erwartungen von Schmerzreaktionen indiziert wurden. Die Assoziation zwischen dem Kontext, bei dem der Patient behandelt wird (konditionierter Stimulus) und dem Painkiller (unkonditionierter Stimulus) kann gelernt werden durch die Erwartungshaltung. Es gibt eine Evidenz, dass die Verabreichung von Placebo kombiniert mit der Vermutung, dass es ein Schmerzkiller ist (verbaler Kontext), den Schmerz durch einen Opioid- und Nicht-Opioidmechanismus reduziert. Der Opioidmechanismus (endogene Endorphinfreisetzung) kann durch Naloxon blockiert werden, der Nicht-Opioidmechanismus (Erwartungshaltung) kann nicht durch Naloxon blockiert werden (Colloca und Benedetti 2005).

9.4 Placebo und Schmerz

Der Placeboeffekt bei Schmerzen wird also bestimmt von Faktoren wie der klassischen **Konditionierung**, dem Wunsch der Patient:innen nach Schmerzlinderung und ihrer **Erwartungshaltung**. So kann die wiederholte Gabe von effektiven Analgetika den Placeboeffekt erhöhen, da damit die Erwartungshaltung steigt. Der Grad der Erwartung bei den Patient:innen bestimmt also die Größe des Placeboeffektes wesentlich mit. So ist auch zu erklären, warum ein Placebo effektiver ist, wenn man es nach einer Behandlung mit wirksamen Analgetika verabreicht, als wenn nach einer ersten Placebobehandlung eine weitere durchgeführt wird. Wesentlich für die Placebowirkung ist auch das Umfeld, in dem der Patient behandelt wird. Besonders wichtig sind die Worte, die der Arzt benützt. Die Überzeugungskraft und der Charme des Arztes sowie die Umgebung dürften ebenso wichtig sein wie etwa die Farbe der Tablette! Das durch Placebo aktivierte endogene Opioidsystem hat eine präzise somatotopische Organisation. Eine hohe spezifische Placeboantwort kann in spezifischen Teilen des Körpers hervorgerufen werden. Diese lokale Placeboantwort kann durch Naloxon blockiert werden. Das Nicht-Opioidsystem kommt hingegen in Gang, wenn es gelingt, im Patienten die Erwartung zu wecken, dass seine Schmerzen gestillt werden.

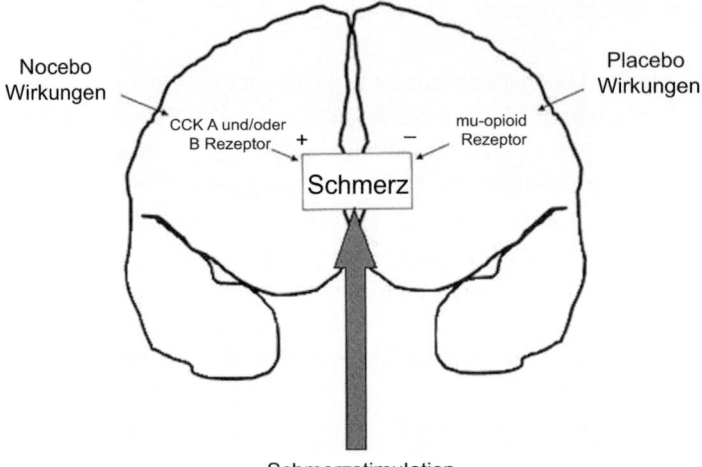

Abb. 9.1 Übersicht der Wirkung von Placebo und Nocebo auf das Schmerzsystem. Ersichtlich sind die jeweiligen Wege, in denen es zu biochemischen Reaktionen kommt. (Aus: IASP Pain Clinical Updates 2007)

In einer Studie, in der Patienten mit chronischen Schmerzen mit Placebos behandelt wurden, konnte nachgewiesen werden, dass bei jenen Personen, bei denen es zu einer Placeboantwort kommt, eine höhere Konzentration von Endorphinen im zerebralen Liquor nachweisbar ist (s. Abb. 9.1). Es konnte auch gezeigt werden, dass ein Placebo die nozizeptive Transmission, das heißt die Weiterleitung der Schmerzreize entlang der Schmerzbahnen im Rückenmark reduziert. Diese Placeboantwort, verursacht durch die starke Erwartungshaltung, ist unempfindlich gegenüber Naloxon.

Placeboverabreichung kombiniert mit verbaler Beeinflussung der Analgesie beruht also auf Opioid- oder Nicht-Opioidmechanismen durch **Erwartung** und/oder **Konditionierungssysteme**. Bei einer Erwartung werden endogene Opiate im Opiatsystem stimuliert. Erwartungshaltung eines besseren therapeutischen Effektes scheint eine Rolle bei Schmerz, bei Parkinson und bei Depression zu spielen. Das Beta-adrenergische sympathetische System des Herzens ist während der Placeboanalgesie gehemmt. Obwohl der vorliegende Mechanismus nicht bekannt ist, könnte die Reduktion von Schmerz selbst oder die direkte Wirkung durch endogene Opiate hervorgerufen werden.

Die Konditionierung hingegen wirkt über ein Nicht-Opioidsystem. Hierbei hat die Konditionierung auf das Immun- und Hormonsystem einen Einfluss. In diesem Zusammenhang sind frühere Erfahrungen von Bedeutung.

9.5 Der Noceboeffekt

Der Noceboeffekt ist die Umkehr des Placeboeffekts, wobei die Erwartung eines negativen Ereignisses zu einer Verschlechterung eines Symptoms führen kann (s. Abb. 9.1). Dabei können allein schon negative begriffliche Vorstellungen (Wörter) Angst über die Zunahme von Schmerzen auslösen (Benedetti et al. 2004, 2007). Das beeinflusst wiederum die Aktivierung von Cholezystokinin (CCK), was erneut die Schmerzübertragung verstärkt. CCK-Antagonisten (z. B. Proglumid) hingegen blockieren diese durch Angst ausgelöste Hyperalgesie. Damit hebt CCK die Wirkung der endogenen Opiate auf und antagonisiert die Placeboanalgesie. Dieser Botenstoff wird bei Angst in der Darmschleimhaut gebildet und löst im Gehirn eine Schmerzreaktion aus.

CCK kann auch – falls Patienten zu große Ängste bzw. Erwartungshaltungen haben – für die gehäuften Nebenwirkungen bei der Einnahme von Medikamenten verantwortlich sein. Wird z. B. bei Patienten, die nach einer Operation anfälliger für Angst sind, der Wirkstoff Proglumid verabreicht, so sind Angst und Panikreaktionen deutlich reduziert. Proglumid blockiert die Wirkung von CCK, ist aber gleichzeitig kein Schmerzkiller. CCK hat nicht nur auf die Bewegungen des Darms Einfluss, sondern steuert auch Angst und Panikreaktionen, was letztlich eine Schmerzreaktion zur Folge hat. Während die Hyperalgesie ausgelöst wird, kommt es zu einer Steigerung der Stresshormone ACTH und Kortisol. Der Noceboeffekt kann in der Praxis beobachtet werden, wenn negative Diagnosen gestellt werden: Hier kann es dazu führen, dass aufgrund der negativen Erwartungshaltung die vermuteten Symptome noch mehr verstärkt werden. Damit ist die Behandlung beeinträchtigt. Negative Gesundheitswarnungen von Massenmedien im Westen bzw. „Black magic" wie „Voodoo magic" in anderen Gesellschaften haben in der Wirkung von verschiedenen Therapien eine entscheidende große Rolle und können zur Verschlechterung des Zustandes führen!

9.6 Den Placeboeffekt für die Praxis nutzen

In der Praxis kann sowohl der Placeboeffekt als auch der Noceboeffekt regelmäßig beobachtet werden: Auch wenn viele Details zum Placeboeffekt immer noch im Dunkeln liegen, sollten einige Erkenntnisse dazu bereits jetzt Eingang in die Praxis finden. Ein wesentlicher Grund dafür ist, dass mithilfe der Placeboanalgesie in bestimmten Fällen die Gabe von Schmerzmitteln deutlich reduziert werden könnte. Damit ist es auch möglich, die negativen Nebenwirkungen dieser Medikamente zu verringern.

Manche neuen Erkenntnisse zum Placeboeffekt lassen sich aber jetzt schon nutzen. Die Wirksamkeit von „echten" Schmerzmitteln kann nämlich durch bewusstes Hervorrufen des Placeboeffektes noch gesteigert werden. Der auf diese Weise optimierte Therapieeffekt beinhaltet den „Nettoeffekt" des Medikaments plus die Placeboantwort. Wie bereits festgestellt, spielt – nicht nur – für die Placebowirkung die durch den Arzt beim Patienten geweckte positive Erwartungshaltung eine große Rolle. Voraussetzung einer jeden guten

Therapie ist demnach, dass der Arzt mit den Patient:innen ein Vertrauensverhältnis aufbaut und über reelle Heilungschancen spricht. Die hohe Bedeutung der Zuwendung durch die Pflegepersonen sei in diesem Zusammenhang erwähnt! Zuwendung kann Stressreaktionen des Körpers senken. Auch dadurch werden die Selbstheilungskräfte des Körpers angeregt. Die nachfolgenden Therapiemaßnahmen wirken besser.

Die Placeboantwort ist nicht limitiert auf das Gebiet der Schmerzlinderung. Sie ist ebenso unter anderen Bedingungen anwesend. Placeboinduzierte Erwartungen zur Verbesserung der Motorik bei Patienten mit Parkinson haben gezeigt, dass sie das endogene Dopaminsystem im Striatum aktivieren und Übungsmuster der Neurone im subthalamischen Kern verändern. Es wurde angenommen, dass placeboinduziertes Freisetzen von Dopaminen den Belohnungseffekt verstärkt (Colloca et al. 2005). Es ist wichtig, die Interaktion zwischen dopaminergen und Opiatsystemen zu erkennen. Endogene Opiatpeptide sind auch in den Belohnungsmechanismus involviert. Der reduzierende Placeboeffekt durch versteckte Behandlungen (der Patient sieht nicht, welches Medikament verabreicht wird) scheint nicht nur die Schmerzlinderung zu reduzieren, sondern auch den Erfolg bei anderen Behandlungsmethoden wie z. B. bei der oben erwähnten Parkinsonerkrankung (Benedetti et al. 2004).

Um im klinischen Alltag den Placeboeffekt besser zu verstehen, müssen wir eine neue klinische Suche entwickeln, neue therapeutische Protokolle erstellen, um die Verbindung Medikamente – Placebos zu erforschen mit dem Ziel, dass damit die Einnahme von toxischen Medikamenten und damit auch die Nebenwirkungen reduziert werden (Gracely et al. 1985).

Gleichzeitig ist es notwendig, den Impact der Placeboforschung auf die Gesellschaft auszuweiten und die positiven und negativen Aspekte zu erforschen (Davis 2002). Wir können und müssen die neuen Erkenntnisse des Placeboeffektes, welcher durch **die Erwartung, die Konditionierung, die Wünsche** und **den Glauben** des Patienten bestimmt ist, für die Therapie nutzen. Der optimierte Therapieeffekt ist der Nettoeffekt des Medikaments plus der Placeboeffekt (Fields und Price 1997). Für den Placeboeffekt spielt neben dem endogenen Opiatsystem auch die Erwartungshaltung eine große Rolle. Aus diesem Grund ist Voraussetzung einer guten Therapie, dass zwischen Patient und Arzt die Erwartungshaltung (reelle Therapieziele) offen dargelegt werden (Price 2005). Dabei können auf jeden Fall die Pflegepersonen unterstützend eingreifen. Nicht nur Medikamente und Behandlungen spielen eine Rolle, sondern auch das gesprochene Wort. Benedetti konnte z. B. zeigen, wie eine neutrale Substanz nur durch verbale Informationen entweder einen Placebo- oder einen Noceboeffekt erzeugen kann.

Zusammenfassend lässt sich sagen, dass die Bedeutung des Wissens um Placebos und Nocebos inzwischen derart groß ist, dass deren Wirksamkeit in die neue AWMF-Leitlinie „Perioperative und posttraumatische Schmerztherapie" aufgenommen wurde. Weitere Untersuchungen zur Placebowirkung sind bis heute ein für die medizinische Praxis wichtiges Anliegen. Die Notwendigkeit der gezielten Information zwischen dem Erlangen eines additiven Effektes der rein pharmakologischen Wirkungen und den psychologischen Wirkungen (**Placeboeffekt**) sowie der Trennung von der Gefahr, durch negative Einflüsse einen **Noceboeffekt** zu erreichen, liegt vor!

Angesichts der Zunahme älterer Menschen und damit auch der Zahl von Schmerzpatient:innen nicht nur in den westlichen Industrieländern sind wir mit ständig steigenden Gesundheitskosten konfrontiert. Es wäre deshalb sowohl im Hinblick auf den Einzelnen wie auch auf die Gesamtgesellschaft sinnvoll, die positiven Placeboeffekte in der Schmerzbehandlung und darüber hinaus besser zu nützen. Menschen mit hoher Erwartungshaltung über die schmerzhemmende Wirkung benötigen weniger Medikamente als Menschen mit einer geringeren Erwartungshaltung. So zeigte sich auch, dass Menschen, die vor einer Operation besonders gut über die kommende Operation informiert wurden, weniger Schmerzen und weniger Medikamente nach der Operation benötigten.

Dieser Beitrag versteht sich somit auch als Anregung, die schmerzlindernden und gesundheitsfördernden Eigenschaften von Placebos – als solche können nicht nur Medikamente, sondern z. B. auch Akupunkturbehandlungen eingesetzt werden – sowohl in Forschung als auch in der Praxis stärker zu beachten. Zumal durch Nutzung der Placebowirkung ein weiteres wichtiges Ziel erreicht werden kann, nämlich die stärkere Einbeziehung der Patient:innen in den Behandlungsprozess. Wie man heute weiß, hängt nämlich die schmerzlindernde oder sonstige positive Wirkung eines Placebos wesentlich von den Erwartungen der Kranken ab bzw. davon, ob ein Vertrauensverhältnis zwischen Behandler und Behandeltem aufgebaut werden kann. Positive Erwartungshaltung und Selbstwirksamkeitsüberzeugung des Patienten sind also wichtige Helfer des Arztes bei der Behandlung von Schmerzen. Andererseits ist durch Studien belegt, dass bei „versteckter" Verabreichung eines Placebos (der Patient sieht nicht, welches Medikament er erhält) auch die schmerzlindernde Wirkung oder der Erfolg einer Behandlung mit Placebo bei Parkinson-Erkrankung zumindest reduziert erscheint, wenn nicht ganz wegfällt. Beide Ergebnisse verweisen auf jene Möglichkeiten, die „richtig" eingesetzte Placebos in der Praxis eröffnen.

Literatur

Barsky AJ, Saintfort R, Rogers MP, Borus JF (2002) Nonspecific medication side effects and the nocebo phenomenon. JAMA 287:622–627
Benedetti F et al (2004) Autonomic and emotional responses to open and hidden stimulations of the human subthalamic region. Brain Res Bull 63:203–211
Benedetti F, Lanotte M, Lopiano L, Colloca L (2007) When words are painful. Neuroscience 147:260–271
Colloca L, Benedetti F (2005) Placebos and painkillers: is mind as real as matter? Perspectives. Nature Rev 6:545–552
Colloca L, Lopiano L, Benedetti F, Lanotte M (2005) The placebo response in conditions other than pain. Sem Pain Med 3:43–47
Davis CE (2002) In: Guess HA, Kleinman A, Kusek JW, Engel LW (Hrsg) The science of the placebo: toward an interdisciplinary research agenda. BMJ Books, London, S 158–166
Fields HL, Price DD (1997) In: Harrington A (Hrsg) The placebo effect: an interdisciplinary exploration. Havard University Press, Cambridge
Gracely RH, Dubner R, Deeter WR, Wolskee PJ (1985) Clinician's expectations influence placebo analgesia. Lancet 1:43

IASP Pain Clinical Updates (2007) Placebo analgesia, nocebo hyperalgesia. XV 1(1–4):2
Moore A, Edwards J, Barden J, MacQuay H (2003) Bandolier's little book of pain. Oxford University Press, Oxford, S 968–973
Price DD (2001) Assessing placebo effects without placebo groups: an untapped possibility? Pain 90:201–203
Price DD (2005) New facts and improved ethical guidelines for placebo analgesia. J Pain 6:213–214

Schmerztherapie in der Pflege – rechtliche Rahmenbedingungen

M. Kletečka-Pulker und K. Doppler

10.1 Grundsätzliches

Gerade im medizinischen Bereich ist die Zusammenarbeit mehrerer Berufsgruppen unabdingbar und erfordert eine komplexe und arbeitsteilige Organisation. Häufig stellen sich daher insbesondere Fragen hinsichtlich der Zusammenarbeit zwischen ärztlichen und nicht-ärztlichen Gesundheitsberufen. Es handelt sich dabei überwiegend um Fragen der Abgrenzung einzelner Tätigkeiten.

Der Kompetenzbereich des gehobenen Dienstes für Gesundheits- und Krankenpflege[1] umfasst seit der **GuKG-Novelle 2016**[2] die *pflegerischen Kernkompetenzen, Kompetenz bei Notfällen, Kompetenzen bei medizinischer Diagnostik und Therapie, die Weiterverordnung von Medizinprodukten, Kompetenzen im multiprofessionellen Versorgungsteam sowie etwaige Spezialisierungen.*[3]

Die in § 14 GuKG normierten **pflegerischen Kernkompetenzen** – ehemals eigenverantwortlicher Tätigkeitsbereich – beinhalten insbesondere die **Gesamtverantwortung für den Pflegeprozess** (so etwa die eigenverantwortliche Beurteilung der Pflegeabhängigkeit, Diagnostik, Planung, Organisation, Durchführung, Kontrolle und Evaluation aller pflegerischen Maßnahmen). Weiters obliegt Pflegepersonen im Rahmen der pflegerischen Kernkompetenz die Prävention, Gesundheitsförderung und Gesundheitsberatung im Rah-

---

[1] Zu unterscheiden ist hierbei die Pflegeassistenzberufe (§§ 82 ff GuKG).
[2] BGBl II 75/2016.
[3] § 13 GuKG.

M. Kletečka-Pulker (✉) · K. Doppler
Institut für Ethik und Recht in der Medizin, Universität Wien, Wien, Österreich
e-mail: maria.kletecka-pulker@univie.ac.at; klara.doppler@univie.ac.at

© Der/die Autor(en), exklusiv lizenziert an Springer-Verlag GmbH, DE, ein Teil von Springer Nature 2025
R. Likar et al. (Hrsg.), *Multimodale Schmerztherapie in der Pflege*,
https://doi.org/10.1007/978-3-662-68956-1_10

men der Pflege sowie die Pflegeforschung. Diese Formulierung verdeutlicht, dass das diplomierte Pflegepersonal nicht ausschließlich für den Pflegeprozess Verantwortung trägt, sondern darüber hinausgehende Kompetenzen u. a. im Schulungs- und Forschungsbereich eigenverantwortlich ausübt.

Bei Ausübung von Tätigkeiten der in § 14 GuKG normierten pflegerischen Kernkompetenzen handelt die Angehörige des diplomierten Pflegepersonals **eigenverantwortlich**. Das bedeutet, dass dieser Person im Rahmen ihres Berufsrechts keine fachlichen Weisungen erteilt werden dürfen, unbeschadet freilich eventueller grundlegender Anordnungen im Rahmen der Organisation des Pflegedienstes.[4, 5] Entscheidend ist dabei vor allem, dass die Pflegeperson letztlich auch allein verantwortlich für die Durchführung ihrer Aufgaben ist. Besitzt sie nicht die entsprechenden Kenntnisse und erforderlichen Fähigkeiten für die Durchführung einer dieser Tätigkeiten, darf sie diese auch nicht annehmen. Man spricht in diesem Zusammenhang von der sogenannten Einlassungs- bzw. Übernahmefahrlässigkeit.[6]

10.2 Kompetenzen bei medizinischer Diagnostik und Therapie

Gemäß § 49 Abs 2 ÄrzteG 1998 hat der Arzt seinen Beruf persönlich und unmittelbar, gegebenenfalls in Zusammenarbeit mit anderen Ärzten auszuüben. Zur Mithilfe kann er sich jedoch Hilfspersonen bedienen, wenn diese nach seinen genauen Anordnungen und unter seiner ständigen Aufsicht handeln. Weiters kann der Arzt im Einzelfall an Angehörige anderer Gesundheitsberufe oder in Ausbildung zu einem Gesundheitsberuf stehende Personen ärztliche Tätigkeiten übertragen, sofern diese vom Tätigkeitsbereich des entsprechenden Gesundheitsberufes umfasst sind. Er trägt die Verantwortung für die Anordnung. Die ärztliche Aufsicht entfällt, sofern die Regelungen der entsprechenden Gesundheitsberufe bei der Durchführung übertragener ärztlicher Tätigkeiten keine ärztliche Aufsicht vorsehen.

Die entsprechende Bestimmung für den gehobenen Dienst für Gesundheits- und Krankenpflege enthält § 15 GuKG, welcher die **Kompetenzen bei medizinischer Diagnostik und Therapie** regelt. Dieser Bereich umfasst jene medizinisch-diagnostischen und medizinisch-therapeutischen Maßnahmen, die das diplomierte Pflegepersonal **nach ärztlicher Anordnung eigenverantwortlich** durchführen darf. Als Beispiele listet § 15 Abs 4 GuKG etwa die Verabreichung von Arzneimitteln oder die Vorbereitung und Verabreichung von Injektionen und Infusionen.

---

[4] Vgl dazu näher *Hausreither* (2008) Aigner, Kletečka, Kletečka-Pulker, Memmer (Hrsg), Handbuch Medizinrecht, Bd 2, III, S. 540 ff.

[5] *Schwamberger/Biechl/Habel*, GuKG – Gesundheits- und Krankenpflegegesetz[8] (2018), 67.

[6] *Hausreither* (2008) Aigner, Kletečka, Kletečka-Pulker, Memmer (Hrsg), Handbuch Medizinrecht, Bd III, S 542.

Bei der Aufzählung dieser „mitverantwortlichen" Kompetenzen[7] handelt es sich allerdings um eine **demonstrative (beispielhafte) Aufzählung**. Es können auch andere ärztliche Maßnahmen von § 15 GuKG umfasst sein, die nicht in dessen Aufzählung enthalten sind. Entscheidend ist dabei, dass die ärztliche Tätigkeit grundsätzlich auch vom entsprechenden Kompetenzbereich der diplomierten Pflege erfasst ist, einen vergleichbaren Schwierigkeitsgrad aufweist und die entsprechenden Kenntnisse und Fertigkeiten auch in der Ausbildung oder in einer Fortbildung vermittelt wurden.[8] So ist beispielsweise die **Verabreichung von subkutanen Infusionen** in der demonstrativen Aufzählung des § 15 Abs 4 GuKG nicht enthalten. Die Verabreichung subkutaner Infusionen entspricht grundsätzlich dem Stand der medizinischen und pflegerischen Wissenschaft. Daher kann bei entsprechender Indikation aus fachlicher und rechtlicher Sicht die Delegation von subkutanen Infusionen an Angehörige des gehobenen Dienstes für Gesundheits- und Krankenpflege grundsätzlich zulässig sein. Die erforderlichen Kenntnisse und Fertigkeiten sind vom diplomierten Pflegepersonal im Rahmen einer entsprechenden Fortbildung zu erwerben, wenn diese nicht bereits in der Ausbildung vermittelt wurden.[9] Hingegen fällt die **Verabreichung von Zytostatika** nicht unter die Kompetenzen bei medizinischer Diagnostik und Therapie, da es sich dabei um hochpotente Substanzen handelt, deren Anwendung ein erhöhtes Risiko für den Patienten beinhaltet. Es handelt sich daher um eine ärztliche Tätigkeit nach § 2 ÄrzteG 1998, die nicht an diplomiertes Pflegepersonal delegiert werden darf.[10]

10.3 Anordnung- und Durchführungsverantwortung

Wie schon oben ausgeführt, dürfen Maßnahmen, welche unter die Kompetenzen der medizinischer Diagnostik und Therapie fallen, gemäß § 15 GuKG nur nach ärztlicher Anordnung durchgeführt werden. Die Verantwortung für die Anordnung trägt dabei der Arzt (**Anordnungsverantwortung**). Es handelt sich allerdings um keine generelle Delegation. Die Übertragung einer ärztlichen Anordnung kann sich immer nur auf einen konkreten Patienten beziehen, den der behandelnde Arzt bereits eingehend untersucht und dessen Zustand er beurteilt hat.[11, 12] Nach dem ÄrzteG 1998 ist der „Arzt" zur Anordnung befugt, d. h. auch Turnusärzte mit entsprechendem Ausbildungsstand dürfen eine ärztliche Anord-

---

[7] Vor der Novellierung des GuKG sprach § 15 vom „mitverantwortlichen Tätigkeitsbereich".
[8] *Hausreither* (2008) in: *Aigner, Kletečka, Kletečka-Pulker, Memmer,* Handbuch Medizinrecht, Bd III, S. 542.
[9] Erlass BMGF 1.4.2005, 92251/0017-I/B/6/2005.
[10] BMGFJ X.9.2008, 92251/0070-I/B/6/2007.
[11] *Hausreither* (2008) in: *Aigner, Kletečka, Kletečka-Pulker, Memmer* (Hrsg), Handbuch Medizinrecht, Bd III, S 550.
[12] *Stärker,* Rechtsfragen der Zusammenarbeit, in *Kletečka-Pulker, Grimm, Memmer, Stärker, Zahrl* (Hrsg), Grundzüge des Medizinrechts (2019), S. 170.

nung im Kompetenzbereich des § 15 GuKG erteilen, wenn sie durch ihren Ausbildungsverantwortlichen hierzu ermächtigt wurden. Der Ausbildungsverantwortliche trägt die Verantwortung für die Auswahl des Turnusarztes.[13]

Ist eine ärztliche Anordnung fehlerhaft, ist grundsätzlich die anordnende Person dafür verantwortlich. Lediglich in jenen Fällen, in denen die Fehlerhaftigkeit der Anordnung der Pflegeperson hätte auffallen müssen, ist diese dafür mitverantwortlich.[14] Die **Durchführungsverantwortung** trägt die Angehörige des gehobenen Dienstes für Gesundheits- und Krankenpflege, die die angeordnete Maßnahme durchführt. Die erfolgte Durchführung ist durch Unterschrift der durchführenden Person zu bestätigen. Die ärztliche Anordnung hat auch im extramuralen Bereich schriftlich zu erfolgen.

Nur in **ärztlich begründeten Ausnahmefällen und bei unmittelbarer Anwesenheit des Arztes** kann die ärztliche Anordnung gem. § 15 Abs 3 GuKG mündlich erfolgen. Nach dem Wortlaut des Gesetzes darf es sich dabei – abgesehen von der unmittelbaren Präsenz des anordnenden Arzt – tatsächlich nur um begründete Ausnahmefälle handeln, aufgrund deren Dringlichkeit eine medizinische Notwendigkeit für das Absehen des Schriftlichkeitsgebots gegeben ist. Es muss bei mündlichen Anordnungen stets sichergestellt sein, dass die Anordnung eindeutig und zweifelsfrei ist.

Eine Übermittlung der schriftlichen Anordnung ist z. B. auch elektronisch möglich, dabei müssen die Vorschriften des Gesundheitstelematikgesetzes 2012 eingehalten werden.

Der Arzt ist stets verpflichtet, unverzüglich die ärztliche Anordnung zu verschriftlichen. Eine genaue zeitliche Frist für die Niederschrift – etwa eine verpflichtende Verschriftlichung binnen 24 h – gibt es seit der Novelle nicht mehr. Dies Verschriftlichung stellt in der Praxis oft ein Problem dar, weil dies manchmal von den Ärzten nach der Dienstübergabe oder unter anderen Umständen vergessen wird. In solchen Fällen ist es ratsam, dass die Angehörige des diplomierten Pflegepersonals in jedem Fall immer den Zeitpunkt der mündlichen Anordnung dokumentiert und dann auch die Tatsache, dass der Arzt seiner gesetzlichen Verpflichtung, die Anordnung zu verschriftlichen, nicht nachgekommen ist. Eine Weigerung des Arztes verstößt gegen seine Berufspflicht und stellt daher eine Verwaltungsübertretung nach dem ÄrzteG dar.[15]

Zur Vermeidung jeglicher Haftungsprobleme ist bei der Anordnung des Arztes zur Verordnung von Arzneimitteln stets sowohl Menge, Dosis, Verabreichungsart als auch Zeitpunkt der Verabreichung („was", „wann", „wem", „wie") schriftlich festzuhalten. Die Frage nach der Zulässigkeit der bis dato oftmals praktizierten „**Bedarfsmedikation**" stellt sich folglich zum heutigen Zeitpunkt nicht mehr.[16, 17]

---

[13] BMGF 19.4.2007, 92251/0070-I/B/6/2005.

[14] Vgl. auch Erlass BMSG 14.2.2001, 21.251/5-VIII/D/13/00.

[15] *Müller* in GmundKomm § 15 GuKG (Stand 1.3.2016, rdb.at).

[16] *Stärker*, Rechtsfragen der Zusammenarbeit, in *Kletečka-Pulker, Grimm, Memmer, Stärker, Zahrl* (Hrsg), Grundzüge des Medizinrechts (2019), S. 170.

[17] *Schwamberger/Biechl/Habel*, GuKG – Gesundheits- und Krankenpflegegesetz[8] (2018), 88.

Hingegen sind Angehörige des gehobenen Dienstes für Gesundheits- und Krankenpflege nunmehr berechtigt, nach Maßgabe der ärztlichen Anordnung vom Arzt verordnete Medizinprodukte in den Bereichen Nahrungsaufnahme, Inkontinenzversorgung, Mobilisations- und Gehhilfen, Verbandsmaterialien, prophylaktische Hilfsmittel und Messgeräte sowie im Bereich des Illeo-, Jejuno-, Kolon- und Uro-Stomas solange **weiterzuverordnen**, bis die sich ändernde Patientensituation die Einstellung der Weiterverordnung oder die Rückmeldung an den Arzt erforderlich machen oder der Arzt die Anordnung ändert (§ 15a GuKG).

10.4 Berufsrechtliche Ermächtigung versus dienstrechtliche Vorschriften

Das GuKG normiert allerdings nur die berufsrechtliche Ermächtigung für Tätigkeiten der Pflege. Ob und in welchem Ausmaß die Angehörigen der Gesundheits- und Krankenpflege dann an ihrem Arbeitsort verpflichtet sind, die zulässigen berufsrechtlichen Handlungen durchzuführen, entscheidet der jeweilige Arbeitgeber mittels Dienstvertrag oder Weisung. So darf das diplomierte Pflegepersonal grundsätzlich aufgrund der berufsrechtlichen Vorschrift subkutane, intramuskuläre und intravenöse Injektionen vorbereiten und verabreichen. Es gibt aber einige Dienstgeber, die ihrem diplomierten Pflegepersonal z. B. im Dienstvertrag oder mittels Weisung die Durchführung dieser Tätigkeiten untersagen. In diesem Fall dürfen Angehörige der Gesundheits- und Krankenpflege möglichen Anordnungen eines Arztes nicht Folge leisten.[18] In vielen Fällen wird aus organisatorischen Gründen der Einsatzbereich des diplomierten Pflegepersonals arbeitsplatzbezogen eingeschränkt.

10.5 Voraussetzungen für die Ausübung von Aufgaben im Rahmen der Spezialisierungen des § 17 GuKG (Maßnahmen der Schmerztherapie)

Neben dem allgemeinen Tätigkeitsbereich, zu dessen Ausübung alle Angehörigen des gehobenen Dienstes für Gesundheits- und Krankenpflege berechtigt sind, sieht der Gesetzgeber noch **Setting- und zielgruppenspezifische Spezialisierungen** sowie **Spezialisierungen für Lehr- oder Führungsaufgaben** vor. Der Gesetzgeber hat an dieser Stelle eine taxative (abschließende) Aufzählung der spezialisierten Aufgaben in vorgenommen (§ 17 GuKG). Es handelt sich dabei konkret um Kinder- und Jugendlichenpflege, psychiatrische Gesundheits- und Krankenpflege, Intensivpflege, Anästhesiepflege, Pflege bei Nierenersatztherapie, Pflege im Operationsbereich, Krankenhaushygiene, Wund-

---

[18] Siehe auch Erlass BMSG 14.2.2001, 21.251/5-VIII/D/13/00.

management und Stomaversorgung, Hospiz- und Palliativversorgung sowie psychogeriatrische Pflege.

Maßnahmen der Schmerztherapie fallen in der Regel unter ebendiese in § 17 GuKG aufgelisteten Spezialisierungen.

Voraussetzung für die Ausübung von Spezialisierung ist gem. § 17 Abs 3 GuKG die erfolgreiche Absolvierung der entsprechenden Sonderausbildung oder Spezialisierung innerhalb von 5 Jahren ab Aufnahme der Tätigkeit.[19]

10.6 Ausgewählte Rechtsfragen im Rahmen der Schmerztherapie

Abschließend wird auf einige ausgewählten Fragen im Rahmen der Schmerztherapie eingegangen, welche aufgrund von konkreten Anfragen der Praxis von der zuständigen Abteilung des Gesundheitsministeriums beantwortet wurden. Im Allgemeinen empfiehlt es sich, schwierige Abgrenzungsfragen, die im medizinischen oder pflegerischen Alltag immer wieder virulent werden, unabhängig von der konkreten Situation auf einer höheren Ebene zu klären, damit künftig solche Fragen nicht von den einzelnen handelnden Personen unter Zeitdruck geklärt werden müssen.[20]

Zu den **Kompetenzen bei medizinischer Diagnostik und Therapie** (§ 15 GuKG) zählt unter anderem die Durchführung medizinisch-therapeutischer Interventionen, welche neben der Anpassung von Insulin- und Antikoagulanzientherapie auch die **Anpassung der Schmerztherapie** inkludiert. Diese Kompetenz ist vor allem nach sog. *Standard Operating Procedures (SOP)* gegeben (§ 15 Abs 4 Z 20 GuKG).

Eine tragende Rolle bei der Schmerztherapie spielt – neben der Grundkompetenz des § 15 Abs 4 Z 20 – die Befähigung der **Mitwirkung an der Schmerztherapie**, die in die Kompetenz der Spezialisierung Intensivpflege, Anästhesiepflege und Pflege bei Nierenersatztherapie fällt (§ 20 Abs 4 Z 9 GuKG). Zu den unter „Mitwirkung an der Schmerztherapie" fallenden Tätigkeiten zählen insbesondere der Wechsel von Infusionsbehältern, der Wechsel von Perfusorspritzen und Pumpenfüllungen sowie die Verabreichung von Bolusdosen in liegende periphere und zentrale Schmerzkatheter.

Rechtlich von Bedeutung ist die Unterscheidung, ob bestimmte Tätigkeiten im Bereich der Schmerztherapie als Kompetenz nach § 15 GuKG zu beurteilen sind und daher nach ärztlicher Anordnung auch von Angehörigen des gehobenen Dienstes für Gesundheits- und Krankenpflege ohne Spezialisierung vorgenommen werden dürfen.

---

[19] § 17 Abs 3a GuKG enthält Sonderbestimmungen, welche im Zuge der COVID-19-Pandemie entwickelt wurden. Für die Dauer einer Pandemie wird die Frist von 5 Jahren gehemmt. Weiters sind Berufsangehörige, die bereits bis zu 5 Jahre Tätigkeiten einer Spezialisierung ausgeübt und nicht die entsprechende, aber noch nicht die Spezialisierung erfolgreich absolviert haben, für die Dauer einer Pandemie berechtigt, über die Grundkompetenzen der §§ 14 bis 16 hinausgehende Tätigkeiten dieser Spezialisierung auszuüben.

[20] In rechtlich besonders schwierigen Fällen ist eine Anfrage an das zuständige Ressort des Gesundheitsministeriums ratsam.

Maßnahmen der Schmerztherapie können umfassend sein. So kann eine Schmerztherapie oral, durch subkutane, intramuskuläre, intravenöse Injektionen, subkutane oder intravenöse Infusionen oder über liegende periphere oder zentrale Katheter erfolgen.

Sofern Schmerzmittel oral, subkutan, intramuskulär oder intravenös verabreicht werden, fallen diese Tätigkeiten unter § 15 GuKG und dürfen daher nach ärztlicher Anordnung auch von Angehörigen des gehobenen Dienstes für Gesundheits- und Krankenpflege ohne Sonderausbildung verabreicht werden.[21]

Unter ebendiese Kompetenzen bei medizinischer Diagnostik und Therapie (§ 15 GuKG) fällt auch der **Wechsel von Perfusorspritzen**, welcher im weitesten Sinne mit dem Anschließen einer („Mini"-)Infusion vergleichbar ist. Das **Füllen von Schmerzpumpen**, wie z. B. PCA („patient controlled analgesia") – das Gerät wird in die Bauchdecke implantiert bzw. Analgetika werden mittels eines dünnen Katheters in das Rückenmark geleitet oder mittels tragbarer Infusionspumpe subkutan, intravenös oder epidural zugeführt –, fällt aus fachlicher Sicht ebenfalls in diesen Kompetenzbereich und kann daher nach Maßgabe des § 15 GuKG durch Angehörige des gehobenen Dienstes für Gesundheits- und Krankenpflege ohne Spezialisierung in der Intensiv- oder Anästhesiepflege durchgeführt werden.

Eine **Verabreichung von Schmerzmitteln (u. a. Bolusdosen)** über einen liegenden Epiduralkatheter, Periduralkatheter, interskalenären Plexuskatheter etc. fällt hingegen ausschließlich unter § 20 Abs 4 GuKG und darf daher nach ärztlicher Anordnung nur von Personen mit einer Berufsberechtigung in der Intensivpflege, Anästhesiepflege oder Pflege bei Nierenersatztherapie durchgeführt werden.

In Krankenanstalten werden in der Regel bei Patienten mit Tracheostoma Trachealkanülen von Angehörigen des gehobenen Dienstes für Gesundheits- und Krankenpflege gewechselt und gereinigt; Ausnahme ist der erste Wechsel der Kanüle, der durch einen Arzt vorgenommen wird (Durchführung einer Bronchialtoilette). Für diese Tätigkeit ist aus fachlich-pflegerischer Sicht keine Spezialisierung in der Intensivpflege erforderlich, zumal die Pflege von Patienten mit Tracheostoma einschließlich Kanülenwechsel in der Grundausbildung unterrichtet wird. Dem Arzt obliegt es zu entscheiden, ob mit dem Wechsel der Kanüle Komplikationen (Blutungen, Probleme beim Einführen der Kanüle bei Tumoren im Tracheostomabereich etc.) verbunden sind oder der Kanülenwechsel problemlos durchgeführt werden und somit an Angehörige des gehobenen Dienstes für Gesundheits- und Krankenpflege delegiert werden kann. Zusätzlich hat sich der Arzt vor dem Delegieren des Kanülenwechsels zu vergewissern, dass die betreffende Pflegeperson die erforderlichen Kenntnisse und Fertigkeiten zur Durchführung dieser Tätigkeit besitzt.[22]

---

[21] BMGF 19.10.2006, 92251/0019-I/B/6/2005.
[22] Mit weiteren zahlreichen Beispielen siehe: *Hausreither* (2008) in: *Aigner, Kletečka, Kletečka-Pulker, Memmer* (Hrsg), Handbuch Medizinrecht, Bd III, S. 561.

Analgetika und ihre Arzneimittelinteraktionen

11

M. Anditsch und S. Geyrhofer

11.1 Einleitung

Analgetika gehören zu den am häufigsten eingenommenen Arzneimittel. Einige sind frei verkäuflich und es entsteht dadurch das Bild der unbedenklichen Einnahme. Doch auch wenn sie rezeptfrei in der Apotheke und in einigen Ländern sogar in den Supermärkten erhältlich sind, müssen Kontraindikationen und Arzneimittelinteraktionen berücksichtigt werden.

Apotheker:innen und Pharmazeut:innen leisten hier einen wesentlichen Beitrag zur Minimierung von Neben- und vor allem Wechselwirkungen, die im oft stressigen klinischen Alltag von Mediziner:innen und Pflegetherapeut:innen manchmal übersehen werden können.

Die Integration von Apotheker:innen/Pharmazeut:innen bei der täglichen Visite in Krankenanstalten und Langzeitpflegeeinrichtungen reduzieren Arzneimittelinteraktionen, führen zu einem besseren Outcome bei Patient:innen und zu einer deutlichen Reduktion des Arbeitsaufwandes für Pflegepersonen und Ärzt:innen (Graggober 2025). Dadurch werden die Kosten im Gesundheitssystem reduziert, denn Wechselwirkungen sind ein ernstzunehmender Faktor bei Krankenhaus-Einweisungen (Dechanont et al. 2014; Eisenmann et al. 2011).

M. Anditsch (✉)
Wien, Österreich

S. Geyrhofer
Pflege minus Schmerz, Geyrhofer KG, Grein, Österreich
e-mail: office@pflege-schmerz.at

© Der/die Autor(en), exklusiv lizenziert an Springer-Verlag GmbH, DE, ein Teil von Springer Nature 2025
R. Likar et al. (Hrsg.), *Multimodale Schmerztherapie in der Pflege*,
https://doi.org/10.1007/978-3-662-68956-1_11

Unter dem Begriff „Wechselwirkungen" oder „Interaktionen" werden in der Regel unerwünschte gegenseitige Beeinflussungen von Pharmaka verstanden, mit der Folge entweder eines unzureichenden Effektes oder von Intoxikationen durch Überdosierungen.

Desto größer die Zahl der gleichzeitig verabreichten Arzneimittel ist, desto häufiger muss mit klinisch relevanten Wechselwirkungen gerechnet werden. Bei mehr als fünf Pharmaka steigt das Risiko um das bis zu zehnfache an. Ältere Menschen sind durch physiologisch reduzierte Dekompensationsmechanismen besonders gefährdet, unerwünschte Arzneimittelwirkungen (UAW) zu entwickeln. Fast ein Drittel dieser unerwünschten Wirkungen sind Arzneimittelinteraktionen zuzuschreiben (Likar et al. 2020; Graggober 2025). In geriatrischen Abteilungen sind sie mit Abstand die häufigsten Ursachen der Einweisung. Die häufigsten unerwünschten Arzneimittelwirkungen (UAW) sind gastrointestinale Blutungen, Hirnblutungen, Nierenversagen, Elektrolytstörungen und Hypotonie, verursacht vor allem durch unsachgemäßen Einsatz von Rheumamittel, Diuretika, Antihypertensiva, und starke Schmerzmittel. Auch bei der Entlassung aus der stationären Versorgung erhalten Patient:innen häufig Arzneimittelkombinationen, die potentielle – zum Teil schwerwiegende - Interaktionen beinhalten (Gleich et al. 2021; Zheng et al. 2018).

Durch die individuelle Auswahl der richtigen Medikamente und die häufige Kontrolle der Verordnungen können diese schwerwiegenden UAW vermieden werden – zum Wohle der Patient:innen und zur Kostensenkung (Graggober 2025; Eisenmann et al. 2011).

Es ist keine Seltenheit, dass ältere Menschen 10 bis 15 verschiedene Medikamente verschrieben bekommen (Gleich et al. 2021). Oft werden die Nebenwirkungen dieser Kombinationen therapiert und die Liste der eingenommenen Präparate verlängert sich, wodurch sich auch die unerwünschten Wirkungen erhöhen. Durch das Fehlen der digitalen Patient:innenakte und das Aufsuchen mehrerer Ärzt:innen unterschiedlicher Fachrichtungen erhöht sich das Risiko einer Polypharmazie mit gravierenden Folgen. Die Bereitschaft, Medikamente jeden Tag einzunehmen, sinkt ab – insbesondere bei Therapien, die zur Vorbeugung von Komplikationen eingesetzt werden, wie z. B. Antihypertensiva, niedrig dosierter Acetylsalicylsäure –, und es steigt die Gefahr der Medikamenten-Verwechslungen an.

Die Beurteilung der klinischen Relevanz einer im Lehrbuch beschriebenen Wechselwirkung ist oft sehr schwierig, da die Ergebnisse meistens von kleinen Studien an gesunden Proband:innen erhoben werden. Die derzeit zur Verfügung stehenden Softwareprogramme wurden in den letzten Jahren immer besser, dennoch können sie in komplexen Situationen wie Multimorbidität und Einnahme von Nahrungsergänzungsmittel nur begrenzt eine Hilfestellung anbieten, da die aufgezeigten Interaktionen oft nicht praxisrelevant sind und auch Begründungen bzw. Vorschläge für Alternativpräparate fehlen. Die zunehmende mangelnde Versorgung mit Arzneimittel – viele Präparate werden entweder vom Markt genommen oder sind in einzelnen Ländern monatelang nicht lieferbar – wird die Situation noch verschärfen.

11.2 Fallvignette

Eine 70-jährige Patientin wird mit ausgeprägter Bradykardie nach Sturz, im verwirrten und desorientierten Zustand, stationär aufgenommen. Ein Blick in ihre Medikamenteneinnahme zeigt ein bekanntes Bild: zwölf verschiedene Medikamente mehrmals täglich verabreicht:

- gegen die tachykarden Herzrhythmusstörungen erhält sie eine Kombination aus Amiodaron, ß-Blocker und Digitalis
- zur Blutdrucksenkung und Therapie einer bestehenden Herzinsuffizienz einen ACE-Hemmer, ein K-sparendes Diuretikum, ein Schleifendiuretikum und zusätzlich ASS 100 mg
- ein Inkontinenzmittel
- ein NSAR
- einen Magenschutz
- seit kurzer Zeit aufgrund diagnostizierter Alzheimer-Demenz einen Azetylcholinesterasehemmer
- in der Apotheke kauft sie sich noch zusätzlich ein Ginko und ein Knoblauchpräparat.

Die medizinischen Diagnosen rechtfertigen auf den ersten Blick den Einsatz all dieser Präparate und können mit den derzeit gültigen Guidelines begründet werden. Doch was passiert im Körper bei der gleichzeitigen Einnahme all dieser Arzneistoffe, die oft mit nur einem Schluck Wasser eingenommen werden? Bei der Zulassung eines Arzneistoffes werden in Phase-I-Studien an gesunden Probanden mögliche Interaktionen zwischen zwei, max. drei verschiedenen Wirkstoffen getestet. Sind jedoch diese Ergebnisse übertragbar auf alte, multimorbide Menschen mit eingeschränkten Organfunktionen und zwölf verschiedenen Medikamenten?

Die zusätzliche Einnahme von frei erhältliche Nahrungsmittelergänzungen erhöhen das Interaktionspotential mit den verordneten Arzneimittel, die häufigsten Präparate sind unter anderem:

- Ginko
- Ginseng: kann das Blutungsrisiko bei gleichzeitiger Einnahme von NSAR, ASS, und SSRI potenzieren
- Knoblauch: hat in hoher Dosis einen ausgeprägten blutdrucksenkenden Effekt
- Magnesium, Zink, Kalzium beeinträchtigen die Resorption gleichzeitig verabreichter Antibiotika

Viele OTC (=over the counter) Präparate, die zur kognitiven Verbesserung angepriesen werden, enthalten einen hohen Gehalt an Koffein, das Herzrhythmusstörungen, Nervosität und Schlafstörungen begünstigen kann.

Prinzipiell wird zwischen pharmakodynamischen und pharmakokinetischen Wechselwirkungen unterschieden, wobei bei Multimedikation natürlich beide Typen überlappend vorliegen können und die Gefahr einer klinischen Symptomatik verstärken können.

Pharmakodynamischen Interaktionen sind immer dann zu erwarten, wenn zwei Wirkstoffe an einem Rezeptor, einem Erfolgsorgan oder in einem Regelkreis synergistisch oder antagonistisch wirken. Sie unterliegen zumeist weniger interindividuellen Schwankungen als die pharmakokinetischen Interaktionen.

Pharmakokinetische Interaktionen sind arzneistoffspezifisch und von vielen Faktoren wie Resorption, Verteilung, Metabolismus und damit Organfunktionen, Alter, Geschlecht, genetischen Faktoren und Nahrungsaufnahme abhängig.

In der eingangs beschriebenen Fallvignette war sicherlich die gleichzeitige Verabreichung von 4 verschiedenen bradykardisierenden Medikamenten (Amiodaron, ß-Blocker, Digitalis und Azetylcholinesterasehemmer) ein wesentlicher Verursacher von Sturz, Verwirrung und massiv reduzierter Herzfrequenz.

11.3 Wechselwirkungen mit Analgetika

Analgetika haben nicht nur Wechselwirkungen, gerade die am häufigsten verschriebenen Nichtopioid-Analgetika (NOA) sind bei vielen Grunderkrankungen kontraindiziert oder sollten nur mit Bedacht verordnet werden. Die Österreichische Schmerzgesellschaft hat hierzu im Mai 2025 ein entsprechendes Positionspapier herausgegeben (Anditsch et al. 2025).

Im Folgenden werden die häufigsten Wirkstoffe und ihre Wechselwirkungen zusammengefasst.

NSAR/NSAID
Nicht steroidale Anti-Rheumatika oder Antiinflammatory Drugs, kurz NSAR oder NSAID, gehören zu den NOA und haben drei Wirkungseffekte: sie sind antipyretisch, antiphlogistisch und analgetisch wirksam und sollten in erster Linie bei schmerzhaften Entzündungen und postoperative Schmerzen verabreicht werden. Steht keine Entzündung im Vordergrund, werden aufgrund des Neben- und Wechselwirkungsspektrums andere Nichtopioidanalgetika wie Paracetamol oder Metamizol empfohlen, um das Risiko von unerwünschten Interaktionen und Nebenwirkungen zu vermindern. Aufgrund ihrer Nebenwirkungen müssen sie vor allem bei Patient:innen mit Niereninsuffizienz, Herzinsuffizienz, Magen-/Darmulzera, Lungenerkrankungen wie Asthma oder Gefäßerkrankungen und Hypertonie mit größtmöglicher Vorsicht eingesetzt werden oder sind sogar kontraindiziert.

Die Einnahme von NSAR sollte nach Möglichkeit über eine kurze Dauer erfolgen. Mehrere NSAR gleichzeitig einzunehmen ist nicht sinnvoll und birgt das Risiko von Nebenwirkungen. Eine intramuskuläre Gabe – wie es vereinzelt noch in der klinischen Praxis durchgeführt wird – ist obsolet und sollte nicht mehr zur Anwendung kommen.

Wie das Positionspapier der Österreichischen Schmerzgesellschaft zeigt, sind NSAR keinesfalls harmlose Schmerzmittel, die unkontrolliert eingenommen werden sollten. Es ist auf die Organfunktionen bei der Einnahme zu achten, regelmäßige Kontrollen der Nierenwerte und Überwachung des Herz-Kreislauf-Systems ist gerade bei älteren Menschen indiziert.

Da Ibuprofen rezeptfrei erhältlich ist, ist hier die genaue Anamnese wichtig, um auch rezeptfrei erworbene Arzneimittel und Nahrungsergänzungsmittel zu erheben. Pharmazeut:innen erfragen vor der Herausgabe von Ibuprofen, ob bestimmte Vorerkrankungen bekannt sind und werden bei Bedarf eine ärztliche Konsultation empfehlen. Auch Pflegepersonen sehen gerade in der extramuralen Pflege, welche Medikamente Patient:innen außerhalb der Verschreibungspflicht einnehmen und weisen auf mögliche Interaktionen und Nebenwirkungen hin.

Bekannte Wechselwirkungen der NSAR sind unter anderem:

- ein erhöhtes Gastrointestinal-Blutungsrisiko mit Glukokortikoiden, ASS, orale Antikoagulanzien und SSRI
- Gefahr des akuten Nierenversagens bei gleichzeitiger Einnahme mit ACE-Hemmer
- Verminderung der blutdrucksenkenden Wirkung mit Betablocker, ACE-Hemmer, Diuretika
- Ödembildung in Kombination mit Diuretika
- Hyperkaliämie mit Sartanen, Betablocker, Spironolacton

Da viele dieser Präparate, mit denen Wechselwirkungen entstehen können, gerade ältere Menschen einnehmen, sollte die Gabe von NSAR sorgfältig abgewogen werden.

Paracetamol
Paracetamol ist eines der am häufigsten eingenommenen Schmerzmittel und rezeptfrei erhältlich. Es wird vor allem bei Fieber eingesetzt, zusätzlich wird es bei Kopfschmerzen und im postoperativen Bereich verabreicht. Da Paracetamol die Leber beeinflusst, ist es bei schweren Leberschäden kontraindiziert. Paracetamol ist das Schmerzmittel der Wahl bei Patient:innen mit Niereninsuffizienz und auch die Einnahme in der Schwangerschaft ist möglich.

Wechselwirkungen können entstehen mit Alkohol und Carbamazepin, Phenytoin, Rifampicin, die Lebertoxizität wird dadurch erhöht. Die gleichzeitige Einnahme mit NSAR kann eine erhöhte Blutungsneigung hervorrufen.

Sehr kontrovers wurde in den letzten Jahren die gleichzeitige Einnahme mit Antiemetika, hier vor allem mit 5-HT3-Antagonisten wie Ondansetron, diskutiert. Es wird eine Abschwächung der analgetischen Wirkung von Paracetamol beschrieben.

Vitamin K-Antagonisten und Paracetamol in Kombination können die antikoagulatorische Wirkung verstärken.

Metamizol
Der genaue Wirkmechanismus von Metamizol ist bis heute unbekannt. Es wirkt analgetisch, spasmolytisch und antipyretisch. Durch die spasmolytische Wirkung wird es vor allem bei Koliken und Bauchschmerzen eingesetzt. Die Nebenwirkungen sind geringer als bei Paracetamol und NSAR und kommt deshalb gerade bei älteren Menschen mit Multimorbidität zum Einsatz.

Doch auch hier sind Arzneimittelinteraktionen zu berücksichtigen. Die gleichzeitige Einnahme von ASS und Metamizol kann die anti-aggregatorische Wirkung von ASS beeinflussen, deshalb ist hier ein Zeitabstand von mindestens 30 Minuten bei der Verabreichung zu beachten. Medikamente, die eine Agranulozytose verursachen können, sollten nicht mit Metamizol kombiniert werden.

Metamizol wirkt sich auf den Blutdruck aus, es kommt zu einem Blutdruckabfall. Medikamente, die ebenso den Blutdruck senken oder Erkrankungen, bei denen ein Blutdruckabfall zu vermeiden ist wie Stenosen der Hirngefäße oder Herzerkrankungen müssen bei der Einnahme von Metamizol berücksichtigt werden (Anditsch et al. 2025).

Opioide
Opioide sind – wenn sie korrekt angewendet werden – sichere Medikamente. Die Einnahme muss regelmäßig hinsichtlich ihrer Wirksamkeit und deren Nebenwirkungen überprüft werden. Patient:innen, die Opioide regelmäßig einnehmen, sollten eine kontinuierliche Unterstützung und Begleitung von Ärzt:innen und Pflegepersonen erhalten. Pflegepersonen beraten über das Nebenwirkungsmanagement wie Obstipation, Müdigkeit, Mundtrockenheit, Schleimhauttrockenheit und Schwindel. Wirkstoffe wie Oxycondon und Tramadol zeigen bei nozizeptiven und neuropathischen Schmerzen eine gute Analgesie, müssen jedoch bei Leber- und Nierenfunktionseinschränkungen in der Dosierung angepasst werden. Buprenorphin wirkt ebenso bei beiden Schmerzarten, verursacht weniger Obstipation, eine Dosisanpassung ist in der Regel nicht notwendig. Die S3-Leitlinie „Langzeitanwendung der Opioide bei nicht tumorbedingten Schmerzen" empfiehlt eine Überprüfung der Einnahme innerhalb von 3–12 Wochen, eine längere Einnahme sollte sorgfältig abgewogen werden (Häuser 2020).

Antikonvulsiva wie Gabapentin/Pregabalin
Diese beiden Substanzen kommen in den letzten Jahren vermehrt zum Einsatz, vor allem bei neuropathischen Schmerzen. Kontraindikation ist eine stark eingeschränkte Nierenfunktion, Schwangerschaft und Stillzeit. Gerade zu Beginn können Nebenwirkungen wie Müdigkeit und Schwindel auftreten. Das müssen vor allem Pflegepersonen bei der Mobilisierung berücksichtigen und dementsprechend pflegetherapeutische Interventionen durchführen wie z. B. aktivierende Waschungen oder Fußbäder, Einreibungen mit Aktivierungsöl (Geyrhofer 2023).

Antidepressiva

Vor allem trizyklische Antidepressiva und selektive Serotonin-Noradrenalin-Wiederaufnahmehemmer (SSNRI) werden bei neuropathischen Schmerzen eingesetzt. Die häufigsten Nebenwirkungen sind Schwindel, Übelkeit, Schwitzen, Mundtrockenheit, Verwirrtheit. Müdigkeit. Pflegepersonen können hier mit einem entsprechenden Nebenwirkungsmanagement die Symptome lindern und die Adhärenz der Einnahme erhöhen (Geyrhofer 2023).

Die wichtigste Arzneimittelinteraktion entsteht durch die Einnahme von anderen Medikamenten, die sich auf den Serotonin-Mechanismus auswirken wie Opioide, MAO-Hemmern, Triptane und auch die innerliche Einnahme von Johanniskrautpräparaten. Es kann das Serotoninsyndrom ausgelöst werden. Bei starken Rauchern ist mit einem Wirkungsverlust zu rechnen (Anditsch et al. 2025).

11.4 Zusammenfassung

Die Verabreichung von „Medikamentencocktails" ist besonders bei alten Menschen mit schon eingeschränkter Organfunktionen und verändertem Ansprechen auf viele Arzneien ein großes Problem: die unregelmäßige Einnahme der Medikamente, die Gefahr der Verwechslung verstärken das Auftreten klinisch relevanter Nebenwirkungen und Wechselwirkungen der Medikamente sind die Folge.

Es sollte daher:

- bei alten multimorbiden Patient:innen die bestehende medikamentöse Therapie regelmäßig auf Ansprechen und Verträglichkeit hin überprüft werden.
- trotz des Trends der „Guideline-orientierten Therapie" unter Berücksichtigung der individuellen Situation das eine oder andere „empfohlene" Medikament weggelassen werden.
- bei der Auswahl der einzelnen Vertreter einer Indikationsgruppe besonders auf Nebenwirkungen und Wechselwirkungspotential (Dosisanpassungen bei Nierenschäden, Interaktionen mit anderen Arzneimitteln, Nahrungsmittelergänzungen, Nahrung, ...) geachtet werden.
- jeder Wechsel von einem Ursprungspräparat auf ein Generikum bzw. auf ein anderes Generikum gut überlegt sein, denn das bedeutet bei alten Patient:innen eine Neueinstellung mit intensivierter ärztlicher Betreuung und Verunsicherung der Betroffenen in ihre Therapie, Verschlechterung der Adhärenz und des Therapieerfolges speziell beim Einsatz von Antiepileptika, Psychopharmaka und Opioiden, wo die psychische Komponente beim Therapieerfolg eine besondere Rolle spielt.

- eine gute digitale Dokumentation von UAW und regelmäßiger Austausch im interprofessionellen Team forciert werden, denn das erhöht die Sicherheit in die Verabreichung von Arzneimitteln bei Multimorbidität.
- eine Eingliederung der Pharmazeut:innen als fixer Bestandteil der pflegerischen und medizinischen Visiten passieren.

Sehr hilfreich wäre neben der flächendeckenden Digitalisierung und der längst überfälligen elektronischen Patient:innenakte ein Arzneimittelinformationszentrum, wo Expert:innen der Pharmakologie bzw. Pharmazie Medikamentencocktails auf Anfrage der Ärzt:innen und der Pflegetherapeut:innen sichten und Änderungsvorschläge anbieten. In den skandinavischen Ländern wird dies schon sehr erfolgreich angeboten und dort zeigt sich eindeutig der ökonomische Nutzen. Mittlerweile gibt es zahlreiche Datenbanken, die bei der Verordnung von Arzneimittel unterstützen und mögliche Kombinationen und Interaktionen aufzeigen wie Diagnosia oder Mediq.

Als Faustregel gilt: Wenn aufgrund mehrerer Erkrankungen die Zahl der verschriebenen Medikamente nicht reduziert werden kann, so sollte bei der Auswahl der einzelnen Vertreter einer Indikationsgruppe besonders auf Nebenwirkungen und das Wechselwirkungspotential geachtet werden.

Literatur

Anditsch M, Sator S, Stromer W, Likar R (2025) Analgetika unter Berücksichtigung von Organinsuffizienzen und möglicher Arzneimittelinteraktionen. Ein Positionspapier der Österreichischen Schmerzgesellschaft (ÖSG). Schmerznachrichten Jahrgang 25/2025. https://www.pains.at/sonderpublikationen/oesg-positionspapier-analgetika-unter-beruecksichtigung-von-organinsuffizienzen-und-moeglicher-arzneimittelinteraktionen/?r=492

Dechanont S, Maphanta S, Butthum B et al (2014) Hospital admissions/visits associated with drug–drug interactions: a systematic review and meta-analysis. Pharmacoepidemiol Drug Saf 23:489–497. https://doi.org/10.1002/pds.3592

Eisenmann A, Antony K, Brunner-Ziegler S, Pertl D (2011) Wirksamkeit von Maßnahmen zur Reduktion unerwünschter Folgen von Polypharmazie. Im Auftrag des Bundesministeriums für Gesundheit. Gesundheit Österreich GmbH, Wien. https://jasmin.goeg.at/id/eprint/56/

Geyrhofer S (2023) Pflegetherapie im Schmerzmanagement. Facultas, Wien

Gleich S, Skopp G, Wiedfeld C, Mußhoff F et al (2021) Polypharmazie als Risiko: eine rechtsmedizinische Untersuchung verstorbener Altenheimbewohner. Rechtsmedizin 31:91–100. Springer Medizin Verlag GmbH. https://doi.org/10.1007/s00194-020-00439-4

Graggober G (2025) Die stille Gefahr Medikamentöse Interaktionen – Wie kann man diese vermeiden? Anästhesie Nachr 7:43–45. Springer Verlag GmbH Austria. https://doi.org/10.1007/s44179-025-00274-6

Häuser W et al (2020) S3 Leitlinie „Langzeitanwendungen von Opioiden bei chronischen nicht-tumorbedingten Schmerzen „LONTS". 2. Aktualisierung. Deutsche Schmerzgesellschaft. Der Schmerz 34:204–244. https://www.awmf.org/leitlinien/detail/ll/145-003.html

Likar R, Stromer W, Donnerer J et al (2020) Positionspapier Schmerzen, Schmerzerfassung und Schmerztherapie im Alter: Besonderheiten und Empfehlungen. Schmerznachrichten 1b, Springer. https://www.pains.at/sonderpublikationen/sn-1b-2020-schmerzen-und-schmerztherapie-im-alter-besonderheiten-und-empfehlungen/

Zheng WY, Richardson LC, Li L et al (2018) Drug-drug interactions and their harmful effects in hospitalized patients: a systematic review and meta-analysis. Eur J Clin Pharmacol 74(1):15–27. https://doi.org/10.1007/s00228-017-2357-5

Postoperativer Einsatz von Nicht-Opioidanalgetika

R. Likar und R. Sittl

12.1 Einleitung

Die postoperative Schmerztherapie wird heute als multimodales Therapiekonzept gesehen, in dem pharmakologische und nicht-pharmakologische Methoden kombiniert werden. Effektive postoperative Schmerzlinderung führt zu einer erhöhten Patientenzufriedenheit, zu einem kürzeren Krankenhausaufenthalt und reduziert postoperative Komplikationen (Ballantyne et al. 1998).

Dolin et al. (2002) konnten in einer aktuellen Zusammenfassung von 165 Studien, in denen 20.000 Patienten inkludiert waren, zeigen, dass 29 % der Patienten über mäßige und 11 % über starke postoperative Schmerzen berichtet hatten. Dies weist darauf hin, dass eine weitere Verbesserung der Schmerztherapie notwendig ist.

Vor allem die mit einer PCA-Pumpe durchgeführte, patientenkontrollierte Analgesie verbesserte die Patientenzufriedenheit deutlich. Trotzdem liegt die Inzidenz von mäßigen Schmerzen bei 35,8 % und von starken Schmerzen bei 10,4 % der Patienten. Da die patientenkontrollierte Analgesie hauptsächlich mit Opioiden durchgeführt wird, muss auch mit opioidspezifischen Nebenwirkungen wie respiratorischer Depression, Abnahme der intestinalen Motilität, Übelkeit, Erbrechen und Juckreiz gerechnet werden (Ballantyne et al. 1998; Wulf et al. 1997).

R. Likar (✉)
Abteilung Anästhesie u. Intensivmedizin, LKH Klagenfurt, Klagenfurt, Österreich
e-mail: Rudolf.Likar@kabeg.at

R. Sittl
Erlangen, Deutschland

Orale Nicht-Opioidanalgetika wurden wegen ihrer hervorragenden antiinflammatorischen, antipyretischen und analgetischen Wirkungen über Jahrzehnte für die Behandlung von nicht-chirurgischen Schmerzsyndromen verwendet. Da einige Nicht-Opioidanalgetika auch zur parenteralen Applikation zur Verfügung stehen, wurden diese Substanzen in den letzten Jahren auch vermehrt im Management des akuten postoperativenSchmerzes eingesetzt.

12.2 Mechanismus

Nicht-Opioidanalgetika blockieren die Synthese von Prostaglandinen, da sie die Zyklooxygenasen Typ I und Typ II hemmen (Abb. 12.1). Dadurch kommt es zu einer verringerten Sensibilisierung von Schmerzrezeptoren, die als Nozizeptoren bezeichnet werden. Nicht-Opioidanalgetika wirken aber nicht nur peripher, sondern auch auf spinaler und supraspinaler Ebene analgetisch (Brack et al. 2004; Hyllested et al. 2002).

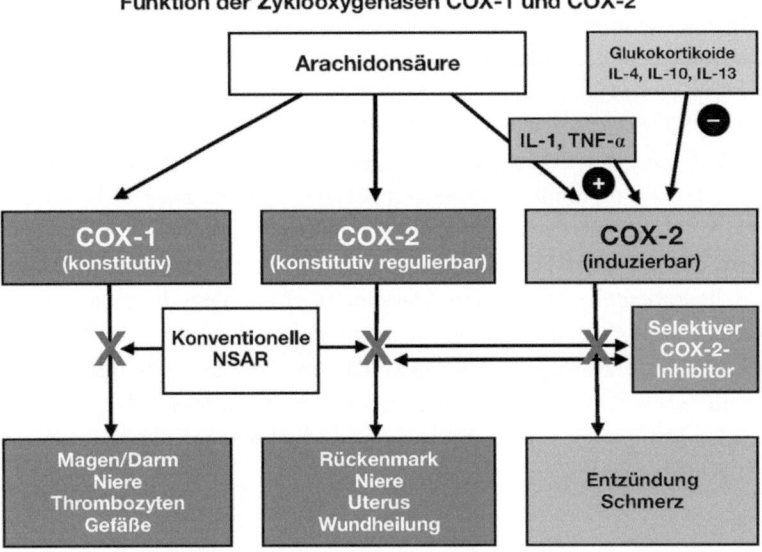

Abb. 12.1 Funktion der Zyklooxygenasen

12.3 Vertreter

Zur postoperativen, parenteralen Schmerzbehandlung stehen aus der Gruppe der Nicht-Opioidanalgetika zur Verfügung:

die zentral wirksamen Substanzen:	Paracetamol
	Metamizol
die peripher und zentral wirksamen NSAR:	Azetylsalizylsäure
	Diclofenac
	Ketoprofen
	Piroxicam und Lornoxicam (nur in Österreich)
der selektive COX-II-Hemmer:	Parecoxib

Ist der Patient bereits in der Lage zu schlucken, können alle in Tab. 12.1 genannten Substanzen (bis auf Parecoxib) auch peroral verabreicht werden.

Zur peroralen Applikation gibt es darüber hinaus noch

- Acemetacin
- Dexibuprofen
- Ibuprofen und
- Naproxen
- Mefenaminsäure

Die Auswahl der Nicht-Opioidanalgetika sollte nach pathophysiologischer Ursache und damit nach Art des Eingriffs erfolgen. Weiters spielen vorhandene Begleiterkrankungen (Allergie, Niereninsuffizienz, Thrombozytopenie usw.) eine Rolle bei der Auswahl der Nicht-Opioide. Bei viszeralen Schmerzen werden vermehrt spasmolytisch wirkende Substanzen, bei knochenchirurgischen Eingriffen die stärker entzündungshemmenden Substanzen zum Einsatz kommen (Tab. 12.2) (Jage 2004)

Tab. 12.1 Nicht-Opioidanalgetika zur intravenösen postoperativen Verabreichung

Wirkstoff	Handelsname (Beispiele)	Einzeldosis mg/kg KG	Wirkdauer/h	Dosierung mg/d	Tageshöchstdosis (THD mg)
Paracetamol	Perfalgan i. v.	15		4 × 1000	4000
Metamizol	Novalgin p. o./i. v.	10	4	4–6 × 500–1000	6000
Diclofenac	Voltaren/Neo-Dolpasse p. o./i. v.	1	8	3–4 × 50 3 × 75	200
Ketoprofen	Profenid p. o./i. v.	1–2	6–8	3 × 100	300
Lornoxicam	Xefo p. o./i. v.	0,1	6–8	3 × 8	24
Parecoxib	Dynastat i. v.	40 mg/70 kg	12	20 × 40	80

Tab. 12.2 Analgetisches Wirkungsprofil der Nicht-Opioide

Nicht-Opioid	Analgetisch	Antientzündlich	Spasmolytisch
NSAR	+++	+++	+
COX-2-Hemmer	+++	+++	+
Metamizol	+++	(+)	+++
Paracetamol	+++/+++	(+)	–

(+) sehr gering; + gering; ++ mäßig; +++ stark; – keine Wirkung

Im Unterschied zu den Opioiden ist die analgetische Potenz von Nicht-Opioidanalgetika begrenzt, das heißt, eine Steigerung der Dosis über die empfohlene maximale Tagesdosis (MTD) bedingt häufig keine weitere Zunahme der Schmerzlinderung, sondern führt nur zu einer Zunahme der Nebenwirkungen.

12.4 NSAR

Die klassischen NSAR(auch: NSAID – „non-steroidal anti-inflammatory drugs") sind postoperativ gut analgetisch und gut entzündungshemmend wirksam. Besonders wichtig in der postoperativen Schmerztherapie ist die Kombination von Nicht-Opioidanalgetika mit Opioiden. Damit erreicht man eine Reduktion des Opioidverbrauchs in den ersten 24 h um bis zu 40 % und dadurch bedingt auch geringere Opioidnebenwirkungen; vor allem kommt es zu einer Verringerung von Nausea und Emesis.

Da die Thrombozytenaggregation ausschließlich über die Zyklooxygenase I gesteuert wird, kommt es unter den klassischen NSAR zu einer Beeinträchtigung der Thrombozytenfunktion und dadurch zu einer verstärkten perioperativen Blutungsneigung. Besonders hoch ist das Nachblutungsrisiko bei Tonsillektomien.

Werden ausschließlich Opioide zur Analgesie bei Tonsillektomien eingesetzt, liegt das Nachblutungsrisiko bei 1–4 %. Beim Einsatz von klassischen NSAR erhöhte sich das Risiko auf 9–14 % (Drake und Stokes 1998; Judkins et al. 1996; Splinter et al. 1996).

Die klassischen NSAR zeigen darüber hinaus vor allem gastrointestinale Nebenwirkungen wie Übelkeit, Erbrechen, Gastritis, Ulcus ventriculi oder duodeni und gastrointestinale Blutungen, aber auch renale Nebenwirkungen wie Nierenfunktionsstörungen, Oligurie, Anurie, Proteinurie oder interstitielle Nephritis. Zu beachten sind auch allergische und pseudoallergische Reaktionen besonders bei intravenöser Injektion. Asthmapatienten sind hier besonders gefährdet. Zentralnervöse Nebenwirkungen wie Sedierung, Somnolenz, Sehstörungen, Halluzinationen treten sehr selten auf.

Daraus ergeben sich absolute und relative Kontraindikationen bei Anwendung eines klassischen NSAR zur postoperativen Schmerztherapie:

Absolute Kontraindikationen: Erkrankungen des Magen-Darm-Traktes, Gastritis, Magen- und Darmulzera, Gerinnungsstörungen, Niereninsuffizienz, schwere Perfusionsminderung der Niere, Herzinsuffizienz, schwere Anämie und Aszites. Auch gleichzeitige Behandlung mit potenziell nephrotoxischen Pharmaka wie Diuretika oder Antibiotika sind Kontraindikationen.

Relative Kontraindikationen sind: Asthma bronchiale, rezidivierende Magen-Darm-Beschwerden und anamnestisch Magen- und Darmulzera (Angster und Hainsch-Müller 2005; Passero und Chowdhry 2003).

Bezüglich der Auswirkungen von NSAR auf die Niere ist anzumerken, dass bei kurzzeitiger postoperativer Anwendung bei sonst gesunden Patienten die Nierenfunktion nicht beeinflusst wird (Jage 2004). Auch thromboembolische Ereignisse, wie sie bei Langzeittherapie mit NSAR eintreten können, sind bei einer postoperativen Kurzzeittherapie nicht zu befürchten.

Diclofenac steht als Kombinationspräparat mit Orphenadrinzitrat intravenös zur Verfügung. Der Vorteil ist in der Kombination das Orphenadrinzitrat, welches ein Methylderivat von Diphenhydramin ist und eine zentral angreifende myotonolytische und zentral analgetische Wirkung hat und zusätzlich noch antihistaminerge und anticholinerge Eigenschaften aufweist. Die Kombination von Diclofenac und Orphenadrinzitrat zeigt sich in der Schmerzlinderung den Bewegungsschmerz und die Schlafqualität betreffend aus unserer Erfahrung dem reinen Diclofenac überlegen.

12.5 COX-2-Hemmer

Aufgrund des Nebenwirkungsprofiles der klassischen NSAR bezüglich Gastrointestinaltrakt, Niere, Lunge und Thrombozyten erwartete man sich von den selektiven COX-2-Hemmern eine deutliche Verringerung des Nebenwirkungsrisikos. In 2 Metaanalysen (Passero und Chowdhry 2003; Romsing und Moiniche 2004) konnte gezeigt werden, das COX-2-Inhibitatoren (Celebrex oral und Parecoxib i. v.) über die gleiche analgetische Wirksamkeit wie NSAR oder Metamizol verfügen. Der Einsatz von COX-2-Inhibitoren in Kombination mit patientenkontrollierter intravenöser Opioidanalgesie (PCA) führt zu einer signifikanten Abnahme des Opioidverbrauchs und damit zu einer Reduktion der opioidbedingten Nebenwirkungen wie Sedierung, Übelkeit, Erbrechen, Obstipation, Juckreiz.

Die COX-2-Hemmer wurden kritisch bewertet, und die EMEA (European Medicines Agency) formulierte folgende Kontraindikationen:

- klinisch gesicherte koronare Herzerkrankung,
- klinisch gesicherte zerebrovaskuläre Erkrankungen,
- Herzinsuffizienz, postoperative Schmerztherapie nach koronarer Bypassoperation und unkontrollierter Hypertonus (nur für Etoricoxib).

Der Vorteil der selektiven COX-2-Hemmer in der postoperativen Schmerztherapie liegt darin, dass gastrointestinale Nebenwirkungen im Vergleich zu den NSAR seltener auftreten und die Thrombozytenfunktion nicht beeinflusst wird. Die renale Toxizität unterscheidet sich nicht von den klassischen NSAR, aber das kardiovaskuläre Risiko hinsichtlich Myokardinfarkt, arterieller Hypertonus, Herzinsuffizienz und Schlaganfall ist erhöht.

Weitere Indikationen für selektive COX-2-Hemmer sind rückenmarknahe Anästhesieverfahren/Analgesieverfahren und Eingriffe mit erhöhtem Blutungsrisiko, da die COX-2-Hemmer die Thrombozytenaggregationsfähigkeit nicht beeinflussen. Bei Vorliegen von gastrointestinalen Problemen sollten COX-2-Hemmer den nicht-steroidalen Antirheumatika wie Diclofenac oder Ibuprofen vorgezogen werden.

12.6 Metamizol

Metamizol hemmt die Prostaglandinsynthese vorwiegend zentral. Metamizol wirkt analgetisch und spasmolytisch. Im Vergleich zu den NSAR sind Nebenwirkungen von Metamizol eher selten. Nebenwirkungen im Magen-Darm-Trakt sind nur schwach ausgeprägt, und renale oder kardiale Nebenwirkungen sowie zentrale Nebenwirkungen sind nicht bekannt. Die Indikation, die sehr gut belegt ist, ist der postoperative viszerale Schmerz. Das viel diskutierte Risiko der Agranulozytose durch Metamizol wird noch immer kontrovers diskutiert.

Ältere Arbeiten zeigten, dass Metamizol ein Risiko von 1,1 pro 1 Mio. Anwendungswochen hat (Kaufmann et al. 2004). Eine Studie konnte zeigen, dass eine erhöhte Agranulozytoserate nach Metamizolgabe in Schweden von 1:1431 Verschreibungen zu beobachten war (Hedenmalm und Spigset 2002).

Diskutiert werden genetische Ursachen. Neuere prospektive Studien zeigen, dass das Risiko einer Agranulozytose in Polen extrem niedrig ist (Ibanez et al. 2004). Da Metamizol in der postoperativen Schmerztherapie eines der meistverwendeten und am breitesten eingesetzten Nicht-Opioidanalgetika im deutschsprachigen Raum ist, kann man auch aus klinischer Erfahrung den neueren Inzidenzzahlen recht geben.

Die gefürchtete massive Hypotension bei intravenöser Gabe lässt sich durch langsame Infusion vermeiden. Diese Infusion sollte über einen Zeitraum von 15–30 min verabreicht werden (Jage 2004).

12.7 Paracetamol

Paracetamol wirkt analgetisch und antipyretisch und hat keine antiphlogistische Wirkung. Man geht ebenfalls von einer zentralen antinozizeptiven Wirkung aus, und zwar verhindert Paracetamol spinal die Prostaglandin-E_2-Freisetzung und hat einen inhibitorischen Effekt auf die Guanylatzyklase. Auch für eine Aktivierung serotonerger Mechanismen gibt es Hinweise. Die intravenöse Verabreichung muss rasch als Kurzinfusion gegeben werden, um einen ausreichenden Wirkspiegel im ZNS zu erreichen. Die Kombination von Paracetamol mit anderen Nicht-Opioidanalgetika verstärkt die schmerzhemmende Wirkung der Einzelkomponenten (Tab. 12.3) (Hyllested et al. 2002; Jage 2004).

Tab. 12.3 Kombinationsmöglichkeiten

Paracetamol + NSAID/COX-2-Hemmer
NSAID + Paracetamol/Metamizol
COX-2-Hemmer + Paracetamol/Metamizol
Metamizol + NSAID/COX-2-Hemmer

Eine Untersuchung konnte zeigen, dass, wenn Patienten vorher einen 5-Hydroxy-Tryptamin-3-Antagonisten erhalten haben, die intravenöse Perfalganwirkung abgeschwächt ist (Pickering et al. 2006).

Paracetamol hat noch den Vorteil, dass es postoperativ auch während der Schwangerschaft und während der Stillzeit angewendet werden kann.

Die gefährlichste Nebenwirkung von Paracetamol ist die Hepatotoxizität.

Die Hauptmetabolite sind das Glucuronid (60 %) und das Sulfat (ca. 35 %). Weniger als 3 % werden durch das Zytochrom-P-450-System zu dem toxischen, elektrophilen und oxydierenden Intermediärmetaboliten N-Acetyl-P-Benzochinonimin hydroxyliert, der in der Regel sofort durch Glutathion neutralisiert wird. Bei Überschreiten der Einzel- oder Tageshöchstdosierung von Paracetamol ist die Glutathionreserve rasch erschöpft, und der reaktive Metabolit kann dann nicht mehr neutralisiert werden. Durch kovalente Bindung dieses Metaboliten an intrazelluläre Proteine werden lebensbedrohende Leberzellnekrosen induziert (Anderson et al. 1995; Morton und Arana 1999).

12.8 Nicht-opioidhaltige Analgetika bei Kindern

Für die postoperative Schmerztherapie bei Kindern stehen nur wenige Analgetika in kindergerechten Applikationsformen und Dosierungen zur Verfügung (Tab. 12.4).

Paracetamol kann als Zäpfchen bzw. als Tablette bei wenig schmerzhaften Eingriffen bzw. bei Eingriffen an der Körperoberfläche eingesetzt werden. Die Gabe von Suppositorien bereits bei Narkoseeinleitung hat sich bewährt, wobei initial eine Dosierung von 20–40 mg/kg KG eingesetzt wird (Anderson et al. 1995). Die maximale Tagesdosis liegt bei 100 mg/kg KG; diese darf nur an 3 aufeinanderfolgenden Tagen verabreicht werden. Die potenzielle Lebertoxizität von Paracetamol ist bei Kindern besonders zu beachten (Morton und Arana 1999). Bereits die doppelte Tagesmaximaldosis von 200 mg/kg KG kann zu lebensbedrohlichen Vergiftungen führen. Bei bekannter Leberfunktionsstörung muss auf eine Therapie mit Paracetamol verzichtet werden.

Bei knochenchirurgischen Eingriffen bzw. bei Schmerzen, bei denen Entzündungsmediatoren am Schmerzgeschehen beteiligt sind, kommen nicht-steroidale Antiphlogistika wie Diclofenac oder Ibuprofen zum Einsatz. Diclofenac liegt in Zäpfchenform à 12,5 mg vor. Ibuprofen kann als Saft oder als Brausegranulat verabreicht werden.

Tab. 12.4 Bildunterschrift fehlt

Wirkstoff	Handelsname z. B.	Einzeldosis (mg/kg KG)	Wirkdauer (h)
Paracetamol[1]	Mexalen	15	6
Paracetamol i. v. (ab 1. Lebensjahr)	Perfalgan	15	6
		Kurzinfusion über 15 min.	
Diclofenac	Voltaren	1	8
Ketoprofen	Profenid	1–2	8
Ibuprofen	Nureflex	10	8
Naproxen	Proxen Susp.	5	12
Metamizol	Novalgin	15	6

Initialdosis von 20–30 mg/kg/KG empfehlenswert, absolute THD 100 mg/kg/Kg, THD nicht länger als 72 h.

Bei viszeralen Schmerzen bzw. bei Schmerzen mit kolikartigem Charakter und bei Patienten mit niedriger Thrombozytenzahl oder Gerinnungsstörungen wird Metamizol eingesetzt. Der intravenöse Bolus (Kurzinfusion über 15 min) beträgt 10–20 mg/kg KG. Als Dauerinfusion werden 2,5–3,0 mg/kg KG/h Metamizol verabreicht. Eine ausführliche Allergieanamnese vor sowie eine Kontrolle des Blutdrucks während der Infusion sind bei Verwendung von Metamizol besonders wichtig, eine Blutbildkontrolle ist zu empfehlen.

Es muss noch einmal hervorgehoben werden, dass bei einer unzureichenden Analgesie mit Nicht-Opioidanalgetika die Kombination mit Opioiden auch bei Kindern anzuraten ist.

12.9 Zusammenfassung

Nicht-Opioidanalgetika sind nach wie vor die Mittel der Wahl für die postoperative Schmerztherapie. Die Nebenwirkungen der klassischen NSAR hinsichtlich Thrombozytenfunktion und Blutungsrisiko müssen bedacht werden. Niere und Gastrointestinaltrakt werden bei kurzfristiger Anwendung eher nicht in Mitleidenschaft gezogen. Die Nebenwirkungen der selektiven COX-2-Hemmer hinsichtlich des Risikos von kardiovaskulären Komplikationen einschließlich Myokardinfarkt, Herzinsuffizienz und Schlaganfall müssen berücksichtigt werden, kommen aber bei der Anwendung über wenige Tage kaum zum Tragen. Metamizol hat wenige Nebenwirkungen, ein Restrisiko für eine Agranulozytose bleibt. Das Überschreiten der Tageshöchstdosis bei Paracetamol kann zu Hepatotoxizität führen.

Mit der Kombination von Nicht-Opioidanalgetika mit Opioiden in der postoperativen Schmerztherapie erreicht man sehr oft ein verbessertes klinisches Ergebnis. Der postoperative Opioidverbrauch wird durch die Kombination gesenkt, und dadurch können die opioidbedingten Nebenwirkungen signifikant reduziert werden.

Entsprechend der Schwere des Eingriffs werden Analgetikagaben auch mit verschiedenen anderen Verfahren der Schmerzkontrolle kombiniert (Abb. 12.2).

12 Postoperativer Einsatz von Nicht-Opioidanalgetika

Kleine chirurgische Eingriffe:
- Herniotomie, Venenoperationen, gynäkologische Laparotomie:
  - Nicht-Opioidanalgetika (Paracetamol, Metamizol, Diclofenac, Ketoprofen). Wundinfiltrationen mit Lokalanästhesie und/oder periphere Nervenblockaden.

Mittlere chirurgische Eingriffe:
- Hüft-Totalendoprothese, Hysterektomie, kieferchirurgische Gesichtseingriffe
  - Nicht-Opioidanalgetika (Diclofenac, Ketoprofen, Metamizol, Paracetamol). Wundinfiltrationen mit Lokalanästhetika und/oder peripheren Nervenblockaden, systemische Opioide, patientenkontrollierte Analgesie

Größere chirurgische Eingriffe:
- größere Baucheingriffe, Kniegelenksersatz
  - Nicht-Opioidanalgetika (Paracetamol, Metamizol, Diclofenac, Ketoprofen) plus epidurale Lokalanästhesie (plus Opioide), oder systemische Opioide, patientenkontrollierte Analgesie.

Abb. 12.2 Analgesiestufenschema postoperativ. (Modifiziert nach Rawal 1997)

Kleine chirurgische Eingriffe:

- Herniotomie, Venenoperationen, gynäkologische Laparotomie:
  – Nicht-Opioidanalgetika (Paracetamol, Metamizol, Diclofenac, Ketoprofen). Wundinfiltrationen mit Lokalanästhesie und/oder periphere Nervenblockaden.

Mittlere chirurgische Eingriffe:

- Hüfttotalendoprothese, Hysterektomie, kieferchirurgische Gesichtseingriffe
  – Nicht-Opioidanalgetika (Diclofenac, Ketoprofen, Metamizol, Paracetamol). Wundinfiltrationen mit Lokalanästhetika und/oder peripheren Nervenblockaden, systemische Opioide, patientenkontrollierte Analgesie.

Größere chirurgische Eingriffe:

- größere Baucheingriffe, Kniegelenkersatz
  – Nicht-Opioidanalgetika (Paracetamol, Metamizol, Diclofenac, Ketoprofen) plus epidurale Lokalanästhesie (plus Opioide), oder systemische Opioide, patientenkontrollierte Analgesie.

Das Ziel der Behandlung ist eine suffiziente Schmerzlinderung, die Verhinderung von Komplikationen wie Pneumonie oder Thrombose, eine frühe Mobilisation, ein kürzerer Klinikaufenthalt und schnelle Rehabilitation, damit größere Patientenzufriedenheit und verbesserte Lebensqualität. Durch die suffiziente Schmerztherapie kann auch eine Chronifizierung postoperativer Schmerzen verhindert werden.

Literatur

Anderson BJ, Woolard GA, Holford NHG (1995) Pharmacokinetics of rectal paracetamol after major surgery in children. Paediatr Anaesth 5:237–242

Angster R, Hainsch-Müller I (2005) Postoperatives Schmerzmanagement. Anaesthesist 54:505–533

Ballantyne JC, Carr DB, deFerranti S, Suarez T, Lau J, Chalmers TC, Angelillo IF, Mosteller F (1998) The comparative effects of postoperative analgesic therapies on pulmonary outcome: cumulative meta-analyses of randomized, controlled trials. Anesth Analg 86:598–612

Brack A, Rittner H, Schäfer M (2004) Nichtopioidanalgetika zur perioperativen Schmerztherapie. Anaesthesist 53:263–280

Dolin SJ, Cashman JN, Bland JM (2002) Effectiveness of acute postoperative pain management: I. Evidence from published data. Br J Anaesth 89:409–423

Drake LA, Stokes M (1998) A prospective study of the length of stay of 150 children following tonsillectomy and/or adenoidectomy. Clin Otolaryngol 23:491–495

Hedenmalm K, Spigset O (2002) Agranulocytosis and other blood dyscrasias associated with dipyrone (metamizole). Eur J Clin Pharmacol 58:265–274

Hyllested M, Jones S, Pedersen JL, Kehlet H (2002) Comparative effect of paracetamol, NSAIDs or their combination in postoperative pain management: a qualitative review. BJA 88:199–214

Ibanez L, Vidal X, Ballarin E, Laporte JR (2004) Agranulocytosis associated with dipyrone (metamizol). Eur J Clin Pharmacol 60:821–829

Jage J (2004) Essentials der postoperativen Schmerztherapie – ein Leitfaden für chirurgische Fächer. Thieme, Stuttgart, S 41

Judkins JH, Dray TG, Hubbel RN (1996) Intraoperative keterolac and posttonsillectomy bleeding. Arch Otolarygol Head Neck Surg 122:937–940

Kaufman J, Yesiloglu S, Patermann B, Krombach J, Kiencke P, Kampe S (2004) Controlledrelease oxycodone is better tolerated than intravenous tramadol/metamizol for postoperative analgesia after retinal-surgery. Curr Eye Res 28:271–275

Morton NS, Arana A (1999) Paracetamol-induced fulminant hepatic failure in a child after 5 days of therapeutic doses. Paediatr Anaesth 9:463–465

Passero M, Chowdhry S (2003) Cyclooxygenase-2 inhibitors in aspirin-sensitive asthma. Chest 123:2155–2156

Pickering G, Loriot M-A, Libert F, Eschalier A, Beaune P, Dubray C (2006) Pharmacodynamics and drug action: Analgesic effect of acetaminophen in humans: first evidence of a central serotonergic mechanism. Clin Pharmacol Ther 79:371–378

Rawal N (1997) Organisation of acute pain services – a low-cost model. Acta Anaesthesiol Scand [Suppl] 111:188–190

Romsing J, Moiniche S (2004) A systematic review of COX-2-inhibitors compared with traditional NSAIDs, or different COX-2-inhibitors for post-operative pain. Acta Anaesthesiol Scand 48:525–546

Splinter WM, Rhine EJ, Roberts DW, Reid CW, MacNeill HB (1996) Preoperative ketorolac increases bleeding after tonsillectomy in children. Can J Anaesth 43:560–563

Wulf H, Neugebauer E, Maier C (Hrsg) (1997) Die Behandlung akuter perioperativer und posttraumatischer Schmerzen – Empfehlungen einer interdisziplinären Expertenkommission. Thieme, Stuttgart

Schmerztherapie bei Kindern

Ruth Krumpholz

Pflegende spielen eine wichtige Rolle bei der Prävention und Behandlung von Schmerzen. Sie sind in der Regel 24 h am Tag bei den kleinen Patienten und können daher Schmerzen rechtzeitig erkennen.

Sie bereiten Kinder auf schmerzhafte Eingriffe vor, haben den meisten Kontakt mit den Eltern und bilden ein Bindeglied zwischen diesen und den Ärzten.

Sie haben durch ihr Verhalten einen großen Einfluss darauf, wie Kinder Schmerzen erleben, und können durch einfache Maßnahmen zur Erleichterung beitragen.

13.1 Schmerzmythen und Schmerzempfinden

„Neugeborene haben keine Schmerzen!" oder „Kinder haben weniger Schmerzen als Erwachsene in der gleichen Situation!" oder „Eltern reden ihren Kindern Schmerzen ein!" sind Irrtümer, die auf einer überholten Auffassung von Schmerz beruhen.

Leider sind diese „Mythen" noch immer weit verbreitet, auch wenn sie nicht mehr so offen ausgesprochen werden wie noch vor einigen Jahren. In der täglichen Routine wird der „Kinderschmerz" häufig nicht ernst genommen und gern heruntergespielt. Warum geht man gerade mit kleinen Kindern so um?

Schmerzdefinitionen beziehen sich auf das subjektive Empfinden eines Menschen und seine Fähigkeit, diese Schmerzen auch auszudrücken.

R. Krumpholz (✉)
Fachbereich Anästhesie, Landeskrankenhaus Bludenz, Bludenz, Österreich
e-mail: ruth.krumpholz@lkhz.at

Bei Kindern stellt dies ein Problem dar. Kleine Kinder, kranke Kinder können ihre Schmerzen weder lokalisieren noch verbalisieren. Nur weil ein Kind ruhig ist, ist es noch lange nicht schmerzfrei. Schmerz ist immer mit Emotionen verbunden. Um Gefühle unterscheiden zu können, braucht es eine gewisse Lebenserfahrung, die kleinen Kindern fehlt. Ob es weh tut oder nicht, hängt von der Schmerzschwelle jedes einzelnen Menschen ab, und diese wird wiederum stark von Umweltfaktoren beeinflusst. Auch die Schmerztoleranz, der Moment, an dem Schmerzen unerträglich werden, ist etwas sehr Subjektives und von äußeren Faktoren bestimmt.

Ein Kind, das sich sicher und geborgen fühlt, kann starke Schmerzen leichter ertragen. Wie Schmerz erlebt wird, mit wie viel Angst und Schrecken er verbunden wird, hängt wiederum von persönlichen Erfahrungen ab. Wie hat die Umgebung reagiert? Hat sich das Kind alleingelassen gefühlt oder ist es ernst genommen worden? Ein Kind zeigt anschließend ein gewisses Schmerzverhalten, das in der Regel darin besteht, dass es Trost und Linderung sucht. Es lernt sehr rasch, dass dieses Verhalten auch seine angenehmen Seiten hat. Es bekommt Zuwendung, wird getröstet und in den Arm genommen, erhält vielleicht kleine Geschenke. Kinder, die auf andere Weise wenig Aufmerksamkeit von ihren Eltern bekommen, lernen, ihr Schmerzverhalten einzusetzen, um auf diese Weise die notwendige Zuwendung zu erhalten.

Wie jeder weiß, der selbst Kinder hat, hängen Schmerzempfinden und Schmerzverhalten sehr stark davon ab, unter welchen Umständen der Schmerz erfahren wird. Ein Kind, das sich beim Sport verletzt, aber auf keinen Fall aufhören will, wird einem aufgeschlagenen Knie sehr viel weniger Bedeutung beimessen als ein anderes Kind, das an der Hand der Mutter auf dem Weg zum ungeliebten Kindergarten den selben Schmerz erfährt.

13.2 Akuter und chronischer Schmerz

„Schmerz gehört zum Leben!"

Nicht jeder Schmerz ist schlecht. Der Schmerz hat, wie wir alle wissen eine wichtige Alarmfunktion. Er schützt uns vor Gefahren: Instinktiv ziehen wir unsere Hand von der heißen Herdplatte, zucken wir zurück, wenn wir uns mit dem Messer schneiden. Ein Kind lernt aus Situationen, in denen es sich wehgetan hat.

Ganz anders verhält es sich mit iatrogenen Schmerzen, also solchen, die es durch medizinische Eingriffe erfährt. Es kann diese weder durch sein Verhalten verhindern noch sonst einen Einfluss darauf ausüben. Iatrogene Schmerzen sind für die Diagnostik nicht wichtig, für das Kind sehr unangenehm und sollten möglichst vermieden werden.

Dies hat nicht nur ethisch-moralische Gründe.

Schmerz führt zur Ausschüttung von Stresshormonen und den damit verbundenen Veränderungen von Vitalparametern, wie Blutdruck, Herzfrequenz und Sauerstoffsättigung. Damit verbunden sind eine verzögerte Genesung, ein verlängerter Krankenhausaufenthalt und eine Verzögerung der kindlichen Entwicklung.

Außerdem kommt es zur Ausbildung eines Schmerzgedächtnisses. Das wiederum verändert Schmerzempfinden und Schmerzverhalten in der Zukunft. Inzwischen geht man davon aus, dass die Ursache vieler chronischen Schmerzen bei Erwachsenen in schmerzhaften frühkindlichen Erfahrungen zu suchen ist.

Beim chronischen Verlauf hat der Schmerz seine schützende Signalwirkung völlig verloren. Die negativen Auswirkungen überwiegen bei Weitem. Chronische Schmerzen führen zu Schlaflosigkeit, Appetitlosigkeit und Gedeihstörungen, Müdigkeit und schlechter Laune. Die Kinder ziehen sich zurück, verlieren ihr Interesse an der Umwelt und wollen nicht einmal mehr spielen. Entwicklungsverzögerungen und Lernschwierigkeiten sind die Folge.

13.3 Faktoren, die das Schmerzempfinden beeinflussen

Ein Kind reagiert altersabhängig auf Schmerzen, wobei sich diese Abhängigkeit sowohl auf die **kognitive** als auch auf die **emotionale Entwicklung** des Kindes bezieht.

In den beiden ersten Lebensjahren zeigt es auf Schmerz motorische Reaktionen. Ein Neugeborenes, das in die Ferse gestochen wird, zieht den Fuß instinktiv zurück. Ein 1-jähriges Kind, das begreift, dass eine bestimmte Handlung Schmerzen verursacht, versucht, sich gegen diese zu wehren.

Mit 2 Jahren kann ein Kind bestimmte Gegenstände, zum Beispiel eine Spritze, mit schmerzhaften Ereignissen assoziieren und sich daran erinnern.

Im Vorschulalter sind kindliche Fantasien vorherrschend, die von der Wirklichkeit oft nicht unterschieden werden können. Kinder glauben zum Beispiel, sie sind krank geworden, weil sie „nicht brav" gewesen sind.

Schulkinder können bereits logisch denken und ihre eigenen Erfahrungen zuordnen. Sie erkennen Ungerechtigkeiten, und Unwahrheiten kommen sehr schlecht an. Einmal belogen, verlieren sie schnell das Vertrauen und lassen sich nur sehr schwer überzeugen.

Ältere Kinder und Jugendliche sind schon in der Lage, Zusammenhänge zu begreifen, und wollen über ihre Erkrankung und die notwendige Behandlung informiert werden.

Kinder sollten daher altersgemäß darüber informiert werden, was auf sie zukommt. Man sollte niemals behaupten, dass eine Spritze nicht weh tut oder dass alles gleich wieder gut wird, wenn es nicht stimmt. Genauso wichtig ist es, ein Kind nicht allein zu lassen und nach dem Eingriff zu trösten.

Parallel zur kognitiven Entwicklung verläuft die emotionale Entwicklung eines Kindes. Ein Säugling, auf dessen Bedürfnisse eingegangen wird, der liebevoll umsorgt wird und ausreichend Körperkontakt erfährt, entwickelt ein sogenanntes Urvertrauen. Unangenehme Situationen sollten so weit wie möglich vorhersehbar sein, sodass er sich darauf einstellen kann. So sollte man einen schlafenden Säugling wecken, bevor man eine Injektion verabreicht.

Kleinkinder beharren zwar zunehmend auf ihrer Selbstständigkeit, trotzdem brauchen sie in diesem Alter noch sehr viel Liebe und Zuwendung in kritischen und unangenehmen Situationen. Keinesfalls darf man diese Kinder allein lassen. Eine Vertrauensperson, die die nötige Ruhe ausstrahlt, sollte bei allen schmerzhaften Eingriffen dabei sein.

Ältere Kinder wollen aktiv werden und die Situation selbst kontrollieren. Wenn möglich, sollte man diesen Kindern Gelegenheit geben, den Eingriff mitzugestalten. Sie dürfen sich zum Beispiel ihr Lieblingsspielzeug mitnehmen oder sich aussuchen, ob sie lieber sitzen oder liegen wollen.

Schulkinder lernen, mit Leistungsanspruch und Anerkennung für geleistete Aufgaben umzugehen. Sie sind auch in der Lage mit Schmerzen umzugehen. Das Gefühl, einen schmerzhaften Eingriff zu bewältigen, nimmt die Angst und erfüllt diese Kinder mit Stolz. Je älter die Kinder werden, umso mehr wollen sie selbst über ihren Körper entscheiden und ihre Autonomie bewahren.

Schmerzempfinden und Schmerzverhalten werden von der **Kultur** geprägt, in der ein Kind aufwächst.

Ob Schmerzen als normal oder behandlungsbedürftig empfunden werden, hängt ebenfalls davon ab. Die Art, wie Schmerzen von Kindern anderer Kulturkreise geäußert werden, ist für uns mitunter befremdend und wirkt oft übertrieben und unangemessen. Trotzdem sollte man sich hier nicht von Vorurteilen leiten lassen und bei Unklarheiten frühzeitig einen Dolmetscher einschalten.

Wie in der **Familie** mit Schmerzen umgegangen wird, spielt genauso eine große Rolle. Dürfen kleine Jungen weinen oder spürt ein Indianer keinen Schmerz? Leidet ein Elternteil häufig unter Schmerzen und zieht damit die Aufmerksamkeit auf sich? Ein Kind lernt in der Familie, welches Verhalten zu welchem Schmerz gehört und wie seine Umgebung darauf reagiert.

Hilfreich kann es sein, als Teil der Pflegeanamnese eine Schmerzanamnese mit Eltern und Kind gemeinsam zu machen (Tab. 13.1).

Wie schon früher erwähnt, kann es zur Ausbildung eines Schmerzgedächtnisses kommen. Das heißt, wie ein Kind auf einen aktuellen Schmerzreiz reagiert, hängt mit seiner **Erfahrung** in diesem Bereich zusammen. Wurden mit diesen in der Vergangenheit erlebten Schmerzen auch gleichzeitig starke Angstgefühle gespeichert, so kann ein Kind auf bevorstehende Eingriffe mit Panik reagieren. In einem solchen Fall ist von den behandelnden Ärzten und vom Pflegepersonal besonders viel Geduld und Einfühlungsvermögen gefordert. Solches Verhalten kann bis ins Erwachsenenalter anhalten – man denke nur an die panische Angst mancher Menschen vor dem Zahnarzt.

Zuletzt ist es sehr vom **körperlichen Zustand** des Kindes abhängig, wie es auf einen Schmerz reagiert. Ein Kind, das schlecht schläft, unterernährt oder erschöpft ist, ist viel schmerzempfindlicher.

Tab. 13.1 Schmerzanamnese

Kind	Eltern
Kannst du mir sagen, was Schmerzen sind?	Welche Worte benutzt Ihr Kind, um Schmerzen zu beschreiben?
Wie war es, als du das letzte Mal Schmerzen hattest?	Können Sie das letzte Schmerzerlebnis Ihres Kindes beschreiben?
Sagst du es jemandem, wenn du Schmerzen hast?	Sagt Ihr Kind es Ihnen, wenn es Schmerzen hat?
Was machst du, wenn du Schmerzen hast?	Woran merken Sie, wenn Ihr Kind Schmerzen hat?
Was sollen andere für dich tun, wenn du Schmerzen hast?	Wie reagiert Ihr Kind gewöhnlich auf Schmerzen?
Was sollen andere nicht tun, wenn du Schmerzen hast?	Was tun Sie gewöhnlich, wenn Ihr Kind Schmerzen hat?
Was lindert deine Schmerzen am besten?	Was tut Ihr Kind selbst, um die Schmerzen zu lindern?
	Was hilft am besten, um die Schmerzen Ihres Kindes zu lindern?

Quelle: Acute pain management in infants, children and adolescents: Operative and medical procedures. Quick practice guideline, US Department of Health and Human Services, Public Health Service, Agency for Health Care Policy and Research.

13.4 Schmerzprävention

Zwei Punkte sind grundlegend für jede Schmerzprävention:

- Angst und Stress sollte verhindert werden.
- Analgetika müssen vor dem schmerzhaften Eingriff verabreicht werden.

Die „normale" Reaktion eines Kindes ist, sich zu wehren oder wegzulaufen, wenn es Angst hat. Ist dies nicht möglich, gerät es in eine massive Stresssituation, und Schmerz wird als extrem unangenehm empfunden.

Wird das Kind auf die Situation vorbereitet, hat es eher die Chance, sich anzupassen und sich so zu verhalten, wie es von ihm erwartet wird. Sagen wir ihm nicht, dass der Eingriff wehtun wird, hat es zwar keine Angst, lernt jedoch, dass Erwachsene lügen, und verliert das Vertrauen für die Zukunft.

Bei der Vorbereitung sollte man dem Kind nicht nur sagen, was genau geschehen wird, sondern auch, was es selbst sehen, hören, riechen und fühlen wird. Es hilft, wenn man sich dabei in die Rolle des Kindes versetzt. Zuletzt erklärt man genau, welches Verhalten vom Kind erwartet wird, etwa, dass es still sitzen sollte. Damit kann es einen positiven Beitrag leisten, auf den es stolz sein kann.

Idealerweise werden Kinder schon im Vorfeld durch ihre Eltern vorbereitet, sei es durch Spiele, Bücher, Filme oder durch einen Besuch im Krankenhaus. Im Akutfall oder wenn die Eltern nicht viel von solchen Erklärungen halten, ist dies allerdings nicht möglich.

Schmerzen können natürlich auch durch die rechtzeitige Gabe von Analgetika verhindert werden. Wichtig dabei ist, dass die Verabreichung selbst nicht weh tut und der Wirkeintritt abgewartet wird. Sind nach einem Eingriff länger dauernde Schmerzen zu erwarten, so müssen Analgetika nach einem fixen Zeitintervall gegeben werden. Nur so können Schmerzspitzen und Schmerzdurchbrüche verhindert werden.

13.5 Schmerzeinschätzung

Ob ein Kind Schmerzen hat oder ob es sich aus anderen Gründen unwohl fühlt, lässt sich umso schwerer unterscheiden, je jünger das Kind ist.

Wie Pflegende Schmerzen beurteilen, hängt vom Verhalten des Kindes und der Eltern, der medizinischen Diagnose und ihrer Erfahrung ab. Oft wird auf die Gabe von Analgetika aus Angst vor Nebenwirkungen vor allem bei Säuglingen verzichtet.

Wir können nicht feststellen, wie intensiv ein Kind Schmerzen empfindet. Wir sind darauf angewiesen möglichst viele Informationen zu sammeln, um die Schmerzintensität einzuschätzen.

Dazu wird in den Niederlanden die sogenannte „QUESTT"-Methode empfohlen:

- **Q**uestion the child.
- **U**se pain scales.
- **E**valuate behaviour and physical changes.
- **S**ecure parents' involvement.
- **T**ake cause of pain into account.
- **T**ake action and evaluate results.

Bei Kindern unter 2 Jahren werden Scores empfohlen, die eine Schmerzeinschätzung mithilfe von Verhaltenskomponenten vornehmen. Einfach in der Anwendung ist die KUSS (Kindliche Unbehagens- und Schmerz-Skala) (Abb. 13.1).

Änderungen der Vitalparameter, wie Blutdruck, Herzfrequenz und Atmung werden für Neugeborene als Hinweis für Schmerzen herangezogen.

Ab 3 Jahren ist eine Selbsteinschätzung möglich. Am häufigsten verwendet wird hierfür der Smiley- Score, bei dem das Kind seinen Schmerz einem bestimmten Gesicht zuordnet. Größere Kinder können mithilfe einer Zahlenskala von 1–5 (VRS = „verbal rating scale") oder einer Messlatte, auf der sich ein Schieber befindet und auf der Rückseite eine Skalierung von 1–10 (VAS = visuelle Analogskala) ihre Schmerzen einschätzen (Abb. 13.2).

13 Schmerztherapie bei Kindern

\	KUSS Kindliche Unbehagens- und Schmerz-Skala	

Beobachtung	Bewertung	Punkte
Weinen	Gar nicht	0
	Stöhnen, Jammern, Wimmern	1
	Schreien	2
Gesichtsausdruck	Entspannt, lächelnd	0
	Mund verzerrt	1
	Mund u. Augen grimassieren	2
Rumpfhaltung	neutral	0
	Unstet	1
	Aufbäumen, Krümmen	2
Beinhaltung	Neutral	0
	Strampelnd, tretend	1
	An den Körper gezogen	2
Motorische Unruhe	Nicht vorhanden	0
	Mäßig	1
	Ruhelos	2
	Addition der Punkte:	

Abb. 13.1 Schmerzeinschätzung

NRS	SMILEY (GESICHTER) SKALA		VRS
0 / 1	kein Schmerz - lächelndes Gesicht	☺	1
2 / 3	mäßiger Schmerz - indifferentes Gesicht	😐	2
4 / 5	mittelstarker Schmerz - trauriges Gesicht	☹	3
6 / 7 / 8	starker Schmerz - sehr trauriges Gesicht	☹	4
9 / 10	stärkster vorstellbarer Schmerz - weinendes Gesicht	😢	5

NRS (VAS) 0 = kein Schmerz
   10 = stärkster vorstellbarer Schmerz
   (VAS) = 10 cm Schmerzlineal
SMILEY (Gesichter) Skala(1-5) siehe Schmerzlineale

Abb. 13.2 Selbsteinschätzung Schmerzintensität

Abb. 13.3 Bieri-6-Gesichter-Skala

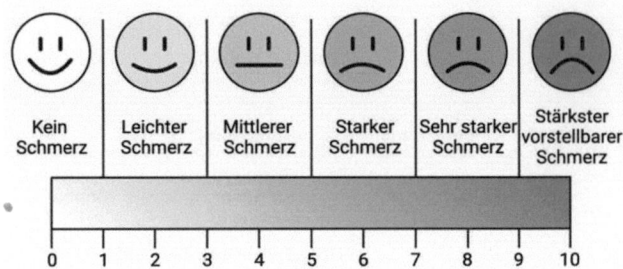

Die Bieri-6-Gesichter-Skala wird vom Wissenschaftlichen Arbeitskreis Kinderanästhesie der DGAI empfohlen, weil diese leichter mit der der 10-stufigen NRS zu hinterlegen ist (Abb. 13.3.)

Wichtig dabei ist, dass die Kinder möglichst vor dem schmerzhaften Ereignis die Gelegenheit bekommen, die Messinstrumente kennenzulernen.

13.6 Nicht-medikamentöse Schmerztherapie

Diese Methoden werden, wenn möglich, ergänzend zur medikamentösen Therapie angewendet. Sie tragen dazu bei, die Angst vor Schmerzen zu verringern.

Die Rahmenbedingungen, wie ausreichend Zeit und Ruhe, müssen allerdings vorhanden sein. Kind und Eltern müssen bereit sein, sich darauf einzulassen.

Folgende Methoden werden verwendet (Abb. 13.4):

1. kognitive Methoden,
2. verhaltenstherapeutische Methoden.

13.6.1 Kognitive Methoden

Bei der gelenkten Imagination lernt das Kind, sich bewusst in eine Situation zu versetzen, die ihm vertraut ist oder in der es gern sein würde. Das Kind stellt sich zum Beispiel vor, „ein starker Ritter" zu sein, dem nichts wehtut.

Eine andere Möglichkeit ist, mit dem Kind abzusprechen, wie man es während der Prozedur am besten ablenkt. So kann man zusammen ein Lied singen oder Gedichte aufsagen. Sanfte Musik hat nachgewiesenermaßen einen schmerzlindernden Effekt. Bei manchen Kindern lassen sich die Schmerzen durch Atemübungen, wie „Wegblasen" oder durch Entspannungsübungen verringern.

Abb. 13.4 Eltern, Kind. (http://rch.org.au)

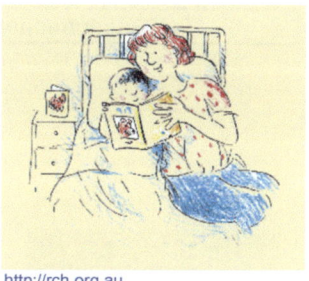

13.6.2 Verhaltenstherapeutische Methoden

Unter dem Begriff „Lernen am Modell" versteht man die Aneignung eines bestimmten Verhaltens, indem man eine Person nachahmt. So kann ein Kind zuschauen, wie ein anderes Kind ohne Probleme eine Spritze bekommt. Eine andere Möglichkeit ist, einen geplanten Eingriff vorher mit dem Kind durchzuspielen.

Wichtige Regeln für die Anwendung:

- Welche der genannten Methoden benutzt werden, hängt vom Alter des Kindes ab.
- Sie sollten keinesfalls ein Ersatz für eine medikamentöse Schmerztherapie sein.
- Wichtig ist, immer ehrlich zu sein, genau zu sagen, was man tut, und Worte zu verwenden, die das Kind versteht.
- Eine Bezugsperson, der das Kind vertraut, sollte immer anwesend sein.
- Das Kind sollte möglichst viel selbst bestimmen können und gelobt werden, wenn es kooperativ gewesen ist.

13.7 Medikamentöse Schmerztherapie

Während sich in der Erwachsenenmedizin die postoperative Schmerztherapie in Form von klinikinternen Konzepten durchgesetzt hat, halten viele Anästhesisten die Schmerztherapie bei Kindern für verbesserungswürdig.

Wo Kinder operiert werden, sollte ein Konzept für die gesamte perioperative Phase vorhanden sein:

Die Nüchternzeiten sollten so kurz wie möglich sein. Säuglinge dürfen bis 4 h vor dem Eingriff gestillt werden, Milch und feste Nahrung können bis 6, klare Flüssigkeiten bis 1 h vorher eingenommen werden. Auch nach der Operation sollten die Kinder so rasch wie möglich etwas zu trinken bekommen. Damit scheidet Durst als Grund für Weinen und Unruhe aus.

Bis vor einigen Jahren war die Empfehlung, dass Kinder ab 6 Monaten vor jeder Operation oder Untersuchung, die in Narkose durchgeführt werden muss, eine ausreichende Prämedikation erhalten. Im Vorschulalter hatte sich die rektale Gabe von Midazolam (0,5–1 mg/kg KG) bewährt. Größere Kinder schlucken lieber Tabletten.

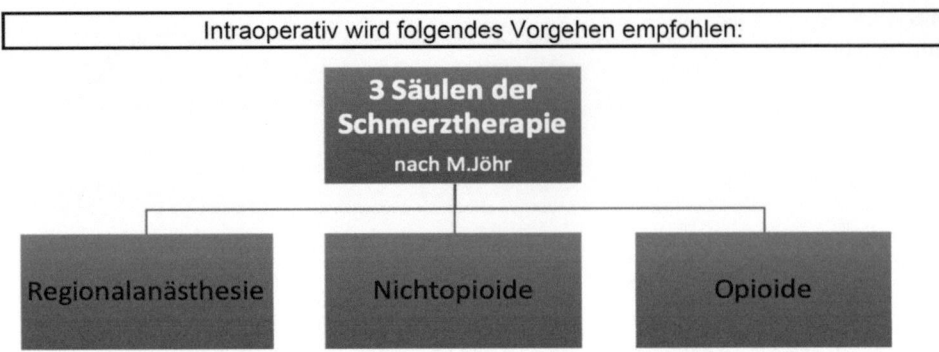

Abb. 13.5 Intraoperatives Vorgehen

Heute wird dies etwas differenzierter gesehen. Wenn möglich, wird auf eine medikamentöse Prämedikation zugunsten der oben genannten nicht-medikamentösen Verfahren verzichtet. Die Rate an postoperativen deliranten Zuständen und Verhaltensauffälligkeiten in den Tagen nach dem Eingriff lässt sich dadurch deutlich senken.

Vor jeder Venenpunktion sollte 1 h vorher ein EMLA-Pflaster (Gemisch aus Lidocain und Prilocain) geklebt werden. Die Haut wird durch dieses „Zauberpflaster" betäubt, und die Punktion tut nicht weh, Abb. 13.5.

Wann immer möglich, sollte ein regionalanästhesiologisches Verfahren zusammen mit einer Vollnarkose angewandt werden. Am häufigsten werden im Kindesalter der Kaudalblock und der Peniswurzelblock durchgeführt. Beide Methoden sind sehr sicher und wirksam. Sie kommen bei Leistenbrüchen, Hodenoperationen oder Beschneidungen zum Einsatz. Die Kinder erwachen schmerzfrei und sind auch einige Stunden danach beschwerdefrei.

Wichtig ist, dass überlappend mit einer systemischen Schmerztherapie begonnen wird, damit es nicht zu einem Schmerzdurchbruch kommt, wenn die Wirkung des Lokalanästhetikums nachlässt.

Bei kleinen Eingriffen sind Medikamente, wie Paracetamol, Metamizol und nichtsteroidale Antiphlogistika ausreichend. Sie werden vom Arzt schon während der Operation in ausreichender Dosierung und im fixen Zeitintervall in den Patientenunterlagen vermerkt.

Paracetamol ist in den letzten Jahren deutlich weniger verwendet worden. Die analgetische Potenz ist viel geringer als die der nicht-steroidalen Antiphlogistika, die anaphlogistische Komponente fehlt komplett. In Verbindung mit antiemetischen Medikamenten (5-HT-3-Antagonisten), wie Ondansetron, kommt es zu einer verminderten Wirkung. Die hohe Lebertoxizität bei versehentlicher Überdosierung und das vermehrte Auftreten von Asthma in Verbindung mit dem Einsatz von Paracetamol haben zu dieser Entwicklung beigetragen (Tab. 13.2).

13 Schmerztherapie bei Kindern

Tab. 13.2 Nicht-Opioidanalgetika, Dosierungsbeispiele

Handelsname	Zulassung	Dosierung	Darreichungsform	Maximaldosis
Diclofenac				
Diclobene rektal	ab 6 Jahren	1–2 mg/kg KG	Suppositorien: 25/50/100 mg	3 mg/kg KG/die
Diclobene oral			Tabletten: 25/50/100 mg	
Diclofenac oral			Tabletten: 25 mg	
Voltaren rektal			Suppositorien: 50/100 mg	
Voltaren oral			Tabletten: 25/50/100 mg	
Voltaren intravenös	? größere Kinder	1 mg/kg KG	Ampullen: 1 ml = 25 mg	2 mg/kg KG/die
Ibuprofen				
Nureflex oral	ab 3 Monaten	10 mg/kg KG	Saft: 1 ml = 20 mg	40 mg/kg KG/die
Brufen oral	größere Kinder		Tabletten: 400/600 mg	
Nureflex rektal	ab 1 Jahr	10 mg/kg KG	Supp. 125 mg, 250 mg	40 mg/kg KG/die
Naproxen				
Proxen oral	ab 1 Jahr	5–7 mg/kg KG	Saft: 1 ML = 5 ml 1 ml = 50 mg	15 mg/kg KG/die
Proxen oral	Jugendliche		Tabletten: 500 mg	1000 mg/die
Proxen rektal	Jugendliche		Suppositorien: 500 mg	1000 mg/die
Metamizol				
Novalgin oral	ab 4 Monate	12,5–25 mg/kg KG = ½ bis 1gtt/kg KG	Tropfen: 1 Tropfen = 25 mg 20 Tropfen = 1 ml	75 mg/kg KG/die
Novalgin oral	Jugendliche		Tabletten: 500 mg	
Novalgin intravenös, i. m.	ab 4 Monate	20 mg/kg KG	Infusion: 1 ml = 500 mg	75 mg/kg KG/die
Novalgin rektal	ab 4 Jahre	20 mg/kg KG	Suppositorien: 300 mg	
Inalgon oral	ab 4 Monate	8,5–17 mg/kg KG = ½ bis 1 gtt/kg KG	Tropfen: 1 Tropfen ~17 mg 30 Tropfen = 500 mg	

(Fortsetzung)

Tab. 13.3 (Fortsetzung)

Handelsname	Zulassung	Dosierung	Darreichungsform	Maximaldosis
Paracetamol				
Mexalen rektal	ab Neugeborenenalter	Ladedosis: 35–45 mg/kg KG weitere Dosen: 10–15 mg/kg KG	Suppositorien: 125/250/500/ 1000 mg	100 mg/kg KG/die **NG: 60 mg/kg KG/die Ladedosis: 20 mg/kg KG**
Mexalen oral	größere Kinder	10–20 mg/kg KG	Tabletten: 500 mg	100 mg/kg KG/die
Mexalen oral	ab 2 Jahren	10–20 mg/kg KG	Saft: 1 ML = 5 ml 1 ml = 40 mg	100 mg/kg KG/die **NG: 60 mg/kg KG/die**
Perfalgan intravenös	3–10 kg ab 10 kg	7,5 mg/kg KG 15 mg/kg KG	Infusion: 1 ml = 10 mg	60 mg/kg KG/die 30 mg/kg KG

Bei größeren Eingriffen, die mitunter tagelang Schmerzen verursachen, kommen Opioide zum Einsatz. Damit es zu keinen Fehlern in der Dosierung kommt, sollte sich jede Station auf eine bestimmte Auswahl beschränken und über schriftliche Aufzeichnungen bezüglich Dosierungen und Verdünnungen verfügen.

Bei mäßigen Schmerzen kommen schwache Opioide wie Nalbuphin oder Tramadol zum Einsatz. Reichen diese nicht aus, sollte man sich nicht scheuen, stark wirksame Opioide wie Piritramid oder Morphin einzusetzen.

Man kann diese als Bolus oder kontinuierlich verabreichen. Ganz wichtig ist es, dass die Applikation nicht weh tut. Daher ist die intravenöse der intramuskulären Verabreichung vorzuziehen. Bei Kindern über 5 Jahren kann man bei großen Eingriffen eine patientenkontrollierte Analgesie wie bei den Erwachsenen in Erwägung ziehen.

In der Palliativmedizin wird Morphin auch oral eingesetzt.

Werden stark wirksame Opioide verwendet, müssen die Kinder ausreichend überwacht werden. Wegen des Risikos einer Atemdepression ist bei Neugeborenen und Säuglingen die Überwachung auf einer Intensivstation zu empfehlen.

Auf der Normalstation kommen standardisierte Schmerzprotokolle zum Einsatz. Es werden die Vitalparameter, der Schmerzscore, die verbrauchte Menge des Schmerzmittels und eventuelle Nebenwirkungen dokumentiert (Tab. 13.3).

13 Schmerztherapie bei Kindern

Tab. 13.3 Opioidanalgetika, Dosierungsbeispiele

Medikament	Bolus	Kontinuierlich	PCIA
Tramadol	1–2 mg/kg KG	0,25 mg/kg KG/h	0,2 mg/kg KG
Nalbuphin	0,1–0,2 mg/kg KG	0,04–0,1 mg/kg KG/h	0,02 mg/kg KG
Piritramid	0,05–0,1 mg/kg KG	0,02–0,05 mg/kg KG/h	0,015–0,025 mg/kg KG
Morphin	0,05–0,1 mg/kg KG	0,02–0,04 mg/kg KG/h Bei NG 0,01–0,02 mg/kg KG/h	0,015–0,025 mg/kg KG

Tab. 13.4 Medikamentenempfehlung bei Übelkeit oder Erbrechen

Substanz	Klasse	Dosierung Prophylaxe (i. v., Erwachsene)	Dosierung ProphylaxeDosierung Prophylaxe (i. v., Kinder)
Dexamethason	Kortikoide	4 mg	0,15 mg/kg KG
Ondansetron	5-HT-Antagonisten	4 mg	0,1 mg/kg KG
Tropisetron		2 mg	0,1 mg/kg KG
Granisetron		1 mg	0,02 mg/kg KG
Dolasetron		12,5 mg	0,35 mg/kg KG
Droperidol	Butyrophenone	0,625–1,25 mg	0,01 mg/kg KG
Haloperidol		1–2 mg	Keine Daten verfügbar
Dimenhydnnat	Antihistaminika	62 mg	0,5 mg/kg KG
Scopolamin	Anticholinergika	Scopoderm TS'. 1 mg/24 h	Keine Kinderdosierung verfügbar

Bei Übelkeit oder Erbrechen werden die in Tab. 13.4 gelisteten Medikamente gemäß den Leitlinien des Wissenschaftlichen Arbeitskreises Kinderanästhesie der DGAI empfohlen.

Zusammenfassend kann gesagt werden, dass praktisch alle Pflegekräfte, die im Krankenhaus mit Kindern zu tun haben, mit Schmerzen konfrontiert werden, die als Folge von Eingriffen, Untersuchungen und Behandlungen auftreten oder zur Grunderkrankung gehören.

Wir wissen, dass Schmerzen den Genesungsvorgang verlangsamen können und es zur Ausbildung von chronischen Schmerzen über das sogenannte Schmerzgedächtnis kommen kann.

Gleichzeitig wird mehr und mehr Wert auf Behandlungs- und Pflegequalität gelegt.

Wenn man Letzteres ernst nimmt, ist es unerlässlich, auch für Kinder Schmerzstandards zu erarbeiten und damit die Schmerzen unserer Kinder zu verhindern oder zumindest zu lindern.

Literatur

Anand KJS, Hickey PR (1987) Pain and its effects in the human neonate and fetus. N Engl J Med 317:1321–1329

Dalens B (1995) Regional anesthesia in infants, children, and adolescents. Williams and Wilkins, Baltimore

Jöhr M (1995) Kinderanästhesie. Fischer, Stuttgart

Kuiper M (1999) Schmerz und Schmerzmanagement bei Kindern. Ullstein Medical, Wiesbaden

Taddio A, Katz J, Illersich A, Koren G (1997) Effects of neonatal circumcision on pain response during subsequent routine vaccination. Lancet 349:599–603

Wissenschaftlicher Arbeitskreis Kinderanästhesie (2007a) Postoperative Schmerztherapie im Kindesalter. Anaesth Intensivmed 48:S99–S103

Wissenschaftlicher Arbeitskreis Kinderanästhesie (2007b) Risikoeinschätzung, Prophylaxe und Therapie von PONV. Anaesth Intensivmed 48:S94–S98

Schmerztherapie bei Tumorpatienten

R. Likar, M. Köstenberger und S. Neuwersch-Sommeregger

Etwa 60–90 % der Schmerzzustände bei Tumorpatienten sind durch Infiltration, Kompressionen mit konsekutiver Durchblutungsstörung, Ödem, Ulzeration oder Perforation direkt tumorbedingt. 10–25 % der Schmerzzustände sind therapiebedingt. Operation, Chemotherapie, Hormontherapie oder Radiatio können schmerzhafte Folgezustände wie z. B. Neuralgien, Phantomschmerz, Fibrose, Mukositis oder Ödem verursachen. Außerdem unterscheidet man zwischen tumorassoziierten Schmerzursachen wie z. B. Pneumonie, Pilzinfektion, Venenthrombose, Dekubitus (5–20 %) und tumorunabhängigen Schmerzursachen wie z. B. Migräne oder Arthritis (3–10 %). Neben somatischen Ursachen beeinflussen kulturelle, psychosoziale und spirituelle Faktoren das Schmerzerleben. Pathophysiologisch unterteilt man den Tumorschmerz in Nozizeptorschmerz und neuropathischen Schmerz bzw. gemischten Schmerz.

R. Likar (✉)
Abteilung Anästhesie u. Intensivmedizin, LKH Klagenfurt, Klagenfurt, Österreich
e-mail: Rudolf.Likar@kabeg.at

M. Köstenberger
Abteilung Anästhesiologie, Intensivmedizin, Klinikum Klagenfurt am Wörthersee, Klagenfurt, Österreich
e-mail: markus.koestenberger@medunigraz.at

S. Neuwersch-Sommeregger
KSN Medical OG, Klagenfurt, Österreich
e-mail: stefan.neuwersch@medunigraz.at; Stefan.Neuwersch-Sommeregger@kabeg.at

© Der/die Autor(en), exklusiv lizenziert an Springer-Verlag GmbH, DE, ein Teil von Springer Nature 2025
R. Likar et al. (Hrsg.), *Multimodale Schmerztherapie in der Pflege*,
https://doi.org/10.1007/978-3-662-68956-1_14

14.1 Therapieprinzipien

Eine erfolgreiche Schmerztherapie setzt eine gründliche Schmerzanamnese und Dokumentation voraus. Der Charakter, die Lokalisation, die Dauer und Intensität des Schmerzes müssen festgehalten werden. Zur Erfassung der Schmerzintensität eignen sich Messskalen wie z. B. die Numerische Ratingskala (0 = kein Schmerz, 10 = unerträglicher Schmerz) oder die Visuelle Analogskala in Form von Schmerzlinealen.

Die Schmerztherapie sollte nach ausführlicher Aufklärung individualisiert erfolgen. In jeder Phase der Erkrankung muss erneut die Möglichkeit einer kausalen Therapie erwogen werden. Eine orale, transdermale Medikamentenverabreichung ist zu bevorzugen, während eine parenterale Applikation einer besonderen Indikation bedarf. Die Medikamenteneinnahme soll regelmäßig und nach einem festen Zeitschema und nach der Schmerzstärke und nicht erst beim Eintritt der Schmerzen erfolgen, da sonst die Gefahr der Entwicklung einer physischen Abhängigkeit erhöht ist. Zu bevorzugen sind langwirksame Retardpräparate, da diese die Compliance des Patienten steigern. Für Schmerzspitzen muss dem Patienten eine kurzwirksame Bedarfsmedikation zur Verfügung stehen. Begleitsymptome und Nebenwirkungen müssen konsequent, teilweise auch prophylaktisch, behandelt werden. Eine regelmäßige Kontrolle der medikamentösen Schmerztherapie ist notwendig, um eine effektive Dosisanpassung auch bei Veränderung der Schmerzsymptomatik zu ermöglichen.

Die medikamentöse Schmerztherapie sollte so lange wie möglich oral mit retardierten Präparaten oder transdermal durchgeführt werden. Eine subkutane, intravenöse, epidurale bzw. spinale Medikamentengabe bzw. Nervenblockaden sollten nach spezieller Indikationsstellung zum Einsatz kommen. Für diese Maßnahmen sind Schmerz- und Palliativzentren notwendig. Begleitet soll die Schmerztherapie werden von physikalischen, ergotherapeutischen, sozialen und psychotherapeutischen Maßnahmen.

14.2 WHO-Stufenplan

Die WHO nennt für das von ihr vorgeschlagene Stufenschema zur medikamentösen Behandlung der Schmerzen Erfolgsraten von bis zu 90 %, eingeteilt wird in drei Stufen (Abb. 14.1, 14.2).

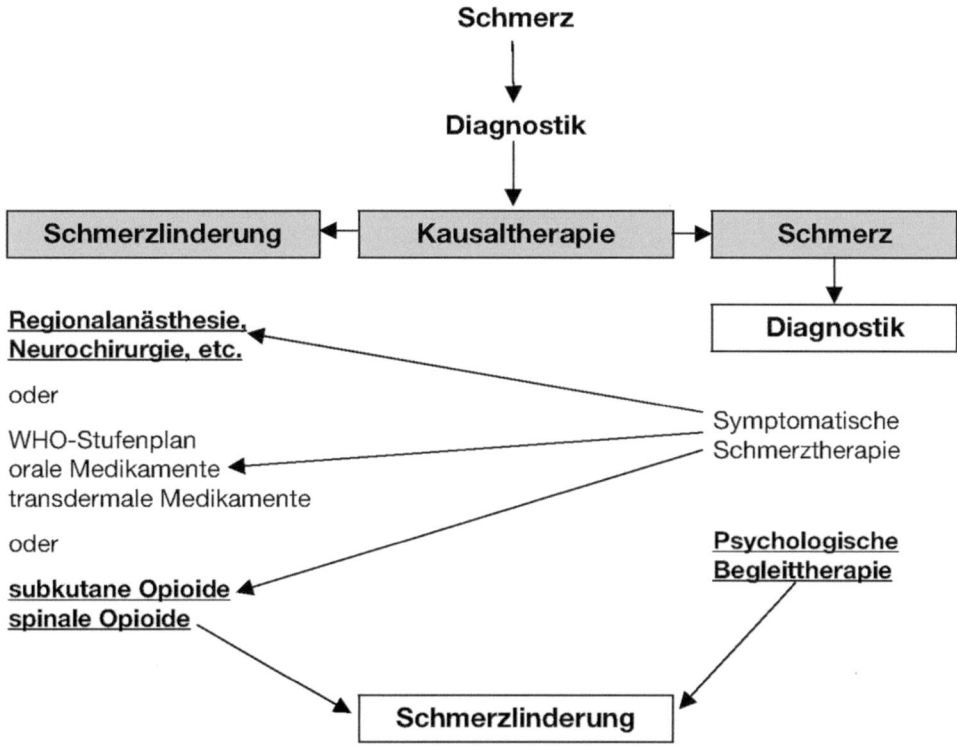

Abb. 14.1 Schmerz – Diagnostik – Therapie

Es sollte heute nicht nur nach dem WHO-Stufenplan therapiert werden, sondern eine an Pathomechanismen orientierte Schmerztherapie durchgeführt werden. Man überlegt, welcher Pathomechanismus stecken dahinter (Tab. 14.1).

Der Schmerzcharakter ist belastungsabhängig. Es handelt sich um Druckschmerzhaftigkeit. Entzündungszeichen sind nicht vorhanden im muskuloskelettalen System → Diagnose: infiltratives Tumorwachstum; es ist ein rein nozizeptiver Schmerz. Es kommt zu Nozizeptoraktivierung, und die endogene Schmerzhemmung ist reduziert. Welche Schmerzmedikamente kommen in Frage? Nicht-Opioide, Metamizol, nicht-steroidale Antirheumatika, Paracetamol nur in Ausnahmefällen und Opioide.

**Aufgaben für spezielle
Schmerz- und Palliativzentren**

| 4: starke Opioide (rückenmarksnahe Appl.) |

Bei persistierenden und stärker werdenden Schmerzen

| 3: starke Opioide
± Nicht-Opioidanalgetika
± Adjuvantien | Buprenorphin transdermal
Fentanyl transdermal
Hydromorphon oral
Morphin oral
Oxycodon oral |

Bei persistierenden und stärker werdenden Schmerzen

| 2: schwache Opioide
± Nicht-Opioidanalgetika
± Adjuvanzien | Tramadol
Dihydrocodein |

Bei persistierenden und stärker werdenden Schmerzen

| 1: Nicht-Opioidanalgetika
± Adjuvanzien | Metamizol,
Diclofenac, Naproxen, Ibuprofen
Paracetamol |

Abb. 14.2 WHO-Stufenschema zur Schmerztherapie bei chronischen Tumorschmerzen

Knochenmetastasen verursachen gemischte Schmerzen (sowohl entzündliche als auch neuropathische und nozizeptive Schmerzen). Hier kommen nicht-steroidale Antirheumatika zur Anwendung, Kortison, Opioide und Medikamente, die gegen neuropathische Schmerzen wirken, z. B. Antidepressiva, Antikonvulsiva.

Tab. 14.1 An Pathomechanismen orientiertes Konzept

Schmerzcharakter/Symptome	Diagnosen, Tumorbereich	Mechanismen		Medikamentöse Schmerztherapie
Muskel- und Skelettsystem betroffen/belastungsabhängig/lokal/druckschmerzhaft/keine Entzündungszeichen	Infiltratives Tumorwachstum	Nozizeptiv	Nozizeptoraktivierung/reduzierte endogene Schmerzhemmung	Nicht-Opioide (Metamizol, Paracetamol, NSAR), Muskelrelaxanzien / Opioide
Muskel- und Skelettsystem betroffen/belastungsabhängig/Entzündungszeichen/lokal drückend-stechend-bohrend	Knochenmetastasen	Nozizeptiv/entzündlich/neuropathisch	Nozizeptoraktivierung und -sensibilisierung/zentrale Sensibilisierung	NSAR/Gukokortikoide/Opioide
Nervale Struktur betreffend/brennend/einschießend/neurologische Begleitsymptome	Post-Zoster-Neuralgie/chemotherapieinduzierte Neuropathie/Nerveninfiltration	Neuropathisch	Bildung neuer Kanäle und Rezeptoren/ektopische Reizbildung (Spontanaktivität)	Antikonvulsiva (Na- und Ca-Kanalblocker)/Antidepressiva (hier v. a. trizyklische Antidepressiva = TZA)
			Zentrale Sensibilisierung	
			Reduzierte endogene Schmerzhemmung	Noradrenerge und serotonerge Wiederaufnahmehemmung (Antidepressiva)/Opioide
Multilokulär/keine pathologischen Laborbefunde/radiologischen Befunde/schmerzüberempfindlich/vegetative und/oder psychische Symptome	Somatoforme Schmerzstörung	Dysfunktional/noziplastisch	Reduzierte endogene Schmerzhemmung und veränderte Schmerzverarbeitung	Noradrenerge und serotonerge Wiederaufnahmehemmung (Antidepressiva)

14.3 Stufe I: Nicht-Opioidanalgetika

Zu den Nicht-Opioidanalgetika gehören die nicht-steroidalen Antirheumatika (NSAR) wie Azetylsalizylsäure, Ibuprofen, Dexibuprofen, Naproxen, Diclofenac und COX-2-Hemmer wie Celecoxib, Anilinderivate wie Paracetamol und Pyrazolderivate wie Metamizol. Bei den meisten dieser Medikamente treten ab einer bestimmten Dosierung verstärkt Nebenwirkungen ohne Steigerung des analgetischen Effektes auf (Ceiling-Effekt). Beim Risiko von gastrointestinalen Nebenwirkungen sollten nicht-steroidale Antirheumatika mit Protonenpumpenhemmer oder Prostaglandin analog kombiniert werden. Bei Knochenschmerzen und Entzündungen werden hauptsächlichen NSAR und COX-2-Hemmer eingesetzt. Bei viszeralen und Kopf-/Gesichtsschmerzen kommt Metamizol unter Berücksichtigung der Kontraindikationen zur Anwendung (Tab. 14.2, 14.3).

Tab. 14.2 Nicht-Opioidanalgetika (Wirkweisen)

Wirkstoff	Handelsname	Einzeldosis mg/kg KG	Wirkdauer/h	Dosierung mg/die	Tageshöchstdosis THD (mg)
Ibuprofen	Brufen/Avallone	10	8	3–4 × 400–600	2400
Diclofenac	Voltaren	1	8	3–4 × 50	200
Naproxen	Miranax	5	12	2 × 550	1100
Metamizol	Novalgin	10	4	4–6 × 500–1000	6000
Paracetamol	Mexalen	15	6	4–6 × 500–1000	6 g (THD: max. 72 h)
Celecoxib	Celebrex	1,5–3	12	1–2 × 100-200	400

Tab. 14.3 Nicht-Opioidanalgetika (Dosierungsempfehlungen für Erwachsene)

Wirkstoff	Handelsname	Einzeldosis mg/kg KG	Wirkdauer/h	Dosierung mg/die	Tageshöchstdosis THD (mg)
Ibuprofen	Brufen/Avallone	10	8	3–4 × 400–600	2400
Diclofenac	Voltaren	1	8	3–4 × 50	200
Naproxen	Miranax	5	12	2 × 550	1100
Metamizol	Novalgin	10	4	4–6 × 500–1000	6000
Paracetamol	Mexalen	15	6	4–6 × 500–1000	6 g (THD: max. 72 h)
Celecoxib	Celebrex	1,5–3	12	1–2 × 100–200	400

14.4 Stufe II und III: schwache und starke Opioide

Kann mit den Nicht-Opioidanalgetika keine akzeptable Schmerzreduktion erzielt werden, so ist die zusätzliche Verschreibung eines Opioids (meist reiner Agonist) erforderlich. Eine Kombination von retardierten Opioiden ist nicht ratsam. Zur Stufe II gehören Tramadol (Tageshöchstdosis = THD 600 mg/d) und Dihydrocodein (THD 240 mg/d). Aufgrund der Metabolisierung und Elimination sollte bei Leberschädigung Tramadol bevorzugt werden. Aufgrund der Tatsache, dass Tramadol in den ersten 14 Tagen Übelkeit und Erbrechen hervorrufen kann, sollte in diesem Zeitraum eine Kombination mit einem Antiemetikum erfolgen. Dihydrocodein ist bei einer zusätzlich erwünschten antitussiven Wirkung indiziert. Allerdings ist wegen ausgeprägter Obstipation eine prophylaktische Gabe eines Laxans notwendig. Bei unzureichender Wirkung sollte zügig auf ein starkes Opioid der Stufe III umgestellt werden.

In der Tumorschmerztherapie – wenn Stufe I nicht ausreichend ist – kann man anstatt schwacher Opioide (Tramadol) auch mit stärkeren Opioiden in niedriger Dosierung beginnen, z. B. mit niedrig dosierten retardierten Gaben von Hydromorphon, Oxycodon, Buprenorphin.

Hierbei sind die äquianalgetischen Umrechnungsregeln zu beachten (Tab. 14.4). Aufgrund einer inkompletten Kreuztoleranz wird bei der Opioidrotation aufgrund von Nebenwirkungen eine Dosisreduktion von bis zu 30 % empfohlen. Auf der Stufe III ist Morphin nach wie vor das Standardmedikament. Bei Niereninsuffizienz und älteren Patienten empfiehlt sich eine Dosisreduktion oder eine Opioidrotation, da es zu einer Kumulation der Morphinmetaboliten Morphin-3- und Morphin-6-Glucuronid kommen kann. Alternativpräparate wären in diesem Fall das Hydromorphon und Buprenorphin transdermal mit im Vergleich zu Morphin im Trend geringeren Nebenwirkungen wie Übelkeit und Erbrechen. Eine weitere Alternative stellt das transdermale Fentanyl (Agonist) oder das transdermale Buprenorphin (Partialagonist) dar. Die Akzeptanz erhöht sich durch den nur jeden 3. bzw. 4. Tag notwendigen Pflasterwechsel und die Reduktion von Übelkeit bzw. Erbrechen gegenüber Morphin.

Tab. 14.4 Umrechnungstabelle für Opioide

Wirkstoff	Handelsname z. B.	Angaben in mg							
Tramadol oral	Tramal	150	300	450	600				
Tramadol s. c., i.v.	Tramal	100	200	300	400	500			
DHC Dihydrocodein oral	Codidol	120	240						
Morphin oral	Mundidol retard	30	60	90	120	150	180	210	240
Morphin s. c., i.v.	Vendal	10	20	30	40	50	60	70	80
Oxycodon oral	Oxygesic		30		60		90		120
Hydromorphon oral	Hydal	4	8	12	16	20	24	28	32
Fentanyl TTS (µg/h)	Durogesic		25		50		75		100
Buprenorphin s. l.	Temgesic	0,9	0,6	0,8	1,2	1,8	2,0	2,2	2,4
Buprenorphin TTS (µg/h)	Transtec			35	52,5		87,5		105

Die Wirkung der Pflaster tritt durchschnittlich erst nach 12 h ein. Die Abklingzeit beträgt nach Entfernung des Pflasters ca. 16 h. Heute steht Buprenorphin auch in niedriger Dosis zur Verfügung – 5, 10 und 20 µg – mit einer Wirkdauer von 7 Tagen. Dies hat den Vorteil, dass man ältere Tumorpatienten mit niedriger Buprenorphindosis einstellen kann. Bei Morphin, Hydromorphon, transdermalem Fentanyl und transdermalem Buprenorphin gibt es keine THD. Allerdings liegt unserer klinischen Erfahrung nach die Grenze bei transdermalem Fentanyl bei 300–400 µg/h.

Die Behandlung eines opioidnaiven Patienten sollte grundsätzlich mit der niedrigsten Pflasterstärke begonnen werden. Entgegen früherer Vorstellungen kann aufgrund der geringen Anzahl von Rezeptoren, die durch Buprenorphin besetzt werden, bei Notwendigkeit ohne Unterbrechung der analgetischen Versorgung auf einen reinen Opioidagonisten (z. B. Morphin/Hydromorphon) umgestellt werden. Neben der oralen und transdermalen Opioidanwendung ist bei entzündlichen Schleimhaut- und Hautschäden, wie z. B. bei Mukositis, die lokale Anwendung von 0,1 %igem Morphingel eine therapeutisch sinnvolle Option.

14.5 Therapie von Durchbruchschmerzen

Als **Durchbruchschmerzen** („breakthrough pain") werden spontan auftretende oder durch bestimmte Reize ausgelöste, transiente Schmerzexazerbationen bezeichnet, die aufgrund ihrer Intensität die ansonsten suffiziente Analgesie der Basismedikation „durchbrechen" und trotz eines relativ stabilen und adäquat kontrollierten Hintergrundschmerzes auftreten können; dies entweder spontan oder im Zusammenhang mit spezifischen, vorhersehbaren oder unvorhersehbaren Triggern.

Hintergrundschmerz ist definiert als ein mindestens 12 h pro Tag in der vorangegangenen Woche vorhandener Schmerz bzw. ein Schmerz, der ohne die aktuelle Schmerzmedikation mehr als 12 h pro Tag vorhanden gewesen wäre. Der Hintergrundschmerz wird als ausreichend kontrolliert angesehen, wenn kein oder nur milder Schmerz für mindestens 12 h pro Tag in der vorangegangenen Woche vorhanden war. Im Gegensatz zum episodisch auftretenden Durchbruchschmerz handelt es sich beim Hintergrundschmerz (auch: Basis- oder Dauerschmerz) um eine Schmerzform, die durch einen geringen Intensitätswechsel einerseits und ein gleichzeitig lang anhaltendes Schmerzniveau andererseits gekennzeichnet ist. Es kann durchaus zu Änderungen der Schmerzintensität in Aktivitäts- und Ruheposition kommen, das Schmerzniveau ändert sich innerhalb einer Periode aber kaum.

Charakteristikum einer Durchbruchschmerzepisode
Eine typische Durchbruchschmerzepisode ist von mittlerer bis starker Intensität und charakterisiert durch raschen Beginn (Zeit bis zum Intensitätsmaximum rund 3–5 min), kurze Dauer (durchschnittlich 30 min) und eine mediane Häufigkeit von 4 Episoden pro Tag. Am häufigsten treten Durchbruchschmerzen bei Tumorschmerzen auf.

Arten von Durchbruchschmerzen
- Belastungsschmerzen oder „vorhersehbare" Durchbruchschmerzen („incident pain"): Darunter fallen Schmerzspitzen aufgrund bestimmter Aktivitäten oder Auslöser wie Husten, willkürliche Bewegung, aber auch Umbetten oder Miktion.
- „Unvorhersehbare" Durchbruchschmerzen („spontaneous pain"): spontan auftretende, unvorhersehbare Schmerzen ohne erkennbare Auslosefaktoren – die häufiger auftretende Form von Durchbruchschmerz.
- Von diesen beiden Formen des Durchbruchschmerzes abzugrenzen ist der End-of-Dose-Schmerz, der auf eine unzureichend lange Wirkung der Basistherapie hinweist, z. B. kann Hydromorphon retard dann nicht nur 2-mal täglich, sondern 3-mal täglich verordnet werden.

Bis zu 90 % aller Patienten mit Krebsschmerzen können Phasen von Durchbruchschmerzen erleiden, wobei mit dem Fortschreiten der Erkrankung in der Regel deren Prävalenz steigt. Sind mehr als 4 × Durchbruchschmerzen pro Tag vorhanden, ist die Hintergrunddosis zu adaptieren. Sind weniger als 4 Episoden von Durchbruchschmerzen vorhanden, ist zu unterscheiden: Ist es ein lang anhaltender Durchbruchschmerz, dann sind die nicht-retardierten klassischen Medikamente, wie Hydromorphon nicht-retardiert, Oxycodon nicht-retardiert, Morphin nicht-retardiert, zu verwenden.

Das Problem ist, dass die Wirkung von diesen klassischen nicht-retardierten Medikamenten und Opioiden erst nach 30–45 min eintritt. Ist ein kurzwirksamer Durchbruchschmerz vorhanden, dann erscheint Fentanyl (ROO = „rapid onset of opioid") aufgrund seiner pharmakokinetischen Eigenschaft besser geeignet zu sein.

14.6 Fentanyl

Fentanyl erscheint aufgrund seiner pharmakokinetischen Eigenschaften besser zur Behandlung von Durchbruchschmerzen mit kurzer Dauer geeignet. Es hat einen schnellen Wirkeintritt und eine kurze Halbwertzeit, sodass es auch bei kurzfristig auftretenden Durchbruchschmerzen relativ schnell wirkt und bei häufigerer Einnahme nicht kumuliert. Hier spielt auch eine wichtige Rolle, dass keine aktiven Metaboliten gebildet werden und es keine Enzyminduktion in der Leber verursacht. Es sind zurzeit 4 verschiedene Applikationsformen verfügbar: 1. oral-transmukosales Fentanylcitrat (OTFC), 2. buccale Applikationsform, 3. intranasale Form, 4. sublinguale Form. Durch die Aufnahme über die Mundschleimhaut ist der First-pass-Effekt fast vernachlässigbar, da der Wirkstoff Fentanyl als hoch lipophile Substanz direkt in die Blutbahn gelangt.

14.6.1 Buccale Applikationsform

Einen schnelleren Wirkungseitritt und eine höhere Plasmakonzentration erreicht man durch Anwendung der Buccaltablette (Effentora). Eine merkliche Schmerzreduktion tritt nach ca. 10 min ein; die analgetische Wirkung hält bis zu 2 h an. Die Buccaltablette wird bei eintretendem Durchbruchschmerz in die obere Wangentasche über einen der Backenzähne gelegt. Dabei wird das in der Tablette enthaltene Kohlendioxid freigesetzt, das die Resorption über die Wangenschleimhaut unterstützt. Die Buccaltablette (Effentora) ist in 5 Stärken von 100–800 μg erhältlich.

14.6.2 Sublinguale Applikationsform

Eine weitere Applikationsform von Fentanyl ist die Sublingualtablette (Vellofent). Eine klinisch relevante Wirkung tritt nach ca. 8–10 min ein. Bei Kontakt mit Speichel wird der Wirkstoff freigesetzt, wobei sich dieser durch die mukoadhäsiven Komponenten an die Mundschleimhaut haftet. Die Sublingualtablette gibt es in den Dosierungen 67, 133, 267, 400, 533 und 800 μg; sie ist aufgrund des raschen Wirkungseintritts und der flexiblen Dosierung gut geeignet für die Therapie von Durchbruchschmerzen.

14.7 Koanalgetika bei Tumorschmerz

Bei vielen Schmerzsyndromen ist eine Kombination von Opioiden und Nicht-Opioiden nicht ausreichend effektiv (Tab. 14.5). Daher sollte zusätzlich zum WHO-Stufenschema zur Behandlung verschiedener Symptome der Tumorerkrankung immer die Gabe von adjuvanten Medikamenten und Koanalgetika erwogen werden. Vor allem bei Patienten mit neuropathischen Schmerzen ist der zusätzliche Einsatz von Koanalgetika in Kombination mit Opioiden zu empfehlen.

Tab. 14.5 Koanalgetika: Auswahl nach Schmerzart

Medikamente	Dosierung	Anwendung
Amitriptylin (Saroten®)	25–100 mg/die	Neuropathische Dauerschmerzen
Gabapentin (Neurontin®)	900–2700 mg/die	Neuropathische Dauerschmerzen
Pregabalin (Lyrica®)	150–600 mg/die	Neuropathische Dauerschmerzen
Carbamazepin (Tegretol®)	600–1200 mg/die	Neuropathische Dauerschmerzen
Dexamethason (Fortecortin®)	Bolus 40–100 mg/die i.v., danach oral, über 2–3 Wochen	Nervenschmerzen oder Weichteilkompression, Hirnödem, Kapselschmerz, Knochenmetastasen, Übelkeit
Zoledronsäure (Zometa®)	4 mg/die i.v. alle 4 Wochen	Knochenschmerzen, z. B. osteolytische Knochenmetastasen, alle Knochenschmerzen
Pamidronsäure (Aredia®)	30–90 mg/die i.v. 2–4 Wochen	z. B. osteolytische Knochenmetastasen
Butylscopolamin (Buscopan®)	Akut: 20 mg/die i.v., 3–5 × 10 mg/die oral	Kolikschmerzen, z. B. Spasmen glatter Muskulatur
Midazolam (Dormicum®)	10–25 mg/die	Unruhezustände, Angst, Übelkeit

14.8 Trizyklische Antidepressiva

Trizyklische Antidepressiva wie Amitriptylin (25–75 mg/Tag) oder Clomipramin (1–2-mal 10–25 mg/Tag) werden vor allem bei neuropathischen, brennenden Dauerschmerzen verwendet.

Ihre Wirkung beruht auf einer Verstärkung der schmerzhemmenden serotonergen und noradrenergen Bahnen. Die wesentlichen Nebenwirkungen sind Mundtrockenheit, Sedierung, Schwindel und Tachykardie. Die analgetische Wirkung der Antidepressiva setzt erst nach 3–4 Tagen ein.

14.9 Antikonvulsiva

Antikonvulsiva wie Carbamazepin (600 bis 1200 mg/Tag), Gabapentin (Neurontin®) (1200 bis 2700 mg/Tag) und Pregabalin (Lyrica®) (150 bis 600 mg/Tag) kommen bei blitzartig einschießenden neuropathischen Schmerzattacken zum Einsatz. Antikonvulsiva können Müdigkeit und Schwindel verursachen.

14.10 Kortikosteroide

Kortikosteroide wie Dexamethason (Fortecortin®) finden bei Nerven- und Weichteilkompressionen, Leberkapselspannung, Ödemen und Knochenmetastasen Anwendung und wirken antiphlogistisch. Gleichzeitig wirkt Dexamethason appetitsteigernd, euphorisierend und antiemetisch. Die Therapie sollte mit einer initialen i.v. Bolusgabe von 40–100 mg begonnen werden. Danach folgt eine orale Gabe von 16 bzw. 8 mg Dexamethason. Zur Appetitsteigerung und Hebung der Stimmung empfiehlt sich eine Dauertherapie mit 4 mg Dexamethason p. o. Weiters kann zur Appetitsteigerung bzw. zur Behandlung von Übelkeit und Erbrechen auch Dronabinol mit 3-mal 3 gtt/die (2,5 mg) bis maximal 3-mal 12 gtt/die (10 mg) zur Anwendung kommen.

14.11 Bisphosphonate

Bisphosphonate wie Pamidronsäure (60–90 mg i.v. über 1–1,5 h alle 4 Wochen) Zelodronat (Zometa® 4 mg i.v. alle 4 Wochen) oder Ibandronat (Bondronat 2–6 mg i.v. alle 4 Wochen; alternativ 50 mg p. o. 1-mal 1/d) finden vor allem bei Schmerzen aufgrund von Knochenmetastasen Anwendung. Neben den Bisphosphonaten kommt bei Knochenmetastasen immer häufiger Denosumab (RANK-Ligand) zur Anwendung. Vorteil ist, dass man die Dosierung bei eingeschränkter Nierenfunktion nicht adaptieren muss.

14.12 Cannabinoide

Cannabinoide wirken appetitanregend und antiemetisch, führen zu einer Reduktion von Krämpfen bzw. muskulärer Verspannung und Schmerzen sowie zu einer Stimmungsaufhellung.
Als Nebenwirkungen können Schwindel, Benommenheit, Panikattacken, psychotische Symptome, Tachykardie und Orthostase auftreten.

14.13 Zusammenfassung

Auch eine optimale Schmerztherapie kann nicht immer zu Schmerzfreiheit/Schmerzlinderung führen. Die Behandlung von Tumorschmerzen wird dann eine interdisziplinäre Aufgabe. Bei neu aufgetretenem Schmerz muss primär geklärt werden, ob eine kausale Behandlung der Schmerzen, wie z. B. die chirurgische Entfernung von Metastasen, eine Bestrahlung bzw. eine hormonelle/zytostatische Behandlung möglich ist. Bei stärkeren Schmerzen sollte jedoch bereits parallel zur Diagnostik mit einer suffizienten medikamentösen Schmerztherapie begonnen werden.

14.14 Invasive Schmerztherapie

Bei 10–30 % der Patienten, die nicht auf das orale, transdermale Therapiekonzept ausreichend ansprechen, benötigt man invasive Verfahren. Schmerzen, die ein Problem in der Therapie verursachen können, sind der neuropathische und der viszerale Schmerz. Zu bedenken ist, dass Tumorpatienten über mehrere Schmerzlokalisationen und unter mehreren Schmerzarten leiden können.

Denken wir an eine Mammakarzinompatientin mit lokalem Rezidiv. Diese hat im lokalen Brustbereich einen bohrenden, ziehenden Schmerz – einen sog. nozizeptiven Schmerz. Kommt es zur Infiltration im Bereich des Plexus brachialis, dann hat sie einen einschießenden neuropathischen Schmerz. Wenn sie zusätzlich Metastasen im Bereich der Brustwirbel hat, dann kann das gemischte Schmerzen verursachen. Das heißt, diese Patientin hat 3 verschiedenen Schmerzorte und drei 3 verschiedene Schmerzarten, dies muss in der Therapie berücksichtigt werden.

Die 4. Stufe sind also die invasiven Methoden (Nervenblockaden, patientenkontrollierte Analgesie intravenös bzw. subkutan, Verabreichung von Medikamenten über den Epiduralraum und Intrathekalraum, neurolytische Therapieverfahren, z. B. Plexus-coeliacus-Blockaden bzw. intrathekale Neurolyse) (Abb. 14.3).

Die Indikation für subkutane bzw. intravenöse kontinuierliche Opioidgaben ist dann gegeben, wenn eine orale transdermale Gabe aufgrund von therapieresistenten Nebenwirkungen oder ungenügender Wirkung nicht möglich ist. Einer der Hauptgründe dafür ist

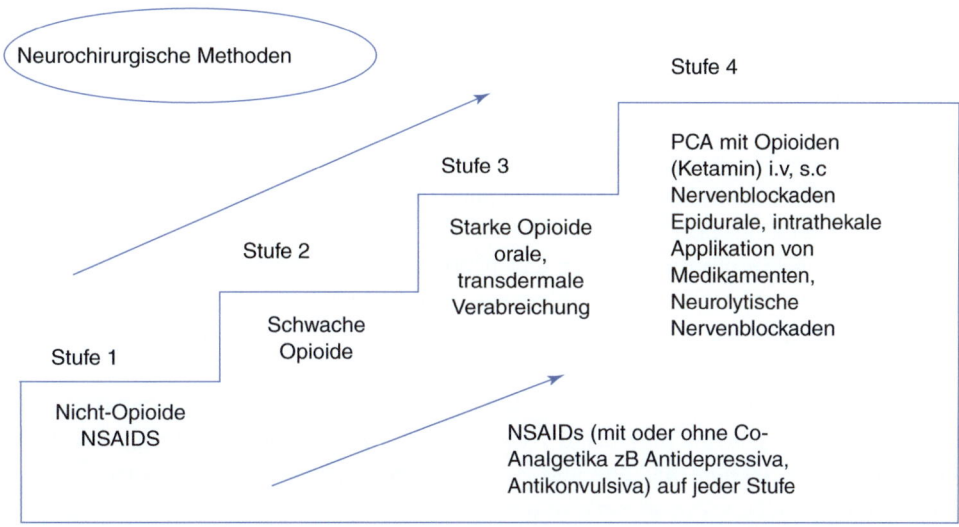

Abb. 14.3 Bildunterschrift fehlt

der oft auftretende Durchbruchschmerz. Es wird empfohlen, einfache Pumpensysteme zu verwenden. Die Pumpensysteme können gefüllt werden mit bis zu 4 %igem Morphin. Wenn der Verbrauch von Morphin mehr als 200 mg pro Tag beträgt, empfiehlt es sich, S-Ketamin in der Dosierung von 25–50–100 mg pro Tag beizumischen, um die Dosissteigerung der Opioide gering zu halten.

Wichtig ist es, die Patienten und deren Angehörige bezüglich der Anwendung der Pumpe zu schulen. Der Patient bekommt über die Schmerzpumpe eine kontinuierliche Rate von Morphin pro Stunde, kann sich aber einen Bolus selbst dazu drücken – in der Regel alle 15 min, wobei die Menge des Bolus 50–100 % der Stundendosis beträgt. Die ambulante Weiterbetreuung der Patienten soll über den Hausarzt in Zusammenarbeit mit der Hauskrankenpflege und dem mobilen Palliativteam erfolgen.

Man kann das Morphin auch subkutan verabreichen. Es kommt hier aber lokal zu einer Histaminausschüttung und damit zu Knötchenbildungen. Diese Knötchen können sich sekundär infizieren. Daher ist es ratsam, primär einen Port-a-Cath oder PICC-Katheter („peripherally inserted central catheter") zu implantieren und über den Port-a-Cath oder PICC-Katheter das Opioid (Morphin oder Hydromorphon) durch die Schmerzpumpen zu verabreichen. Die Patienten sollen regelmäßig auf Wirkung und Nebenwirkungen der Medikamente kontrolliert werden.

Indikationen für die rückenmarknahe Verabreichung epidural oder intrathekal sind dann gegeben, wenn systemische Analgetika aufgrund therapieresistenter Nebenwirkungen ohne Erfolg bleiben. Die epidurale Verabreichung ist indiziert, wenn man Lokalanästhetika verabreicht. Die Verabreichung von Lokalanästhetika ist notwendig, wenn durch ein Pleuramesotheliom mehrere Interkostalnerven infiltriert sind und dadurch massive neuropathische Schmerzen auftreten.

Die intrathekale Verabreichung von Opioiden ist bei therapieresistenten Schmerzen gegeben, die multilokulär auftreten. Der Vorteil ist hier, dass intrathekal z. B. von Morphin nur mehr 1/100 der Dosis notwendig ist. Bei der intrathekalen Verabreichung muss man oft verschiedene Medikamente wie Morphin und Clonidin und Bupivacain kombinieren.

Die letzte Konsensusempfehlung der Verabreichung von intrathekalen Medikamenten, publiziert in der Zeitschrift Neuromodulation 2017, unterscheidet zwischen diffusem oder lokalisiertem nozizeptivem Schmerz und neuropathischem Schmerz. Bei nozizeptivem Schmerz werden als First-line-Medikamente empfohlen: Morphin und Ziconotid. Bei neuropathischen Schmerzen erfolgt die Empfehlung der First-line-Medikation: Ziconotid und Morphin.

Zu bedenken ist, dass, wenn man Medikamente intrathekal gibt, es natürlich auch Nebenwirkungen gibt, die intrathekal stärker sind als bei oraler Verabreichung von Opioiden, etwa Harnretention. Juckreiz und auch Übelkeit können bei intrathekaler Verabreichung von Opioiden vermehrt vorkommen.

Bei massivsten neuropathischen Schmerzen steht uns heute Ziconotid als eine neue Substanz zur Verfügung. Ziconotid wirkt über den N-Typ des Kalziumkanals.

Bevor man eine Schmerzpumpe implantiert, empfiehlt sich, eine intrathekale Austestung über einen intrathekalen Katheter mit Port-a-Cath. Erst wenn die Austestungsphase

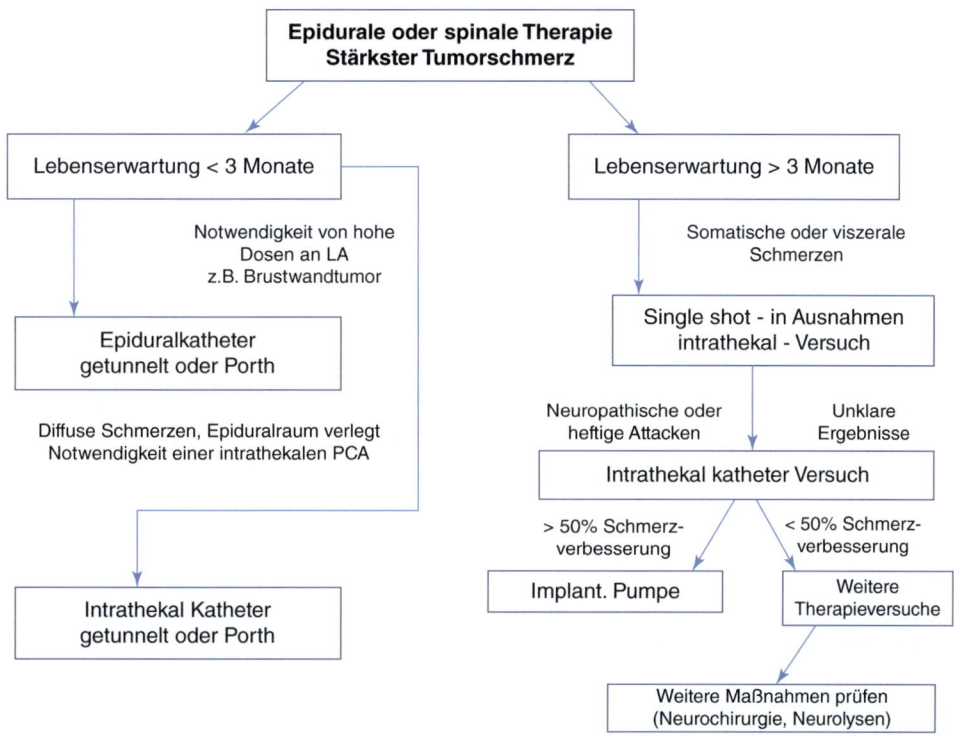

Abb. 14.4 Bildunterschrift fehlt

positiv verläuft, d. h. die Schmerzlinderung mehr als 50 % erreicht, kann man an die Möglichkeit der Implantation einer Schmerzpumpe unter die Haut denken.

Bei Tumorpatienten ist es immer wichtig, den Benefit und das Risiko von invasiven Methoden gegeneinander abzuwägen, und bei der epiduralen, spinalen Verabreichung von Medikamenten orientiert man sich an der Lebenserwartung.

Ein möglicher Algorithmus hinsichtlich der Lebenserwartung von < 3 Monaten und > 3 Monaten ist in Abb. 14.4 dargestellt.

14.15 Neurolysen

Voraussetzungen für Neurolysen sind gegeben, wenn eine Kausaltherapie nicht mehr möglich oder wenn die medikamentöse Therapie nicht ausreichend ist. Es muss sich bei den Schmerzen des Patienten um lokal begrenzte Schmerzen handeln. Es dürfen keine bedeutsamen motorischen Fasern durch die Neurolyse geschädigt werden.

Bevor man eine neurolytische Blockade durchführt, sollte man eine prognostische Blockade mit Lokalanästhetika durchführen, um zu überprüfen, ob der Patient überhaupt einen Benefit zu erwarten hat.

Für eine Neurolyse geeignete Strukturen sind:

- sensible Nerven,
- Interkostalnerven,
- hintere Wurzel-/Spinalnerven,
- Plexus coeliacus, Plexus hypogastricus,
- Plexus lumbalis.

Die Indikationen für eine Plexus-coeliacus-Blockade sind Tumorschmerzen bei Oberbauchkarzinom, z. B. bei Pankreaskarzinom oder Kolonkarzinom.

Eine Metaanalyse von Eisenberg et al. zeigte, dass Patienten durch eine Neurolyse des Plexus coeliacus bis zum Tod oder mehr als 3 Monate lang eine 70 %ige Schmerzlinderung haben. Nebenwirkungen, die auftreten können, sind lokaler Schmerz, Diarrhö, Hypotension. Es können auch erschwerte Komplikationen auftreten wie z. B. Verletzungen von Organen, Pneumothorax.

Es empfiehlt sich aus unserer Praxiserfahrung der Zugang CT-gesteuert von vorn (Abb. 14.5).

Es ist wichtig, die Methode zu visualisieren, d. h. weitere bildgebende Methoden der Plexus-coeliacus-Blockade sind durchleuchtungsgezielt und sonografisch-endoskopisch.

Yamamuro et al. fassen zusammen, dass neurolytische Zöliakusblockaden eine deutliche Verbesserung der Lebensqualität bei Patienten bewirken, die an schwer therapier-

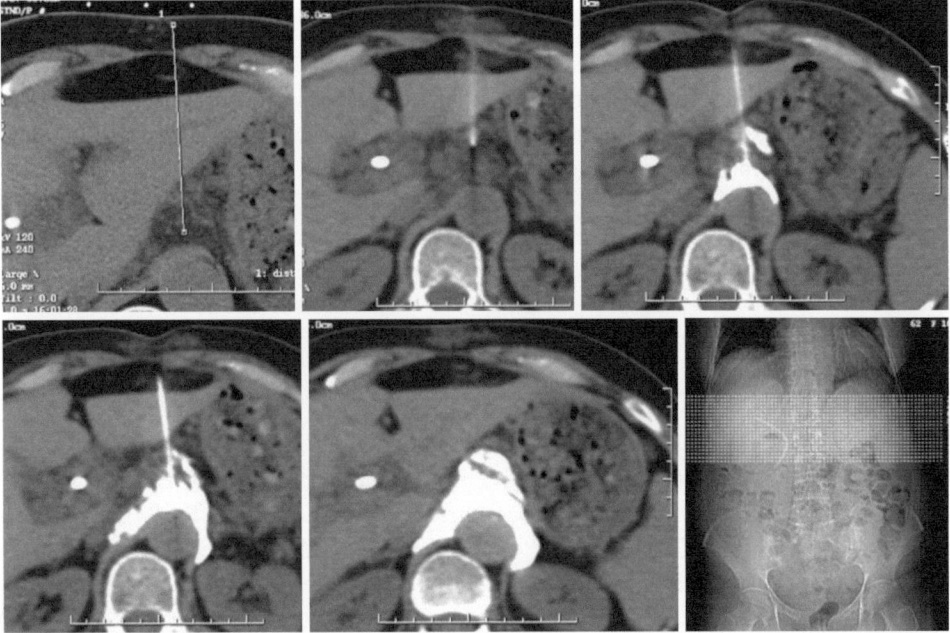

Abb. 14.5 Zöliakusblockade

baren Schmerzen leiden. Die neurolytische Zöliakusblockade ist eine evaluierte Technik mit einer geringen Inzidenz an Nebenwirkungen und Komplikationen und soll fester Bestandteil des Schmerzmanagements bei Tumorpatienten sein. Bei der Zöliakusblockade wird zuerst eine prognostische Blockade mit Lokalanästhetika durchgeführt. Wenn diese Erfolg zeigt, wird eine therapeutische Blockade mit 95 %igem Alkohol angeschlossen. Es empfiehlt sich, Zöliakusblockaden im frühen Stadium des Pankreaskarzinoms durchzuführen, da die Patienten dann weniger Opioide benötigen und damit weniger Nebenwirkungen durch die medikamentöse Therapie auftreten, was wiederum zu einer Verbesserung der Lebensqualität führt.

Eine weitere Methode ist die Blockade des Plexus hypogastricus bei viszeralen Schmerzen im Beckenbereich.

Eine andere Möglichkeit ist die intrathekale Neurolyse. Indikationen sind neuropathische, therapieresistente Schmerzen (z. B. perianale Schmerzen bei einer Infiltration des Os sacrum durch Rektumkarzinom bedingt). Auch hier sollte man vor der intrathekalen Neurolyse einen prognostischen Sattelblock mit einem hyperbaren Lokalanästhetikum durchführen und dann in weiterer Folge eine intrathekale Neurolyse mit Phenol 6 % anschließen. Nebenwirkungen der intrathekalen Neurolyse sind Sphinkterparese der Blase 3–10 %, muskuläre Parese der unteren Extremität 5–12 %. Die intrathekale Neurolyse ist durch andere Therapieoptionen in den Hintergrund geraten, aber es gibt Indikationen, bei denen man daran denken sollte.

14.15.1 Beispiel

Wir hatten wir eine Patientin, die an einem Vulvakarzinom litt und war Zeugin Jehovas war. Sie lehnte die Opioide ab. Sie hatte ein massives lokales Rezidiv und eine massive Infiltration des Plexus sacralis, dadurch bedingt sehr starke neuropathische Schmerzen. Wir führten bei ihr eine intrathekale Blockade zuerst mit Lokalanästhetikum durch. Die Patientin erfuhr eine gute Schmerzlinderung, daher schlossen wir eine intrathekale Neurolyse mit Phenol 6 % an. Sie hatte ein halbes Jahr bis zum Ableben keine Schmerzen.

Neurolytische Verfahren können auch nach 3–6 Monaten wiederholt werden, wenn die Schmerzlinderung nachlässt.

14.15.1.1 Vor- und Nachteile der Neurolysen
Vorteile der Neurolysen:

- starke Wirkung bei instabilen Schmerzen,
- sie wirken bei Nervenschmerzen,
- sie sind medikamentenunabhängig.

Nachteile der Neurolysen:

- keine Differenzialblockade,
- keine anhaltende Wirkung,
- Nebenwirkungen wie Neuralgien, Nervenschäden, Paresen und Blasenfunktionsstörungen können auftreten.

Eine weitere Möglichkeit der invasiven Schmerztherapie sind periphere Nervenblockaden, z. B. Durchführung von Intrakostalblockaden bei Patienten, die an einem Pleuramesotheliom leiden, bzw. lokaler Tumorinfiltration im Bereich der Interkostalnerven. Es wird empfohlen, nicht mehr als 2–3 Interkostalnerven zu blockieren, weil dadurch die muskulär-mechanische Atmung beeinträchtigt ist. Voraussetzung für die Durchführung einer Interkostalblockade mit Phenol ist zuerst das Durchführen einer prognostischen Blockade mit Lokalanästhetikum. Die prognostischen Blockaden können heute ultraschallgesteuert durchgeführt werden.

Führt man eine Neurolyse durch, dann sollte man sie unter dem Bildwandler kontrollieren, da es wichtig ist, die Ausbreitung des Kontrastmittels entlang des Gefäß-Nerven-Strangs zu sehen. 50–80 % der Patienten haben eine deutliche Verbesserung der Lebensqualität und einen Benefit durch neurolytische Methoden. Neurochirurgische Verfahren werden aufgrund der verbesserten medikamentösen Therapie und der anderen zur Verfügung stehenden invasiven Verfahren selten angewandt. Neurochirurgische Verfahren sind in der Tumorschmerztherapie: Chordotomie, Rhizotomie, Traktotomie, Thalamotomie.

Insgesamt beträgt die Notwendigkeit der Anwendung von invasiven Verfahren in der Tumorschmerztherapie heute zwischen 10 % und 15 %.

Bei den invasiven Verfahren ist es wichtig, den Wunsch des Patienten zu berücksichtigen. Es sollten immer die Steigerung der Lebensqualität und die Autonomie des Patienten im Vordergrund stehen. Mit der verbesserten Lebensqualität steigt auch die soziale Integrationsmöglichkeit (Vissers et al. 2013).

Auch eine optimale Schmerztherapie kann nicht immer zu Schmerzfreiheit führen. Die Behandlung von Tumorschmerzen ist eine interdisziplinäre Aufgabe. Bei neu aufgetretenem Schmerz muss primär geklärt werden, ob eine kausale Behandlung der Schmerzen, wie z. B. die chirurgische Entfernung von Metastasen, eine Bestrahlung bzw. eine hormonelle/zytostatische Behandlung möglich ist. Bei stärkeren Schmerzen sollte jedoch bereits parallel zur Diagnostik mit einer suffizienten medikamentösen Schmerztherapie bzw., wenn notwendig, mit einer invasiven Schmerztherapie begonnen werden.

Beispiel
Stationärer Aufenthalt der Patientin (geb. 29. November 1948) auf der Palliativstation vom 6. März 2015 bis 9. April 2015 (†) zur Schmerzeinstellung bei Pankreaskarzinom in Progression.

14 Schmerztherapie bei Tumorpatienten

Diagnosen/Anamnese:

- Pankreaskarzinom in Progression cum filiae hepatis et carcinosis peritonei.
- Z. n. Chemotherapie mit Gemcitabine/Paclitaxel.
- Z. n. partieller Duodenopankreatektomie 28.02.2013.
- Histologie pT3pN1b.
- Z. n. gastrointestinaler Blutung.
- Ösophagusvarizen mit Banding mit 7 Ligaturen.
- Protrahierte Dünndarmblutung mit Argon-Plasma-Koagulation (27. Oktober 2014).

Der Erstdiagnose im Februar 2013 eines Adenokarzinoms des Pankreaskopfes (Grad 3,pT3, pN1) folgte eine partielle Duodenopankreatektomie am 28. Februar 2013 im Sinne einer Kausch-Whipple-OP; danach erfolgte eine adjuvante Chemotherapie mit Gemzar. Die Patientin wurde zwischenzeitlich immer wieder in der zentralen Notfallaufnahme des Klinikums Klagenfurt vorstellig wegen intestinaler Blutungen, Schmerzen, Übelkeit und Erbrechen.

- 2014: neuerliche Chemotherapie bei V.a. Rezidiv.
- März 2015: deutliche Tumorprogression, Aufklärung der Patientin und der Angehörigen bezüglich des doch deutlich fortgeschrittenen Befundes.
- Festlegung eines Best Supportive Care.

Die Möglichkeit einer palliativen Chemotherapie wird von der Patientin abgelehnt. Sie wünscht eine gute Schmerztherapie und eine Therapie gegen ihre Angst- und Panikattacken sowie die Rückkehr nach Hause zu ihrer Familie so rasch wie möglich, um dort die ihr verbleibende Zeit im Familienkreis zu verbringen. Eine Schmerztherapie Stufe III nach WHO-Schema wird begonnen.

Plexus-coeliacus-Blockade: Am13. März 2015 wird eine Plexus-coeliacus-Blockade CT-gesteuert mit Bucain 0,25 % 20 ml installiert. Die Nadel wird vor der Aorta positioniert. Man sieht schön die haubenförmige Verteilung mittels Kontrastmittel.

Bei suffizienter Analgesie wird nach einer Woche eine Neurolyse (95 % Alkohol) durchgeführt. Die Schmerztherapie wird vor der Plexus-coeliacus-Blockade mit Hydromorphon retardiert 2-mal 4 mg und Hydromorphon nicht-retardiert 1,3 mg Kapseln 2- bis 3-mal bei Durchbruchschmerzen durchgeführt.

Zur Appetitsteigerung wird Tetrahydrocannabinol (THC) 3-mal 2,5 mg zusätzlich gegeben. Schmerzen werden vor der Blockade mit VAS 8–9 angegeben.

Nach der neurolytischen Blockade hat die Patientin keine Schmerzen. Hydromorphon (Kapseln 1,3 mg) wird nur 2- bis 3-mal pro Woche benötigt. Weil sich der Zustand verschlechtert, wird die Patientin am 31. März von Hydromorphon 2-mal 4 mg/tgl. auf transdermales Fentanyl 12,5 µg umgestellt, was am Tag des Ablebens auf 25 µg/h erhöht wird.

Die Patientin litt in den letzten Tagen unter einer Verschlechterung des Allgemeinzustandes und Zunahme des Aszites, welcher auch punktiert wurde. Am 3. April wurde eine Aszitesdrainage angelegt. Von der Schmerzsituation her war die Patientin über einen großen Zeitraum stabil, hatte keine Schmerzen – sie verstarb am 9. April 2015.

Wir konnten mit der Plexus-coeliacus-Blockade bei der Patientin über mehrere Wochen Schmerzfreiheit erzielen, mussten die Schmerztherapie auch nicht in der letzten Phase des Lebens steigern. Zu empfehlen ist aber, bei Patienten mit Pankreaskarzinom frühzeitig bei Beginn der ersten Schmerzen an eine Plexus-coeliacus-Blockade zu denken, da man dann über mehrere Monate eine gute Schmerzlinderung erzielen und eine Steigerung der Lebensqualität erreichen kann.

Literatur

Bennett MI et al (2017) Mechanism-based cancer-pain therapy. Pain

Cleary JF (2000) Cancer pain management. Cancer Control 7(2):120–131

Eisenberg E, Carr DB, Chalmers TC (1995) Neurolytic celiac plexus block for treatment of cancer pain: a metaanalysis. Anesth Analg 80(2):290–295

Felleiter P, Gustorff B, Lierz P, Hornykewycz S, Kress HG (2005) Use oft he World Health Organisation guidelines on cancer pain relief before referral to a specialized pain service. Schmerz 19(4):265–271

Finnerup NB, Otto M, McQuay HJ, Jensen TS, Sindrup SH (2005) Algorithm for neuropathic pain treatment: an evidence based proposal. Pain 118(3):289–305

Janig H, Pipam W, Lastin S, Sittl R, Bernatzky G, Likar R (2005) Pain experience and pain therapy of tumor patients in the view of general practitioners. Schmerz 19(2):97–108

Lema MJ (2001) Invasive analgesia techniques for advanced cancer pain. Surg Oncol Clin N Am 10(1):127–136

Maj S, Centkowski P (2004) A prospective study oft he incidence of agranulocytosis and aplastic anemia associated with the oral use of metamizole sodium in Poland. Med Sci Monit 10(9):PI93–PI95

Mercadante S, Fulfaro F, Casuccio A (2002a) A randomised controlled study on the use of anti-inflammatory drugs in patients with cancer pain on morphine therapy: effects on dose-escalation and a pharmacoeconomic analysis. Eur J Cancer 38(10):1358–1363

Mercadante S, Radbruch L, Caraceni A, Cherny N, Kaasa S, Nauck F, Ripamonti C, De Conno F (2002b) Steering Committee of the European Association for Palliative Care (EAPC) Research Network. Episodic (breakthrough) pain: consensus conference of an expert working group of the European Association for Palliative Care. Cancer 94(3):832–839

Munir MA, Enany N, Zhang JM (2007) Nonopioid analgesics. Med Clin North Am 91(1):97–111

Neufeld NJ et al. (2017) Cancer pain: a review of epidemiology, clinical quality and value impact. Future Oncol

Platzer M, Likar R, Stein C, Beubler E, Sittl R (2005) Topical application of morphine gel in inflammatory mucosal and cutaneous lesions. Schmerz 19(4):296–301

Scarborough BM et al (2018) Optimal pain management for patients with cancer in the modern era. CA Cancer J Clin

Sittl R, Nuijten M, Nautrup BP (2006) Patterns of dosage changes with transdermal buprenorphine and transdermal fentanyl for the treatment of noncancer and cancer pain: a retrospective data analysis in Germany. Clin Ther 28(8):1144–1154

Stute P, Soukup J, Menzel M, Sabatowski R, Grond S (2006) Analysis and treatment of different types of neuropathic cancer pain. J Pain Symtom Manage 26(6):1123–1131

Valeberg BT, Rustøen T, Bjordal K, Hanestad BR, Paul S, Miaskowski C (2008) Self-reported prevalence, etiology, and characteristics of pain in oncology outpatients. Eur J Pain 12(5):582–590

Teil III

Pflegerisches Schmerzassessment und Kommunikation mit Schmerzpatient:innen

Das pflegerische Schmerzassessment

Svetlana Geyrhofer

15.1 Einleitung

Das pflegerische Schmerzassessment ist Teil der multimodalen Schmerztherapie und leitet alle weiteren Interventionen ein. Ein professionell durchgeführtes Assessment ist Voraussetzung für ein wirksames Schmerzmanagement. Deshalb kann auf die Durchführung nicht verzichtet werden. Werden Betroffene zu Beginn des Behandlungsauftrages nicht entsprechend zu ihrer Schmerzsituation befragt und ihre individuellen und persönlichen Bedürfnisse nicht berücksichtigt, besteht die Gefahr einer Unterversorgung und somit einer Chronifizierung von Schmerzen. Um eine gute Schmerzerfassung durchführen zu können, braucht es ein umfassendes Wissen.

15.2 Ist-Situation

In der klinischen Praxis werden Schmerzerfassungsinstrumente eingeführt, ohne dass eine entsprechende Schulung der professionellen Pflegepersonen vorausgegangen wäre. Das führt zu einer Flut an Dokumentationen und von Werten, die nichts aussagen. Standardisierte Erhebungen von Schmerzwerten, ohne dass Schlüsse und Konsequenzen daraus gezogen werden, sind sinnlos und führen zum mangelnden Verständnis der Gebrauchs von Schmerzlinealen.

S. Geyrhofer (✉)
Pflege minus Schmerz, Geyrhofer KG, Grein, Österreich
e-mail: office@pflege-schmerz.at

Wurde in den letzten 20 Jahren in vielen Publikationen postuliert, dass Schmerz wie das fünfte Vitalzeichen erhoben werden sollte, geht man mittlerweile wieder davon ab. Es wurde erkannt, dass bei so einer subjektiven Erfahrung, wie Schmerz es ist, nicht von „Messung" gesprochen werden kann, eher von Erhebung oder Erfassung oder Beschreibung einer Schmerzerfahrung. Das setzt ein hohes Wissen um den Schmerz voraus (Nestler und Ewers 2023, S. 17).

Mit dem Begriff Pflegefachkraft oder Pflegefachperson sind diplomierte Gesundheits- und Krankenpflegepersonen (DGKP) gemeint, die mindestens eine 3-jährige Ausbildung absolviert haben. Seit 2024 ist die Ausbildung in Österreich nur noch an Fachhochschulen möglich.

15.3 Schmerzassessment

Das Assessment besteht aus mehr als nur Einholen von Informationen, Ausfüllen von Checklisten oder Beobachten von Verhaltensmerkmalen. Wörtlich bezeichnet Assessment das Einschätzen und Bewerten einer Situation. Ein Pflegeassessment bewertet die Situation einer/eines Betroffenen unter Bezugnahme von Konzepten und Assessmentinstrumenten. Schmerzerfassungsinstrumente sind dabei ein Hilfsmittel und können nicht isoliert eingesetzt werden. Das Pflegeassessment ist die Grundlage für eine Pflegediagnose wie z. B. „Schmerz akut/chronisch" und entscheidet über die weitere Vorgehensweise. Ohne dieses Assessment kann kein Schmerzmanagement gelingen. Schmerzassessment ist nicht bloß die Anwendung eines Instrumentes, sondern der gesamte Pflegeprozess wird als Assessment beschrieben (Sirsch und Lukas 2017, S. 11 f.).

Ein Schmerzassessment kann nicht an Assistenzberufe in der Pflege delegiert werden, da sonst wertvolle Informationen verloren gehen, vor allem würden aber die klinische Einschätzung, die körperliche Untersuchung und die Pflegediagnostik dann nicht entsprechend durchgeführt werden. Eine Pflegediagnose kann nicht am PC gestellt werden, die Pflegefachperson muss schon selbst ihre Kernkompetenzen ausspielen. Das ist natürlich umso schwieriger, wenn in einem Pflegeheim für 40 Bewohner:innen und mehr nur eine Pflegefachkraft vorgesehen ist oder in einem Akutkrankenhaus die Pflegefachkraft nur noch im Hintergrund agiert, während die Pflegefachassistent:innen bei den Patient:innen tätig sind. Die Kreativität, die durch den Fachkräftemangel in der Pflege bei der Verrichtung der Pflegetätigkeiten entsteht, ist manchmal schon erstaunlich. Wenn es auch nachvollziehbar ist, dass Kernaufgaben der Pflegefachkraft reduziert bzw. an Assistenzkräfte delegiert werden, so ist doch dringend davon abzuraten. Zum einen riskiert man eine Mangelversorgung im Schmerzmanagement, zum anderen führt ein solches Vorgehen zur Deprofessionalisierung in der Pflege.

15.4 Ziel eines Schmerzassessments

Akute Schmerzen, die nicht erkannt und multimodal behandelt werden, können eine Chronifizierung und dadurch eine Beeinträchtigung der Lebensqualität zur Folge haben. Letztendlich führen unbehandelt oder schlecht behandelte Schmerzen immer zu einem erhöhten Pflegeaufwand und dadurch zum Kostenanstieg im Gesundheitswesen (Sirsch und Lukas 2017, S. 5). Deshalb sollte oberstes Ziel immer ein gutes Schmerzmanagement sein. Das setzt voraus, dass das heutige Wissen auch konsequent in der Praxis umgesetzt wird.

15.5 Durchführung des Schmerzassessments

Das Schmerzassessment orientiert sich an dem Algorithmus des Expertenstandards „Schmerzmanagement in der Pflege des Deutschen Netzwerks für Qualitätsentwicklung in der Pflege" (DNQP 2020, Anhang 1, S. 215). Dieses sieht zu Beginn des Behandlungsauftrags ein Screening vor. Dabei erhebt die Pflegefachperson, ob Schmerzen vorhanden sind. Ist das der Fall, werden einfache Fragen wie „Wo ist der Schmerz, wie stark ist der Schmerz, wie ist die Schmerzqualität" gestellt. Bei akuten starken Schmerzen erfolgt eine Initialbehandlung. Dabei muss auf Multimodalität geachtet werden, das bedeutet, sowohl medikamentöse als auch pflegerische Interventionen werden gleichzeitig durchgeführt.

Nach dem Screening und der Einleitung des Initialbehandlung erfolgt ein weiterführendes Assessment. Hier erfolgt die Einteilung des Schmerzes in akut/chronisch, und die Situation wird als stabil oder instabil eingestuft. Eine instabile Situation ist beim akuten Schmerz immer anzunehmen. Weitere Merkmale sind eine inakzeptable Gesamtsituation der Betroffenen mit Auftreten von Nebenwirkungen und fehlenden oder mangelhaften Bewältigungsstrategien. Es kommt zu einer Reduktion der Lebensqualität, eingeschränkter Funktionalität und Mobilität und verminderter sozialer Teilhabe (DNQP 2020, S. 30).

Stabil ist eine Situation dann, wenn die Betroffenen Bewältigungsstrategien entwickelt haben, die Schmerzen akzeptabel sind und keine Nebenwirkungen auftreten. Die Betroffenen können am sozialen Leben teilnehmen, und ihre Lebensqualität ist nicht eingeschränkt (DNQP 2020, S. 30).

Zusätzlich zur Einteilung in eine stabile/instabile Situation erfolgt eine körperliche Untersuchung durch die Pflegefachkraft. Daraus kann sich eine Pflegediagnose ergeben, die mit den Patient:innen besprochen wird. Durch die Pflegediagnose kann schon ein Beratungsgespräch entstehen. Ein Behandlungsplan wird mit den Betroffenen besprochen, und die weiteren multimodalen Interventionen werden eingeleitet. Zu diesen zählen die komplementären Pflegemaßnahmen wie Wickel und Kompressen, Aromapflege, Teezubereitungen, Ernährungsmanagement, Beratung, Einreibungen und Streichungen, Körperanwendungen wie Akupressur, Kälte/Wärme und vieles mehr. Das Assessment wird mit der Evaluierung und Zielerreichung beendet (DNQP 2020, S. 215; Geyrhofer 2021, S. 59; Geyrhofer 2023, S. 61 ff.).

15.5.1 Beispiel für eine Initialbehandlung und instabiler Situation – Fallvignette

Herr M., 38 Jahre alt, wird mit der Rettung in die Notfallambulanz eingeliefert. Er hat beim Heben eines Pakets einen Stich im Rücken verspürt und kann sich nur noch mit starken Schmerzen bewegen. Die Schmerzen sind im Bereich der Lendenwirbelsäule zu spüren und strahlen über die linke Gesäßhälfte und Oberschenkelaußenseite bis zum Knie aus. Im Liegen sind die Schmerzen erträglich. Es erfolgt eine entlastende Positionierung durch die Pflegefachkraft. Im Liegen erhebt die Pflegefachkraft das Erstassessment und fragt nach der Schmerzqualität. Herr M. gibt seine Schmerzen als einschießend und kribbelnd sowie ziehend an. Auf der numerischen Schmerzskala gibt er seine Schmerzen bei 10 von 10 Punkten an. Die körperliche Untersuchung durch die Pflegefachkraft ergibt, dass Herr M. nur unter starken Schmerzen aufstehen kann, vorbeugen ist derzeit nicht möglich, was dazu führt, dass Herr M. beim An- und Ausziehen von Schuhen, Socken und Hose Unterstützung benötigt.

Die Situation von Herrn M. wird als instabil eingestuft. Im Idealfall erhält Herr M. bereits vor der ärztlichen klinischen und apparativen Diagnostik eine Schmerzmedikation. Gleichzeitig kann die Pflegefachkraft im Bereich der Lendenwirbelsäule eine vorsichtige Einreibung mit einem Akutpflegeöl (z. B. auf 100 % naturrein ätherischer Ölbasis oder andere topisch applizierbare schmerzlindernde Arzneimittel) durchführen. Ebenso können im Bereich der linken Gesäßhälfte und Oberschenkelaußenseite eine Einreibung und eine temperierte Ölkompresse erfolgen, immer mit Einverständnis des Patienten. Die Pflegefachkraft kann im Erstassessment bereits mit hypnotischer Kommunikation die Angst von Herrn M. lindern („es ist gut, dass Sie jetzt da sind, wir werden Sie jetzt behandeln, wir passen auf Sie auf, …"). Auf Wunsch kann Herr M. Angehörige kontaktieren. Herr M. wird in seiner Akutsituation nicht allein gelassen, eventuell kann die weitere Begleitung nach Einleitung der Initialbehandlung an eine Pflegeassistenzkraft übertragen werden. Reduziert sich der Schmerzwert nach Einleitung der mulimodalen Initialbehandlung um die Hälfte, kann Herr M. in die häusliche Pflege entlassen werden, nachdem eine Unterstützung gewährleistet ist. Herr M. bekommt eine entsprechende Pflegeberatung über die komplementäre Pflegetherapie, und das Nebenwirkungsmanagement der Schmerzmedikamente wird erläutert.

Das Nebenwirkungsmanagement ist eine zentrale Kernaufgabe der Diplomierten Gesundheits- und Krankenpfleger:innen. Die wichtigsten Nebenwirkungen aller Schmerzmedikamente sind neben Übelkeit/Erbrechen, Magenschmerzen, Obstipation auch Juckreiz auf der Haut, Müdigkeit/Schwindel und vor allem trockene Schleimhäute. Hier liegt es an der Pflegefachkraft, zu erheben, inwieweit und welche Nebenwirkungen bei Herrn M. eine Rolle spielen können. Vor allem bei Müdigkeit und Schwindel können aktivierende Waschungen oder Einreibungen durchgeführt werden. Bei Juckreiz auf der Haut können pflegerische Interventionen empfohlen werden. Eine gute Schleimhautpflege ist sicherzustellen, wenn eine trockene Schleimhaut beim Erstassessment diagnostiziert wurde.

Das Nebenwirkungsmanagement trägt nach den gesetzlichen Vorgaben zur Behandlungskontinuität bei (Weiss und Lust 2021, S. 128). Werden Nebenwirkungen reduziert, wird das Risiko minimiert, dass Herr M. seine Schmerzmedikamente zu früh absetzt.

15.6 Schmerzerfassungsinstrumente

Eindimensionale und mehrdimensionale Schmerzerfassungsinstrumente sind Teil des Schmerzassessments und immer nur als Hilfsmittel zu sehen. Sie können daher nicht isoliert zur Anwendung kommen, sondern werden in Zusammenschau der Gesamtsituation der Betroffenen eingesetzt (Nestler und Ewers 2023, S. 12). Welches Instrument bei welchem Patienten verwendet wird, hängt von den Ressourcen der Betroffenen und vom Pflegeassessment ab. Dadurch ist die Anwendung der Schmerzerfassungsinstrumente immer von einer Pflegefachkraft durchzuführen. Im Rahmen des Assessments wird mit den Betroffenen die Häufigkeit der Schmerzeinschätzung vereinbart. Standardisierte Vorgehensweisen sind nicht zu empfehlen. Eine individuelle Vorgehensweise orientiert sich an der jeweiligen Patient:innensituation. Dadurch wird ein unnötiger Dokumentationsaufwand vermieden. Patient:innen, die zu Beginn des Behandlungsauftrages keine Schmerzen angeben, müssen nicht 3-mal am Tag nach Schmerzen befragt werden. Bewohner:innen in einem Pflegeheim, die eine stabile Schmerzsituation aufweisen, müssen nicht mehrmals täglich mittels Schmerzskalen eingeschätzt werden.

15.6.1 Eindimensionale Schmerzerfassungsinstrumente

Als eindimensionale Schmerzerfassungsinstrumente gelten die Visuelle Analogskala (VAS), die verbale Ratingskala (VRS) und die Numerische Ratingskala (NRS).

Die VAS hat keine Ziffern, sie ist durch mehrfarbige (grün-orange-rot) Abstufungen gekennzeichnet. Die Betroffenen können mittels einem Schieber die entsprechende Farbe für ihre Schmerzsituation wählen. Eindimensionale Skalen (Abb. 15.1) erheben nur einen Wert, die Schmerzintensität. Eine weitere Befragung zur Lokalisation, Schmerzqualität, neu auftretender oder bereits bekannter Schmerz, Nebenwirkungen sowie eine körperliche Untersuchung sind notwendig, um die Gesamtsituation einzuschätzen. Eine Assistenzkraft oder Auszubildende mit einem Schmerzlineal loszuschicken, um einen Wert zu erheben, ist sinnlos. Die Pflegefachkraft muss trotzdem das weiterführende Assessment initiieren und eventuell komplementäre Pflegeinterventionen mit den Betroffenen besprechen.

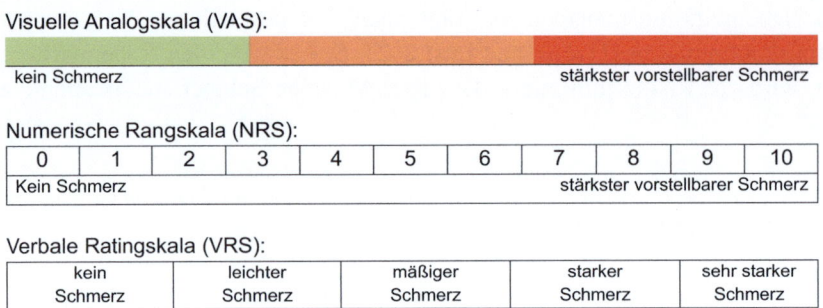

Abb. 15.1 Beispiele für eindimensionale Skalen

15.6.2 Mehrdimensionale Schmerzerfassungsinstrumente

Dazu zählen Schmerzfragebögen und das Schmerztagebuch.

Schmerzfragebögen wie der Deutsche Schmerzfragebogen, Brief Pain Inventory (BPI) oder McGill Questionnaire werden häufig in Schmerzambulanzen eingesetzt. Pflegefachkräfte können diese in ihrer eigenen Praxis ebenso einsetzen. Der Pain-Detect-Fragebogen kann neuropathische Schmerzen erfassen.

Das Schmerztagebuch wird von den Betroffenen selbst für mehrere Wochen geführt, und gemeinsam mit der Pflegefachkraft können die schmerzverstärkenden und schmerzlindernden Faktoren sichtbar gemacht werden. Eventuell auftretende Nebenwirkungen können wirksam behandelt werden. Das Schmerztagebuch soll nur in einem begrenzten Zeitraum ausgefüllt werden. Eine dauerhafte Verwendung kann zur Fokussierung auf Schmerzen führen, das gilt es zu vermeiden.

15.7 Zusammenfassung

Für die Durchführung des pflegerischen Schmerzassessments ist ein hohes Wissen der Pflegefachpersonen erforderlich.

Das Schmerzassessment ist Teil der multimodalen Schmerztherapie und Voraussetzung für die Umsetzung eines erfolgreichen Schmerzmanagements. Pflegefachkräfte müssen die Dimension des Assessments erkennen und dieses selbst durchführen. Dies Aufgabe eines professionellen Schmerzassessments ist nicht an Pflegeassistenzkräfte delegierbar.

Die aktuellen und wissenschaftlichen Erkenntnisse müssen in die Praxis implementiert werden, um eine gute Versorgung von Patient:innen mit Schmerzen zu gewährleisten. Die pflegerischen Kernkompetenzen müssen konsequent umgesetzt werden. Vor allem Beratung und Gesprächsführung sind zwei pflegerische Kernkompetenzen, die in Zukunft verstärkt durchgeführt werden sollten.

Letztendlich ist jede Pflegefachkraft selbst verantwortlich, einer Deprofessionalisierung ihres Berufsstandes entgegenzuwirken, auch wenn die strukturellen und personellen Rahmenbedingungen derzeit durch den Fachkräftemangel herausfordernd sind.

Literatur

Deutsches Netzwerk für Qualitätsentwicklung in der Pflege (DNQP) (2020) Expertenstandard Schmerzmanagement in der Pflege. Hochschule Osnabrück, Osnabrück

Geyrhofer S (2021) Multimodale Schmerztherapie – ohne Pflege geht das nicht. Schmerznachrichten 1:58–59

Geyrhofer S (2023) Schmerztherapie in der Pflege. Facultas, Wien

Nestler N, Ewers A (2023) Schmerzassessment. Schmerzexpertise nach dem EFIC-Curriculum, 1. Aufl. Hogrefe, Bern

Sirsch E, Lukas A (2017) Schmerzassessment bei älteren Menschen in der vollstationären Altenhilfe. Langversion der multiprofessionellen S3-Leitlinie. AWMF. https://register.awmf.org/de/leitlinien/detail/145-001. Zugegriffen am 15.06.2024

Weiss S, Lust A (2021) GuKG – Gesundheits- und Krankenpflegegesetz, 9. Aufl. MANZ´sche Verlags- und Universitätsbuchhandlung, Wien

Schmerzassessment bei Menschen mit kognitiven Beeinträchtigungen

16

Svetlana Geyrhofer

Hohes Alter und Schmerz sind 2 Faktoren, die – wenn man den Statistiken glaubt – häufig gemeinsam auftreten. Veränderungen im Verhalten können bei allen Menschen ein Hinweis auf Schmerzen sein. Während Menschen ohne kognitive Beeinträchtigungen sich äußern und Schmerzen angeben können, ist das bei kognitiven Einschränkungen nicht immer möglich. Umso wichtiger ist eine professionelle Vorgehensweise im Hinblick auf das Schmerzassessment notwendig. Ein hohes Wissen und ein hoher Grad an Ausbildung der Pflegepersonen ist Voraussetzung, damit Schmerzen erkannt und adäquat behandelt werden können (Palm et al. 2017, S. 33).

Kognitive Einschränkungen können durch Erkrankungen wie Demenz, aber auch nach Verletzungen und Unfällen wie Schädel-Hirn-Trauma, Ertrinkungsunfällen oder Hirnblutungen entstehen. Weitere kognitive Defizite können durch Erkrankungen wie Schlaganfälle hervorgerufen werden. Auch Kinder und Jugendliche können von Geburt an unter kognitiven Defiziten leiden.

Mittlerweile gibt es eine Vielzahl an Einschätzungsinstrumenten, die je nach individueller Situation der Betroffenen zum Einsatz kommen können.

Das Schmerzassessment ist eine komplexe Aufgabe, die von Pflegefachpersonen, also von Pflegepersonen mit einer mindestens 3-jährigen Ausbildung, durchgeführt werden soll. Es hängt dabei vom jeweiligen zusätzlichen und speziellem Ausbildungs- und Wissenstand ab, ob und wie das Schmerzassessment durchgeführt wird.

In der klinischen Praxis finden sich leider häufig reduzierte Vorgehensweisen wieder. Was bedeutet das? Fremdeinschätzungsbögen werden – nicht selten – von Pflegeassistent:innen (in Österreich auch von Pflegefachassistent:innen) ausgefüllt, ohne dass dabei

S. Geyrhofer (✉)
Pflege minus Schmerz, Geyrhofer KG, Grein, Österreich
e-mail: office@pflege-schmerz.at

© Der/die Autor(en), exklusiv lizenziert an Springer-Verlag GmbH, DE, ein Teil von Springer Nature 2025
R. Likar et al. (Hrsg.), *Multimodale Schmerztherapie in der Pflege*,
https://doi.org/10.1007/978-3-662-68956-1_16

weitere Faktoren wie die klinische Diagnostik, die Anamnese, die Biografie oder persönliche individuelle Bedürfnisse berücksichtigt werden. Aufgrund des zum Zeitpunkt der Entstehung des Buchkapitels eklatanten Pflegefachpersonalmangels in der Praxis begnügt man sich damit, Werte zu ermitteln und die zuständigen Ärztinnen und Ärzte nach einem Schmerzmittel zu fragen. Doch das reicht nach derzeitigem Wissenstand bei Weitem nicht aus, um eine adäquate Schmerzversorgung zu leisten. So wird diese reduzierte Vorgehensweise in vielen Handlungsanweisungen von Kliniken und Pflegeheimen beschrieben und mit Fachkräftemangel begründet. Gerade in den Pflegeheimen wird auf eine Pflegefachperson (in Österreich sind das die diplomierten Gesundheits- und Krankenpfleger:innen, kurz DGKP) im Nachdienst vor Ort verzichtet, sodass dezidiert ein eigener Ablauf des Schmerzmanagements ohne DGKP für die Nacht vorgesehen ist. Dadurch ist jedoch ein professionelles Schmerzmanagement nicht durchführbar.

Trotz zahlreicher und aktueller Literatur scheint es bis heute nicht gelungen, die Notwendigkeit einer hohen Professionalisierung in der Pflege gerade bei Menschen, die kognitive Einschränkungen aufweisen, klar und deutlich einzufordern. Im Folgenden soll aufgezeigt werden, dass aufgrund der Komplexität des Schmerzassessments auf Pflegefachpersonen, idealerweise mit einer Zusatzqualifikation Schmerz, nicht verzichtet werden kann.

16.1 Professionelle Schmerzmanagement

Bei der Erstaufnahme wird das Schmerzassessment im Rahmen des Erstassessments durch die Pflegefachkraft durchgeführt. Neben dem Screening (bestehen Schmerzen, wo und wie ist der Schmerz, wie stark ist der Schmerz etc.) werden eine körperliche Untersuchung im Hinblick auf druckempfindliche Stellen, Funktionalität und Mobilität, Veränderungen der Haut (Rötung, Überwärmung) und eventuelle Schwellungen durchgeführt. Die biopsychosoziale Anamnese spielt hier eine wesentliche Rolle. Im Bedarfsfall werden Angehörige hinzugezogen. Die verschiedenen Möglichkeiten der Schmerzerfassung werden mit den Betroffenen besprochen und erläutert. Dabei entscheidet die Pflegefachkraft gemeinsam mit den Patient:innen oder Bewohner:innen, welches Assessmentinstrument zum Einsatz kommt. Die Selbsteinschätzung kommt immer vor der Fremdeinschätzung. Je nach kognitiver Einschränkung können mit Unterstützung verbale Schmerzskalen eingesetzt werden. Dabei kann auch der Schmerzfragebogen in leichter Sprache, wie ihn das Institut für Förderpädagogik Leipzig entwickelt hat, verwendet werden (Schlichting 2018, S. 36 f.). Die gestellte Pflegediagnose wird besprochen und die weitere Vorgehensweise geplant. Einzelne Interventionen können je nach stabiler oder instabiler Situation an Pflegeassistenzkräfte delegiert werden, jedoch immer erst nach Einschätzung durch die Pflegefachkraft. Die Evaluierung, ob die Interventionen auch den gewünschten Erfolg gebracht haben, ist wiederum Sache der Pflegefachkraft, dieser Schritt kann nicht delegiert werden. Schon allein diese Vorgehensweise zeigt auf, dass ein professionelles Schmerzassessment und Schmerzmanagement nur mit professionellen Pflegefachkräften durchgeführt werden können. Diese bilden wiederum die Grundlage für eine zielgerichtete multimodale Schmerztherapie (Sirsch und Lukas 2017, S. 6).

16.1.1 Fallvignette

Frau H., 78 Jahre alt, verwitwet, 2 Kinder, lebt allein in ihrem Haus. Sie hat eine beginnende Demenz, eine Heimhilfe unterstützt sie nach Delegation durch die Pflegefachkraft bei den täglichen Aktivitäten wie Morgenpflege, Einkauf und Medikamenteneinnahme (dies ist noch möglich, da Frau H. noch selbst sagen kann, wann sie welche Medikamente einnehmen muss). Sie bekommt ihr Essen über regionale Hilfsdienste („Essen auf Rädern"). Bei einem Sturz in ihrem Haus zog sie sich eine Oberarmfraktur zu. Sie wurde ins Krankenhaus eingeliefert und operiert. Beim postoperativen Schmerzassessment stellte die zuständige Pflegefachkraft fest, dass Frau H. zwar gut äußert, ob und wo sie Schmerzen hat, jedoch nicht genau die Schmerzqualität beschreiben kann, sie sagt: „Es tut einfach weh". Die Pflegefachkraft hat sich aufgrund der kognitiven Situation von Frau H. für den Einsatz des Schmerzfragebogens in leichter Sprache entschieden. Mithilfe dieses Schmerzfragebogens kann Frau H. ihre Schmerzen lokal einzeichnen und die Schmerzqualität als pochend („Der Schmerz pocht wie mein Herz") und dumpf („Der Schmerz ist ganz tief in mir drin. Und er drückt ganz fest.") beschreiben (Schlichting 2018, S. 36). Auf der visuellen Schmerzskala zeigt Frau H. auf den orange-roten Bereich, was einen Schmerzwert von 8–9 nach der Numerischen Schmerzskala entspricht. Ziel bei akuten Schmerzen ist die Reduktion des Schmerzwertes um die Hälfte des Ausgangswertes, das wäre in diesem Fallbeispiel ein Wert von 4–5 nach der Numerischen Schmerzskala.

Die Pflegefachkraft stellt die Pflegediagnose „Schmerz akut" und schätzt die Schmerzsituation als instabil ein. Sie leitet weitere Maßnahmen ein und steuert dadurch die multimodale Schmerztherapie. Insbesondere werden neben den Schmerzmedikamenten auch komplementäre Pflegeinterventionen durchgeführt. Hier könnte ein Cool Pack zum Einsatz kommen. Um einen guten Schlaf zu gewährleisten, können schlaffördernde Maßnahmen wie Schlaftee, Duftkompresse oder Streichungen (nicht gleichzeitig mit dem Cool Pack) eingeleitet werden. Dies geschieht immer unter Berücksichtigung der individuellen Bedürfnisse von Frau H. Weiters müssen mögliche Kontraindikationen und Wechselwirkungen der zum Einsatz kommenden Pflegemaßnahmen berücksichtigt werden. Eine Evaluierung der Situation erfolgt spätestens 1 h nach Durchführung der mulimodalen Schmerztherapie. Schläft Frau H. zu diesem Zeitpunkt, bedeutet das nicht zwangsläufig, dass Frau H. schmerzfrei ist. Hier gilt es zu berücksichtigen, dass alle multimodalen Interventionen schläfrig machen können, insbesondere Schmerzmedikamente verursachen Müdigkeit. Das bedeutet, dass nach einer Medikamentengabe Frau H. einschlafen kann, jedoch nicht unbedingt Schmerzlinderung erfährt. Ist die Patientin wieder wach, gilt das, was sie sagt. Wenn sie sich schmerzfrei fühlt, dann wurde das Ziel einer Schmerzlinderung erreicht. Gibt sie weiterhin Schmerzen an, müssen weitere Interventionen eingeleitet werden. Die Pflegeassistenz kann die ihr übertragenen Tätigkeiten durchführen, z. B. die Unterstützung bei der Körperpflege oder das Auflegen des Cool Packs. Die Evaluierung erfolgt ausschließlich durch die Pflegefachkraft. Frau H. zeigt bei der Visuellen Schmerzskala auf den grünen Bereich, was einen Schmerzwert von 2 nach der Numerischen Schmerzskala bedeutet. Das Pflegeziel wurde erreicht.

16.2 See-Pain-Konzept

Das See-Pain-Konzept ist eine für die Pflegefachkraft entwickelte strukturierte Entscheidungshilfe zur Einschätzung von Schmerzen bei Menschen mit Demenz. Hier werden die individuellen Ressourcen der Betroffenen berücksichtigt. Im ersten Schritt wird ressourcenfördernd vorgegangen und je nach Situation eine Selbsteinschätzung mit unterschiedlichen Schmerzerfassungsinstrumenten durchgeführt. Im zweiten Schritt werden weitere Informationen und Risiken eingeschätzt. Es wird erhoben, ob schon eine bestehende schmerzhafte Erkrankung oder ein schmerzhafter Eingriff die Schmerzsituation beeinflusst. Mobilisierung, Verbandswechsel oder instabile Situationen können auf Schmerzen hindeuten. Das See-Pain-Konzept sieht eine Hinzuziehung der Angehörigen sowie anderer Gesundheitsberufe vor. Das Verhalten wird beobachtet, wobei fehlende Merkmale weder einen Schmerz ausschließen noch vorhandene Merkmale eindeutig als Schmerzen interpretiert werden können. Hier ist von Vorteil, wenn das Verhalten der Patient:innen schon länger beobachtet werden konnte, um Abweichungen besser deuten zu können. Erst nachdem diese Faktoren erhoben wurden, kommen die Schmerzerfassungsinstrumente als zusätzliches Hilfsmittel zum Einsatz. In Zusammenschau aller Parameter wird die Situation eingeschätzt und entsprechende Maßnahmen daraus abgeleitet. Schmerzerfassungsinstrumente können nicht isoliert eingesetzt werden, um Schmerzen zu erheben (DNQP 2020, S. 106 f.).

Im deutschsprachigen Raum findet sich noch häufig der Begriff „herausforderndes Verhalten", im englischsprachigen Raum wird von „verändertem Verhalten" gesprochen. Das Verhalten bei Schmerzen ist angelernt, nicht angeboren. Jede Kultur geht unterschiedlich mit Schmerzwahrnehmungen um. In der Biografie könnten die Verhaltensweisen angesprochen und erhoben werden, z. B. könnten folgende Fragen gestellt werden: „Wie äußern Sie Schmerzen?" „Nehmen Sie eine Schonhaltung ein?" „Ziehen Sie sich zurück?" „Verziehen Sie das Gesicht?"

16.3 Schmerzerfassungsinstrumente

Es existiert eine Reihe von Fremdeinschätzungsinstrumenten, die zum Einsatz kommen können. Welches Instrument verwendet wird, entscheidet die Pflegefachkraft anhand der individuellen Situation der Patient:innen oder Bewohner:innen. Dabei berücksichtigt sie die Ressourcen. Auch die Häufigkeit der Schmerzeinschätzung entscheidet die jeweilige Situation. Regelmäßige standardisierte Schmerzerfassungen mit nur einem Schmerzerfassungsinstrument sind wenig sinnvoll. Das gesamte Pflege- und Ärzteteam muss entsprechend geschult sein, um mit den Schmerzerfassungsinstrumenten arbeiten zu können.

Alle Fremdeinschätzungsinstrumente sind eindimensional, das bedeutet, sie erheben nur einen Wert: die Gesamtpunkteanzahl. Sie können die Schmerzqualität und die Lokalisation nicht angeben. Ebenso ist unklar, ob es sich um einen akuten oder chronischen Schmerz handelt. Deshalb sind weitere Untersuchungen und eine klinische Einschätzung notwendig.

Das Reiben einer Stelle kann auf einen nozizeptiven (viszeralen) Schmerz hinweisen, da Reiben meist zu einer Schmerzlinderung führt. Das Abwehren einer Berührung kann auf Nervenschmerzen (neuropathisch) hinweisen, da eine Berührung bei Nervenschmerzen oft als sehr unangenehm empfunden wird.

Um diese Beobachtungen richtig interpretieren zu können, braucht es viel Wissen zum Thema Schmerz.

Im Folgenden werden die am häufigsten eingesetzten Schmerzerfassungsinstrumente kurz erläutert. Es bedarf immer einer vorherigen Schulung, um diese in der Praxis implementieren zu können.

Beurteilung von Schmerzen bei Menschen mit Demenz (BESD)

Dieses Fremdeinschätzungsinstrument weist in erster Linie auf akute Schmerzen hin, da die Items Verhaltensmerkmale erheben, die in erster Linie bei akuten Schmerzen zu beobachten sind, wie eine schnellere Atmung oder die veränderte Körperhaltung. Die maximale Punkteanzahl ist 10. Vorteil von BESD ist, dass es keine Kenntnisse über die Betroffenen braucht, sie kann also auch im akuten Setting angewendet werden. Der Expertenstandard Schmerzmanagement in der Pflege empfiehlt eine multimodale Schmerztherapie ab einem Wert von 2, wobei nach dem See-Pain-Konzept auch bei Vorerkrankungen oder Eingriffen bei einem Wert von 0 eine adäquate Schmerzversorgung durchzuführen ist. Wenn ein/e Patient:in gerade operiert wurde und die BESD einen Wert von 0 ergibt, ist trotzdem eine multimodale postoperative Schmerztherapie durchzuführen. Gerade dieses Beispiel zeigt sehr gut auf, dass es nicht ausreicht, einfach einen Stationsstandard zu haben, wo eine Vorgehensweise definiert wird, die sich nicht an der jeweiligen individuell angepassten Patient:innensituation orientiert. Letztendlich entscheidet immer das Pflegeassessment die Vorgehensweise. Deshalb ist ein ausreichender Einsatz von Pflegefachkräften absolut notwendig, wenn nicht riskiert werden soll, dass Patient:innen in ihrer Schmerzsituation unterversorgt bleiben (DNQP 2020, Anhang 2).

16.4 Fallvignette

Frau B., 86 Jahre alt, lebt seit 5 Jahren in einem Pflegeheim. Sie leidet an einer Demenz im fortgeschrittenen Stadium. Immer wieder gibt es Phasen, wo Frau B. leise vor sich hin jammert und „oweh, oweh" sagt. Auf die Frage, ob sie Schmerzen hat, sagt sie „nein". Die Pflegeassistenz interpretiert Lautäußerungen als „psychosomatisch" und meint, Frau B. hat keine Schmerzen, sie jammert immer wieder, und das sei bei Frau B „normal". Sie ist auch der Meinung, dass sie Frau B. schon lange genug kennt und die Situation daher bewerten kann. Die Pflegefachkraft initiiert ein Schmerzassessment und beobachtet Frau B. in unterschiedlichen Situationen zu unterschiedlichen Zeiten. Sie sieht, wie Frau B. sich immer wieder über den Oberbauch streicht. Sie führt die Schmerzerfassung mittels BESD durch; diese ergibt einen Wert 7 von möglichen 10 Punkten. Die Pflegefachkraft vermutet einen akuten Schmerz. Sie bespricht ihr Schmerzassessment mit dem Hausarzt, der daraufhin eine Sonografie des Oberbauches anordnet. Die Untersuchung ergibt keinen pathologischen Befund. Die Pflegefachkraft verordnet nach Rücksprache mit dem Hausarzt eine temperierte Ölkompresse mit einem Fertigprodukt, bestehend aus 100 % naturreinen ätherischen Ölen, verdünnt in fettem Pflanzenöl. Die temperierte Ölkompresse wird nach Standard 2× täglich von der Pflegeassistenz (nur nach Delegation durch die Pflegefachkraft!) durchgeführt. Gleichzeitig verschreibt der Hausarzt auf Verdacht ein krampflösendes Schmerzmittel, das Frau B. 3× täglich erhält. Die Pflegefachkraft bespricht diese Vorgehensweise auch mit den Angehörigen von Frau B., ebenso erklärt sie die Anwendung auch Frau B. und wendet dabei das validierende Gespräch an. Frau B. fixiert die Pflegefachkraft mit ihrem Blick und nickt immer wieder. Nach einigen Tagen wird das Jammern von Frau B. weniger, und sie sagt auch nicht mehr „oweh, oweh". Zeitweise lächelt Frau B. das Pflegeteam an. Die Pflegefachkraft informiert den Hausarzt und die Angehörigen über den verbesserten Zustand, nach der BESD wird nun ein Wert 2 von 10 erhoben. Das Pflegeziel wurde erreicht. Die Pflegeassistenz wird entsprechend geschult, dass ein ständiges Jammern kein normaler Zustand sei und ein professionelles Schmerzassessment bei jeder Veränderung des Verhaltens durchzuführen ist.

Beobachtungsinstrument für das Schmerzassessment bei alten Menschen mit Demenz (BISAD)

Dieses Fremdeinschätzungsinstrument erhebt neben den körperlichen auch die emotionalen Veränderungen, z. B. ängstliches Verhalten bei der Pflege oder bei Kontaktaufnahme. Die BISAD ist eine deutsche und veränderte Übersetzung der französischsprachigen „Echelle Comportemental de la Douleur pour Personnes Agées non Communicantes (ECPA)". Für die BISAD ist es erforderlich, die Betroffenen zu kennen, um die Situation einschätzen zu können. Deshalb ist BISAD eher im Langzeitbereich anwendbar. Auch hier gilt, dass der erhobene Wert noch keine Vorgehensweise definiert, es müssen weitere Faktoren wie schmerzverursachende Erkrankungen und Behandlungen mitberücksichtigt werden (DNQP 2020, Anhang 2).

Pain Assessment in Impaired Cognition (PAIC 15)

Dieses Fremdeinschätzungsinstrument ist ähnlich der BESD aufgebaut, auch dieses Tool weist aufgrund seiner Items in erster Linie auf akute Schmerzen hin, schließt jedoch chronische Schmerzen nicht aus. Auch hier braucht es ein Vorgehen nach dem See-Pain-Konzept, um den erhobenen Wert richtig interpretieren zu können und entsprechende Interventionen einzuleiten (DNQP 2020, Anhang 2).

Bogen zur Evaluation des Schmerzzeichens bei Jugendlichen und Erwachsenen mit Mehrfachbehinderung (EDAAP-Skala)

Dieses Fremdeinschätzungsinstrument wird vorwiegend bei Jugendlichen und Erwachsenen mit kognitiven Beeinträchtigungen eingesetzt, die keine Demenz haben. Auch hier braucht es ein umfassendes Wissen, um dieses Instrument anwenden zu können.

Zurich Observation Pain Assessment (ZOPA)

Dieses Fremdeinschätzungsinstrument wird in erster Linie bei Menschen mit neurologischen Erkrankungen, die eine kognitive Beeinträchtigung zur Folge haben, eingesetzt. Bei Auftreten eines veränderten Verhaltens wird der Verdacht auf Schmerz geäußert und entsprechende weitere Maßnahmen eingeleitet. Gerade Menschen mit neurologischen Erkrankungen benötigen kompetente und speziell geschulte Pflegefachkräfte (DNQP 2020, Anhang 2).

Weitere Fremdeinschätzungsinstrumente werden im Expertenstandard Schmerzmanagement in der Pflege im Anhang 2 aufgelistet. Der Einsatz erfordert immer ein ausführliches Schmerzassessment und Pflegefachkräfte, die speziell zum Thema Schmerz ausgebildet wurden.

16.5 Zusammenfassung

Für das Schmerzassessment bei Menschen mit kognitiven Beeinträchtigungen existiert eine Vielzahl an Literatur sowie Leitlinien, die die Komplexität dieses Themas beschreiben. Um die Implementierung in die Praxis nachhaltig umsetzen zu können, braucht es entsprechend geschulte Pflegefachkräfte, die die Literatur lesen, bewerten und den Transfer in die Praxis einleiten können. Die Grundausbildung deckt dieses Wissen bei Weitem nicht ab. Ein gut umgesetztes mulimodales Schmerzmanagement kann das Leiden von Menschen mit kognitiven Beeinträchtigungen verkürzen und die Lebensqualität verbessern. Eine Investition in gut geschulte Pflegefachkräfte reduziert die Kosten und Komplikationen, die bei unbehandelten Schmerzzuständen entstehen.

Hier ist ein grundlegendes Umdenken erforderlich. Es müssen die am besten ausgebildeten Pflegefachkräfte in den Pflegeheimen tätig sein, um eine gute Versorgung zu gewährleisten. Zu glauben, Schmerzmanagement kann auch mit Assistenz- und Hilfskräften durchgeführt werden, ist im deutschsprachigen Raum ein weit verbreiteter Irrtum sowohl bei den Trägern der Pflegeheime als auch in der Politik. Es ist dringend an der Zeit, die wissenschaftlichen Erkenntnisse in der Praxis umzusetzen. Vulnerable Menschen haben ein Recht auf professionelle Pflege.

Literatur

Deutsches Netzwerk für Qualitätsentwicklung in der Pflege (DNQP) (2020) Expertenstandard Schmerzmanagement in der Pflege. Hochschule Osnabrück

Palm R, Sirsch E, Holle B, Bartholomeyczik S (2017) Die standardisierte Schmerzerfassung bei Menschen mit kognitiven Einschränkungen – ein Vergleich der Nutzung von Assessmentinstrumenten in Demenzwohnbereichen und integrativen Wohnbereichen in stationären Pflegeeinrichtungen. Z Evid Fortbild Qual Gesundh wesen (ZEFQ) 122:32–40. Elsevier

Schlichting H (2018) In Leichter Sprache den Schmerz bestimmen. Schmerzmedizin 34(6):34–37

Sirsch E, Lukas A (2017) Schmerzassessment bei älteren Menschen in der vollstationären Altenhilfe. Langversion der multiprofessionellen S3-Leitlinie. AWMF. https://register.awmf.org/de/leitlinien/detail/145-001. Zugegriffen am 15.06.2024

Motivierende Gesprächsführung im pflegerischen Schmerzmanagement

Manuela Klee

In der motivierenden Gesprächsführung (Motivational Interviewing, MI) werden Strategien und Techniken in der Kommunikation mit Patienten und Patientinnen angewandt, welche sich schwertun, wichtige Änderungen im Verhalten umzusetzen. MI ist eine bewährte Methode, um Menschen dazu zu inspirieren, positive Veränderungen in ihrem Verhalten und ihrer Einstellung herbeizuführen.

Es wird auf die vorhandenen Ressourcen und auf Änderungsmotivation gesetzt, um bei der Entwicklung der Motivation zu unterstützen bzw. konkrete Veränderungsschritte einzuleiten.[1] Bevor sich ein Mensch zu einer Verhaltensänderung motiviert, befindet er sich im Zustand der Ambivalenz. Schmerzpatient:innen lassen sich durchaus motivieren, an ihrer Situation etwas zu verändern, allerdings gibt es auch genug Gründe, die Bedenken auslösen, wodurch sie der Veränderung skeptisch gegenüberstehen. Eine Ambivalenz erkennt man im Gespräch an dem Wort „aber". Im Schmerzmanagement zielt motivierende Gesprächsführung darauf ab, die Zusammenarbeit des Patienten zu erreichen, um bestmögliche Ergebnisse in Hinblick auf Heilungsprozesse und Lebensqualität zu erzielen.

---

[1] (Kröger und Velten-Schurian 2016).

M. Klee (✉)
Mobiles Palliativteam & Palliativkonsiliardienst Neunkirchen,
Wiener Neustadt, Österreich
e-mail: manuela.klee@caritas-wien.at

Abb. 17.1 MI-Elemente

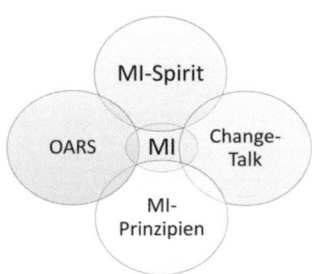

▶ Motivierende Gesprächsführung ist eine partnerschaftliche, personenbezogene Kommunikationsweise, durch die eine Veränderungsmotivation hervorgerufen und gestärkt wird.[2]

Die motivierende Gesprächsführung (MI) wurde ursprünglich als Beratungsansatz für Klienten und Klientinnen mit Suchtproblematik entwickelt. Das Ziel dieses Ansatzes war es, die Klienten und Klientinnen dahingehend zu unterstützen, ihr Suchtproblem zu erkennen und in weiterer Folge ihren Konsum zu ändern. Entwickelt wurde diese Methode von den Psychologen William R. Miller und Stephen Rollnick.[3]

Motivierende Gesprächsführung zeichnet sich nicht nur durch spezifische Techniken aus, sondern auch durch eine bestimmte Grundhaltung der Pflegetherapeuten, die das Fundament für eine effektive Kommunikation bildet. Die MI umfasst mehrere wichtige Elemente, die MI-Prinzipien, die OARS-Fertigkeiten, Change-Talk und MI-Spirit. Abb. 17.1 zeigt die Bedeutung und das Zusammenspiel der unterschiedlichen Komponenten in der motivierenden Gesprächsführung.

Von Miller und Rollnick werden Grundhaltung und Fertigkeiten beschrieben, die mit den oben genannten Prinzipien in Einklang stehen. Die MI wird dabei in 2 Phasen eingeteilt. In der 1. Phase erscheint der Patient, die Patientin ambivalent gegenüber einer Veränderung, die Motivation ist zu gering, um diese Veränderung auch wirklich zu erreichen. In dieser Phase besteht das Ziel, diese Ambivalenz aufzulösen, um intrinsische Motivation aufzubauen. Die 2. Phase besteht im Erkennen von Anzeichen der Bereitschaft zu Veränderung. Der Patient/die Patientin stellt sich die Zukunft vor, zu der die Veränderungen gehören. In dieser Veränderungsphase ist der Fokus darauf ausgerichtet, dass es eine Selbstverpflichtung vom Patienten braucht, um den Plan der Veränderung zu festigen. Die Patient:innen werden dahingehend motiviert und gestärkt.[4]

---

[2] (Naar-King und Suarez 2012).
[3] (Arkowitz et al. 2010).
[4] (Rosengreen 2020).

17.1 Der MI-Spirit (die Grundhaltung)

Der MI-Spirit basiert auf 3 Komponenten, die von Carl Rogers in der personenzentrierten Therapie definiert wurde. Diese Haltung den Betroffenen gegenüber wird auch als der „Geist" (engl.: „spirit") von MI bezeichnet. Im Vordergrund steht das gemeinsame Suchen nach einer Lösung, nicht das Vorschlagen einer Musterlösung.[5]

- Kollaborativ: MI basiert auf einer von Zusammenarbeit geprägten Partnerschaft zwischen Patient/Patientin und Pflegeperson. Es bedeutet, dass die Kenntnisse und Bedürfnisse des Patienten gewürdigt und respektiert werden. Es soll eine Atmosphäre geschaffen werden, welche Veränderung fördert, jedoch nicht erzwingt. Patienten stehen durch sich selbst oder durch das Umfeld unter Druck, ihr Verhalten nachhaltig zu verändern. Die Herausforderung besteht hierbei darin, die Patienten dahingehend zu unterstützen, sich selbst Ziele zu setzen.[6, 7]
- Evokativ: Es gilt, die Veränderungsbereitschaft, die ein Patient/eine Patientin in sich hat, herauszulocken. Evokation trägt die Botschaft „Sie verfügen über das, was Sie brauchen, und wir werden gemeinsam danach suchen".[8] Es wird gemeinsam gesucht, was eine Veränderung fördert oder auch verhindert. Die Patient:innen haben diese Kenntnisse über sich, warum sie sich verändern wollen, wie sie dies erreichen wollen. Sofern es sinnvoll erscheint, kann man Ideen anbieten, jedoch gleichzeitig respektieren, dass es viele Möglichkeiten gibt, und anerkennen, dass die Motivation, sich zu verändern, vom Patienten selbst kommen muss.
- Achtung der Autonomie: Das Recht des Patienten, sich für oder gegen eine Veränderung zu entscheiden, wird akzeptiert. Wir haben vielleicht unsere eigene Meinung oder neigen zu Korrekturen, wenn Patienten negative Verhaltensweisen zeigen, doch die MI erkennt an, dass nur der Patient/die Patientin selbst entscheiden muss, welchen Weg sie einschlagen will.[9]

17.2 Kommunikation OARS

Das in Abb. 17.1 gezeigten Diagramm repräsentiert ebenfalls die Beraterkompetenzen, häufig werden in der MI die Kommunikationstechniken „OARS" verwendet. Diese Abkürzung steht für Offene Fragen (Open Questions), Zuhören (Affirmations), Zusammen-

---

[5] (Thüler und Nufer 2019).
[6] (Thüler und Nufer 2019).
[7] (Rosengreen 2020).
[8] (Miller und Rollnick 2015).
[9] (Rosengreen 2020).

fassen (Reflections) und Informationsaustausch (Summaries). Diese Techniken bilden das Grundgerüst für einen effektiven Dialog und fördern die intrinsische Motivation zur Veränderung. Hier folgt eine kurze Erläuterung jeder Komponente.[10]

17.2.1 Offene Fragen (Open Questions)

Offene Fragen fördern eine ausführliche Antwort und ermutigen den Gesprächspartner, mehr über seine Gedanken, Gefühle und Überlegungen zu teilen. Der Gesprächspartner stellt gezielt Fragen und gibt Hinweise, die den Patienten dazu anregen, über seine Werte, Ziele und Ambivalenzen nachzudenken.[11] Auch das Aufzeigen von Diskrepanzen zwischen dem aktuellen Verhalten des Patienten und seinen persönlichen Zielen und Werten ist hier beinhaltet. Manchmal werden offene Fragen dennoch sehr knapp und kurz beantwortet. Es kann sein, dass Patienten früher negative Erfahrungen gemacht haben, oder die Fragen zu technisch, ohne echtes Interesse gestellt werden. Hier ist darauf zu achten, dass die Grundhaltung in der Beratung stimmt und authentisch ist.[12]
Beispiel:

▶ „Was sind für Sie die wichtigsten Gründe, Veränderungen in Ihrem Leben vorzunehmen?"

17.2.2 Bestätigen, Würdigen (Affirmations)

Affirmationen sind positive Rückmeldungen über Stärken, Bemühungen und Fortschritte des Gesprächspartners.
Beispiel:

▶ „Es ist beeindruckend, wie konsequent Sie in den letzten Wochen an Ihrer Zielsetzung gearbeitet haben."

17.2.3 Aktives Zuhören (Reflections)

Aktives Zuhören bedeutet, die Gedanken und Gefühle des Gesprächspartners zusammenzufassen und zu spiegeln. Dies fördert das Verständnis und zeigt Empathie. Wird Ambiva-

---

[10] (Rosengreen 2020).
[11] (Arkowitz et al. 2010).
[12] (Thüler und Nufer 2019).

lenz in der motivierenden Gesprächsführung erkannt, dann wird im ersten Schritt die Aussage der Betroffenen noch einmal umformuliert und wiederholt.
Beispiel:

▶ „Ich höre, dass die Veränderung für Sie wichtig ist, aber es gibt auch einige Bedenken und Unsicherheiten."

Beispiel, wie auf ambivalente Aussagen reagiert werden kann:

▶ **Tipp** Patient:in: „Ich möchte mich ja mehr bewegen, aber ich kann nicht, weil es weh tut."
DGKP: „Sie sagen, Sie würden gerne mehr Bewegung machen, aber die Schmerzen lassen das nicht zu".
Patient:in: „Ja genau."

17.2.4 Zusammenfassung (Summaries)

Zusammenfassungen (Resümees) bringen die Schlüsselpunkte des Gesprächs auf den Punkt. Sie helfen, Klarheit zu schaffen und den Fokus zu behalten.
Beispiel:

▶ „Lassen Sie uns kurz zusammenfassen, was wir bisher besprochen haben. Sie haben erkannt, dass die Veränderung wichtig ist, aber es gibt auch bestimmte Herausforderungen."

Diese OARS-Techniken werden in der motivierenden Gesprächsführung verwendet, um eine unterstützende, nicht konfrontative und empathische Gesprächsatmosphäre zu schaffen. Durch den gezielten Einsatz dieser Techniken kann der Gesprächsführende die intrinsische Motivation des Gesprächspartners stärken und ihn dazu ermutigen, selbstmotivierte Veränderungen anzustreben. Schmerz ist nicht nur eine physische Erfahrung, sondern auch mit emotionalen und sozialen Aspekten verbunden. Die einfühlsame Kommunikation ermöglicht es dem Pflegepersonal, die individuellen Bedürfnisse des Patienten zu verstehen und die Therapie entsprechend anzupassen. Das Gefühl, verstanden und unterstützt zu werden, kann die Schmerzbehandlung erheblich verbessern.

Es ist wichtig zu beachten, dass diese Techniken flexibel angewendet werden sollten, je nach den Bedürfnissen und Reaktionen des Gesprächspartners. Die OARS dienen als Leitfaden, um eine effektive Kommunikation zu fördern, aber die Kunst der motivierenden Gesprächsführung liegt auch darin, sich auf die Einzigartigkeit jedes Gesprächs einzustellen.

17.3 Die MI-Prinzipien

Einer der Kreise in Abb. 17.1 steht für die 4 Grundprinzipien der motivierenden Gesprächsführung. Rollnick und Miller beschrieben diese Prinzipien als Empathie, Unterstützung von Selbstwirksamkeit, Entwickeln einer Diskrepanz und Mitgehen mit dem Widerstand.[13] Die 4 Grundprinzipien beim MI sind 2008 entsprechend dem englischen Akronym *RULE* zusammengefasst worden.

► | | |
|---|---|
| **R**esist | Widerstehe dem Reflex, den Patienten zu korrigieren. |
| **U**nterstand | Verstehe und erforsche die Motivation des Patienten. |
| **L**isten | Höre dem Patienten empathisch zu. |
| **E**mpower | Befähige den Patienten, motiviere und fördere die Hoffnung und den Optimismus. |

Diese Prinzipien dienen nicht als Grundlage der MI, sondern als Leitfaden zur Auswahl der Techniken, der Strategien im Gespräch und der Fertigkeiten, die in der Arbeit genutzt werden sollten.

Resist bedeutet, dem aktiven Drang nach Eingreifen und Anbieten von Lösungen zu widerstehen. Die Wahrscheinlichkeit, dass der Patient eigene Lösungen findet, um nachhaltige Veränderung zu bewirken, würde verringert werden.[14]

Unterstand: Bemühen Sie sich um ein tieferes Verständnis für die Bedürfnisse und Herausforderungen des Patienten/der Patientin. Die Motivation zur Veränderung muss vom Patienten ausgehen. Wir helfen Ihnen, Widersprüche zwischen Ihrem aktuellen Verhalten und Ihren Zielen zu erkennen.

Listen: Hören Sie aufmerksam zu, um die Anliegen und Bedürfnisse des Betroffenen zu verstehen. Stellen Sie sicher, dass die Person das Gefühl hat, gehört zu werden. Empirische Befunde bestätigen die These, dass eine durch Empathie gekennzeichnete Arbeitsbeziehung zu Patienten ein wirksames Mittel ist, um Veränderungen zu unterstützen.[15]

Empower: Ermutigen und stärken Sie den Patienten/die Patientin darin, Entscheidungen zu treffen und Verantwortung für die Ziele zu übernehmen. Unterstützen Sie sie dabei, ihre Stärken zu erkennen und zu nutzen.[16]

---

[13] (Bohart et al. 2002).
[14] (Rosengreen 2020).
[15] (Bohart et al. 2002).
[16] (Todd und Wahesh 2022).

17.4 Change-Talk

Zentraler Bestandteil der motivierenden Gesprächsführung ist das Auslösen von „Change-Talk": Fragen, Zuhören und Informieren sollte in einem Beratungsgespräch zur Verhaltensänderung so gemischt werden, dass Change-Talk (Veränderungssprechen) wahrscheinlicher wird. Change Talk bezieht sich auf Aussagen des Patienten/der Patientin, die eine Bereitschaft oder einen Wunsch zur Veränderung signalisieren.

Motivierende Gesprächsführung im Schmerzmanagement ermutigt dazu, den Patienten aktiv in den Entscheidungsprozess einzubeziehen. Die Identifikation von persönlichen Zielen und die Festlegung von Meilensteinen können dem Patienten ein Gefühl der Kontrolle über seine Behandlung vermitteln. Dies fördert nicht nur die Eigenverantwortung, sondern auch die langfristige Motivation zur Durchführung der empfohlenen Therapie.

Beispiele, die auf Change-Talk hindeuten:

▶ **Tipp** „Ich möchte mein Verhalten ändern."
„Manchmal denke ich darüber nach, Dinge anders zu machen" (nach dem Prinzip, dass Menschen dazu neigen, das zu tun, was sie sich selbst sagen hören).
„Wenn ich das mache, bedeutet das für mich …"
„Etwas, was ich tun könnte, …"
„Ich wünschte, ich könnte die Schmerzen etwas verbessern …"

Verhaltensänderungen sind langwierige Prozesse. Sie beginnen im Kopf und setzen sich über Verhaltensabsichten in konkretes Verhalten um.[17] Durch die unterschiedlichen Techniken von OARS und die Berücksichtigung der MI-Prinzipien werden die positiven Aussagen des Patienten/der Patientin verstärkt und gefördert. Gezielte offene Fragen können dazu beitragen, dass der Betroffene mehr über seine Wünsche und Gründe spricht, seine Ziele klarer vor Augen hat und somit seine Motivation steigert.

Die Bedeutung von Change Talk:

- Indikator für Veränderungsbereitschaft: Change Talk zeigt die Bereitschaft des Patienten/der Patientin, eine Änderung des Verhaltens vorzunehmen. Es dient als Indikator, dass der innere Antrieb für eine positive Veränderung vorhanden ist.
- Fokus auf die internen Gründe für Veränderung: Beim Change Talk wird der Wert auf die intrinsische Motivation gelegt. Persönliche Ziele, Überlegungen sind eine kraftvolle Antriebsfeder für positive Handlungen.

---

[17] (Rollnick et al. 2012).

> **Fallvignette**
>
> **Schmerzpatient mit Change-Talk in der motivierenden Gesprächsführung**
>
> Patient: Anna, 45 Jahre alt, leidet seit mehreren Jahren unter chronischen Rückenschmerzen aufgrund einer degenerativen Wirbelsäulenerkrankung. Sie hat verschiedene Behandlungen ausprobiert, darunter Medikamente, Physiotherapie und Akupunktur, jedoch ohne signifikante Verbesserung. Sie neigt dazu, sich frustriert und entmutigt zu fühlen, da der Schmerz ihre Lebensqualität beeinträchtigt.
>
> **Exploration (Erkundung):**
>
> Die Pflegeperson (PP) erkundet Annas bisherige Erfahrungen mit Schmerzmanagement und wie sie sich dabei gefühlt hat.
>
> PP: „Anna, können Sie mir mehr über Ihre Erfahrungen mit den verschiedenen Behandlungen erzählen und wie Sie sich dabei gefühlt haben?"
>
> **Reflektives, offenes Zuhören:**
>
> Die PP zeigt Empathie und reflektiert Annas Gefühle und Herausforderungen.
>
> PP: „Es klingt so, als ob die Schmerzen wirklich eine Belastung für Ihr Leben darstellen und bisherige Ansätze nicht die gewünschten Ergebnisse gebracht haben."
>
> **Verstärkung von Change-Talk:**
>
> Die PP identifiziert Äußerungen von Anna, die auf Veränderung hindeuten.
>
> Anna: „Ich wünschte, es gäbe eine Lösung für meine Schmerzen, damit ich wieder normal leben kann."
>
> PP: „Es scheint, als wären Sie wirklich motiviert, eine Lösung zu finden und Ihr Leben zu verbessern. Was genau würden Sie sich vorstellen, wenn Sie sagen, Sie könnten ‚normal' leben?"
>
> **Bedeutung erkennen:**
>
> Die PP hilft Anna dabei, die Bedeutung und Wichtigkeit einer Veränderung zu erkennen.
>
> PP: „Welche Veränderungen wären für Sie am bedeutsamsten? Was könnten Sie tun, um Ihre Lebensqualität trotz der Schmerzen zu verbessern?"
>
> **Selbstverpflichtung:**
>
> Der Therapeut unterstützt Anna dabei, konkrete Schritte zur Veränderung zu formulieren.
>
> Anna: „Vielleicht sollte ich regelmäßiger leichte Übungen machen, um meine Muskulatur zu stärken."
>
> PP: „Das klingt nach einer konkreten Idee. Wie könnten Sie das in Ihren Alltag integrieren? Haben Sie bereits Vorstellungen, wie Sie starten könnten?" ◄

17.5 Fazit

Motivierende Gesprächsführung ist eine Kunst, die erlernt und verfeinert werden kann. Durch das Verständnis der Grundlagen und die Anwendung fortgeschrittener Techniken können wir nicht nur andere motivieren, sondern auch unsere eigene Kommunikationskompetenz stärken. Motivierende Gesprächsführung im Kontext des Schmerzmanagements ist mehr als nur eine Kommunikationstechnik; sie ist eine kraftvolle Strategie, um die Lebensqualität von Patienten entscheidend zu beeinflussen. Die Integration von Empathie, positiver Verstärkung und der aktiven Beteiligung des Patienten schafft eine unterstützende Umgebung, die den Weg zu einem effektiven Schmerzmanagement ebnet. In einer Welt, in der der Mensch im Mittelpunkt der medizinischen Versorgung steht, wird motivierende Gesprächsführung zu einem unverzichtbaren Werkzeug für alle, die bestrebt sind, nicht nur den Körper zu heilen, sondern auch die Seele zu stärken.

Literatur

Arkowitz H, Westra H, Miller W, Rollnick S (2010) Motivierende Gesprächsführung bei der Behandlung psychischer Störungen. Beltz, Weinheim

Bohart A, Elliott R, Greenberg L, Watson J (2002) Psychotherapy relationships that work: therapist contributions and responsiveness to patients. Oxford Universtiy Press, New York

Kröger C, Velten-Schurian K (2016) Motivierende Gesprächsführung zur Aktivierung von Verhaltensänderungen (02.09.2016). DNP – Neurol Psychiatr 17:50–56. https://doi.org/10.1007/s15202-016-1377-9

Miller W, Rollnick S (2015) Motivierende Gesprächsführung: Motivational Interviewing, 3. Aufl. des Standardwerks. Lambertus, Freiburg

Naar-King S, Suarez M (2012) Motivierende Gesprächsführung mit Jugendlichen und jungen Erwachsenen. Beltz, Basel

Rollnick S, Miller W, Butler C (2012) Motivierende Gesprächsführung in den Heilberufen. G.P. ProbstVerlaG, Lichtenau/Westfalen

Rosengreen D (2020) Arbeitsbuch Motivierende Gesprächsführung. G.P. Probst Verlag GmbH, Lichtenau

Thüler B, Nufer T (2019) Motivierende Gesprächsführung. Leitfaden für berufliche Gesprächssituationen. hep verlag ag, Bern

Todd L, Wahesh E (2022) Motivational interviewing in clinical mental health counseling. Routledge, New York

Palliativpflege und Schmerzmanagement

18

Manuela Klee

In der Palliativpflege steht ein optimal angepasstes Management von Schmerzen im Mittelpunkt, da viele Patienten mit schweren, fortgeschrittenen Erkrankungen Schmerzen erleben. Schmerz ist ein sehr häufiges und gefürchtetes Symptom. Über 75 % der Krebspatienten und Krebspatientinnen leiden an Tumorschmerzen[1]. In der Betreuung von Menschen im palliativen Setting sind Pflegende maßgeblich an einem professionellen Schmerzmanagement beteiligt. Die Palliativpflege strebt danach, die Lebensqualität von Patienten zu verbessern, auch wenn eine Heilung nicht mehr möglich ist. Ein angemessenes Schmerzmanagement ist dabei von entscheidender Bedeutung, um die physischen, emotionalen und sozialen Belastungen zu minimieren. Familie und Freunde werden eingebunden. Außerdem werden stationäre und ambulante Maßnahmen zur Unterstützung gut vernetzt.[2],[3]

18.1 Schmerzursachen bei Krebs

Schmerzen können in jedem Krankheitsstadium auftreten. Schmerzen bei Krebs können auf verschiedene Weisen auftreten, abhängig von der Art des Krebses, dem Stadium der Erkrankung und anderen individuellen Faktoren.

---

[1] (Yan et al. 2021).
[2] (BMSGPK 2023).
[3] (RIS 2023).

M. Klee (✉)
Mobiles Palliativteam & Palliativkonsiliardienst Neunkirchen,
Wiener Neustadt, Österreich
e-mail: manuela.klee@caritas-wien.at

© Der/die Autor(en), exklusiv lizenziert an Springer-Verlag GmbH, DE, ein Teil von Springer Nature 2025
R. Likar et al. (Hrsg.), *Multimodale Schmerztherapie in der Pflege*,
https://doi.org/10.1007/978-3-662-68956-1_18

Tumorbedingte Schmerzen: Der Tumor selbst kann in umliegendes Gewebe oder Organe eindringen und Schmerzen verursachen. Wenn der Krebs metastasiert (sich auf andere Teile des Körpers ausbreitet), können Schmerzen in den betroffenen Regionen auftreten. Ein Tumor kann auf Nerven drücken und so Schmerzen, Taubheitsgefühle oder Kribbeln verursachen. Krebs kann das Skelett- oder Muskelgewebe beeinträchtigen, dadurch kann Schmerz entstehen.

Tumorassoziierte oder indirekte Tumorschmerzen werden nicht direkt durch den Krebs ausgelöst, es besteht jedoch der Zusammenhang zur Krebserkrankung. Krebs kann Entzündungen im Körper auslösen, was wiederum zu Schmerzen führen kann.

Therapiebedingte Schmerzen sind Schmerzen – neben den Wundschmerzen nach Operationen –, welche durch die medikamentöse Therapie ausgelöst werden. Manche Krebsbehandlungen wie Chemotherapie, Strahlentherapie oder Operationen können Schmerzen als Nebenwirkung haben.

Die tumorunabhängigen Schmerzen, wie Migräne oder chronische Rückenschmerzen, stehen nicht im Zusammenhang mit der Krebserkrankung und sind von diesen abzugrenzen.[4]

18.2 Schmerzerfassung

Das Grundkonzept der Schmerzerfassung im palliativen Bereich ist das sogenannte Total-Pain-Konzept, beschrieben von der Pionierin und Gründerin von Hospiz- und Palliative Care, Cicely Saunders. Sie war eine britische Ärztin, Krankenschwester, Sozialarbeiterin und Theologin, welche bedeutende Beiträge zur Palliativ- und Hospizversorgung geleistet hat. Saunders förderte die Zusammenarbeit eines interdisziplinären Teams, das Ärzte, Krankenschwestern, Sozialarbeiter, Seelsorger und andere Fachleute umfasst, um eine umfassende Pflege sicherzustellen.

Neben der praktischen Umsetzung ihrer Ideen engagierte sich Cicely Saunders auch in der Forschung und Lehre. Sie veröffentlichte zahlreiche Artikel und Bücher über Palliativpflege und trug dazu bei, das Bewusstsein für die Bedeutung einer angemessenen End-of-Life-Pflege zu schärfen.[5]

Sie prägte den Begriff „Total Pain" (Gesamtschmerz), um darauf hinzuweisen, dass die Schmerzen von Patienten nicht nur körperlich, sondern auch emotional, sozial und spirituell sein können. Ihr Ansatz zielte darauf ab, alle Aspekte des Leidens anzugehen. Total pain ist durch Analgetikagabe wenig bis kaum beeinflussbar.[6]

Man spricht hier von einem multimodalen Konzept, das die Schmerzerfahrungen in 4 Dimensionen einteilt: die physische, psychische, soziale und in die spirituelle Kompo-

---

[4] (Lordick und Horlemann 2022).
[5] (Arens 2018).
[6] (Feichtner 2014).

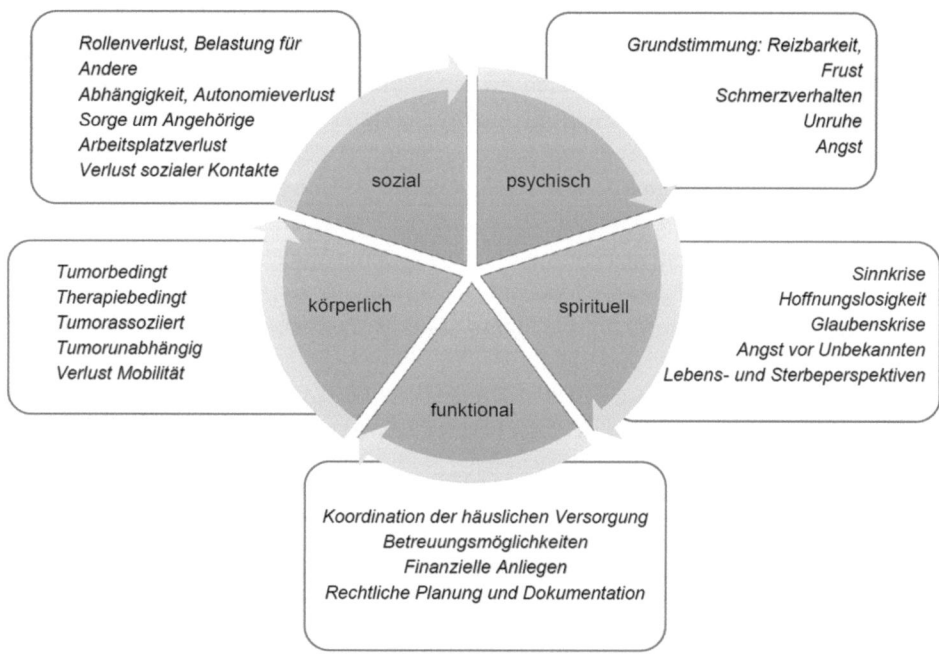

Abb. 18.1 Dimensionen des Schmerzes mit unterschiedlichen Einflussfaktoren

nente. Den Schmerz auf ein rein körperliches Phänomen zu reduzieren, ist im modernen Schmerzmanagement zu wenig. Schmerzlinderung und Schmerzfreiheit hat für viele Menschen eine sehr hohe Priorität, Schmerz hindert sie, den Alltag zu leben, vermindert die Lebensqualität, bedeutet großen körperlichen und psychischen Stress.[7,8]

Die vorhandenen Einflussfaktoren auf den Schmerz können durch die praktisch-funktionelle Komponente erweitert werden. Wirtschaftliche Bedingungen, demografische Entwicklungen und politische Entscheidungen führen zu Veränderungen der Gesundheitsdienstleistungen. Die Zunahme der Single-Haushalte, soziale Vereinsamung, Fehlen der familiären Unterstützung löst bei Menschen, die aufgrund ihrer Erkrankung und deren Auswirkungen bereits sehr herausgefordert sind, eine zusätzliche Belastung aus. Fragen nach Betreuungsmöglichkeiten, rechtlicher Absicherung, Planung der häuslichen Versorgung, Koordination der Unterstützungsmöglichkeiten sind Entscheidungen, die maßgeblichen Einfluss auf die Lebensqualität, die Krankheitsverarbeitung und den Gesamtschmerz haben (Abb. 18.1).

Die Bedeutung der Schmerzen hat entscheidenden Einfluss auf das Schmerzerleben der Betroffenen. Das Fortschreiten einer Erkrankung bzw. den Schmerz als Strafe zu erleben, kann das Schmerzempfinden verstärken. Auch die Tageszeit, das emotionale Befinden in

---

[7] (Dobrina 2016).
[8] (Masel und Kitta 2022).

verschiedenen Situationen, Das Schmerzempfinden wird durch verschiedene Faktoren beeinflusst, darunter die Tageszeit, das emotionale Befinden in unterschiedlichen Situationen sowie Stress. Stress kann Dysbalancen im vegetativen Nervensystem verursachen, das automatisch lebenswichtige Körperfunktionen wie Herzschlag, Atmung und Verdauung reguliert. Es setzt sich aus zwei Komponenten zusammen: dem Sympathikus, der aktiviert wirkt, und dem Parasympathikus, der beruhigend wirkt. Diese beiden Systeme wechseln sich kontinuierlich ab, um den Körper optimal an verschiedene Anforderungen anzupassen. Der kulturelle Hintergrund und die Sozialisation spielen ebenfalls eine wichtige Rolle. Von Bedeutung ist im großen Ausmaß die Verbindung zwischen Angst und Schmerz. Angst verstärkt die Schmerzwahrnehmung. Die Betroffenen befinden sich in einer Angst-Schmerz-Spirale.[9]

Schmerz spielt sich in verschiedenen Dimensionen ab und trifft uns immer als ganze Person und ändert somit auch unser psychisches Befinden. Wir erkennen, dass Schmerz auf verschiedenen Ebenen Auswirkungen hat.

18.3 Dimensionen des Schmerzes

18.3.1 Körperliche Dimension

Der Schmerz wird über den Körper wahrgenommen. Einen rein körperlichen Schmerz gibt es nicht, da Patienten auch immer mehr oder weniger seelisch, sozial oder spirituell belastet sind.[10] Die somatische Komponente steht im Vordergrund. Die Beseitigung von körperlichen Schmerzen ist nicht gleichzusetzen mit der Beseitigung von jeglichem Leid.

18.3.2 Psychische Dimension

Der Schmerz wird durch Ängste, Unsicherheiten, Schuldgefühle oder Enttäuschungen ausgelöst oder verstärkt.[11] Kognitive und emotionale Aspekte sind hier von Bedeutung. Bei sterbenden Menschen ist es die schmerzliche Erfahrung, dass es nur mehr eine begrenzte Zeit gibt, Dinge zu erledigen oder Konflikte zu lösen.

18.3.3 Soziale Dimension

Finanzielle Aspekte, Angst vor Einsamkeit sowie Rückzug sind hier verstärkende Faktoren. Beim chronischen Schmerz erfahren Patienten von ihrem Umfeld im Laufe der Zeit

---

[9] (Feichtner 2014).
[10] (Feichtner 2014).
[11] (Feichtner 2014).

immer weniger Zuwendung und Rücksicht.[12] Die zwischenmenschlichen Beziehungen sowie die Einbeziehung der Angehörigen sind hier von besonderer Bedeutung.[13]

18.3.4 Spirituelle Dimension

Hier spielt die dynamische Dimension des Lebens eine Rolle – wie Menschen individuell, aber auch als Teil der Gemeinschaft Sinn, Bedeutung und Transzendenz erfahren und ausdrücken können, die existenziellen Fragen nach Identität, Bedeutung, Leid, Schuld, Vergebung, Hoffnung. Werte und Werthaltungen und auch religiöse Aspekte nach dem Glauben sind hier bedeutsam[14]. Diese Fragen können schwerkranke Menschen sehr beschäftigen und belasten.

18.4 Schmerz – Leid

Schwer erkrankte Menschen sind auch immer tief im Innersten verletzt. Das Drama, welches sich im Inneren des Betroffenen vollzieht, bleibt vor unseren Augen oft verborgen. Das Leiden des Menschen sollte daher immer im Zentrum der Aufmerksamkeit der professionellen Pflege stehen.[15] Meist liegt der Fokus jedoch auf der Erkrankung, der Diagnose selbst. Gelingt es Pflegefachpersonen, ihren Blick dahingehend zu sensibilisieren, kann das Leiden schwerkranker Menschen gelindert werden. Es ist wichtig zu beachten, dass die Erfahrung von Schmerz und Leid subjektiv ist und von Person zu Person unterschiedlich sein kann. Die Art und Weise, wie Menschen mit Schmerz und Leid umgehen, kann stark von ihren individuellen Überzeugungen, Werten und sozialen Unterstützungssystemen beeinflusst werden.

Fallvignette

Herr Schmidt und die palliative Schmerzversorgung

Herr Schmidt, 68 Jahre alt, hat eine fortgeschrittene Krebserkrankung mit Metastasen in mehreren Organen. Seine physischen Schmerzen sind intensiv und persistent. Die palliative Pflege konzentriert sich darauf, Herrn Schmidts physische Schmerzen durch eine effektive Schmerzmedikation zu lindern und die bestmögliche Lebensqualität zu gewährleisten (physische Dimension).

Der fortgeschrittene Krebs hat nicht nur physische, sondern auch psychische Auswirkungen auf Herrn Schmidt. Er erlebt Angst vor dem Sterben, Traurigkeit über den

---

[12] (Feichtner 2014).
[13] (Rèmi und Redmann 2017).
[14] (Rèmi und Redmann 2017).
[15] (Reed 2013).

Verlust der Lebensqualität und Sorgen um seine Familie. Die psychische Dimension der palliativen Betreuung bezieht sich darauf, wie das Team versucht, Herrn Schmidts emotionales Wohlbefinden zu stärken, sei es durch Gespräche, Beratung oder unterstützende Maßnahmen (psychische Dimension).

Herr Schmidt hat eine enge Beziehung zu seiner Familie, insbesondere zu seiner Frau und seinen Kindern. Die soziale Dimension der palliativen Pflege beinhaltet die Einbeziehung der Familie in den Betreuungsprozess. Das Team unterstützt die Familie dabei, mit der Situation umzugehen, und bietet Möglichkeiten für Gespräche und Abschiedsrituale (soziale Dimension).

Als gläubiger Mensch hat Herr Schmidt eine spirituelle Anbindung in seinem Leben. Die palliative Pflege respektiert und integriert seine spirituellen Bedürfnisse, sei es durch Gebete, spirituelle Begleitung oder die Anwesenheit eines Geistlichen. Die spirituelle Dimension zielt darauf ab, Herrn Schmidt Trost und Sinn in seinem Leben trotz der schweren Umstände zu bieten (spirituelle Dimension). ◀

In diesem Fallbeispiel verdeutlicht die palliative Schmerzversorgung, wie wichtig es ist, Schmerzen nicht nur auf physischer Ebene zu behandeln, sondern auch die psychische, die soziale und die spirituelle Dimension zu berücksichtigen. Ein ganzheitlicher Ansatz in der palliativen Pflege strebt danach, dem Patienten in allen Aspekten seines Lebens Beistand und Linderung zu bieten.

18.5 Pflegerische Aufgabenbereiche im Schmerzmanagement

Das Österreichische Gesundheits- und Krankenpflegegesetz beinhaltet in der Beschreibung des allgemeinen Berufsbildes die palliativen Kompetenzen zur Förderung und Aufrechterhaltung der Gesundheit, zur Unterstützung des Heilungsprozesses, zur Linderung und Bewältigung von gesundheitlicher Beeinträchtigung sowie zur Aufrechterhaltung der höchstmöglichen Lebensqualität aus pflegerischer Sicht.[16] In § 22b des GuKG wird auf die Hospiz- und Palliativversorgung näher eingegangen. Hier werden die Pflege und Begleitung von Menschen mit fortschreitenden, unheilbaren und damit lebensbedrohlichen Erkrankungen sowie deren nahestehenden Angehörigen beschrieben. Im nationalen Expertenstandard Schmerzmanagement in der Pflege sind die pflegerischen Aufgabenbereiche nach Struktur-, Prozess- und Ergebniskriterien genannt. Im Vordergrund der Behandlungsziele stehen hierbei eine adäquate Schmerz- und Symptomkontrolle sowie eine Angstreduzierung. Ein sorgfältiges Assessment und eine konsequente Verlaufsbeobachtung der Symptome hat zu erfolgen.[17]

---

[16] (Weiss und Lust 2017).
[17] (Berger et al. 2020).

18.6 Schmerzbewertung und -dokumentation

Die Pflegeperson wählt das für den Patienten geeignete Instrument aus. Hierbei wird zwischen der Selbstauskunft und einer Fremdbeurteilung unterschieden. Menschen sollen befähigt werden, die Qualität und die Intensität der Schmerzen selbst zu beschreiben, da Schmerz nicht „gemessen" werden kann. Da Patienten oft lang warten, bis sie von sich aus Schmerzen angeben, sollten sie aktiv dazu befragt werden.[18], [19] Die Anwendung der Assessmentinstrumente hat eine Steuerungsfunktion innerhalb der praktischen Pflege, sie sind als Hilfsmittel zu betrachten. Eine professionelle Betrachtungsweise des Schmerzes bezieht die Merkmale und die Konsequenzen des Schmerzes mit ein. Patienten sollten aktiv in ihre Pflege eingebunden werden. Die Förderung von Selbstmanagementfähigkeiten ermöglicht es den Patienten, einen gewissen Grad an Kontrolle über ihre Situation zu behalten.

Die unterschiedlichen Self reported Assessment Tools bedeuten, dass die Menschen selbst sagen, wie stark der Schmerz ist, also die subjektive Einschätzung durch den Patienten selbst. Viele Fragebögen erheben nicht nur die Stärke der Schmerzen, sondern auch, wie sehr Betroffene in ihrem alltäglichen Leben durch Schmerzen eingeschränkt sind. Eine genaue Einschätzung des Schmerzes ist grundlegend. Hierbei werden nicht nur die körperlichen Aspekte berücksichtigt, sondern auch emotionale und soziale Faktoren einbezogen. Das Screening durch MIDOS (deutsche Fassung der Edmonton Symptom Assessment Scale) integriert jeweils ein Item zu Erbrechen, Appetitmangel und Depressivität. Kombinierte Fragebögen wie MIDOS/IPOS erfassen auch die psychoonkologischen Belastung [20], [21] Die kontinuierliche Dokumentation ermöglicht eine Anpassung der Therapie.

„Fremdbeurteilung Schmerz Palliativ" bezieht sich auf die Beurteilung von Schmerzen bei Patienten in der Palliativpflege durch externe Beobachter oder Pflegefachkräfte. Die Fremdbeurteilung von Schmerzen kann erforderlich sein, wenn Patienten möglicherweise nicht in der Lage sind, ihre Schmerzen angemessen zu kommunizieren. Dies könnte der Fall sein, wenn die Patienten nicht mehr in der Lage sind zu sprechen oder wenn sie aufgrund von kognitiven Beeinträchtigungen Schwierigkeiten haben, ihre Schmerzen zu beschreiben.[22] Dies kann die Beobachtung von Verhaltensweisen, Körperhaltung, Gesichtsausdruck und anderen Anzeichen beinhalten, die auf Schmerzen hindeuten könnten. Es ist wichtig, dass die Fremdbeurteilung in Zusammenarbeit mit dem Patienten, wenn möglich, und seinem primären Pflege- und Behandlungsteam erfolgt, um eine umfassende und individuelle Schmerztherapie zu gewährleisten. Eine angemessene Schmerz-

---

[18] (Doenges et al. 2013).
[19] (Mc Caffery 1997).
[20] (Maier und Voltz 2021).
[21] (Oorschat van et al. 2023).
[22] (Berger et al. 2020).

kontrolle ist ein entscheidender Bestandteil der palliativen Versorgung, um das Wohlbefinden des Patienten zu fördern und Leiden zu lindern.

18.7 Schmerzeinschätzung und Kommunikation

„Über Schmerzen zu sprechen ist eine schwierige Angelegenheit. Jemandem seine Schmerzen zu beschreiben, fällt auch den Menschen schwer, die sich ansonsten ganz gut ausdrücken können. Gefühle genau zu beschreiben gehört eben nicht zum Alltag der Kommunikation."

Eine gute Kommunikation mit Menschen im palliativen Setting entspricht den Grundlagen jeder Kommunikation. Empathie, Akzeptanz und authentischer Ausdruck, verbunden mit der Fähigkeit, die Gefühle der Patienten zu verbalisieren, sind grundlegende Prinzipien. Das beratende, tröstende Gespräch gilt als normal, wird nebenher praktiziert, ist oft nicht strukturiert. Aber gerade das professionell geplante strukturierte Gespräch ist von hoher Bedeutung für die Patienten und sollte als pflegerische Intervention in der Planung berücksichtigt werden.

„Gelingende Kommunikation verhindert nicht nur Probleme, Fehler und Missstimmungen, sondern schafft Möglichkeiten, die Interaktion (also die Prozesse der Wechselbeziehung) zwischen Menschen bewusst zu gestalten und zu erleben."

18.8 Multimodale Ansätze, multiprofessionelle Zusammenarbeit

Die multiprofessionelle Zusammenarbeit im Bereich der palliativen Schmerztherapie spielt eine entscheidende Rolle, um eine umfassende Versorgung und bestmögliche Lebensqualität für Patienten in der Palliativpflege zu gewährleisten.

Ein interdisziplinäres Team besteht aus verschiedenen Gesundheitsdienstleistern wie Ärzten, Pflegepersonal, Physiotherapeuten, Psychologen, Sozialarbeitern und anderen Fachleuten, die gemeinsam an der Versorgung des Patienten arbeiten. Das Team setzt sich gemeinsame Ziele für die Schmerztherapie und die allgemeine palliative Versorgung.

Ein offener und regelmäßiger Austausch zwischen den Teammitgliedern ist entscheidend. Dies ermöglicht eine kontinuierliche Überprüfung der Schmerztherapie, die Anpassung von Behandlungsplänen, pflegerische Interventionen und die Berücksichtigung der individuellen Bedürfnisse des Patienten.

Die verschiedenen Fachkräfte im Team bringen unterschiedliche Kompetenzen und Perspektiven ein. Die beständige interdisziplinäre, multiprofessionelle Kommunikation von Fachwissen fördert ein ganzheitliches Verständnis der Bedürfnisse des Patienten und unterstützt die Entwicklung effektiver Behandlungsansätze.

Die multiprofessionelle Zusammenarbeit sollte auch die Einbindung des Patienten und seiner Angehörigen in die Entscheidungsfindung und Pflegeplanung einschließen. Ihre Perspektiven sind wichtig, um individuelle Bedürfnisse und Präferenzen zu berücksichtigen.

Die multiprofessionelle Zusammenarbeit in der palliativen Schmerzversorgung ermöglicht eine holistische Betreuung, die nicht nur auf die physischen Aspekte, sondern auch auf die psychosozialen und spirituellen Bedürfnisse der Patienten eingeht. Dies trägt dazu bei, die bestmögliche Lebensqualität für Patienten in der Palliativpflege zu gewährleisten.

Literatur

Arens C (2018) 100. Geburtstag von Cicely Saunders. Z Palliativmed, 181

Berger S, Stauber A, Stewig F, Schüßler N, Klausner T, Krutter S, . . . Osnabrink J (2020) Expertenstandard Schmerzmanagement in der Pflege. Aktualisierung 2020. Deutsches Netzwerk für Qualitätssicherung in der Pflege (DNQP), Osnabrück

BMSGPK (2023) Öffentliches Gesundheitsportal Österreichs. https://www.gesundheit.gv.at/lexikon/P/lexikon-palliativpflege.html das Zugriffsdatum an.12.11.2024

Dobrina RV (2016) Mutual needs and wishes of cancer patients and their family caregivers during the last week of life: a descriptive phenomenological study. J Holist Nurs 34:24–34

Doenges M, Moorhouse M, Murr A (2013) Pflegediagnosen und Pflegemaßnahmen, 4. Aufl. Huber, Bern

Feichtner A (2014) Lehrbuch der Palliativpflege, 4., überarb. u. erw. Aufl. Facultas Verlags- und Buchhandels AG, Wien

Geißner U (2006) Fallbuch. Pflege-Kommunikation verstehen. Thieme, Stuttgart

Lordick F, Horlemann J (2022) Deutsche Krebsgesellschaft. https://www.krebsgesellschaft.de/onko-internetportal/basis-informationen-krebs/palliativtherapie/schmerzen-wirksam-bekaempfen/wie-schmerz-entsteht.html. Zugegriffen am 17.02.2022

Maier B, Voltz R (2021) Erweiterte S3-Leitlinie Palliativmedizin für Patienten mit einer nicht heilbaren Krebserkrankung. AWMF, Frankfurt am Main

Masel E, Kitta A (2022) P.A.I.N.S. https://www.pains.at/webinare/dfp-webinar-tumorschmerz-up-to-date-am-18-10-22-18-uhr/. Zugegriffen am 18.10.2022

Matolycz E (2009) Kommunikation in der Pflege. Springer, Wien

Mc Caffery M (1997) Schmerz, ein Handbuch für die Pflegepraxis. Ullstein Mosby, Berlin/Wiesbaden

Oorschat van B, Zechel S, Roch C, Jentschke E (2023) Erste Erfahrungen mit einem Multisymptomscreening auf Unterstützungsbedarf bei Patienten mit metastasierten Krebserkrankungen. Die Onkologie:539–547. Band 29

Reed F (2013) Pflegekonzept Leiden. Leiden erkennen, lindern und verhindern. Hans Huber, Bern

Rèmi C, Redmann C (2017) Palliativpharmazie. Der Apotheker im Palliative Care Team. Deutscher Apotherker Verlag, Stuttgart

RIS. (2023) Rechtsinformationssystem des Bundes. https://www.ris.bka.gv.at/GeltendeFassung.wxe?Abfrage=Bundesnormen&Gesetzesnummer=10011026. Zugegriffen am 28.11.2023

Weiss S, Lust A (2017) GuKG, Gesundheits- und Krankenpflegegesetz. MANZ'sche Verlags- und Universitätsbuchhandlung GmbH, Wien

Yan L, Jun M, Guijun L, Roger K, Jun X, Sai Z et al (2021) Hydromorphon for cancer pain (Review). The Cochrane Collaboration, London

Der „schwierige" Patient in der Schmerztherapie – Herausforderung oder Chance

Renate Pixner

19.1 Der „schwierige" Schmerzpatient – Versuch einer Definition

In der Behandlung, Betreuung und Beratung von Schmerzpatienten wünscht man sich als Therapeut (Arzt, Pflegeexperte usw.) stets eine zufriedenstellende Gesamtsituation, mit der alle gut umgehen können. Man spricht von einem angenehmen „idealen" Patienten, wenn dieser zurückhaltend wirkt, das Behandlungssetting erfolgreich ist, er sich widerstandslos allen Maßnahmen und Anordnungen unterwirft und Vertrauen und Dankbarkeit zeigt.

Doch jeder, der mit Menschen therapeutisch zusammenarbeitet, kennt auch störende Eigenarten und Bedürfnisse seines Gegenübers, trifft auf herausfordernde Charaktere und kann von komplizierten Behandlungs- und Gesprächsverläufen berichten. Auch wenn in medizinischen Bereichen nicht gern und nur mit vorgehaltener Hand darüber gesprochen wird, es gibt ihn – den „schwierigen Patienten".

Gewiss, es handelt sich dabei um eine provokante Behauptung. Im Folgenden wird die Thematik näher beleuchtet und versucht, ein mögliches Gegenargument zu finden.

Der „schwierige" Schmerzpatient ist nicht anpassungsfähig, stellt sich gegen Anordnungen und Maßnahmen, untergräbt die Autorität des Therapeuten, stellt zu viele Fra-

---

Aus Gründen der besseren Lesbarkeit wird auf die gleichzeitige Verwendung der Sprachformen männlich, weiblich und divers (m/w/d) verzichtet. Sämtliche Personenbezeichnungen gelten gleichermaßen für alle Geschlechter.

R. Pixner (✉)
Universitätsklinikum Salzburg, UK für Anästhesiologie und Intensivmedizin,
Anästhesie Pflege - Akutschmerzdienst, Salzburg, Österreich
e-mail: pixner@sbg.at

© Der/die Autor(en), exklusiv lizenziert an Springer-Verlag GmbH, DE, ein Teil von Springer Nature 2025
R. Likar et al. (Hrsg.), *Multimodale Schmerztherapie in der Pflege*,
https://doi.org/10.1007/978-3-662-68956-1_19

gen, lehnt Untersuchungen und Behandlungsvorschläge ab, zeichnet sich durch eine überkritische Haltung aus, erscheint misstrauisch und uneinsichtig, gebärdet sich manchmal aggressiv, vorwurfsvoll, manchmal weinerlich und verzweifelt. Die Schmerzen lassen sich durch sämtliche Interventionen nicht unter Kontrolle bringen, häufiges Wechseln der Medikamenten- und Therapieschemata sind unabdingbar, psychologische Unterstützung wird nur schwer angenommen. Weiters können sich eine schlechte Motivierbarkeit, eine ängstlich-hypochondrische Grundhaltung oder Apathie und Gleichgültigkeit zeigen. Solche Patienten haben eine hohe Erwartungshaltung und fordern mehr Zuwendung vom gesamten Team (Geisler 1992, S. 191).

Durch Unsicherheiten, Misstrauen und das Gefühl, nicht verstanden zu werden, wechseln diese Patienten sehr häufig den behandelnden Arzt bzw. die betreffenden Einheiten wie Notfallaufnahmen, Schmerzambulanzen und Beratungsstellen. Aufgrund ihres „Wanderverhaltens" wird diese Patientengruppe wertend auch als „doctor hopper", „doctor shopper" oder als „Arztnomaden" bezeichnet. Auffallend ist eine hohe Inanspruchnahme medizinischer Leistungen. Je länger die Beschwerden andauern, umso höher sind die Kosten für das Gesundheitssystem („high utilizers"). Bei chronifizierten Verläufen ist der Antrag für eine Frühpensionierung nicht selten (De Zwaan und Müller 2006).

Schmerzpatienten leiden häufig auch unter Depressionen, weisen ein auffälliges Suchtverhalten oder unterschiedliche somatoforme Persönlichkeitsstörungen auf.

Die Zusammenarbeit mit solchen Patienten wird als äußerst mühsam, langwierig und kompliziert beschrieben und stellt für alle Beteiligten eine besondere Herausforderung dar. Im laufenden Betrieb einer Einrichtung löst der „schwierige" Patient oft Widerstände aus, frustriert das beteiligte Betreuungspersonal und hemmt die Motivation und Arbeitsmoral (Jähne 2018).

19.1.1 Einteilung von „schwierigen" Patienten nach Groves

James E. Groves, ein amerikanischer Psychiater, publizierte 1978 im New England Journal of Medicine den Artikel „Taking Care of the Hateful Patient" eine Unterteilung von „schwierigen" Patienten in 4 Typen:

- Die *Abhängigen („dependent clingers")* äußern einen scheinbar unstillbaren Hunger nach Aufmerksamkeit, der bis zu extremen Bitten um Präsenz und Zuwendung reicht. Sie sind anklammernd und voller Bedürfnisse. Hinter diesem Verhalten stehen oft lebensgeschichtlich begründete Vernachlässigungs- und Trennungsängste.
    Damit es zur keiner Angstverstärkung kommt, wird für diese Patienten ein klarer Behandlungsrahmen empfohlen, an dem sie sich orientieren können. Wird der Patient in den Behandlungsplan eingebunden, können Abwehrreaktionen gegenüber dem Behandlungsteam verhindert werden (Geisler 1992, S. 193).
- Die *Forderer („entitled demanders")* sind misstrauisch und glauben, dass sie nicht die beste, ihnen zustehende Behandlung erhalten. Sie üben auf das Behandlungsteam

Druck durch Verleumdung, gerichtliche Androhungen oder Nichtbezahlen von Rechnungen aus, was verständlicherweise zu Gegenreaktionen im Team führen kann. Auch hinter dieser Haltung stehen häufig Ängste im Sinne einer Wertlosigkeitsangst.

Bei diesen Patienten soll besonders auf das Selbstwertgefühl geachtet werden. Beruhigend wirkt der Hinweis auf die hohe Qualität der Diagnostik und Therapie, die man ihnen zukommen lässt (Geisler 1992, S. 193).

- Die *Ablehner („manupulative help rejectors")* konfrontieren das Behandlungsteam mit immer neuen Symptomen, sodass es zu einer nicht abreißenden Kette von Behandlungen, Operationen und Konsultationen kommt. Dieses Verhalten kann auch als „Hypochondrie" gesehen werden, da der Patient Ängste entwickelt, aus dem Therapieplan zu fallen und die Zuneigung des Behandlungsteams zu verlieren. In der Lebensgeschichte solcher Menschen finden sich nicht selten Störungen in der psychischen Entwicklung mit häufigem Verlust der Beziehungspersonen.

  Diese „Angst vor der Brüchig- und Wechselhaftigkeit mitmenschlicher Beziehungen" soll berücksichtigt und ein häufiger Wechsel des Behandlungsteams vermieden werden (Geisler 1992, S. 194).

- Die *Selbstdestruktiven („self-destructive deniers")* haben meistens die Erfüllung ihrer Lebenswünsche aufgegeben und sehen ihre Selbstzerstörung als den einzigen Ausweg. Häufig handelt es sich um Menschen, die in ihrer Kindheit viel durchgemacht haben und Misshandlungen erleben mussten. Sie projizieren ihre Vernichtungswünsche auf das Behandlungsteam, reagieren mit Aggression und erschweren die eigene Genesung. Meist führt nur eine psychiatrische Behandlung zur Veränderung dieser Haltung (Geisler 1992, S. 194).

Diese Klassifizierung einer bestimmten Patientengruppe aus der Sicht eines Psychiaters wirkt sehr hart, strikt und zum Teil auch schon veraltet. In der jüngeren Literatur lassen sich bereits andere Herangehensweisen finden, „schwierige", Patienten zu definieren.

M. Horlacher aus Basel beschrieb 1999 in der Zusammenfassung mehrerer vorliegender Untersuchungen „schwierige" Patienten so, dass diese beim Gegenüber negative Gefühle auslösen. Oft haben diese Patienten dicke Krankenakten, mehr Untersuchungen und konsiliarische Beurteilungen als andere Patienten. Wenn sich die Beziehung zum Patienten schwierig entwickelt, so sind immer beide Seiten, Patient und Helfer, beteiligt. Jeweilige Persönlichkeitsstrukturen beeinflussen diese Schwierigkeiten stark (Kowarowsky 2019, S. 15; zitiert nach Horlacher 1999, S. 131).

19.1.2 Der Interaktionsprozess aus der Sicht des Helfers

Der „schwierige" Patient wird in einem Interaktionsprozess erlebt, das heißt, dass mindestens zwei Personen mit unterschiedlichen Rollen beteiligt sind: auf der einen Seite der Arzt oder die Pflegeperson, auf der anderen Seite der Patient. In jedem Fall müssen die Persönlichkeitsaspekte des Patienten, die Verhaltensweisen, die man als schwierig erlebt, die Motive, die man dem Patienten unterstellt, sowie die konkrete Handlung oder Situation, in der man seinem Gegenüber begegnet, mit Ort, Zeit und Rahmenbedingungen berücksichtigt werden. Gestaltet sich eine Behandlungssituation als schwierig, wird zuallererst der Patient mit seinen gesamten Persönlichkeitsanteilen, seinen Handlungen und Motiven aus der Sicht des Helfers gesehen (Kowarowsky 2019, S. 16).

Jede **Person** ist vielschichtig und eine Ansammlung von Teilpersönlichkeiten. In jedem Menschen finden wir den Wütenden, den Sorgenvollen, den Traurigen, den Unbeschwerten. Dabei handelt es sich nur um einige wenige Teilaspekte einer Gesamtpersönlichkeit. Außerdem nimmt jede Person gewisse Rollen ein, am Vormittag ist man Patient, am Nachmittag der IT-Experte, am Abend die liebevolle Mutter, der liebevolle Vater.

Wird also ein Patient als schwierig erlebt, kann man höchstens behaupten, dass ein Teil dieser Person schwierig ist (Kowarowsky 2019, S. 19 ff.).

Auch die **Motive** oder Beweggründe jeden Handelns einer Person sind vielschichtig. Diese in den jeweiligen Begegnungen mit Patienten richtig zu deuten, stellt eine große Herausforderung dar. Nach Marshall B. Rosenberg hat jeder Mensch 9 Grundbedürfnisse wie körperliches Wohlbefinden, Sicherheit, Liebe, Empathie, Kreativität, Geborgenheit, Zufriedenheitserlebnisse, Autonomie, Sinnerfahrung. Sind diese Grundmotive bedroht, kommt es verständlicherweise zu interaktionellen Problemen. Das Hauptmotiv jedes Schmerzpatienten ist, liebevolle Zuwendung zu erfahren und so gering und selten wie möglich Schmerzen zu erleben (Kowarowsky 2019, S. 55 ff.).

Jede **Handlung** ist abhängig von Ort, Zeit, einer bestimmten Situation, in einem bestimmten Kontext. Begegnungen mit dem Patienten finden jedes Mal unter unterschiedlichen Voraussetzungen statt. Es spielt eine Rolle, ob die zu behandelnde Person unter Zeitdruck steht, ob sie sich aus eigenem Interesse oder gezwungenermaßen in Behandlung begibt oder ob die Finanzierung gesichert ist. Beispielsweise nimmt auch der Raum, in dem wir dem Patienten begegnen, Einfluss auf die jeweilige Handlung. Ist der Raum hell, freundlich und mit strahlenden Farben eingerichtet, fördert er Wärme und Wohlbefinden. Bei kalten, ungemütlichen und lauten, von Geräuschen überlagerten Behandlungsräumen können sich Gespräche unter Umständen schwieriger gestalten (Kowarowsky 2019, S. 65 ff.).

19.1.3 Der Interaktionsprozess aus der Sicht des Patienten

Auch beim Helfer gilt, wie es bereits beim Patienten beschrieben wurde, dass er aus einem Bündel an Teilpersönlichkeiten besteht. Es gibt Situationen, in denen sich die behandelnde Person dem Patienten einfühlsam und freundlich zuwendet, gleichzeitig jedoch seinen erschöpften, wütenden, genervten, griesgrämigen, ungeduldigen inneren Anteil unter Kontrolle halten muss. So tritt in jeder Behandlungssituation auch der „schwierige" Helfer mit seinen spezifischen Persönlichkeitsanteilen, spezifischen Handlungen und Motiven dem Patienten gegenüber. Je mehr sich jeder Helfer der Vielschichtigkeit seiner Persönlichkeitsanteile bewusst ist, umso hilfreicher und professioneller kann er in der jeweiligen Behandlungssituation auftreten (Kowarowsky 2019, S. 75 ff.).

Man kann davon ausgehen, dass auch der Helfer seine berechtigten menschlichen Grundbedürfnisse gegenüber den Patienten gewahrt haben möchte. Diese individuellen Motive, die zum Teil auch biografisch bedingt sind, bestimmen im Hintergrund die Interaktionen mit den jeweils beteiligten Personen. Häufig spielen sogenannte „problematische" Motive wie Macht, Neugier oder Ängste wie die Angst vor Fehlern und Misserfolgen, Angst vor Hilflosigkeit, Angst vor Kritik z. B. durch Vorgesetzte, Angst vor zu hoher Belastung usw. eine entscheidende Rolle im Interaktionsprozess zwischen dem Helfer und dem Patienten (Kowarowsky 2019, S. 87 ff.).

Der Helfer begegnet dem Patienten mit einer Vielzahl von Handlungen. Bestimmt erlebt der Patient die eine oder andere Handlung und Verhaltensweise als schwierig oder negativ. Angenommen, der „schwierige" Helfer ist wütend und dem Patienten gegenüber ablehnend, so darf der Helfer kaum hoffen, dass sein Verhalten dem Patienten gegenüber unbeeinflusst bleibt (Kowarowsky 2019, S. 82 ff.).

Vor allem wenn es um unbewusste Verhaltensweisen geht, entstehen manchmal frustrierende Begegnungen, die durch die Phänomene Übertragung, Gegenübertragung und Projektion in der Interaktion zwischen Hilfesuchenden und Hilfegebenden zu einer zusätzlichen Dynamik führen.

19.1.4 Übertragung, Gegenübertragung und Projektion

Grundsätzlich handelt es sich bei diesen Prozessen aus der Psychoanalyse, erstmals definiert von Sigmund Freud, um Phänomene, die in jeder Form von Kontakt zwischen Menschen auftreten. Für jeden, der mit Menschen arbeitet, kann also das Wissen um diese psychoanalytischen Begriffe hilfreich sein.

Die **Übertragung** wird als ein unbewusster Vorgang beschrieben, bei dem alte Erfahrungen in zwischenmenschlichen Beziehungen, alte Gefühle, Einstellungen und Erwartungen, Wünsche und Ängste in den aktuellen Beziehungen reaktiviert werden, das heißt ein Bild aus der Vergangenheit wird auf die Gegenwart übertragen.

Wurde beispielsweise der Schmerzpatient als Kind ständig körperlich und seelisch vernachlässigt und hat somit eine instabile Beziehungsstruktur und mögliche Verlustängste entwickelt, so kann für so einen Patienten eine Behandlungsunterbrechung am Wochenende als unerträgliches Verlassenwerden erlebt werden (Kowarowsky 2019, S. 98 ff.).

Das Phänomen der **Gegenübertragung** beschreibt die Gefühlsreaktion, die im Helfer durch die Übertragung des Patienten ausgelöst werden. Die behandelnde Person richtet ihre eigenen Gefühle, Vorurteile, Erwartungen und Wünsche auf den Patienten.

Unter **Projektion** wiederum versteht man einen Abwehrmechanismus, bei dem eigene unerträgliche Gefühle, eigene Schwächen und Probleme einem anderen Menschen zugeschrieben werden. Im Gegensatz zur Übertragung und Gegenübertragung handelt es sich dabei um Impulse, die man sich nicht eingestehen mag, die jedoch beim Gegenüber entdeckt und nicht selten mit großer Heftigkeit bekämpft werden (Kowarowsky 2019, S. 100).

In jeder Begegnung mit Patienten und in der Rolle als Helfer ist ein hohes Maß an Selbsterkenntnis über die Vielschichtigkeit der eigenen Person und über Reaktionsmuster wichtig. Projektion und Übertragung zu erkennen, setzt voraus, dass man sich der inneren Wünsche, Bedürfnisse und seiner eigenen Lebensgeschichte bewusst ist.

In jeder Anamnese, in jedem Schmerzassessment muss daher neben der physisch-organischen Erfassung des Patienten auch die Einbindung der psychosozialen Faktoren nach dem Prinzip des biopsychosozialen Modells beachtet werden.

19.1.5 Fallbeispiel einer „schwierigen" Patientin

Frau A. ist 34 Jahre alt, verheiratet, hat zwei Kinder im Alter von 15 und 9 Jahren und arbeitet mit geringem Stundenausmaß als Buchhalterin im eigenen Tischlereibetrieb ihres Ehemannes.

Die Patientin kämpft seit ihrem Jugendalter mit Schmerzen im linken Knie. Ab dem 19. Lebensjahr verstärken sich die Schmerzen. Bei einer Arthroskopie wird eine pigmentierte villonoduläre Synovialitis (PVNS) diagnostiziert. Dabei handelt es sich um eine seltene Erkrankung unklarer Ätiologie der Schleimhaut in Gelenken und Sehnenscheiden, die mit Proliferationen in der Synovialis mit tumorähnlicher Zotten- und Knotenbildung einhergeht (Pschyrembel Online 2023).

In den Folgejahren kommt es durch weitere Arthroskopien und offenen Synovektomien zu präpatellaren Abszessen und bei anhaltend chronischen Knieschmerzen zu neuerlichen PVNS-Rezidiven. Die ständigen operativen Eingriffe während der sich wiederholenden Krankenhausaufenthalte verlaufen nicht komplikationslos. Es treten unter anderem Thrombosen und Einschränkungen der Sensomotorik mit dauerhaften, neuropathischen Folgeschmerzen auf, teils operativ, teils durch Katheteranlagen für Regionalanästhesieverfahren bedingt. Bei gestörter Wundheilung und infektiösen Wundverhältnissen kommt es zu chronisch fistulierenden Gelenksinfekten, die häufige Débridements des großflächigen Wundareals notwendig machen.

Aus physiotherapeutischer Sicht gestaltet sich die Remobilisation des linken Knies sehr schwierig. Frau A. beschreibt unzumutbare Schmerzzustände bei eindeutigen Defiziten in den Beuge- und Streckbewegungen des Gelenks. Die psychosoziale Betreuung wird von der Patientin, wenn auch anfänglich strikt ablehnend betrachtet, dann doch in Anspruch genommen. Schmerztherapeutisch wird sie stets von einem professionellen Schmerzteam begleitet.

Bei hochgradiger Chondropathie (III–IV) mit Rezidivinfekten, es werden mittlerweile insgesamt 19 Arthroskopien und mehrfach offene Gelenksoperationen mit einer durchschnittlichen KH-Verweildauer von 20 Tagen in unterschiedlichen Krankenhäusern gezählt, entscheidet sich Frau A. schlussendlich für eine Implantation einer Kniegelenktotalendoprothese (K-TEP). Auch nach dieser Operation bestehen trotz intensiver Einbindung des Schmerzdienstes langzeitig nur sehr schwer beherrschbare Schmerzzustände.

Die Patientin muss mehrmalig für mehrere Tage auf einer Intermediate Care Station (IMC) betreut werden, es folgen wechselweise Periduralkatheteranlagen oder PCIA-Pumpenversorgungen („patient controlled intravenous analgesia"), hohe Opioiddosen bzw. Opioidrotationen, unzählige schmerztherapeutische Visiten und laufende Anpassungen der Schmerzmedikation. Aufgrund bestehender Mobilisationsdefizite sind auch mehrmalige Narkosemobilisationen notwendig.

Durch die ausgeprägte Wundheilungsstörung und einen positiven Keimbefall des offenen, großflächig, klaffenden Wundgebiets werden nach langer Antibiotikatherapie und wiederholten Wundversorgungen eine K-TEP-Revision mit Inlay-Wechsel sowie eine Lappenplastik mit Spalthautdeckung durchgeführt. Neuerlich kommt es zu einer postoperativen Schmerzexazerbation mit massiven Schmerzen sowie Verstärkung der neuropathischen Schmerzen an der unteren Extremität. Wieder erfolgt eine intensive, schmerztherapeutische und psychiatrisch-psychologische Begleitung mit Einbindung des Sozialdienstes.

Da in weiterer Folge der Infektionsstatus unverändert bleibt, kommt es zu einem K-TEP-Ausbau mit Platzhalter und folgender, langanhaltender, eingeschränkter Mobilität sowie Verstärkung der chronischen Schmerzen. Die Patientin selbst denkt bereits über eine Oberschenkelamputation nach.

19.1.5.1 Interpretation des Fallbeispiels

Frau A. leidet seit ihrem Jugendalter an Knieschmerzen. Die Schmerzen verstärken sich eineinhalb Jahre nach der Geburt ihrer ersten Tochter. Zu diesem Zeitpunkt ist Frau A. 19 Jahre alt. Die schwerwiegende Diagnosestellung bedeutet für sie mehrwöchige Krankenhaus- und Rehabilitationsaufenthalte sowie aufwendige Physiotherapiephasen. Ihr Ehemann gründet in dieser Zeit seinen eigenen Tischlereibetrieb. Die berufliche Ungewissheit und der finanzielle Druck belasten die junge Familie sehr. Die Kinderbetreuung und Haushaltsführung werden zur Gänze von Frau A. übernommen. Zeit für sich selbst und Erholungsphasen gibt es kaum. Möglicherweise zeigt sich hier schon eine erste Überlastungsreaktion, die schmerzverstärkend wirkt. Es kommt zur Chronifizierung der Knieschmerzen.

Im Laufe der Jahre werden die starken Schmerzen und die anhaltende Bewegungseinschränkung nach mehrmaligen operativen Eingriffen für Frau A. unerträglich. Durch die Geburt ihres Sohnes und die einhergehende Überforderung kommt es zu zusätzlichen Schmerzeskalationen.

Anfänglich lehnt Frau A. die angebotene psychologische Begleitung ab. Erst als die Situation für sie außer Kontrolle zu geraten scheint, kann sie sich einer Psychologin anvertrauen. Aus den Gesprächen geht hervor, dass Frau A. stark emotional mit Frustration, Ärger und hohem Leidensdruck belastet ist. Auch die Situation zu Hause sei für sie sehr herausfordernd, da die damals 14-jährige Tochter aufgrund von Mobbingproblemen aus der Schule genommen werden musste. Außerdem sei das Verhältnis zur Schwiegermutter, die phasenweise die Kinderbetreuung übernimmt, aufgrund bestehender Alkoholprobleme sehr ambivalent.

Aus biopsychosozialer Sicht zeigt sich eine chronische Überbelastung.

Der Umgang mit der gestellten Diagnose fällt der Patientin schwer, sie hadert mit ihrem Schicksal und ist zutiefst enttäuscht, weil bei ihr vermeintlich alles „schiefläuft". Vom Helferteam wird Frau A. mit dysphorischer Grundstimmung wahrgenommen, Beschwerden über nicht fachgerechtes Arbeiten des Ärzte- und Pflegepersonals steigen mit der Zunahme an Krankenhausaufenthalten, Selbstentlassungen der Patientin häufen sich.

In der Krankenakte ist ersichtlich, dass sich Frau A. vermutlich wegen Unzufriedenheit, Enttäuschung und in der Hoffnung auf bessere Betreuung auf „Doctor-Hopping" begibt und die Weiterbehandlung in 4 unterschiedlichen Krankenhäusern erfolgt.

Im Glauben, dass alle ihre Beschwerden verschwinden, entscheidet sich Frau A. schlussendlich zur Implementation einer Knietotalendoprothese, doch nur wenige Wochen später kommt es wegen eines Gelenkinfektes zur neuerlichen stationären Aufnahme mit begleitenden Schmerzexazerpationen, die mehrere psychologische und psychiatrische Gespräche sowie viele Schmerzvisiten erfordern, um die Situation für die Patientin erträglich zu machen. Dem ärztlichen und pflegerischen Personal gegenüber wird Frau A. immer fordernder und misstrauischer, chirurgische Behandlungen dürfen nur mehr von einem bestimmten Traumatologen durchgeführt werden, den sie selbst als „Helden" bezeichnet.

Bei der Verschiebung eines OP-Termins eskaliert dann die Gesamtsituation. Frau A. äußert das Gefühl, dass für sie nichts oder zu wenig getan wird, fühlt sich schlecht versorgt, ist äußerst wütend und enttäuscht. Der Umgangston der Patientin ist „scharf", aufbrausend und vorwurfsvoll. Beschwerdemails an den behandelnden Arzt, an alle ärztlichen Leitungen der beteiligten Abteilungen sowie an die Geschäftsführung des Krankenhauses folgen. Nach psychiatrischem Konsil wird die Patientin bei depressiv getönter Stimmung mit Gedankenkreisen, Unruhe und klagsamer, verzweifelter, fordernder Affektlage medikamentös eingestellt. Vom behandelnden Traumatologen wird eine weitere Knieoperation prognostiziert, was wiederum Frau A. schwer belastet.

Mit zunehmender Aufenthaltsdauer empfindet das gesamte Betreuungsteam die Patientin als immer schwieriger. Sie bringt sogar erfahrene Helfer an ihre Grenzen und stellt für alle eine große Herausforderung dar.

19.2 Von der Herausforderung zur Chance

Bei der Reflexion des Fallbeispiels sind die Herausforderungen, die auf eine chronische Schmerzpatientin mit langer Leidensgeschichte und auf das involvierte Helferteam zukommen, deutlich ersichtlich. Trotzdem wirft es viele Fragen auf. Was ist hier passiert, was ist fehlgelaufen? Warum kommt es zu dieser Entwicklung, warum ist die Situation vielseitig eskaliert?

Im Interaktionsprozess aus der Sicht des Helfers erkennt man die vielschichtigen Teilpersönlichkeiten der Patientin. Sie ist wütend, misstrauisch, vorwurfsvoll, aber auch liebevolle Mutter mit Sorgen um ihre Kinder, Partnerin, junge Frau. Ist man in der Betreuung ausreichend auf diese Aspekte eingegangen? Haben Spiegelungen stattgefunden? Welche

Gefühle werden bei den Helfern ausgelöst? Welche Ängste stecken dahinter? Welche persönlichen Anteile sind miteingeflossen? Haben die Beteiligten die Beweggründe und Handlungen der Patientin verstanden und ausreichend hinterfragt? Hat man von Beginn an die biopsychosozialen Hintergründe in den Behandlungsprozess integriert oder nur das versehrte Gelenk gesehen? Was ist für das Team herausfordernder – die Krankheit oder das Verhalten der Patientin?

Auch der Interaktionsprozess aus der Sicht der Patientin muss hinterfragt werden. Was hat die Diagnose aus ihr gemacht? Wie war ihre Erwartungshaltung, ist das Behandlungsteam dem gerecht geworden? Wie oft musste sie Maßnahmen und Interventionen einfordern? Oftmals hatte Frau A. das Gefühl, nicht ernst genommen und nicht gehört zu werden. Ihre Sorgen und Nöte wurden nicht erkannt, ihre Schmerzen möglicherweise zu wenig ernst genommen. Sie fühlte sich hilflos. Wurde sie ausreichend unterstützt? Wurde die Patientin ausreichend in den diagnostischen und therapeutischen Prozess einbezogen? Gab es eine gute interdisziplinäre Zusammenarbeit? Wurde ausreichend kommuniziert? Welchen Beitrag hat die Patientin geleistet? Wie geht sie mit ihrer Diagnose um? War Krankheitsgewinn dabei? Warum gibt es viele Widerstände? Haben die Phänomene Übertragung, Gegenübertragung oder Projektion stattgefunden? Wurden die Grundbedürfnisse wie zum Beispiel körperliches Wohlbefinden, Sicherheit, Geborgenheit, Autonomie berücksichtigt oder waren diese Aspekte für die Patientin im langen Verlauf immer wieder bedroht? Sie baute Beziehung zu Therapeuten auf, in der Hoffnung, dass ihr geholfen wird. Doch aus ihrer Sicht wurde das Vertrauensverhältnis immer wieder gebrochen („Koryphäen-Killer-Syndrom"). Wie oft stößt sie also in ihrem Behandlungsverlauf noch auf „schwierige" Helfer mit deren Teilpersönlichkeiten, deren Handlungen und Motiven?

In jedem Behandlungssetting sollte sowohl die Helfer- als auch die Patientensichtweise beachtet werden. Es gehören immer zwei dazu. Dieser Grundsatz führt zu der Auffassung, dass es den „schwierigen" Patienten gar nicht gibt, sondern nur die jeweilige Situation schwierig ist (Kowarowsky 2019, S. 15).

Schwierige Situationen sind herausfordernd, sollten aber nicht als Belastung gesehen werden, sondern als Chance, die zur Erweiterung des Behandlungsrepertoires beiträgt. In der Betreuung von Patienten mit Schmerzen stößt man immer wieder auf komplexe, schwierige Situationen. Mit dem Wissen, wie Kommunikation funktioniert, und der richtigen Gesprächsführung kann die für die Behandlung unumgängliche Interaktion mit den Patienten dennoch gelingen.

19.3 Grundregeln für gelingende Kommunikation mit Schmerzpatienten

Im Folgenden werden 10 Grundregeln stark verkürzt angeführt, die keinen Anspruch auf Vollständigkeit erheben, sondern Anregungen sein sollen, seine eigenen Kommunikationsprozesse mit Schmerzpatienten zu reflektieren und zu hinterfragen (Albert et al. 2014, S. 576).

1. Zweifle nicht an den Schmerzangaben deines Patienten.
    Hilfreich dabei ist, die Beschwerdeschilderung in der Gesamtheit zu sehen und den Patienten im Leid ernst zu nehmen (Albert et al. 2014, S. 577).
2. Beachte: Patienten sind nicht unmotiviert, sondern ambivalent.
    Immer wieder scheint es, dass Patienten nicht gewillt sind, ihren Lebensstil zu verändern. Dies pauschal als mangelnde Motivation oder sekundären Krankheitsgewinn zu interpretieren, führt in die therapeutische Sackgasse.
    Hilfreicher ist es, sich bewusst zu machen, dass es sowohl Argumente gibt, die für als auch gegen eine Veränderung sprechen, also eine Ambivalenz aufweisen (Albert et al. 2014, S. 577).
3. Betrachte das Verhalten des Schmerzpatienten als eine normale Reaktion auf eine unnormale Situation.
    Manchmal ist das Verhalten von Menschen mit Schmerzen, vor allem bei chronischen Schmerzen, schwer nachzuvollziehen und in der Regel auch nicht auf eine psychische Störung zurückzuführen. Vielmehr ist es als eine logische Reaktion auf eine außergewöhnliche Situation zu verstehen (ebd.).
4. Kläre dein eigenes Rollenverständnis.
    Als Behandler ist es sinnvoll, sich die Frage zu stellen, wer man für den Patienten sein will: Heiler? Berater? Begleiter? Häufig ist es schwierig, die richtige Balance zwischen Autonomie und Fürsorge zu finden, d. h. wie eigenverantwortlich oder wie passiv lässt der Helfer den Patienten agieren (ebd.)?
5. Sei dir deiner eigenen Standpunkte bewusst.
    Unnötig wiederholte Diagnostik oder ausgedehnte invasive oder passive Therapien erhöhen das Chronifizierungsrisiko bei Schmerzen. Trotzdem werden solche Maßnahmen immer wieder und oft gegen die Grundüberzeugung des Helfers veranlasst. Gründe dafür können erlebter Druck seitens des Patienten, Hilflosigkeit, Angst oder der Wunsch nach rechtlicher Absicherung sein. Hilfreich sind hier Standardisierungen (Albert et al. 2014, S. 577 ff.).
6. Verwende frühzeitig das biopsychosoziale Schmerzmodell.
    Das möglichst frühe Erfassen der biopsychosozialen Aspekte mit dem Patienten ist hilfreich den eigenverantwortlichen Umgang mit den Schmerzen und die Sichtweise zu erweitern (Albert et al. 2014, S. 578).
7. Vereinbare explizite, realistische Ziele und erarbeite mit deinem Patienten zusammen einen Therapieplan.
    Es ist wichtig, über gemeinsame Ziele zu sprechen. Was wünscht sich der Patient? Was kann ich anbieten? Was ist realistisch (z. B. Schmerzlinderung statt Schmerzfreiheit)?
    Es ist sinnvoll, mit kleinen Zielen zu beginnen. Sie sollten mit dem Alltagsleben des Patienten vereinbar sein (Albert et al. 2014, S. 578).
8. Sieh emotionale Reaktionen als Chance, nicht als Störung.
    Emotionen sind immer eine Chance, die Beziehung zu verbessern und mehr vom Patienten zu erfragen. Im Gespräch können folgend Widerstände, Angst oder Unzufriedenheit erforscht und dadurch Schwierigkeiten im Behandlungsprozess vorgebeugt werden.

Um Gefühlsreaktionen eines Patienten aufzugreifen und therapeutisch nützbar zu machen, bietet sich das NURSE-Modell an. Es benennt fünf Strategien, die im Umgang mit emotionalen Äußerungen von Patienten hilfreich sind:
- **N**aming: Emotionen benennen („Sind Sie jetzt enttäuscht?" …).
- **U**nderstanding: Verständnis für die Emotion ausdrücken („Ich kann verstehen, dass …").
- **R**especting: Respekt und Anerkennung artikulieren („Ich finde, Sie gehen gut damit um …").
- **S**upporting: Unterstützung anbieten („Ich kann Ihnen anbieten, …").
- **E**xploring: weitere Aspekte zur Emotion herausfinden („Was beschäftigt Sie noch? …").

9. Stelle bei Misserfolgen nicht die Schuldfrage und wende dich nicht ab.

Gerade weil der Behandlungsverlauf bei komplexen Schmerzzuständen häufig langwierig und zum Teil frustrierend sein kann, ist es für Patienten wichtig, ein verlässliches Behandlungsteam an der Seite zu haben, welches Zuversicht vermittelt und gleichzeitig hohe Ansprüche und Erwartungen relativiert. Es kann auch bedeuten, dem Patienten mitteilen zu müssen, dass man am Ende aller therapeutischen Möglichkeiten angekommen ist, für den Patienten aber sicherer Ansprechpartner bleibt und weitere Behandlungsoptionen begleitet, z. B. multimodale Schmerzprogramme (Albert et al. 2014, S. 579).

10. Achte auf dein eigenes Wohlbefinden.

Schmerzen mit schwierigen Behandlungsverläufen können beim Helfer Stress, innere Anspannung und negative Emotionen auslösen. Es ist hier besonders wichtig, auf eigene Grenzen, Gefühle und Bedürfnisse zu achten. Ein Achtsamkeitstraining kann helfen, die innere Balance zu halten, um den Stress in schwierigen Behandlungssettings zu reduzieren (Albert et al. 2014, S. 579 ff.).

Literatur

Albert P, Tuffner D, Mattenklodt P (2014) Zehn Gebote für eine gelingende Kommunikation mit chronischen Schmerzpatienten. OUP 12:576–580

De Zwaan M, Müller A (2006) Doctor Shopping: Über den Umgang mit schwierigen Patienten und Patientinnen. Wien Med Wochenschr 156(15–16):432

Geisler L (1992) Arzt und Patient – Begegnung im Gespräch. Wirklichkeit und Wege, 3. Aufl. Pharma Verlag GmbH, Frankfurt

Horlacher M (1999) Der schwierige Patient. In: Mürner J. & Ettlin T. M. (Hrsg.), HWS-Distorsion u. leichte traumatische Hirnverletzung: Behandlungskonzepte. Basel: Kongressband

Jähne J (2018) Der schwierige Patient – Reflexionen und mögliche Lösungen zur Gestaltung eines befriedigenden Umganges. Passion Chir 8(12):Artikel 07_01

Kowarowsky G (2019) Der schwierige Patient. Kommunikation und Patienteninteraktion im Praxisalltag, 3. Aufl. Verlag W. Kohlhammer, Stuttgart

Pschyrembel Online (2023) Medizinisches Wörterbuch, PVNS. https://www.pschyrembel.de/PVNS/K0R4B/doc/. Zugegriffen am 13.11.2023

Kommunikation und Interaktion in der Pflege

20

Gerald Gatterer

20.1 Einleitung

Die Betreuung und Behandlung von Menschen mit schweren Erkrankungen erfordert neben der pflegerischen und medizinischen Kompetenz auch die Fähigkeit, eine therapeutische Beziehung zu den betroffenen Menschen, aber auch den Angehörigen und dem Behandlungsteam herzustellen.

Im Mittelpunkt der gemeinsamen Bemühungen stehen der Patient, seine Erwartungen und Wünsche. Sein Wohlbefinden und eine bestmögliche Behandlung und Betreuung müssen das gemeinsame Ziel sein. Um dieses Ziel zu erreichen, sind viele Gespräche zwischen Patient, Angehörigen und multiprofessionellem Team notwendig. Gerade im Bereich der Palliativbetreuung ist das besonders wichtig. Gilt es doch abzuschätzen, welche oft emotional belastenden Informationen wann, wie, von wem und warum gegeben werden sollen und müssen. Weiters stellt der Umgang mit Schmerzen, dessen Erfassung, aber auch die Kommunikation darüber einen wesentlichen Aspekt der Betreuung dar. Der vorliegende Beitrag gibt zuerst einen kurzen Überblick über die wesentlichsten Aspekte der Kommunikation und versucht dann, die wesentlichen Aspekte im Rahmen der Palliativbetreuung sowohl theoretisch als auch anhand praktischer Beispiele zu erläutern (vgl. auch Gatterer und Croy 2005; Gatterer und Croy 2007; Fitzgerald und Zwick 2001; Hirsch 1997).

G. Gatterer (✉)
Praxis für Psychotherapie, Wiener Neudorf, Österreich
e-mail: gerald@gatterer.at

© Der/die Autor(en), exklusiv lizenziert an Springer-Verlag GmbH, DE, ein Teil von Springer Nature 2025
R. Likar et al. (Hrsg.), *Multimodale Schmerztherapie in der Pflege*,
https://doi.org/10.1007/978-3-662-68956-1_20

20.2 Allgemeine Aspekte der Kommunikation

20.2.1 Definition

Kommunikation ist die gerichtete Informationsübertragung von einem Sender (der Person, die etwas mitteilen möchte) zu einem Empfänger (die Person, die die Nachricht erhält). Sie ist eine allgemeine und umfassende Bezeichnung für den Prozess, wo ein Sender einem Empfänger mithilfe eines Kommunikationsmittels (Sprache, Zeichen, Schrift etc.) eine bestimmte Nachricht überträgt, auf die eine Erlebens- und Verhaltensänderung eintritt (Abb. 20.1).

Wir unterscheiden Senden (sprechen, Zeichen geben etc.) und Empfangen (zuhören, hinsehen etc.), sowie verbale und nonverbale Kommunikation. Ein Großteil der Kommunikation läuft über nonverbale Kanäle und ist deshalb sehr störungsanfällig. Nonverbale Kommunikation unterscheidet nach senderspezifischen Faktoren, die für den Empfänger wahrnehmbare Signale produzieren (z. B. Mimik, Blickverhalten, Gestik, Geruch, Körperhaltung) und solchen, die durch den Empfänger beim Decodieren (bewerten, einschätzen, etc. einer Nachricht aufgrund von Erfahrungen) und Reagieren auf nonverbale Botschaften entstehen. Im Rahmen der Palliativbetreuung kommt nonverbalen Aspekten infolge des oft schlechten körperlichen Zustandes der Betroffenen eine wesentliche Bedeutung zu.

Jede Nachricht benötigt auch ein bestimmtes Medium (Sprache, Zeichen etc.), durch das eine Übertragung von einer Person zu einer anderen erfolgen kann. Man kann also Informationen nicht direkt übermitteln, sondern muss sie über Zeichen verschlüsseln. Normalerweise passen diese Zeichen zusammen, sodass eine Verständigung zwischen mehreren Personen möglich ist. Um die Qualität der Verständigung zu verbessern, ist eine Rückmeldung über das, was verstanden wurde (Feedback), hilfreich.

Normalerweise sendet ein Sender seine Information aufgrund seiner eigenen Erfahrungen, seines Wissens, seiner Erwartungen, also seiner verbalen Kompetenz an einen Empfänger, dessen Aufgabe es ist, möglichst gut zuzuhören und diese Nachricht zu entschlüsseln. Danach erfolgt eine Rückmeldung an den Sender, was angekommen ist, inwieweit es verstanden und interpretiert wurde, und welche Meinung der Empfänger dazu hat. Unter Kommunikation versteht man deshalb alle Formen der Kontaktaufnahme und

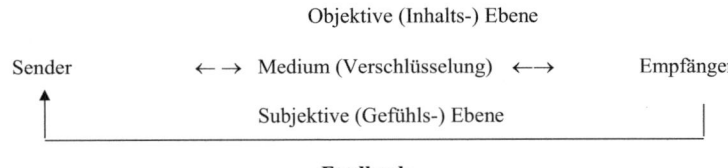

Abb. 20.1 Grundaspekte der Kommunikation

Informationsübermittlung, die Menschen benutzen, um sich zu verständigen und ihr Verhalten aufeinander abzustimmen.

Nach Watzlawik (1969) lassen sich folgende Aspekte der Kommunikation anführen:

- Man kann nicht nicht kommunizieren, auch wer schweigt, sagt etwas aus.
- Jede Kommunikation enthält einen Inhalts- und Beziehungsaspekt, nämlich die Information selbst und das, was „mitschwingt".
- Zwischenmenschliche Beziehungen sind durch die Interpunktion von Kommunikationsabläufen geprägt. Anfang und Ende, Ursache und Wirkung sind nur individuell gesehene Marker.
- Kommunikation zwischen Menschen bedient sich digitaler (Inhalt) und analoger (Mimik, Gestik) Modalitäten.
- Kommunikation kann auf symmetrischen (Streben nach Gleichheit der Partner) und komplementären (sich ergänzende Unterschiede) Beziehungen beruhen.

Probleme können sich durch jeden der Bereiche ergeben und sollten deshalb auf der Ebene gelöst werden, wo der Konflikt auftritt, um „Pseudokonflikte" zu vermeiden.

20.2.2 Funktionen der Kommunikation

Jedes Gespräch hat mehrere Funktionen, die teilweise auch gleichzeitig ablaufen können. Man unterscheidet:

- Diagnostische/informationseinholende Funktion: Hierbei geht es primär um das Sammeln von Informationen und Wissen. Wesentlich für diese Funktion sind gezielte Fragen und die möglichst unvoreingenommene Aufnahme der erhaltenen Information. Fehler ergeben sich hierbei z. B. durch Vorurteile, Erwartungen und Einstellungen, durch die Information subjektiv gefärbt wird. Insofern stellt die Fähigkeit, „unvoreingenommen" Fragen zu stellen, eine wesentliche Basiskompetenz der Kommunikation dar.
- Motivationale Funktion: Hier steht die Aufrechterhaltung der Kommunikation im Vordergrund. Wesentlich sind hier Zuhören und emotionale Anteilnahme. Hier spielen auch Faktoren wie Empathie, Echtheit und das Geben von Rückmeldungen über das Verstandene eine wesentliche Rolle. Motivationale Faktoren sind häufige Probleme beim Aufrechterhalten einer therapeutischen Kommunikation, wenn persönliche Inhalte angesprochen werden.
- Therapeutische Funktion: Dabei steht die Verhaltensänderung beim Gesprächspartner im Vordergrund. Wesentlich sind gezielte Fragen, das Anbieten von alternativen Gedanken, Argumenten und Vertrauen.

20.2.3 Soziale Wahrnehmung als Grundlage kommunikativer Kompetenz

Grundlage aller Kommunikation sind Wahrnehmungsprozesse, die über unsere Sinnesorgane erfolgen (Herkner 1991). Darüber hinaus spielen jedoch auch Faktoren der sozialen Wahrnehmung eine Rolle. Wir nehmen etwas „objektiv" über unsere Sinne wahr, verarbeiten es, interpretieren, bewerten, fühlen und handeln danach. Viele Dinge sind also nicht so „objektiv", wie sie uns scheinen. Werte, Normen, Erfahrungen, aber auch persönliche Variablen wie Alter und Geschlecht beeinflussen die objektive Informationsverarbeitung. Hierbei spielen Selektions-, Organisations- und Interferenzprozesse eine wesentliche Rolle. Selektion bewirkt, dass wir nur einen Ausschnitt aller Reize tatsächlich wahrnehmen, z. B. solche, die besonders stark oder von Interesse sind. Organisationsprozesse fassen Sinneseindrücke zusammen, verbinden sie mit bereits bekanntem und helfen uns, die Welt zu ordnen. Interferenzprozesse schließlich ergänzen unvollständige Wahrnehmungsprozesse zu einem (psycho)logischen Ganzen. Das heißt, wir nehmen immer auch Dinge wahr, die eigentlich nicht da sind bzw. nicht gesagt wurden.

Persönliche Aspekte, wie Sympathie oder Antipathie, beruhen meist auf solchen Prozessen der sozialen Wahrnehmung, die jedoch sehr fehleranfällig ist. So spielt etwa der Primacy-Effekt, das was zuerst wahrgenommen wurde, eine wesentliche Rolle bei der Einschätzung von Menschen. Der „erste" Eindruck wird als wesentlich eingeschätzt. Ergänzt wird dies durch den Halo-Effekt, nämlich diese Eindrücke aufeinander abzustimmen und ein harmonisches Gesamtbild zu erhalten. Es kommt also leicht zu Verallgemeinerungen wie, „die Patientin ist eine Querulantin", anstelle der Aussage, „die Patientin hat derzeit folgendes Problem."!

Ebenso führen Attributionsprozesse (Meinungszuschreibungen. Abb. 20.2) zu einer sehr subjektiven Wahrnehmung. Eine wesentliche Frage ist die nach der Ursache eines Verhaltens. Welche Faktoren waren maßgeblich? Generell kann man zwischen 4 Dimensionen unterscheiden: internen (personenbezogenen) oder externen (situationsbezogenen) bzw. stabilen oder variablen Faktoren.

Je nach Interpretation der Ursache, z. B. Aggression, entstehen somit andere Gefühle beim Empfänger. Andere Faktoren, welche die Wahrnehmung beeinflussen, sind Vorurteile, Gruppendruck, die eigene Identität und das eigene Selbstwertgefühl, Rollenbilder sowie selbsterfüllende Prophezeiungen.

	Intern	Extern
Stabil	Persönlichkeitseigenschaften Persönlichkeitsmerkmale Einstellungen Vorurteile	Rollen- und Situationsmerkmale Objekteigenschaften
Variabel	Motivation Stimmungen Befindlichkeiten Absichten	Zufälliges Äußere Umstände Versehen Missgeschick

Abb. 20.2 Grundlagen für Meinungszuschreibungen

20.2.4 Die Anatomie einer Nachricht

Oft ergibt es sich, dass bei der Übertragung von einer Person zu einer anderen Fehler auftreten. Man versteht etwas „anders", als es der Sender gemeint hat. Eine Ursache liegt darin, dass jede Nachricht 4 Aspekte beinhaltet (Schulz von Thun 1990, 1991), die in der Nachricht mehr oder weniger enthalten sind und deshalb vom Empfänger auch „herausgehört" werden können:

1. Der Sachinhalt (worüber man informiert): Hier steht die Übermittlung der sachlichen Information in Vordergrund. So enthält die Aussage „Ich habe Schulterschmerzen!" eine klare Aussage über die Befindlichkeit und die Lokalisation.
2. Die Selbstoffenbarung (Was man von sich selbst preisgibt): Bei jeder Nachricht gibt auch der Sender immer etwas über sich selbst, seine Persönlichkeit und Befindlichkeit preis. Dies kommt meist durch nonverbale Elemente zum Ausdruck. So kann etwa obige Nachricht von der Betreuungsperson als „Charaktereigenschaft", nämlich als „Schmerzempfindlichkeit" gedeutet werden.
3. Der Beziehungsaspekt (Was man vom anderen hält oder wie man zu ihm steht): Durch jede Nachricht wird auch zum Ausdruck gebracht, wie der Sender zum Empfänger steht. Dies zeigt sich oft im Tonfall, in der gewählten Formulierung und in anderen nicht-sprachlichen Informationen. Dieser Aspekt einer Nachricht wird vom Empfänger sehr sensibel wahrgenommen, da er zeigt, wie „man vom anderen behandelt wird". Beim obigen Beispiel kann somit der Wunsch nach Beziehung und Vertrauen mit gesendet werden oder auch das Gegenteil, nämlich Unzufriedenheit über die Behandlung.
4. Der Appell (Wozu möchte man den anderen veranlassen; was soll er tun?): Jede Nachricht hat in gewissem Ausmaß auch eine Appellfunktion. Man möchte auf den Empfänger Einfluss nehmen, ihn dazu bewegen, etwas zu tun oder zu unterlassen, zu denken oder zu fühlen. Diese Einflussnahme kann direkt oder indirekt, offen oder verdeckt erfolgen. Bei der Äußerung von Schmerzen erwartet man sich logischerweise Hilfe.

Bisher haben wir die 4 Seiten einer Nachricht überwiegend aus dem Blickwinkel des Senders betrachtet. Dabei ist deutlich geworden, dass der Sender eigentlich alle 4 Aspekte im Griff haben müsste, da sie alle im Kommunikationsprozess mitschwingen. Kennt und kontrolliert der Sender nur einige oder nur einen dieser Aspekte, führt dies zu Kommunikationsstörungen. Sendet er z. B. inhaltlich verständlich, aber teilt er auch mit, dass er vom anderen nichts hält, so führt dies ebenfalls zu Störungen.

Schauen wir uns nun die 4 Seiten einer Nachricht aus der Sicht des Empfängers an:

- Er versucht, den Sachinhalt der Nachricht über seinen Verstand zu erfassen.
- *Was heißt das genau? Was will mir die Person sagen?*
- Die Selbstdarstellung des Senders analysiert er mit:

- *Was ist das für eine(r)? Welche Persönlichkeit liegt vor?*
- Auf der Beziehungsseite fragt er sich:
- *Wie ist die Beziehung zwischen uns? Wie behandelt diese Person mich?*
- Bei der Appellseite versucht er zu ergründen, wo der Empfänger ihn haben will.
- *Was will diese Person von mir?*

Auch der Empfänger muss also die 4 Aspekte der Kommunikation im Auge haben, um sie bei der Reaktion entsprechend berücksichtigen zu können. Was die Kommunikation so schwierig macht, ist vor allem, dass der Empfänger auswählen kann, auf welchen Aspekt er reagiert. Dies kann dann zu Störungen führen. Diese grundsätzliche freie Auswahl führt dann zu Störungen, wenn der Empfänger auf einen Aspekt reagiert, den der Sender gar nicht betonen wollte. Besonders konfliktträchtig ist es, wenn der Empfänger andauernd dieselbe Auswahl vornimmt, z. B. immer auf den Beziehungsaspekt reagiert. Rückmeldungen, Nachfragen oder Feedback geben die Einstiegsmöglichkeiten für die Klärung dessen, was der Sender meint oder um Bereitschaft für aktives Zuhören zu fördern. Anbei finden Sie einige Möglichkeiten für konstruktive Fragen:

- *Wie meinen Sie das genau? Können Sie es mir näher beschreiben?*
- *Habe ich Sie richtig verstanden? Sie meinen ….*
- *Lassen Sie sehen. ob ich Ihnen folgen kann; Sie ….*
- *Ich habe den Eindruck ….*
- *Trifft es zu. dass ….*
- *Ist es möglich. dass ….*
- *Gehe ich recht in der Annahme, dass ….*
- *Ich frage mich, ob ….*
- *Sagen Sie mir, wenn ich mich irre, aber ….*
- *Könnte es sein (vorkommen), dass ….*
- *Ich glaube, Sie richtig verstanden zu haben, dass …*
- *Von meinem Standpunkt aus …*
- *Es hört sich an, als ob Sie … (dieses oder jenes Gefühl haben)*
- *Irgendwie habe ich das Gefühl, dass …*
- *Gefällt Ihnen die Idee …*

Falls ein Gespräch stagniert, können folgende Formulierungen weiterhelfen:

- *Kann ich Ihnen hier helfen?*
- *Möchten Sie darüber sprechen?*
- *Wie ist das eigentlich mit diesem Problem?*
- *Ich würde gern Ihre Meinung wissen!*
- *Würde es Ihnen helfen, wenn wir darüber reden?*
- *Ich hätte Zeit, mit Ihnen einmal dem Problem nachzugehen.*

An jeder Nachricht sind stets alle 4 Aspekte beteiligt. Diese können zusammenpassen und sich gegenseitig stützten, aber sich auch gegenseitig hemmen. Insofern ist es in der Kommunikation sehr wichtig, diese Aspekte und deren gegenseitige Wechselwirkung zu beachten und damit auch konstruktiv umzugehen. Nachrichten werden sowohl auf diesen 4 Ebenen gesendet als auch subjektiv auf diesen empfangen. Es kann also geschehen, dass eine sachliche Mitteilung emotional auf der Beziehungsebene empfangen wird und Konflikte auslöst. Dies ist besonders in emotional aufgeladenen Situationen, z. B. bei Überforderung leicht der Fall.

Ebenfalls ein wichtiges Interaktionsmodell im Rahmen des Pflegeprozesses bietet die Transaktionsanalyse an. Sie geht davon aus, dass die Gesprächspartner 3 Ich-Zustände haben, und zwar

- das Eltern-Ich, das kritisch oder stützend sein kann,
- das Erwachsenen-Ich, das rational, vernünftig, neutral, nüchtern wirkt,
- das Kind-Ich, das kindlich spontan, verletzlich bedürftig ist.

Gerade in der Pflege von hilfs- und pflegebedürftigen Menschen kann es leicht zu einem Ungleichgewicht kommen. So rutschen Menschen, die infolge Hilflosigkeit und Krankheit nicht mehr gut kommunizieren und ihre Wünsche äußern können, leicht in das Kind-Ich und lassen sich versorgen und betreuen, ohne die Ressourcen zu sehen, die sie noch haben. Ähnlich kann es aber auch einer Pflegeperson oder einem Arzt gehen, die/der Eltern-Ich-Anteile vermehrt einsetzt und Verantwortung für Bereiche übernimmt, wo sie/er keine hat und deshalb bevormundet, belehrt und „es nur gut" meint.

20.2.5 Die Nachricht als Träger von Botschaften

Normalerweise geht man davon aus, dass eine Nachricht eine direkte Übermittlung von Information ermöglicht. Andererseits haben Nachrichten, wie aus obigem Abschnitt ersichtlich, viele Aspekte. Insofern sollen diese „Botschaften" noch näher betrachtet werden, da sie gerade bei der Kommunikation in einem multiprofessionellen Team und mit dem Betreuten oder dessen Angehörigen eine wesentliche Rolle spielen.

Botschaften können in einer Nachricht „explizit" oder „implizit" enthalten sein. Explizite Botschaften sind ausdrücklich formuliert, konkret und deutlich. Sie treffen direkt den Gegenstand der Mitteilung. Implizite Botschaften sind oft nicht direkt wahrnehmbar. Oft werden sie „indirekt" mit gesendet. So kann etwa die verbale Botschaft „ ich bin Dr. X" dem Patienten die Rolle Arzt vermitteln. Andererseits ist etwa aus der Kleidung und dem Auftreten oft der „Arzt" erkennbar.

Bei impliziten Botschaften spielen nonverbale Elemente eine wesentliche Rolle. Dies beinhaltet die Stimme, die Betonung und Aussprache, die Mimik und Gestik, aber auch das Verhalten.

Durch nonverbale Aspekte werden die sprachlichen Bereiche der Kommunikation betont, verstärkt unterstützt, aber manchmal auch gestört. Insofern erfolgt durch nonverbale Elemente der sprachlichen Kommunikation

- eine Verdeutlichung von sprachlich schwer zu formulierenden Inhalten, z. B. von Gefühlen, Einstellungen, Meinungen,
- die emotionale Steuerung und Beeinflussung einer sozialen Situation,
- eine Selbstdarstellung des Senders als Person,
- die Kommunikation von Einstellungen,
- die Rollenübergabe, z. B. Übergabe des Rederechtes vom Sender zum Empfänger,
- die Vermittlung von Zuhören oder Ignorieren,
- der Ausdruck der eigenen Stimmung und Befindlichkeit,
- die Vermittlung und der Ausdruck der Beziehung zwischen den Gesprächspartnern,
- die Verteilung der Rollen.

Oft erfolgt eine nonverbale Kommunikation auch mit dem Körper. Dies beinhaltet den Körperkontakt, die Körperhaltung, Mimik und Gestik, die Blickrichtung, die Kommunikation durch Objekte (z. B. Berufskleidung) und die Kommunikation durch räumliche Distanz.

Nonverbale Botschaften werden immer mit gesendet. Deshalb soll hier eine Aussage von Paul Watzlawick (1969) in Erinnerung gerufen werden. „Man kann nicht nicht kommunizieren." Auch wenn man nichts sagt, teilt man dem Gesprächspartner etwas mit, ob man will oder nicht. So kann „Schweigen" als „Ich will meine Ruhe haben", „Ignoranz" oder „Müdigkeit" wahrgenommen werden.

Mit nonverbalen Botschaften werden insofern Interaktionen gesteuert, Emotionen und Einstellungen ausgetauscht und dadurch die Kommunikation verbessert oder gestört. Durch das Bewusstmachen nonverbaler Signale können die Kommunikationspartner sensibilisiert werden, und durch das Beobachten eigener Signale sollen falsche rhetorische Signale vermieden werden.

Beim gleichzeitigen Senden von verbalen und nonverbalen Nachrichten können diese übereinstimmen (kongruent sein) oder nicht übereinstimmen (inkongruent sein). Inkongruente Nachrichten führen zu Unsicherheit, Unbehagen und sollten durch Nachfragen überprüft werden.

Inkongruenz kann durch folgende Faktoren entstehen:

- Durch den Kontext: Wird eine Aussage in einem nicht passenden Zusammenhang verwendet, so führt dies zu Unsicherheit. Dies wäre etwa der Fall, wenn eine Betreuungsperson bei einem schwer kranken Palliativpatienten betont, dass alles wieder gut wird.
- Durch die Art der Formulierung: So kann die Aussage eines Patienten mit weiter anhaltenden Schmerzen nach Gabe eines Medikamentes „das Medikament nützt mir auch nichts, ich habe immer noch Schmerzen" zu Unverständnis beim Empfänger Arzt führen.

- Durch Körperbewegungen (Mimik, Gestik): Die positiv gemeinte Beziehungsaussage einer Kommunikation und Handlung (z. B. „Sie bekommen eh noch ein Medikament dazu.") kann durch eine ablehnende Körperhaltung im Rahmen von Stressreaktionen des behandelnden Arztes (z. B. die Aussage erfolgte im Weggehen und im Tonfall leicht genervt) relativiert werden.
- Durch den Tonfall: Stimmt die verbale Aussage nicht mit dem Tonfall überein, so ergibt sich Unsicherheit. Oft wird in diesem Fall der negative Aspekt stärker wahrgenommen als der positive.

Nicht kongruente Botschaften führen beim Empfänger zu Unsicherheit und Verwirrung. Soll er der verbalen Mitteilung Glauben schenken oder den nonverbalen Elementen der Nachricht? Solche Verwirrungen sind oft unter dem Namen „Doppelbindungen" in der Literatur zu finden. Inkongruenzen können entstehen, wenn sich der Sender dieser Problematik seiner Person nicht bewusst ist oder aber diese gezielt auslösen will, um den anderen zu irritieren. Auch bei unangenehmen Fragen treten diese leicht auf, z. B. die Frage eines kranken Menschen, ob er bald sterben müsse.

20.2.6 Die systemische Sicht der Kommunikation (Was kann man wann sagen?)

Einen weiteren wesentlichen Aspekt stellen auch die sozialen Beziehungen zwischen den miteinander kommunizierenden Personen dar. So ist etwa eine Berührung an verschiedenen Körperbereichen (etwa im Rahmen von Pflegehandlungen) eine nonverbale Kommunikation, und es sollte deshalb von der Pflegeperson bedacht werden, welche Position im sozialen System des Betreuten sie einnimmt.

Zum besseren Verständnis sei ein sogenanntes soziales Netz dargestellt (Abb. 20.3):

Im Zentrum befindet sich hier die Person selbst mit ihrem Ich. Hier sind alle Geheimnisse, Erfahrungen, Erlebnisse, Gefühle, aber auch besonders belastende Themen wie Tod und Sterben gespeichert. Das ist der engste soziale Kreis, in den nur wenige Personen hineingelassen werden, wie z. B. in guten Beziehungen der Partner, die Kinder oder auch der Therapeut. Distanzmäßig sind dies etwa die letzten 30 cm Abstand vom eigenen Körper. Pflegehandlungen und medizinische Untersuchungen dringen oft in diesen Bereich unreflektiert ein. Gerade bei Menschen die sich selbst nicht mehr gut mitteilen können, ist deshalb besonders auf ein nonverbales Feedback zu achten, wenn man in diesem Bereich tätig ist.

Der 2. soziale Kreis beinhaltet primär emotionale Themen. Er betrifft meist die engste Familie, aber nur, wenn sie auch emotional dort steht. So ist ein Partner nicht unbedingt diesem Kreis zugehörig und darf entsprechende intime Dinge tun oder sagen. In der Kommunikation finden hier therapeutische oder auch beratende Gespräche statt. Räumlich beginnt dieser Kreis etwa bei 70 cm Abstand.

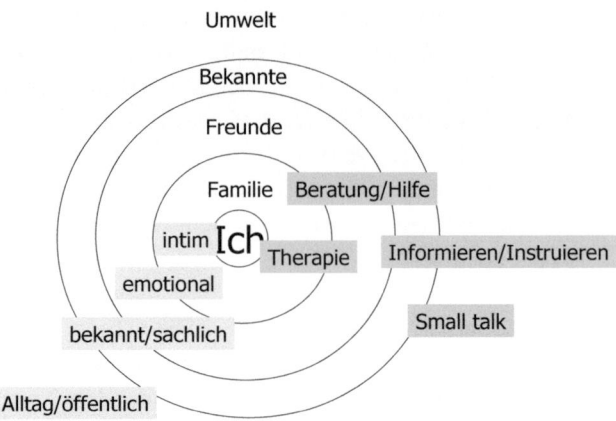

Abb. 20.3 Systemische Aspekte der Kommunikation

In den nächsten beiden Kreisen befinden sich Freunde und gute Bekannte. Hier ist die Hauptkommunikation auf den Austausch von Informationen, aber auch Beratung und Hilfe ausgerichtet. Intimere Inhalte treten, je weiter eine Person außen steht, in den Hintergrund, Sachliches tritt in den Vordergrund. Entfernungsmäßig entspricht dieser Bereich der guten Kommunikationsdistanz von 70 cm bis 1,5 m.

Im äußersten sozialen Kreis findet der Rest des Lebens statt. Hier befinden sich Personen, die für das Ich nur geringe emotionale Bedeutung haben. Insofern werden auch eher sachliche Informationen oder Smalltalk (Wetter, Alltag, etc.) ausgetauscht. Körperlich sind dies Distanzen über 1,5 m. Dem Smalltalk wird oft zu wenig Bedeutung beigemessen. Gerade im Bereich der Palliativbetreuung sollte er jedoch nicht vernachlässigt werden. Niemand möchte den ganzen Tag nur sachlich über medizinische, therapeutische und pflegerische Aspekte reden. Der Austausch über Essen, Trinken und den damit verbundenen Genuss ist z. B. nicht gleichzusetzen mit Gesprächen über eine gesunde Ernährung und das Einhalten einer Diät. Gesundheitsberufe vergessen das oft, aber für Menschen am Ende ihres Lebens steht Lebensqualität oft vor gesundheitlichen Aspekten. So sind Scherze, Spaß und „normales Leben" und die Kommunikation darüber auch bei Palliativpatienten nicht verboten, sondern werden oft von diesen gewünscht, soweit sie ethische Aspekte berücksichtigen.

Im Rahmen des Aufbaus einer therapeutischen Beziehung startet man beim Gesprächspartner meist in diesem äußersten Kreis und arbeitet sich langsam nach innen. Durch aufmerksames Zuhören kann man erkennen, ob man in den nächsten Kreis vorgelassen wird. Zu rasches Eindringen führt leicht zu Konflikten und Abwehr. Dies gilt für Fragen, aber noch mehr für körperliche Berührungen.

Die Beachtung systemischer Faktoren ist gerade für die Kommunikation in größeren Teams wichtig, da hier von unterschiedlichen Personen die gleichen Handlungen und Aussagen getätigt werden. Auch in Organisationen tendiert man leicht dazu, in intime Bereiche einzudringen, ohne durch eine gute Kommunikation die entsprechenden Voraussetzungen getroffen zu haben. Wesentlich erscheint die Tatsache, dass der Intimbereich von den Betroffenen definiert wird und nicht vom Betreuungsteam!

20.3 Aktives Zuhören – die personenorientierte Gesprächsführung

In diesem Abschnitt sollen exemplarisch einige Faktoren für ein gutes Gespräch dargestellt werden. Carl Rogers hat hier die Faktoren „einfühlendes Verständnis", „unbedingte Wertschätzung", „Aufrichtigkeit und Kongruenz" sowie „die Selbstexploration" des Klienten als wesentliche Faktoren festgehalten. In diesem Abschnitt soll dies anhand konkreter Beispiele dargestellt werden.

Grundlage für ein gutes Gespräch seitens des Empfängers ist aktives Zuhören:

- Aktives Zuhören hat zum Ziel, dass der Gesprächspartner sich öffnet.
- Aktives Zuhören verbessert die Kommunikation zwischen den Gesprächspartnern.

Die grundlegende Fertigkeit bei einem Beratungsgespräch besteht aus „Zuhören können".

Folgende Faktoren erleichtern ein gutes Gespräch:

1. Die Verteilung der Rollen: Der Sender sendet, der Empfänger empfängt.
2. Der Blickkontakt: Wenn Sie mit jemandem reden, schauen Sie ihn an. Das heißt nicht, dass sie ihn anstarren. Ihr Gesprächspartner bekommt damit Zuwendung und Interesse signalisiert. Günstig ist es, auf gleicher Höhe zu kommunizieren.
3. Die aufmerksame Körpersprache: Die Grundhaltung für aufmerksames Zuhören ist eine entspannte, leichte Vorwärtsneigung des Oberkörpers. Achten Sie auch auf Zeichen von Anspannung (Stirnrunzeln, geballte Fäuste, deutliche Veränderung der Körperhaltung) bei sich selbst und dem Gesprächspartner. Sitzen Sie nicht verkrampft oder professionell. Ihr Körper sollte Aufmerksamkeit und Anteilnahme ausdrücken.
4. Der Aufforderung zum Sprechen: Signalisiert ein Patient Gesprächsbereitschaft, so ist es günstig herauszufinden, in welcher Situation er gerade ist, was ihn beschäftigt, worüber er reden möchte. Günstig ist es, mit offenen Fragen zu beginnen. Dadurch kann der Gesprächspartner selbst den Verlauf des Gespräches steuern. Es wird ihm ermöglicht, sich dadurch selbst zu erforschen. Geschlossene Fragen dienen der Konkretisierung des soeben Gehörten.
5. Gezieltes Fragen:
   - Zeigen Sie sich als interessierter Gesprächspartner.
   - Bringen Sie Ihren Gesprächspartner zum Nachdenken.
   - Vermeiden Sie Vermutungen.
   - Minimale Ermutigung, Umschreibungen, Rückmeldungen: Darunter versteht man Signale, die dem Gegenüber vermitteln sollen, dass ihm zugehört wird. Verbale Ermutigung sind Äußerungen, die zeigen, dass Sie auf Ihren Gesprächspartner eingestellt sind. (*Aha, – So – Und Dann?*).
   - Auch Schweigen kann eine sehr wirkungsvolle Ermutigung sein.
   - Wiederholung von ein oder zwei Schlüsselworten.

- Einfache Wiederholung der Worte, die zuletzt gesagt wurden. Bei der Wiederholung einiger Wörter aus den Aussagen des Gegenübers werden die angeführten Gedanken weitergeführt.
- Fragen Sie bei Unklarheiten nach.
6. Umschreibungen: Auch Umschreibungen sind wichtige Schlüssel zu den Gefühlen des Gesprächspartners. Gutes Umschreiben bedeutet, dass sie etwas von ihrem eigenen Verständnis mit einbringen.
7. Formulieren Sie Ich-Botschaften.
8. Geben Sie Rückmeldungen (Feedback) über das Gehörte.
9. Schaffen Sie Erleichterungen durch Lautstärke, Nähe, Räumlichkeit, Hilfsmittel (z. B. Hörgerät), Atmosphäre etc.
10. Beachten Sie die eigene Persönlichkeit, Ihre Werte, Normen, Einstellungen etc.
11. Achten Sie auf „Sachlichkeit", ohne die Empathie aus dem Auge zu verlieren.
12. Bei eigenen Gefühlen: Versuchen Sie, diese zu analysieren. Die Lösung bei sich selbst zu suchen, ist leichter als beim Anderen.

20.4 Spezifische Aspekte der Kommunikation im Bereich der Palliativbetreuung

20.4.1 Allgemeine Richtlinien

Im Rahmen seiner Entwicklung macht jeder Mensch viele Krisen durch. Er lernt dabei u. a., sich von vielen Dingen, aber auch Menschen, zu trennen und Abschied zu nehmen. Dabei soll jedoch nicht nur der negative Aspekt einer Trennung oder des Loslassens beleuchtet werden, sondern Trennung und Abschied bieten auch die Möglichkeit, sich neuen Herausforderungen zu stellen. Das gilt besonders bei der Auseinandersetzung mit schweren Krankheiten sowie Tod und Sterben. Im Rahmen des Sterbeprozesses ist man mit dem Problem des Abschiednehmens besonders konfrontiert. Das betrifft sowohl den Patienten selbst als auch seine Angehörigen und Betreuer und beinhaltet den Verlust von körperlichen und geistigen Fähigkeiten, von Dingen und liebgewonnenen Umweltfaktoren (z. B. Wohnung), aber auch sozialen Kontakten. Kommunikation ist hier in wesentlicher Faktor, um Probleme, die sich im Rahmen des Sterbeprozesses ergeben, gut bewältigen zu können. Das Aufgreifen der Themen ist jedoch sowohl für die professionellen Betreuungspersonen als auch Angehörige und die Betroffenen selbst sehr schwierig.

Da dieser Prozess der Betreuung ein sehr individueller ist, sollen an dieser Stelle auch nur allgemeine Richtlinien angegeben werden, die es sowohl den Angehörigen als auch professionellen Helfern erleichtern, sich zu orientieren. Die hier dargestellten Aspekte orientieren sich an den Bedürfnissen der Betroffenen und von deren Betreuern (s. auch Bausewein et al. 2003; Kojer 2003, 2006a, b, 2007; Husebö und Klaschik 2006).

Wenn sich das Leben unwiderruflich seinem Ende entgegenneigt, ist es nicht nur für die Angehörigen, sondern auch für sonstige Betreuende oft sehr schwer, dazu „ja" zu sagen.

Gute Begleitung bedeutet aber, Sterben als einen Teil des Lebens zu akzeptieren. Können oder wollen wir nicht sehen, dass die Lebensuhr abgelaufen ist, verfallen wir leicht in einen Aktionismus und quälen den Sterbenden im sinnlosen Bemühen, sein Leben doch noch zu verlängern. Dazu gehört auch „motivierende" und „lebensbejahende" Kommunikation wie etwa „Mama, du darfst noch nicht sterben. Du schaffst es! Gib nicht auf!" Solche Aussagen erzeugen bei Menschen im Sterbeprozess Stress und verhindern das Loslassenkönnen.

Die wesentlichsten Kriterien guter Begleitung sind deshalb:

- Zuwendende Nähe durch eine Sicherheit gebende Person.
- Innere Ruhe des Betreuers.
- Respekt. Die Distanz oder Nähe, die dieser Mensch bisher gewünscht hat, ist auch jetzt für ihn richtig.
- Genaues Beobachten des Verhaltens und Befindens.
- Erkennen von Schmerzen (indirekte Schmerzzeichen) und quälenden Symptomen (Mundtrockenheit, Atemnot, Übelkeit etc.)?
- Gibt es Zeichen für Unbehagen (unbequeme Lage)?
- Hat der Sterbende Angst (fürchtet sich, allein zu bleiben) oder möchte er lieber allein sein, und wir haben Angst ihn alleinzulassen (allein zu sein ist nicht immer gleichzusetzen mit einsam sein!)?
- Gibt es unerfüllte Wünsche (wer soll noch kommen)?
- Die Relativierung von Pflegestandards.
- Was braucht der Sterbende jetzt? (Erkennen von Wünschen und Bedürfnissen.)
- Was braucht er jetzt bestimmt nicht mehr (Nahrung, ausreichende Flüssigkeitszufuhr, Mobilisation, regelmäßigen Stuhlgang, Dekubitusprophylaxe etc.).

Folgende Überlegungen können bei diesem Prozess hilfreich sein:

- Seien Sie emotional „gesprächsbereit". Achten Sie auf Ihre innere Stimme und Ihre Gefühle. Sie leiten Sie.
- Sich mit dem bevorstehenden Sterben eines anderen auseinanderzusetzen, bedeutet zugleich immer auch, von eigenen Ängsten zu sprechen. Besprechen Sie eigene Ängste mit anderen. Versuchen Sie nicht, alles allein zu lösen.
- Bieten Sie dem Kranken so oft wie möglich eine Gelegenheit, seine aufgestauten Gefühle durch „Gespräche" oder „Berührungen" loszuwerden und sich dadurch zu entlasten.
- Es kann helfen, sich mit dem „Wie" und „Wo" des bevorstehenden Sterbens auseinanderzusetzen, auch wenn das „Wann" noch im Raum steht.
- Nur der Erkrankte kann über die Gestaltung der verbleibenden Zeit bestimmen. Versuchen Sie zu akzeptieren, dass er durch seine Krankheit in seiner Welt lebt und dadurch auch sein Sterben individuell ist.
- Offenheit der Beziehung ist Voraussetzung für eine mitmenschliche Begleitung. Wenn Sie sich überfordert fühlen, ist auch eine „Auszeit" erlaubt.

- Beziehungen fußen nicht mehr auf der gemeinsamen Hoffnung aufs Überleben, sondern auf der Hoffnung eines erfüllten Lebens – trotz oder wegen der begrenzten Zeit.
- Die Auseinandersetzung mit dem Sterben braucht Zeit. Sie verläuft in Phasen. Sowohl der Betroffene als auch die Betreuer und Angehörigen müssen oft ein Wechselbad der Gefühle durchmachen.
- Nahezu bis zuletzt taucht immer wieder Hoffnung auf. Die Betreuer und Angehörigen durchleben diese Gefühle ebenfalls – aber ein Unterschied ist unüberbrückbar – sie leben noch in ihrem Alltag! Diese Selbstverständlichkeit geht dem Sterbenden allmählich verloren. Häufig sind deshalb Wahrnehmung und Empfindungen der Angehörigen und des Kranken in ein und derselben Situation unterschiedlich. Schweigen kann aufkommen. Gemeinsames Schweigen braucht aber nicht Isolierung zur Folge haben. Eine Berührung, das Halten der Hand kann helfen, das Schweigen positiv zu empfinden.
- Der Gesunde muss bereit sein, seine Empfindungen der Trauer, Wut, Mattigkeit und Erschöpfung nicht sofort wegzudrängen und durch Handlungsaktivität zu verdecken, sondern sie mit dem Kranken gemeinsam zu tragen. Damit ermöglicht er dem Kranken, solche Empfindungen bei sich ebenfalls zuzulassen. Ihnen Ausdruck zu verleihen, entlastet. Man muss nicht immer stark und aktiv sein.

Folgende Bereiche sollten im Rahmen der Kommunikation besondere Beachtung finden

- **Die Diagnose**
  Sie soll vom Arzt nicht nur in einem Aufklärungsgespräch vermittelt, sondern als Prozess verstanden werden. Patienten können die Fülle an Informationen oft nicht gleich verarbeiten; insofern muss die Möglichkeit bestehen, immer wieder nachzufragen, wenn etwas unklar ist. Vor allem ist hierbei auch auf die emotionale Verarbeitung durch den Betroffenen zu achten, etwa, welche Unterstützung er benötigt. Ebenso muss die Diagnosevermittlung auch im Behandlungsteam transparent sein, um Unsicherheit infolge unterschiedlicher Informationsgrade zu vermeiden.
- **Der Verlauf der Erkrankung und die Behandlung**
  Diese Themen sind für Patienten oft besonders wichtig, können aber natürlich nicht so eindeutig behandelt werden. Wesentlich ist nachzufragen, was für den Betroffenen besonders wichtig ist. Hier ist seitens der Kommunikation ebenfalls auf eine gute Interaktion zwischen Arzt und anderen Betreuungspersonen zu achten, da Divergenzen in der Sicht der Behandlung leicht zu Kommunikationsproblemen und Konflikten im Team, aber auch mit dem Patienten führen können.
- **Schmerzen**
  Die Erfassung und die Kommunikation über Schmerzen ist ein wesentlicher Bestandteil der Palliativbetreuung. Skalen können hier zur Objektivierung wichtig sein, sollen aber das einfühlsame sachliche Gespräch nicht ersetzen. Wesentlich ist die objektive Erfassung des Zustandes des Betroffenen. Insofern müssen Betreuer die gegebenen Informationen auch so annehmen können, wie sie formuliert werden. Bei Unklarheiten ist nachzufragen. Interpretationen sind zu vermeiden, da sie nicht die Reali-

tät, sondern unsere eigene Sicht abbilden. Auch wenn es für uns nicht nachvollziehbar ist, kann ein Patient Schmerzen haben. Und auch der nicht durch physische Parameter objektivierbare psychische Schmerz belastet.

- **Tabuthemen**

    Hierbei handelt es sich um emotional besonders belastende Themen wie etwa das Sterben selbst, denen wir gern mit Floskeln ausweichen. Im Rahmen des Gespräches erscheint es wichtig, sachlich, aber empathisch nachzufragen. Auch die Frage „Wie lange werde ich noch leben?" ist meist keine Frage nach dem genauen Zeitpunkt, sondern beinhaltet Aspekte wie Ängste vor dem Ungewissen, Wünsche, Unterstützungen etc.

- **Physische und psychische Veränderungen des Betroffenen**

    Veränderungen im Aussehen bzw. in der Persönlichkeit von schwer erkrankten Menschen stellen ein spezifisches Problem bei der Betreuung dar. Einerseits belasten diese sowohl den Erkrankten als auch das Behandlungsteam, andererseits ist es jedoch oft sehr schwierig, diese unangenehmen Themen von beiden Seite anzusprechen. Das gilt vor allem für unangenehme Gerüche. Wesentlich erscheint es, auf die Bedürfnisse des Betroffenen zu achten. Zeigt dieser Signale, dass ihn das Thema belastet, so sollte es ebenfalls sachlich diskutiert werden., Verniedlichungen sind zu vermeiden, da es dadurch oft zu emotional nicht eindeutigen Verarbeitungsmustern kommt, z. B. wenn die Betreuungsperson bei einem Patienten mit operiertem Zungengrundkarzinom auf dessen Frage, wie er auf sie wirke, mit „Ganz normal!" antwortet. Hier wäre wichtig nachzufragen, was er genau wissen möchte, und entsprechend mit ihm zu kommunizieren.

- **Konflikte**

    Das Ansprechen von Konflikten ist gerade bei der Betreuung von Menschen in Lebenskrisen besonders problematisch. Darf man diese Personen überhaut noch zusätzlich belasten, oder muss sich alles ihren Grundbedürfnissen unterordnen? Da Konflikte, die nicht angesprochen werden, sich meist negativ auf die Betreuung auswirken, ist das Ansprechen unumgänglich. Wesentlich erscheint es jedoch, sich auf das sachliche Problem zu konzentrieren und es nicht zu personalisieren und zu emotionalisieren (der böse Patient). Ähnlich verhält es sich bei Konflikten mit Angehörigen.

- **Unterstützungskonzepte**

    Wesentlich erscheinen auch sachliche Informationen über sonstige Unterstützungskonzepte. Welche Möglichkeiten gibt es noch? Wo werden Kontaktadressen angeboten? Wer macht wann, was, wie, womit, wie lange, mit wem zusammen? Werden Schulungsmaßnahmen angeboten? Was kosten diese Unterstützungsmaßnahmen? Wie soll ich mich bei fremden Menschen verhalten? Besonders problematisch ist Kommunikation über alternative Behandlungsmöglichkeiten. Viele Patienten informieren sich heute im Internet, wo natürlich auch nicht wissenschaftlich fundierte Informationen kursieren bzw. bestehende therapeutische Maßnahmen oft sehr kritisch betrachtete werden. Palliativpatienten und deren Angehörige klammern sich jedoch an jede Hoffnung. Insofern können diese Themen nicht einfach ignoriert werden, sondern sollten beim Auftreten ein sachliches, aber vor allem verständnisvolles Gespräch zur Folge haben.

- **Abgabe von Kompetenz**

    Die Abgabe von Kompetenz an fremde Betreuungspersonen stellt ein wesentliches Problem im Rahmen der professionellen Betreuung dar. Wann soll/darf ich welche Kompetenz an welche Fachkraft/Institution abgeben, und was kann ich trotzdem noch beitragen? Welche Aufgaben habe ich dann noch? Bei Angehörigen ergibt sich oft die Frage, „Bin ich dann noch wichtig, oder vernachlässige ich meine Pflichten"? Kommunikation sollte in diesem Bereich auf den Erhalt von Kompetenz und Autonomie ausgerichtet sein und diese auch so weit wie möglich erhalten. Auch Angehörige sollten hier eingeschlossen werden.

Sterben ist ein sehr individuelle Prozess, obwohl gerade in letzter Zeit versucht wurde, dieses Phänomen auch wissenschaftlich greifbarer zu machen. Hierzu gehören etwa die Schaffung von Hospiz- und Palliativabteilungen, aber auch die Ausbildung der professionellen Helfer in diesem Bereich. Die Formen der Auseinandersetzung sind dabei oft sehr unterschiedlich, je nachdem, ob es sich um eher jüngere Menschen, solche hohen Alters oder auch Menschen mit emotional schwer belastenden Krankheiten handelt. Die Begegnung mit einem Sterbenden ist aber für viele Menschen ein neuer und oft Angst auslösender Prozess. Auch professionelle Helfer werden hierbei mit verschiedenen, das eigene Leben betreffenden Faktoren konfrontiert.
Diese sind

- die Schmerzen des Erkrankten,
- die eigene Hilflosigkeit,
- das Abschiednehmenmüssen,
- körperliche Veränderungen des Erkrankten,
- Befürchtungen und Ängste hinsichtlich der Betreuung,
- die Angst, etwas versäumt zu haben, noch etwas tun zu müssen, etwas zu sagen etc.,
- der Konflikt, Entscheidungen treffen zu müssen, ohne den Betroffenen noch fragen zu können,
- die Reflexion des eigenen Lebens in seiner Endlichkeit und
- die Gedanken des Angehörigen über die Zeit danach und die damit verbundenen Veränderungen.

Diese Faktoren können bei Angehörigen und Betreuern unterschiedliche und oft wechselnde, aber auch gleichzeitig auftretende Gefühle und Handlungen auslösen. Etwas tun müssen (Leben verlängern, Schmerzen lindern, da sein …) oder aufgeben, Gefühle von Hoffnung oder Resignation, Verbitterung oder Entspannung, Angst oder Erlösung, Verleugnen oder Annehmen lösen einander oft ab.
Nach Kruse (zit. nach Lehr 1996) stehen hierbei folgende Formen der Auseinandersetzung im Vordergrund, und zwar

- die Akzeptanz des Sterbens und des Todes bei gleichzeitiger Suche nach jenen Möglichkeiten, die das Leben noch bietet,
- eine zunehmende Resignation und Verbitterung, die das Leben als Last empfinden lassen,
- die Überwindung bzw. Minderung der Todesangst durch Gewinnung eines neuen Lebenssinns,
- das Bemühen, die Bedrohung der eigenen Existenz nicht in das Zentrum des eigenen Erlebens treten zu lassen,
- die Überwindung tiefer Depression mithilfe von Angehörigen und Freunden,
- und schließlich das Sich-Fügen in das Unvermeidliche.

Einen Überblick zum Umgang mit sterbenden alten Menschen gibt Kruse (2007). In der Kommunikation ist vor allem auf diese Muster zu achten bzw. es sollte versucht werden, durch gezieltes Hinterfragen, das Diskutieren von Alternativen, aber auch das Ansprechen von Tatsachen ein „positives" Bewältigungsverhalten anzustreben.

20.4.2 Kommunikationsrichtlinien entsprechend den Sterbephasen nach Kübler-Ross (2001)

Kübler-Ross hat die Reaktionen von Menschen, die eine lebensbedrohende Krankheit haben, aber auch die von Angehörigen in ihrem Phasenmodell genauer beschrieben. Diese reichen von Schock über emotionale Reaktionen bis zur Annahme oder Verleugnung der Realität. Dieses Modell trifft auch für alte Menschen in gewisser Hinsicht zu, auch wenn in der klinischen Beobachtung manchmal andere Muster zu sehen sind. Bei Menschen mit einer Demenzerkrankung sind sie etwas verschoben. Erste Reaktionen des Schocks und der Verdrängung treten beim Betroffenen bereits zu Beginn der Erkrankung auf. Hier beginnt für ihn der Prozess des Abschiednehmens. Bei einer schweren Demenz sind diese Aspekte hingegen weniger relevant. Bei Angehörigen ist dieser Prozess während der gesamten Erkrankungsdauer gegeben und wechselt auch oft. Das Abschiednehmen betrifft jedoch nicht nur den Menschen, sondern auch Funktionen, Tätigkeiten und verschiedenste andere Bereiche. Im folgenden Abschnitt sind die Phasen nach Kübler-Ross und die entsprechenden Richtlinien der Kommunikation leicht modifiziert dargestellt.

Phase 1: Schock, Nicht-Wahrhabenwollen und Isolierung
Am Anfang einer Erkrankung kann der Betroffene seine schwere, unheilbare Erkrankung innerlich noch nicht anerkennen. Er fordert neue Untersuchungen, glaubt an Verwechslungen oder beschuldigt die behandelnden Ärzte der Unfähigkeit. Oft werden Verordnungen nicht eingehalten, da sie nach Einschätzung des Patienten auf einer „falschen" Grundlage erstellt sind. Die Verleugnung mildert den Schock. So gewinnt der Kranke Zeit,

Kraft zu sammeln, um mit der Wahrheit fertig zu werden. In dieser Phase benötigen Menschen Beistand und die Anwesenheit eines anderen. Lange, erklärende Gespräche sind nicht sinnvoll. Sie können nicht verarbeitet werden. Wichtig ist Zuhören, da zu sein und Schutz und Geborgenheit zu vermitteln. Andererseits gibt es jedoch auch Menschen, die in dieser Phase allein sein wollen. Insofern sind Patentrezepte der Begleitung nicht sinnvoll. Bei sehr alten Menschen ist dieser Prozess oft vermindert und durch die lange Lebenszeit von einem Prozess der Akzeptanz begleitet. Diese Menschen wollen oft auch für sich allein sein.

Phase 2: Emotionale Verarbeitung; Zorn
Hat der Betroffene die tödliche Krankheit bzw. seine Endlichkeit als solche anerkannt, wird er zornig und eifersüchtig auf die anderen, die leben dürfen („Warum muss es mich treffen?"). Es kommt zu einer Flut negativ getönter Emotionen, die den Sterbenden mit sich fortreißen können. Dies äußert sich dann oft in „Kleinigkeiten" wie Unzufriedenheit mit dem Essen, dem Zimmer, den Mitpatienten, dem Pflegeteam und den Ärzten, in Sonderwünschen, aber auch in heftigen Streitigkeiten mit der Familie und aggressiven Beschuldigungen. Angst und Trauer über die Konsequenzen einer Krankheit führen zu einer verminderten Aktivität und Lebensgestaltung. Hier sind im Rahmen der Betreuung längere Gespräche notwendig. Wesentlich ist das Annehmenkönnen der Emotionen als Ausdruck von Hilflosigkeit und dem Wunsch nach Unterstützung. Der Gesprächspartner wird dabei oft stark emotional gefordert, da auch aggressive Gefühle möglich sind. Insofern sollten Betreuungspersonen auch selbst psychologische Unterstützung und Supervision annehmen.

Phase 3: Auseinandersetzung/Verhandeln
Ist die emotionale Verarbeitung weiter fortgeschritten, tritt die Auseinandersetzung mit den Tatsachen ein. Der Blick zurück und Erinnerungen wechseln mit aktiver Auseinandersetzung und dem Blick nach vorn, dem zukünftigen Leben. Oft kommt es jetzt zu einem „Verhandeln". Gespräche mit Gott, aber auch mit Ärzten und anderen therapeutischen Disziplinen sollen helfen, alle Möglichkeiten auszuschöpfen. In dieser – meist kurzen – Phase wird der bevorstehende Tod als unvermeidbar anerkannt. Weiteres Verdrängen oder Ausweichen ist nicht mehr möglich, „der Körper sagt die Wahrheit". Die Sterbenden versuchen durch „Verhandeln" einen Aufschub, also mehr Lebenszeit, zu erreichen. Dem Inhalt solcher Versprechungen liegen oft Schuldgefühle zugrunde: Der Sterbende gelobt, etwas zu tun, was er als wichtig erkannt, aber noch nicht geleistet hat. Die Patienten sind in dieser Phase sehr verletzlich, Gespräche sollten deshalb sehr einfühlsam, aber nicht ängstlich geführt werden. Die Annahme eines „Schicksals" ist oft nicht so leicht. Akzeptanz, Resignation, Verdrängen und Verleugnen wechseln sich häufig ab. Manchmal beginnt der Prozess auch wieder ganz von vorn. Die Kommunikation sollte in dieser Phase die Prozesse der Reflexion und Verarbeitung unterstützen und durch gezielte Fragen anregen.

Phase 4: Depression

Die Phase der Depression kann zwei Ausprägungen haben: Die erste Form ist die Reaktion auf den erlittenen Verlust, die Veränderung durch die Krankheit, die Unfähigkeit, begangene Fehler wieder gut zu machen oder den Verpflichtungen nicht mehr nachkommen zu können.

Die andere Form der Depression ist vorwärts gerichtet, auf den drohenden Verlust des Lebens und den Abschied von den geliebten Menschen. Diese zweite Form ist ein Stück Trauerarbeit des Sterbenden und kann die Annahme des Schicksals vorbereiten.

In dieser Zeit ist es dem Sterbenden möglich, sich umfassend mit der Realität seines Todes auseinanderzusetzen. Er verfasst z. B. ein Testament oder bringt Geschäfte zum Abschluss. Möglicherweise ändert sich seine persönliche Lebensphilosophie. Manchmal können jahrelang verhärtete Positionen noch verlassen werden, z. B. ist die Aussöhnung mit einem verfeindeten Bruder eine Erfahrung, die auch den Angehörigen den Abschied erleichtert.

Die Depression kann in eine Phase vorbereitender Trauer münden, mit der sich der Sterbende auf den nahen Tod vorbereitet. Während der Phase der Depression ist der Sterbende meist sehr still und will Ruhe haben, aber nicht unbedingt allein sein. Anordnungen, Wünsche und Bitten erfüllt zu bekommen, ist für den Sterbenden äußerst wichtig. Dieser Rückzug kann für die Betreuer und Angehörigen schmerzlich sein, ist aber ein Zeichen dafür, dass es dem Patienten gelingt, sich von seinen Bindungen zu lösen und die Dinge der Welt hinter sich zu lassen. Diagnostisch ist die Form der Reaktion des Betroffenen abzuklären. Ist es eine Depression, die ihm die Auseinandersetzung erschwert, so sollte sie auch als solche behandelt werden. Hier stehen in der Kommunikation das Erarbeiten realistischer Ziele, noch vorhandene Möglichkeiten und das Aufgreifen von Ressourcen im Vordergrund.

Ist die Depression jedoch ein „gesunder" Teil des Abschiednehmens, so ist hier primär Beistand, Verständnis und die Anwesenheit einer Bezugsperson wichtig. Hier muss darauf geachtet werden, dass ein Patient nicht immer „glücklich" stirbt, auch wenn wir es gerne hätten.

Phase 5: Zustimmung

Die letzte Phase ist gekennzeichnet durch Zustimmung und ruhige Erwartung des Endes. Der Sterbende hat seinen Frieden mit der Welt gefunden und akzeptiert den nahenden Tod, auch wenn oft noch eine schwache Hoffnung aufrechterhalten wird, doch nicht sterben zu müssen. Dieses Stadium ist fast frei von Gefühlen. Der Patient ist müde und schwach, schläft viel und möchte meist nicht gestört werden. Er verständigt sich oft nur noch mit Gesten oder wenigen Worten. In diesem Stadium ist Achtsamkeit auf die Bedürfnisse des Betroffenen wichtig.

Dieses Modell von Kübler-Ross stellt einen „Idealfall" dar. Auch der Ablauf erfolgt nicht immer in dieser Reihenfolge. Gerade ältere Menschen verarbeiten das Sterben individueller, die Biografie spielt dabei eine wesentliche Rolle. Oft ist das Annehmen durch religiöse Aspekte des Wiedertreffens mit geliebten Menschen einfacher. Auch das Loslassen ist durch ein langes erfülltes Leben leichter. Insofern ist die Kenntnis der Biografie eines sterbenden Menschen von wesentlicher Bedeutung für den Prozess der Begleitung.

20.5 Die Rolle der Helfer in der Palliativbetreuung

Die Begegnung mit einem sterbenden Menschen ist für viele Menschen ein neuer und oft Angst auslösender Prozess. Die Auseinandersetzung mit nicht veränderbaren Ereignissen und Tatsachen, die Begrenztheit der eigenen Möglichkeiten und die Konfrontation mit den nicht so positiven Seiten des menschlichen Lebens müssen mit den eigenen Werten, Normen und Zielen vereinbart werden. Das kann leicht zu Überforderung, Frustration und Resignation führen. So ist die Burn-out-Rate in Gesundheitsberufen (Peirera et al. 2011) besonders hoch.

Auch professionelle Helfer werden hierbei mit verschiedenen, das eigene Leben betreffenden Faktoren konfrontiert. Diese sind einerseits direkt mit dem Betroffenen und seiner Krankheit verbunden, aber auch dessen sozialem Umfeld und der eigenen Person. Dabei stehen oft folgende Faktoren im Vordergrund:

- die Krankheit und deren Verlauf,
- die Schmerzen des Erkrankten,
- körperliche Veränderungen des Erkrankten,
- Befürchtungen und Ängste hinsichtlich der Betreuung,
- die Angst, etwas versäumt zu haben, noch etwas tun zu müssen, etwas zu sagen etc.,
- der Konflikt, Entscheidungen treffen zu müssen, ohne den Betroffenen noch fragen zu können,
- die Probleme der Angehörigen,
- Reflexion des eigenen Lebens in seiner Endlichkeit,
- das Abschiednehmenmüssen,
- die eigene Hilflosigkeit,
- die Verarbeitung von eigenen Emotionen hinsichtlich emotionaler besetzter Krankheiten,
- die Verarbeitung der Beziehung,
- der Konflikt zwischen „Leben erhalten" und „sterben dürfen",
- strukturelle und organisatorische Probleme.

Diese Faktoren können bei den Betreuer:innen unterschiedliche und oft wechselnde, aber auch gleichzeitig auftretende Gefühle und Handlungen auslösen wie etwa

- etwas tun müssen (Leben verlängern, Schmerzen lindern etc.),
- Resignation infolge eigener Hilflosigkeit,
- Akzeptanz des Geschehens,

- Hoffnung oder Resignation,
- Verbitterung, Ärger oder Entspannung,
- Angst oder Erlösung,
- Verleugnen oder Annehmen,
- Scham und Schuld.

Supervision kann hier helfen, diese inneren Konflikte zu reflektieren und neue Muster der Verarbeitung zu finden

20.6 Supervision und ihre Aufgaben

20.6.1 Allgemeine Aspekte der Supervision

Supervision ist nach Stangl (http://lexikon.stangl.eu/2497/supervision/) „… eine Form der Beratung, die einzelne Teams, Gruppen und Organisationen bei der Reflexion und Verbesserung ihres personalen, beruflichen oder ehrenamtlichen Handelns" unterstützt. „Fokus ist je nach Zielvereinbarung die Arbeitspraxis (Fallsupervision), die Rollen- und Beziehungsdynamik zwischen SupervisandIn und KlientIn, die Zusammenarbeit im Team bzw. in der Organisation des Supervisanden/der Supervisandin usw."

Trotz der umfangreichen Literatur zu diesem Thema existiert keine einheitliche Definition von Supervision und auch kein einheitliches Vorgehen im Sinne einer konkreten Supervisionstechnik. Oft wird das Vorgehen durch die therapeutische Orientierung der Supervisorin bzw. des Supervisors, ihren/seinen Vorlieben und Erfahrungen bestimmt. Oft wird Supervision auch mit Aspekten von Coaching vermischt. Obwohl der konkrete Ablauf der Supervision im Einzelfall definiert wird, lassen sich meist folgende Phasen einer Supervision beschreiben:

- **Beziehungsaufbau:** Eine gute Beziehung ist Grundlage jedes Reflexionsprozesses und steht deshalb am Anfang des Supervisionsprozesses. Hier spielen auch die Erwartungen des Supervisors und jene der Supervisand:innen eine wesentliche Rolle.
- **Problemidentifizierung**: Welches Problem soll in der aktuellen Supervision angesprochen werden? Was ist der Supervisionsanlass?
- **Sammlung von Information**: Welche Informationen benötigt der Supervisor/die Supervisorin, um sich ein Bild vom Anliegen des Supervisanden/der Supervisandin machen zu können?
- **Bearbeitung**: Welche Ursachen werden angenommen? Welche Lösungsmöglichkeiten stehen zur Verfügung?
- **Integration und Auswertung**: Zu welchem Schluss sind Supervisor:in und Supervisand:in gekommen? Welche Auswirkungen hat dies auf die Fortführung der Therapie oder Beratung? Was bedeutet es für den Supervisanden/die Supervisandin persönlich?

Supervision ist im Rahmen des Arbeitsbereiches Palliativ Care und Hospiz als wesentliches Element vorgesehen. In einer Umfrage der Deutsche Gesellschaft für Supervision (2007) gaben die MitarbeiterInnen solcher Abteilungen dazu folgende Aspekte und Ziele an:

- mehr Raum für Tabuthemen und spirituelle Konzepte,
- Konfliktlösung,
- existenzielle Grenzerfahrungen,
- Sterben und Tod,
- Verlust und Trauer,
- Ekel,
- Sinn,
- Suizidalität,
- Verzweiflung,
- multikulturelle Erfahrungen,
- Schuld,
- nonverbale Kommunikation (wenn Sprechen nicht mehr möglich ist), Sprachlosigkeit, Schweigen aushalten,
- Selbstschutz,
- eigene Betroffenheit,
- Nähe und Distanz,
- Grenzüberschreitung,
- Entlastung des Teams,
- Stärkung,
- Kompetenzerweiterung und persönliche Fortbildung.

20.6.2 Praktische Durchführung

Überträgt man diese Überlegungen auf den Bereich der Supervision im Bereich der Palliativbetreuung, so ergeben sich daraus folgende praktische Konsequenzen (Gatterer 2016).

Beziehungsaufbau
Grundlage für einen guten Supervisionsprozess im Bereich der Palliativbetreuung ist das Kennenlernen zwischen Supervisor und dem Palliativteam. Gerade die regelmäßige Konfrontation mit Menschen in der Endphase des Lebens muss von beiden Seiten hinsichtlich der vorhandenen Werte und Normen reflektiert werden. Wichtig ist hierbei nicht die Homogenität der Sichtweisen, sondern deren Transparenz. Nur bei guter Beziehung ist es möglich, Probleme aus unterschiedlichen Perspektiven zu betrachten und alternative Sichtweisen und Lösungsmöglichkeiten zuzulassen. Feldkompetenz des Supervisors ist hierbei günstig, da nur dadurch die eigene Betroffenheit bei schwierigen Situationen bereits vorher reflektiert wurde.

Auch die therapeutische Ausbildung des Supervisors ist von gewisser Relevanz. Es ist ein Unterschied, ob ein Problem systemisch, lerntheoretisch, personenzentriert, psychodynamisch oder gruppendynamisch reflektiert wird. Im der gegenwärtigen Darstellung ist der Supervisor lerntheoretisch orientiert.

Problemidentifizierung
Die Problemidentifizierung ist der nächste wesentliche Schritt. Hier sind folgende Fragen wesentlich:

- Welches Problem soll behandelt werden?
- Wer hat es?
- Wie sieht es konkret aus? Seit wann besteht es?
- Warum ist es ein Problem? Welche Regeln, Normen, Werte, emotionalen Prozesse etc. stehen im Vordergrund?
- Welche Bereiche (körperlich, psychisch, sozial, Kontext, Zusammenspiel aller Faktoren) stehen im Vordergrund?
- Wie entsteht die Dynamik des Leidens? Was wäre der optimale Zustand?
- Für wen ist es der optimale Zustand und warum?
- Was hindert, dorthin zu kommen?
- Was sind die Alternativen?

Dieser Prozess der Problemidentifizierung ist wesentlich für den weiteren Supervisionsprozess. Schon die Problemdefinition bringt oft Schwierigkeiten mit sich, da gerade im Bereich der Betreuung von schwer erkrankten Mensch die objektive Problemdefinition oft emotional überdeckt wird. Dadurch ist eine sachliche Bearbeitung, ohne jedoch die Ursachenfindung für die emotionale Beteiligung zu vernachlässigen, wesentlich.
Prinzipiell sollte die Problemdefinition sich auf folgende Bereiche beziehen:,

- die möglichst sachliche Darstellung des Problems (Wer hat, was, wann, wo, wie, wie lange, mit wem, weshalb, etc.?),
- die Betrachtung aus den unterschiedlichen Fachdisziplinen im Team (Medizin, Pflege, Sozialarbeit, Psychologie, Seelsorge, Therapie etc.),
- die individuelle Sicht des/der Betroffenen (Team, Patient, Angehörige etc.),
- die individuellen Verarbeitungsprozesse aufgrund emotionaler Muster, Werte, Normen, Rollenbilder, Einstellungen etc.,
- kontextuelle Rahmenbedingungen,
- gesellschaftliche Einflussfaktoren,
- systemische Zusammenhänge.

Hierbei ist es wesentlich, eine möglichst wertfreie Supervisionsatmosphäre zu entwickeln, wo alle Überlegungen und Aussagen (wertschätzend) erlaubt sind. Der Supervisor/die Supervisorin hat hier eine Moderationsrolle zur Optimierung der Kommuni-

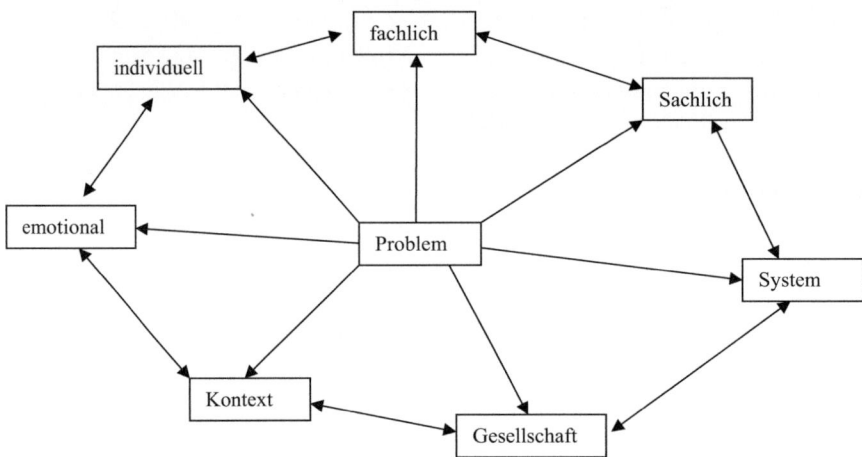

Abb. 20.4 Problemanalyse

kation. Günstig erscheint es, diese Faktoren und deren Dynamik auf einem Flipchart darzustellen, da sie dadurch besser analysiert und Zusammenhänge reflektiert werden können (Abb. 20.4).

Sammlung von Information
Hier ist es wichtig, das Problem möglichst sachlich zu erfassen. Was ist konkret passiert? Unterschiedliche fachliche (medizinische, pflegerische, psychotherapeutische etc.) Aspekte bauen bei der Lösungsfindung darauf auf. Aber auch individuelle Sichtweisen der Betreuer müssen reflektiert werden, um Konflikte zu vermeiden. Gerade emotionale Verarbeitungsprozesse sind nämlich besonders wichtig. Da Probleme immer auch einen Kontext haben müssen auch diese mitberücksichtigt werden, so wie gesellschaftliche und systemische Aspekte. Auf dieser Problemanalyse aufbauend ergeben sich die Konsequenzen für die weitere Analyse. Hier werden zusätzliche Informationen erhoben, die zur Klärung des Problems beitragen können. Häufig kommt es in diesem Stadium des Supervisionsprozesses zur Reflexion der eigenen Bedürfnisse des Teams. Ebenso die eigene Betroffenheit hinsichtlich des Problems, aber auch innere Konflikte im Team hinsichtlich Problemsichtweisen, Lösungsansätzen, eigenen Bewertungen etc. Hier ist es Aufgabe des Supervisors/der Supervisorin jedem die Möglichkeit zu geben, seine Sichtweise einzubringen, auch wenn sie von der der anderen TeilnehmerInnen abweicht.

Diese betreffen die Bereiche biologisch-körperliche Prozesse und Faktoren, psychische Verarbeitungsmuster, soziale Faktoren und Umweltfaktoren aus der Sicht des Betroffenen (Erkrankten), dessen sozialem Umfeld, der Sicht der Behandler und Rahmenbedingungen.

Häufige Themen sind:

- die subjektive Sicht der Schwere der Erkrankung,
- die Schmerztherapie,

- fachspezifische Unterschiede der Bewertung des Problems,
- eigene emotionale Betroffenheit (Biografie),
- Problem der Akzeptanz von Tatsachen,
- Probleme in der interdisziplinären Kooperation,
- Probleme in der Kooperation mit anderen Behandlungspartner:innen,
- das Thema „Sterben" als natürlicher Prozess in seiner Individualität,
- die Begrenztheit der eigenen Möglichkeiten,
- Frustrationen,
- die individuelle, nicht „fachlich richtige Sicht und Reaktion" der Beteiligten (z. B. Patient:in möchte eine Maßnahme nicht, die aus der Sicht des Teams helfen würde),
- andere, nicht palliativ orientierte Sichtweisen.

Bearbeitung
In diesem Stadium des Supervisionsprozesses werden alle Faktoren zur Lösungsanalyse zusammengeführt. Welche Lösung ist die adäquateste und für wen. Dazu ist es wieder sinnvoll, das Flipchart der Problemanalyse zur Zielanalyse heranzuziehen. Hier ist folgender Prozess sinnvoll (Gatterer 2018):

- Was konkret ist passiert?
- Warum ist es ein Problem?
- Welche Werte, Normen, Einstellungen spielen eine Rolle?
- Was sagt der Gesetzgeber?
- Wer leidet?
- Welche Lösungen wären aus der Problemsicht möglich?
- Welche Lösung ist vom Patienten gewünscht?
- Welche Konsequenzen sind damit verbunden?
- Wie geht es uns mit dieser Lösungssituation emotional?
- Welche Alternativen stehen zur Verfügung?
- Wie ist die soziale Akzeptanz dieser Lösung?
- Welches ist die aus der Sicht des Teams „optimale" Lösung?
- Was verhindert diese?
- Was wären „kreative" Alternativen?
- Wer soll zuletzt „glücklich" sein?

Meist zeigt es sich, dass keine Lösung gefunden werden kann, die alle befriedigt. Hier kommt es auch oft zu Diskussionen, wer denn der „Primärkunde/die Primärkundin" ist. Die wesentliche Rolle des Supervisors/der Supervisorin besteht darin, vor allem jene Personen mit ihren Gefühlen zu berücksichtigen, die ihre Sichtweisen und Lösungen verändern bzw. neu bewerten mussten. Machtaspekte und „Gewinnspiele" sind zu vermeiden. Es ist nicht wichtig, was richtig oder falsch ist, sondern welche Konsequenzen sich aus welchen Lösungen für wen ergeben. Und für wen ist es dann eine Lösung, und welche Rolle spielt der betroffenen Patient/die Patientin? Inwieweit wurde er oder sie in diesen

Prozess mit einbezogen? Wesentliche Ziele dieses Prozesses sind die Auflösung von Konflikten und die Verbesserung der Handlungskompetenzen.

Integration und Auswertung
Im letzten Stadium dieses Supervisionsprozesses erfolgt die Reflexion hinsichtlich seiner „Effizienz". Was hat es wem gebracht, was passt noch nicht? Wo gibt es Entwicklungspotenzial? Wo sind unsere blinden Flecken? Woran möchten wir weiterarbeiten? Was sind weitere wichtige Themen? Was habe ich selbst als Individuum profitiert bzw. wo habe ich mich nicht verstanden gefühlt?

Für diesen Prozess sollte im Rahmen der Supervision noch genügend Zeit eingerechnet werden, da ungelöste emotionale Konflikte durch ein zu rasches, lösungsorientiertes Vorgehen Konflikte innerhalb des Teams verstärkt. Wesentlich in diesem Abschnitt ist auch das Thema „Selbstfürsorge und Psychohygiene" für die Helfer:innen. Hier sollten auch Techniken zur eigenen Psychohygiene, wie Entspannungstechniken etc., vermittelt werden.

20.7 Zusammenfassung

Die Betreuung und Behandlung von Menschen am Ende ihres Lebens stellt sowohl für die Betroffenen selbst, aber auch das Behandlungsteam und die Angehörigen eine große Herausforderung dar. Einbußen im körperlichen und kognitiven Bereich erschweren oft zusätzlich zur psychischen Komponente die Auseinandersetzung und die Bearbeitung von Problemen. Im Rahmen der Kommunikation ist es deshalb besonders wesentlich, die Aspekte guter Kommunikation wie wertschätzende Haltung, Empathie, Zuhören und sachliches Ansprechen von Problemen zu beachten. Der Patient sollte auch bei nicht mehr vorhandener Kommunikation nicht zum Objekt der Behandlung werden, sondern die Betreuer sollten vermehrt auf seine nonverbalen Botschaften und ihre eigenen Gefühle achten. Auch die Reflexion, in welchen Stadium der Verarbeitung der Betroffene steht, kann hilfreich für eine gute Kommunikation sein. Aber auch die Betreuer benötigen Unterstützung. Hier kann Supervision einen wesentlichen Beitrag leisten. Unter Beachtung dieser Faktoren ist es möglich, Menschen bis an ihr Lebensende als Menschen mit Bedürfnissen wahrzunehmen, ihre Autonomie zu fördern und sie gut zu betreuen

Literatur

Bausewein C, Roller S, Voltz R (2003) Leitfaden Palliativmedizin, 2. Aufl. Urban & Fischer, Elsevier Verlag GmbH
[2]Deutsche Gesellschaft für Supervision (2007) Supervision im Arbeitsfeld Hospiz/Palliative Care. Kurzdarstellung der Ergebnisse einer bundesweiten Befragung, Köln
Fitzgerald A, Zwick G (2001) Patientenorientierte Gesprächsführung im Pflegeprozess. Springer, Wien New York
Gatterer G, Croy A (2005) Leben mit Demenz. Springer, Wien

Gatterer G, Croy A (2007) Multiprofessionelle Altenbetreuung, 2. Aufl. Springer, Wien

Gatterer G (2016) Die Belastungen der Helfer im Bereich der Palliativbetreuung aus der Sicht des Supervisors – ein Praxisbericht. In: Hummer, B (Hrsg) Mensch bleiben bis zuletzt – Herausforderungen in der Begegnung mit sterbenden Menschen. Schriften zur Sozialen Arbeit Bd 32. pro mente edition. München/Gatterer: Facultas

Gatterer G (2018) Umgang mit Krisen bei Demenz. Pflege Professionell. Das Fachmagazin 16:73–78

Herkner W (1991) Sozialpsychologie. Huber, Bern

Hirsch AM (1997) Psychologie für Altenpfleger. In: Kommunikative Kompetenz, Bd II. MMV Medizin Verlag, München

Husebö S, Klaschik E (2006) „Palliativmedizin", 4. Aufl. Springer/Taschenbuch, Wien/Husebö: Berlin

Kojer M (2006a) Sterben und Lebensqualität. In: Bernatzki G, Sittl R, Likar R (Hrsg) Schmerzbehandlung in der Palliativmedizin, 2. Aufl. Springer, Wien

Kojer M (2006b) Symptomkontrolle in der Geriatrie. In: Aulbert E, Nauck F, Radbruch L (Hrsg) Lehrbuch der Palliativmedizin, 2. Aufl. Schattauer, Heidelberg/Kojer, Wien

Kojer M (2007) In: Gatterer G (Hrsg) Multiprofessionelle Altenbetreuung, 2. Aufl. Springer, Wien

Kojer M, Schmidl M, Gutenthaler U (2005) Demenz und Lebensqualität. In: Rudolf Likar R, Bernatzky G, Pipam W, Janig H, Sadjak A (Hrsg) Lebensqualität im Alter. Springer, Wien

Kojer M (2003) Alt, krank und verwirrt. Einführung in die Praxis der Palliativen Geriatrie, 2. Aufl. Lambertus, Freiburg im Breisgau

Kruse A (2007) Das letzte Lebensjahr. Kohlhammer/Urban/Taschenbücher, Stuttgart

Kübler-Ross E (2001) Interviews mit Sterbenden. Droemer, Knaur

Lehr U (1996) Psychologie des Alterns. Quelle & Meyer, Wiesbaden

Pereira SM, Fonseca AM, Carvalho AS (2011) Burnout in palliative care: a systematic review. Nurs Ethics 18(3):317–326. http://www.ncbi.nlm.nih.gov/pubmed/21558108

Gerrig R.J. Zimbardo P.G. (2018) Psychologie. 21. Aufl. Pearson, Hallbergmoos

Schulz von Thun F (1990) Miteinander reden 2. Stile, Werte und Persönlichkeitsentwicklung. Rororo, Reinbek bei Hamburg.

Schulz von Thun F (1991) Miteinander reden 1. Störungen und Klärungen. Rororo, Reinbek bei Hamburg.

Watzlawick P, Beaven JH (1969) Menschliche Kommunikation. Huber, Bern/Stuttgart

Hypnose und Schmerz

21

Agnes Kaiser Rekkas

Kenntnisse in Hypnose erleichtern die Behandlung des Schmerzpatienten in der Pflege, und schon einfache Hypnoseinterventionen mit passenden Bildern und positiven Suggestionen beeinflussen nicht nur sein Leiden, sondern reduzieren auch Stress. Die dadurch verbesserte Stimmungslage begünstigt das in der Klinik so wichtige kooperative Verhalten des Patienten und wirkt zugleich heilsam. Dabei setzt die Behandlung mit Hypnose schon bei der emotionalen Bewertung und Bedeutung des Schmerzes an, denn oft ist das Erleben des Schmerzgefühls von der Erinnerung an erlebten oder/und Angst vor einem noch zu erwartenden Schmerz überlagert, was als sehr bedrohlich empfunden werden kann und in der Folge Angst und Ohnmachtsgefühle auslöst. Der Patient zeigt typische Trancephänomene, wozu gehören Amnesie, Hypermnesie, Dissoziation, Absorption, Katalepsie, Zeitverzerrung, Altersregression und Altersprogression. Diese Trancephänomene werden hypnotherapeutisch im positiven Sinne genutzt. Durch Suggestionen von Vergessen, Erinnern, Aufsuchen eines schönen Ortes, sich Vertiefen in etwas, Zeit verändert wahrnehmen, sich etwas Schönes ausmalen, eine gute Situation in der Vergangenheit aufsuchen oder in der Zukunft erträumen, kann die Wahrnehmung des Schmerzes direkt verändert werden. Dabei ist *Leitgedanke*:

1. *Schmerz allgemein – Signalfunktion!* Schmerz immer diagnostisch abklären!
2. *Akuter Schmerz – hohe Suggestibilität!* Direktive hypnotische Suggestionen geben.
3. *Starker Schmerz – niedrige Erwartungshaltung!* Direktive hypnotische Suggestionen geben. Auch mit leichter Verbesserung zufrieden sein.
4. *Chronischer Schmerz – Schmerzgedächtnis und psychische Überlagerung!* Nondirektiv arbeiten. Schmerzbedeutung berücksichtigen. Heilsame Bilder, Fantasiereisen und stärkende Metaphern finden.

A. K. Rekkas (✉)
München, Deutschland

Der Schmerzpatient befindet sich per se in einer suggestiblen Verfassung, weshalb er meist augenblicklich in einen ausreichend tiefen Trancezustand geführt werden kann. Die konkrete Intervention hängt dann einerseits von Intensität, Qualität, Dauer und Berechenbarkeit des Schmerzgeschehens, andererseits von der Persönlichkeit ab.

Es gelten folgende *hypnotherapeutische Prinzipien*

- Jeder Mensch ist einzigartig und hat Entwicklungsressourcen.
- Voraussetzung für hypnotherapeutische Arbeit ist der Respekt vor diesen individuellen Ressourcen und vor unbewusster Arbeit.
- Hypnose stärkt diese Ressourcen durch entsprechende therapeutische Suggestionen.
- Hypnose ist ein erlebnishafter Prozess. Der Patient fokussiert in Hypnose auf das innere Erleben um – therapeutisch unterstützt – sein Befinden im Moment zu verbessern/ zu bewältigen.

Mit der Schmerzbehandlung in Hypnose soll der Patient

- sich sicher, angenommen, verstanden und begleitet fühlen,
- von Äußerem (Klinikbetrieb) abschalten und sich beruhigen können,
- sich von dem schmerzenden Körperbereich distanzieren,
- Schmerzen durch Imagination beeinflussen,
- sich auf etwas anderes konzentrieren und spontan besser fühlen,
- das Symptom als reduziert empfinden oder zeitweilig sogar vergessen,
- positive innere Bilder sehen oder/und sich an etwas Schönes erinnern,
- Vertrauen in eigene Fähigkeiten entwickeln,
- sich erleichtert und zuversichtlich fühlen,
- die Hypnose mit einem schönen Bild und einem guten Gefühl abschließen.

Die in der Schmerztherapie tätige Fachperson kann schon indirekt hypnotisch wirksam werden, wenn sie vorerst nur tut, was sie sowieso schon macht, aber bewusster und gezielter:

- Bestätigen: Beruhigen, Mut geben, Zuversicht vermitteln.
- Ablenken: Fokussieren auf angenehme Bilder und Gefühle.
- Achtsam sprechen: Vermeiden von Worten, die schlechte Bilder und Gefühle auslösen. Verwenden von Worten, die gut tun.
- Unterstützen: Alles tun, was Ängste löst und die Stimmung verbessert.
- Aktivieren von Ressourcen: Einladen, sich an gute Erlebnisse (Tanzen, Segeln, Radfahren, Schwimmen in einem kühlenden See oder Thermalbad) zu erinnern.
- Anregungen geben: Von anderen (Patienten) berichten, die sich selbst im Guten beeinflussten und damit ihre Schmerzen reduzierten, d. h. Ideen säen.
- Kraft vermitteln: Den Glauben stärken an sich, an die normalen körperlichen Heilkräfte (gesundes Körpergedächtnis) und evtl. an eine höhere Macht (Gott).

Und der Patient? In Hypnose agiert ein Mensch wie im Wachzustand, aber über die Dauer der Trance macht er etwas Bestimmtes anders in Bezug auf: vergessen, erinnern, träumen, Bilder sehen, den Körper anders wahrnehmen, Symptome beenden, Schmerzen beeinflussen, eine schwierige Situation meistern.

Bemerkenswert dabei ist, dass alle diese unbewussten Prozesse autonom vor sich gehen.

Die lösungsorientierte, positive Trancesprache

Um diese unbewussten, autonomen Prozesse für besseres Befinden anzuregen, ist achtsam zu sprechen, denn im suggestibel veränderten Bewusstseinszustand – bei Schmerz wie auch in Hypnose – gehen Worte direkt „unter die Haut" (Kaiser-Rekkas 2019). Worte lösen Bilder aus. Bilder erzeugen Gefühle. Gefühle übersetzt der Körper in Körpervorgänge, angefangen bei der Herzrate. Man spreche aus, was im Positiven erreicht werden soll oder gewünscht wird. Man frage nicht nach „Schmerzen", sondern nach „Wohlergehen": „Wie geht es Ihnen heute?" „Wie wohl fühlen Sie sich jetzt?" „Was kann ich für Sie tun, damit es Ihnen besser geht?" „Achten Sie darauf, wie Sie beginnen, sich langsam wohler zu fühlen!" „Was machen Sie am liebsten mit Ihren Enkeln?" „Erzählen Sie mir von Ihrem letzten Urlaub!" „Gehen Sie innerlich auf Reisen!" „Sie werden sich vermutlich bald besser fühlen als erwartet" „Vertrauen Sie Ihrem Körper/Ihren Heilkräften" „… und während Sie mir jetzt ruhig zuhören, können Sie beobachten, wie Sie beginnen, sich zu entspannen."

Zu *akutem Schmerz* werden unter I. A, B und C beispielhafte hypnotische Interventionen aufgeführt. I. D berichtetet von der spontanen Selbsthypnose bei einer Schnittverletzung.

Zu *chronischen Schmerzen* werden unter II. A didaktisch die 13 Bausteine von längeren Trancetexten vorgestellt. In B und C finden sich 2 ausformulierte, beispielhafte Trancetexte.

I. Akuter Schmerz, einfache hypnotische Techniken

A. „Den Körper schweben lassen"

Diese kleine, aber wirksame Tranceeinleitung verhilft dem Patienten, sich schnell besser zu fühlen. Seine Aufmerksamkeit wird auf eine leichte Aufgabe gebündelt (Fokussierung weg vom Schmerz), und er soll sich das Schweben seines Körpers vorstellen (Imagination von Wohlbefinden), während man langsam von 1 bis 5 zählt (Konzentration auf die Zahlen, was tranceinduzierend wirkt):

1. Bei „eins" soll er ruhig einatmen und mit offenen Augen nach oben schauen.
2. Bei „zwei" soll er tief ausatmen, während er die Augen langsam schließt.
3. Bei „drei" soll er wiederum ruhig einatmen und mit offenen Augen nach oben schauen.
4. Bei „vier" soll er wieder tief ausatmen, während sich die Augen langsam schließen.
5. Bei „fünf" soll er entspannt nachgeben und seinen Körper schweben lassen.
6. Nach ein paar ruhigen Atemzügen wird der Patient eingeladen, sich mit jedem „Aufatmen" wohler und wohler zu fühlen.

7. Nach weiteren ruhigen Atemzügen wird er aufgefordert, alles Ungute hinter sich zu lassen und an einen schönen Ort zu schweben, an dem er sich aufgehoben und geborgen fühlt. Dort soll er für geraume Zeit verbleiben.
8. Anschließend kann er als Person wieder wach und klar ins Hier und Jetzt zurückkehren, aber sein Körper soll in dem heilsamen Schwebezustand verbleiben.

Mögliche Formulierung für Punkt 7:
„Sie lassen beim Ausatmen Ihren Körper schweben ... Sie brauchen nicht zu wissen ... und auch nicht zu verstehen, wie das geht ... Sie brauchen es sich nur zu denken:
‚Ich lasse meinen Körper schweben' ... und er schwebt auf Ihrem Atemstrom dahin ... Sehr gut. Sehr gut ... sehr schön!"
Im Rhythmus der Atemzüge gesprochen
„Er schwebt dahin ... und Sie mit ihm ... er schwebt dahin ... und Sie mit ihm ... er schwebt dahin ... und Sie mit ihm ... und ohne besondere Wünsche und ohne besonderes Wollen sinken Sie mit jedem Dahinschweben tiefer und tiefer in eine angenehme Trance ...
Ihr Körper schwebt dahin ... und Sie mit ihm ... und tiefe Ruhe erfüllt Sie ... wie schön!"

B. *Nutzen der typischen Trancephänomen nach Hypnoseeinleitung*

Entweder kann der Patient einfach eine Weile im hypnotischen Zustand des angenehmen Schwebens verbleiben, oder es werden Suggestionen formuliert, die die typischen Trancephänomene aufgreifen. Die hier genannten beispielhaften Suggestionen sind in der Wortwahl dem Patienten anzupassen.

1. *Die letzte Schmerzattacke vergessen.*
   Suggestion: „Und bald werden alle unangenehmen Gefühle unwichtiger und unwichtiger, und Sie fangen an zu vergessen und achten nur noch darauf, wie Sie beginnen, sich wohler zu fühlen!"
2. *Abstand nehmen von Schmerzen.*
   Suggestion: „Und Sie entfernen sich mehr und mehr von den unangenehmen Gefühlen, und weit weg in der Ferne lösen sich diese in ein wundervolles Nichts auf."
3. *Schmerzhafte Zeiten als schneller vergehend empfinden.*
   Suggestion: „Zeit läuft schneller als sonst. Wer kennt das nicht: Kaum hat der Tag begonnen, ist er auch schon vorbei. Die Zeit ist wie verflogen!"
4. *Schmerzfreie Intervalle dagegen als länger ausgedehnt erleben.*
   Suggestion: „Die Zeit wird Ihnen lang vorkommen wie ein langer schöner Urlaubstag."
5. *Abtauchen in eine heilsame Fantasiewelt.*
   Suggestion: „Sich in einem Heiltempel (kühlenden Pool, Hängematte) einfach gut fühlen!"

6. *Eine gute Situation in der Vergangenheit erinnern und sich in dieses Erlebnis gedanklich und gefühlmäßig vertiefen.*
   Suggestion: „Und nun kann Ihnen eine schöne Situation von früher in Erinnerung kommen. Und es wird für Sie sein, als wäre es jetzt! Und Sie mittendrin."
7. *Die Zukunft (nach Überwindung der jetzigen Situation) ausmalen, sich darauf freuen.*
   Suggestion: „Sie können nun innerlich in die Zukunft wandern, in eine Zeit, in der alles wieder gut ist."

C. **Hypnoseintervention im Schmerzanfall in 11 Schritten**

Voraussetzung für eine erfolgreiche Anwendung von Hypnose bei Schmerzattacken mit dem Ziel *„weg vom Schmerz und hin zu besserem Befinden"* ist guter Rapport und die Sicherheit, von einer kompetenten, Ruhe ausstrahlenden Fachperson begleitet zu werden. Auch hier erleichtert die situativ gegebene hohe Suggestibilität die Intervention. Der Patient kann sich nach einer kurzen Phase der inneren Umorientierung – von therapeutischen Suggestionen geleitet – langsam vom Schmerz weg auf etwas anderes konzentrieren und beginnen sich zu entspannen.

1. *Rapport herstellen und Hoffnung auf Verbesserung wecken.*
   Verständnis für das momentane Befinden ausdrücken, einfühlsam Kontakt herstellen und Zuversicht ausstrahlen.
2. *Aufmerksamkeit auf den Atem lenken lassen.*
   Auffordern, die Augen zu schließen und sich auf die Atmung zu konzentrieren.
3. *Aktives Wahrnehmen des Schmerzes.*
   Ermutigen, den Schmerz wahrzunehmen, ohne ihn zu beurteilen oder zu interpretieren.
4. *Aktives Wahrnehmen bei gleichzeitigem Akzeptieren des Schmerzes.*
   Nach kurzer Aufforderung, den Schmerz wahrzunehmen und ihn zu akzeptieren, ohne reagieren, ihn beeinflussen oder verändern zu wollen.
5. *Zeit gewähren und unterstützende Suggestionen geben.*
   Eine längere Weile den Patienten einfach still begleiten und nur ab und an kleine bestärkende Rückmeldungen geben wie „Sehr gut so!", „Das machen Sie sehr schön!", und einfache Suggestionen dafür aussprechen, ruhig und entspannt zu atmen.
6. *Therapeutische Dissoziation.*
   Suggerieren, dass der Abstand zu den unangenehmen Gefühlen immer größer wird.
7. *Anderen Blickwinkel auf den Schmerz suggerieren.*
   Auffordern, die unangenehmen Gefühle zwar weiterhin zu beobachten, aber aus anderer Perspektive (Bildschirm) oder wie aus weiter Ferne (durch ein Fernglas).
8. *Überprüfen der Wirkung der Hypnose.*
   Nach einiger Zeit bitten, die Augen wieder zu öffnen und nach dem Befinden fragen.

9. *Suggestionen für Wohlbehagen. Vertiefen der Hypnosewirkung.*
    Augen wieder schließen lassen und bitten, die Aufmerksamkeit erneut auf die Atmung zu lenken. Danach auffordern sich vorzustellen, schwerelos auf dem Wasser (z. B. in einem Thermalbad) zu liegen. Suggerieren, dass es ein besonderes Wasser ist, das alle Sorgen und unangenehme Gefühle nach und nach wegspült. Suggestionen geben dafür, dass in die frei gewordenen Bereiche nun langsam Wohlbefinden einzieht.
10. *Intensivieren des Hypnoseerlebnisses.*
    Aus der eigenen Lebenserfahrung von verschiedenen angenehmen Gefühlen erzählen, die man beim Dahingleiten (Segeln, Snowboarden, Surfen, Radeln) oder z. B. beim Liegen auf einer Luftmatratze im Wasser empfinden kann.
11. *Posthypnotischer Auftrag.*
    Zur Integration der Erfahrung und Automatisierung der Trancereaktion davon reden, dass das Körpergedächtnis diese Erfahrung einspeichert und der Körper automatisch immer wieder in Wohlbefinden gleitet, während angenehme Gedanken und Bilder auftauchen.

D. **Beispiel „aus dem Leben" als Anregung für die Praxis**

Anschaulich berichtet ein Arzt (und Jäger), der bei mir im Ausbildungscurriculum der DGH gerade an der Seminareinheit „Hypnose und Schmerz" teilgenommen hatte, wie er das Gelernte ein paar Tage später bei einem Schnitt ins Fingergelenk erfolgreich anwendete:

„Eben habe ich mir beim Knochenauslösen beherzt mit einem frisch geschärften Messer ins Gelenk des Zeigefingers geschnitten. Tat ordentlich weh und blutete nicht zu knapp. Ich hab was rumgewickelt, mich hingesetzt und bin in Trance gegangen. Habe mir vorgestellt, an einem Alpenbrunnen zu sein, aus dem kaltes, sauberes Heilwasser fließt, das meine Wunde säubert und kühlt. Dann hab ich mir suggeriert, dass mein Körper genau weiß, was er tun muss, damit sich die Blutgefäße zusammenziehen, die Blutplättchen die Wunde verkleben, zumauern und dass die Blutzellen wie Boote alles heranschaffen, was nötig ist für Blutstillung und eine schnelle Heilung. Den Schmerz hab ich abtransportieren und über meine Füße ableiten lassen. Waren vielleicht 5 min, und man sah kaum noch was von dem Schnitt. Der Schmerz ist bis jetzt weg … it's magic." ☺
Was hat er gemacht?

- Er beruhigt sich und geht in Hypnose im festen Glauben, dass ihm das hilft.
- Er benutzt seine Vorstellungskraft für Schmerzstillung und Wundverschluss.
- Er gibt sich Suggestionen bezüglich gesunder Körperreaktionen.

In dieser Seminareinheit „Hypnose und Schmerz" hatten wir neben verschiedenen Interventionen auch den „Nadeltest" gemacht. Dabei wird die Hand von Person A mit Suggestionen von Kühle und Empfindungslosigkeit hypnotisiert. Bestätigt Person A die Unempfindlichkeit der Hand, schiebt Person B eine Nadel durch den Handrücken. Person A verspürt leichten Druck, Berührung, die Kühle der Nadel, aber keinen Schmerz.

Fotos der Hypnose-Trainingseinheit „Nadeltest". Man erkennt die ruhige Verfassung von Person A auf Bild 1, den „Durchstich" auf Bild 2, ihre fröhliche Stimmung trotz der „Verletzung" auf Bild 3. Nr. 4 zeigt, dass der Einstich unter Hypnose keine Spuren hinterlassen hat.

(Bilder mit offizieller Genehmigung) (Abb. 21.1, 21.2, 21.3, und 21.4).

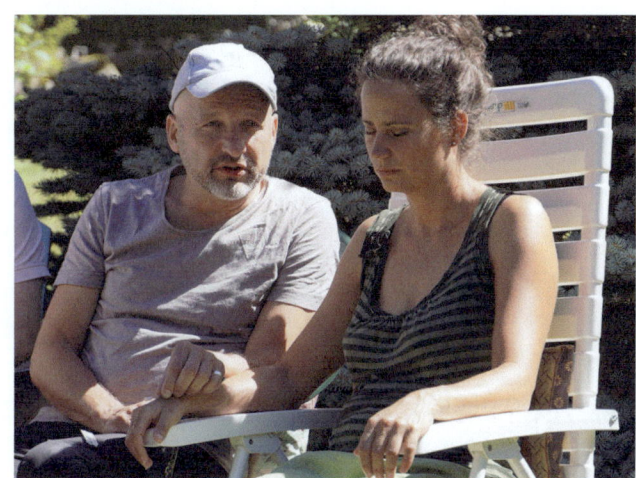

Abb. 21.1 In der Fortbildungseinheit zum Thema *Hypnotische Anästhesie* des DGH-Ausbildungscurriculum hat Dr. R. Georgieff, Facharzt für Anästhesiologie, Berlin, bei seiner Kollegin, einer Kinder- und Jugendlichentherapeutin, eine Hypnose eingeleitet und eine ‚Handschuhanästhesie' (Empfindungslosigkeit gegenüber Schmerz in der Hand) hervorgerufen.

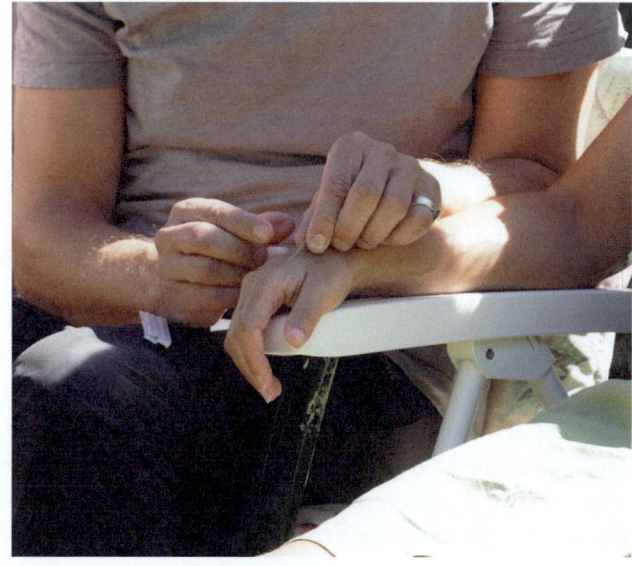

Abb. 21.2 Zum Beweis der Hypnotischen Anästhesie wird hier die Kanüle durch den Handrücken geschoben. Die Hypnotisandin (hier Übungspartnerin M. Giesinger) verspürt dabei die Kühle der Nadel und etwas Druck, aber keinen Schmerz. Sie befindet sich im inneren Erleben am Strand, ist also vom Geschehen dissoziiert. Ihre Hand erscheint ihr weit entfernt.

Abb. 21.3 Die Kanüle steckt im Handrücken. Es blutet nicht und weiterhin empfindet die Hypnotisandin nichts und ist ganz entspannt, entspannt am Strand :)

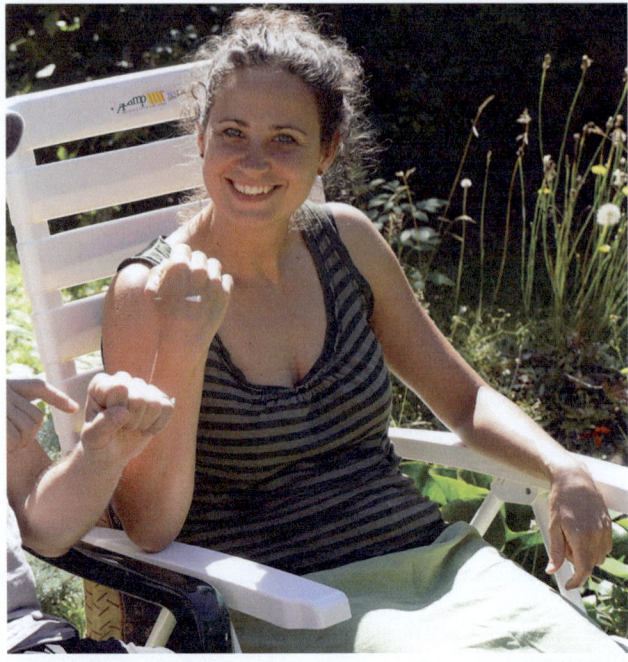

Abb. 21.4 Die Hypnotisandin ist aus der Hypnose erwacht und offensichtlich amüsiert über das Phänomen der Hypnotischen Anästhesie. Anschließend wird sie selber die Kanüle herausziehen und mit Erstaunen feststellen, dass sowohl der Ein- als auch der Ausstich nicht mehr zu erkennen sind. Auch kommt es weder zu Rötung noch Schwellung, d.h. der Handrücken sieht aus, als ob nichts geschehen wäre.

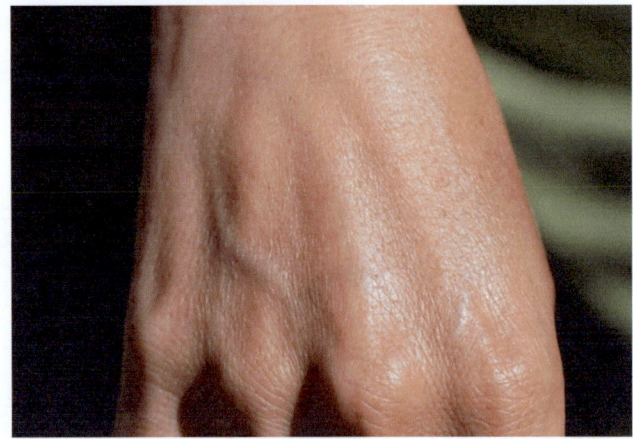

II Chronischer Schmerz

Bei chronischem Schmerzgeschehen finden alle Hypnosetechniken, die für den akuten Schmerz wirksam sind, auch Anwendung. Während eventuelle psychische Hintergrundthemen (Traumatisierung) oder Folgeerscheinungen (soziale Isolation, Depression) einer chronischen Schmerzerkrankung beim dafür qualifizierten Psychotherapeuten behandelt werden, können die beliebten, heilsamen und entlastend wirkenden

Trancereisen leicht entworfen werden. Sie fördern umgehend die Schmerzentlastung und das Wohlbefinden. Das hier präsentierte Schema zeigt das Gerüst, in das individuelle Inhalte und passende Suggestionen – siehe Beispieltexte – eingefüllt werden können. (95 solcher Trancereisen finden sich in „Die poetische Sprache der Hypnose – Therapeutisch wirksame Trance in ihrer sinnlichsten Form", Agnes Kaiser Rekkas, Verlag Carl Auer 2020).

A. *Die 13 Bausteine von längeren Trancetexten mit einer Dauer von ca. 20 min*

1. *Rapportbildung und Warming up* mit Begrüßung und eventuell persönlicher Anrede.
2. *Benennung der Zielsetzung* oder Aufgabe oder des *Themas* für diese Hypnose.
3. *Definition Hypnose:* Erläutern/erklären, weshalb Hypnose für dieses Thema/Symptombild, genau richtig ist, kurze sachliche Information über Dauer und mögliches Resultat der Intervention.
4. *Erwecken von Neugierde und Hoffnung*, wie Hypnose persönlich wirken kann, und Ankündigen von positiven Überraschungen.
5. *Ansprechen von persönlichen Ressourcen und Stärken* des Patienten.
6. *Induktion:* Einleiten der eigentlichen Hypnose durch Fokussierung der Aufmerksamkeit, Zählen, Atemtechnik, Handlevitation.
7. *Dissoziation:* Hinführen an einen sicheren, schönen Ort, wo Wohlbefinden erlebt wird und/oder auch gesundende Vorgänge angeregt werden.
8. *Altersregression:* Erinnern einer positiven Situation in der Lebensgeschichte zur Mobilisierung von Ressourcen.
9. *Utilisation*: In guter Trancetiefe Nutzen der Dissoziation für positive Suggestionen.
10. *Altersprogression mit Vision des Zukunftsbildes:* Im veränderten Bewusstseinszustand der Hypnose Erleben der Zielvorstellung, wie z. B. Heilung, das unbeschadete Durchschreiten einer schwierigen Lebensphase oder die erfolgreiche Beendigung einer invasiven medizinischen Behandlung.
11. *Suggestionen und posthypnotische Suggestionen:* Im dritten Drittel der Hypnose erfolgen maßgeschneiderte, zielgerichtete Suggestionen.
12. *Die Integrationsphase:* In diesem abrundenden, vertiefenden Zeitraum der Hypnose von etwa 2–3 min sortieren sich – ohne Worte des Therapeuten und nur getragen von seiner Energie – die Inhalte der geleisteten Hypnosearbeit auf unbewusster Ebene, organisieren und integrieren sich, um in der Stille weiter zu wirken.
13. *Die Ausleitung:* Beendung der formalen Hypnose mit Betonung, dass die heilsame Trance im Körper verbleibt.

B. *Die wunderbare Kompresse*

Es handelt sich um eine *beispielhafte Hypnose bei Schulterschmerzen* nach diesem Schema von Dr. med. Ingeborg Eick-Prinz, FÄ für Pädiatrie, Ärztliche Hypnotherapeutin (DGH), Teilnehmerin im DGH-Weiterbildungscurriculum München.

Prolog zum Thema Zielsetzung und unbewusste Arbeit
Du bist heute zu mir gekommen wegen deiner Beschwerden in der linken Schulter. Dafür tun wir jetzt etwas in Hypnose, und es wird sich gar nicht wie Arbeit anfühlen. Wir schicken einfach einen Impuls in die Tiefe. Und das ist ja das Interessante an Hypnose: Alles ist schon fokussiert auf dein Ziel, die Gesundung deiner Schulter …

Alles soll wieder in Ordnung kommen. Wie das vor sich geht, wird für dich eine ganz neue Erfahrung sein. Du musst nichts wissen, nichts tun, denn dein Unbewusstes weiß schon genau Bescheid, und es wird von meinen Worten diejenigen auswählen, die es für wichtig hält.

Du wirst dich wieder wohl fühlen, kraftvoll und belastbar.

Tranceinduktion

Für jede gute Hypnose ist die Entspannung eine wichtige Ausgangsbasis, so sinkst du mit jedem Atemzug tiefer und tiefer in das wunderbare Gefühl einer wohligen und angenehmen Gleichgültigkeit … und dieses schöne Gefühl verstärkt sich mit jedem entspannten Ausatmen mehr und mehr …

Dabei ist es gut, tief einzuatmen und nach einer kurzen Pause möglichst langsam auszuatmen … langsam die Augen schließen … weiter atmen … sehr schön …

Und jetzt zählst du innerlich langsam, ganz in deinem entspannten Atemrhythmus, von 1 bis 7 …

Dissoziation an einen schönen Ort mit sensorischem Erinnern zur Intensivierung

Und du kommst an einen schönen Ort … einen Ort, den du dir frei wählen kannst … vielleicht in einer wunderschönen Landschaft … mit deiner persönlichen Wohlfühltemperatur … vielleicht zu der kleinen Sandbucht am griechischen Meer bei den Felsen, von der du mir eben erzählt hast …

Du lehnst dich zurück und atmest tief durch … du genießt die Ruhe, die dich umgibt … den Blick auf das blaue Meer. Deine Nase kann sich erinnern … an angenehme Gerüche … salzige Meeresluft … ganz besondere Düfte … nach Pinien … Oregano. Deine Haut kann sich erinnern, wie sich das anfühlt … die Wärme … das laue Lüftchen … im Gesicht … in den Haaren … am ganzen Körper … und deine Ohren lauschen den Wellen, wie sie kommen und gehen … dem Gezirpe der Grillen … dem Wind, wie er die Blätter sachte zum Rauschen bringt … Feigenblätter und zarte Olivenblättchen … und du nimmst diese wunderbaren Eindrücke in dich auf … an diesem schönen Ort … bist frei und leicht …

Provokation der Handlevitation zur Trancevertiefung

… und an diesem Ort, an dem alles so einfach und unbeschwert ist, geschieht es, dass eine Hand leichter wird als die andere … ein Arm leichter als der andere … eine Hand und ein Unterarm sich abheben … langsam hochsteigen … höher und höher … einfach so … sehr schön … und die Hand kann dann von allein in der Luft stehen bleiben … prima … ganz leicht und einfach geht das … Zeichen einer wirklich guten Hypnose … und du bist ganz bei dir … atmest ruhig … und schaust auf das blaue Meer … blickst in die Weite … alles geht von allein … *(Pause).*

Utilisationsphase

… und deine Blicke wandern ein wenig umher … du bist zufrieden … vergnügt … vielleicht, weil dein Unbewusstes eine Überraschung für dich vorbereitet hat … du siehst ein großes Feigenblatt durch einen kleinen Windzug vorbeifliegen … es landet auf einem großen Stein neben dir … du nimmst es hoch … und findest unter dem großen grünen Blatt eine Kompresse … in einer angenehmen Farbe … von weicher anschmiegsamer Konsistenz … eine ganz besondere Kühle ausstrahlend … *(in dem Fall: die Patientin hatte vor der Hypnose erzählt, dass Kühlung des erkrankten Gelenks für sie am angenehmsten sei)* … und so ergreifst du die wunderbare Kompresse und legst sie dir auf deine Schulter … *(In diesem Moment nimmt die Patientin ihre rechte levitierte Hand und legt sie spontan behutsam auf ihre linke Schulter).*

Du verspürst die angenehme Kühle … die Kompresse weich und wohltuend … eine sanfte Massage … liebevoll durch deine Hand … überschüssige Energie strömt aus … Ausgleich und Heilung strömen ein … Altes löst sich … Neues wird möglich … ganz nach dem gesunden Urprinzip des Körpers … du spürst es deutlich … und du verbleibst solange in diesem Wohlbefinden … sanft und angenehm … wie es dir gut tut … *(Pause)*.

Du fühlst genau, was richtig für dich ist … dein Körper gibt dir eindeutige Signale, wenn er genug Zuwendung bekommen hat … *(Pause)*.

Dann nimmst du die wunderbare Kompresse und legst sie auf den Stein zurück … unter das Feigenblatt … dort ist sie nun für dich da … und du kannst jederzeit an deinen schönen Ort zurückkehren … die Kompresse nehmen … sie wohltuend auf deine Schulter legen …

Integrationsphase

Das Fluidum der Heilung aber bleibt in dir … und wenn du aus deiner Bucht weggehst, spürst du deine Bewegungen … sicher … kraftvoll … mit lockeren Schultern … schwingenden Armen … ganzen Drehungen aus lauter Freude … in diesen Sommer hinein … dich gesünder und wohler fühlend … voller Vertrauen … und … in diesem Vertrauen können sich deine Arme und Hände ganz langsam auf deinen Oberkörper ablegen … Halt finden aneinander … deinem Körper noch einmal liebevolle und heilsame Zuwendung geben …

… ich bin nun still … und du genießt deinen Heiltraum noch ausgiebig … *(Pause)*.

Ausleitung

Und du wirst dich jetzt gleich nach der Hypnose ausgesprochen gut fühlen, erfrischt und wohl in deinem Körper. So zählst du bald selbst zurück, ganz in deinem Tempo, von 7 bis 1. Und bei 1 bist du wieder hier, wach, frisch und gut erholt.

C. *Thermalbad für die Wirbelsäule*

Beispiel für eine hypnotherapeutische Fantasiereise bei chronischem Rückenschmerz
Idee der roten Blutkörperchen als kleine Postboten: Prof. Dr. Christian E. Besimo (2020)
… und so sinken Sie mit jedem Atemzug tiefer und tiefer, mit einem wohligen Gefühl von Nachlassen und einer legeren Gleichgültigkeit …

Sie wissen sich hier sicher … einfach zum Dahinschweben … und wenn ich jetzt von 1 bis 7 zähle, werden Sie sich mit jeder Zahl angenehmer fühlen … ein schönes Bild sehen … und sich wieder ausrichten … und einrichten … und … nach und nach gesunden.

1. … hier sein …
2. … und gleichzeitig woanders hinkommen …
3. … und … zuhören und auch nicht zuhören …
4. … oder … nur mit einem halben Ohr zuhören …
5. … um dahin zu kommen, wo für Sie wirklich der optimale Platz ist, um Schritte in Ihre Genesung zu tun …
6. … und erst bei der 7
7. … noch nicht vor der 7, sind Sie in Ihrer wunderschönen Landschaft, die Sie sich frei wählen … schöner als im schönsten Reiseprospekt … schön wie in der schönsten Phantasie … Ihrer persönlichen Wohlfühltemperatur … so viel Sonne, wie Ihnen gefällt … in warmem Licht … und wunderbarem Duft … Sieben!

Und ein Thermalwasserbecken nur für Sie … in dem Sie sich herrlich tummeln …
in wunderbarem Heilwasser … Heilwasser, das Sie umhüllt …
Ihr Körper, warm und weich und sanft getragen …
Das Becken ist bunt verziert mit Mosaiksteinchen … sie blinken in der Sonne …
und Sonnenreflexe tauchen Ihren Körper in bunte Farben …
Das Thermalwasser umflutet Sie in feiner Strömung … harmonisch … ausgleichend …
Und in Trance sehen Sie anders … sehen die schöne Landschaft … und schauen in den Himmel und lassen einfach nach … und lassen zu … und der Körper richtet sich ein … nach seinem gesunden, natürlichen Bauplan und seinem Gedächtnis dafür, wie alles an die richtige Stelle kommt … in die richtige Organisation … und den richtigen Halt …

Und alles fließt vollkommen regelmäßig … Sehr gut … schön!

Die kitzelnden Sauerstoffbläschen des Thermalwassers wirken wie eine Massage, ganz fein und doch tief wirksam … die heilenden Mineralien des Thermalwassers erwärmen die Muskulatur … lösen Verklebungen und lockern … warmes, nährstoffreiches Blut pulsiert überall hin … und die vielen roten Blutkörperchen packen, während sie durch Ihre Lunge strömen, wie flinke und unermüdliche Briefträger den herrlich kraftspendenden Sauerstoff in ihre Taschen … um ihn dann in den Briefkasten jeder einzelnen Zelle des Körpers zu werfen, wieder und wieder … während Sie einfach Ihrem Körper vertrauen.

Und mag sein, Sie verspüren kleine ruckartige Bewegungen in der Tiefe des Rückens, er rückt sich von selber zurecht, renkt sich wieder ein … und setzt seine Bauelemente an die richtige Stelle … für die richtige Statik … und die kleinen Gelenke atmen auf … lassen Luft und Licht herein und all die guten Substanzen, um wieder so richtig in Form zu kommen … und das leichte Plätschern des Wassers begleitet Sie … *(Pause).*

Ich lege ganz leicht meine Hand auf Ihre Schulter … und die Energie, die nun in Ihre Schulter fließt, strömt in Ihren Rücken und all die Bereiche, die gute Energie brauchen … und Wärme … oder Erfrischung … Ausgleich … Heilung.

Es strömt mit jedem Atemzug tiefer… und breitet Wohlbefinden aus, löst Altes und ermöglicht Neues … und Sie spüren es ganz deutlich … tiefer und tiefer in Trance …

Und Sie verbleiben hier so lange, wie es Ihnen wohltut … *(Lange Pause).*

Sie fühlen genau, was für Sie richtig ist … und Ihr Körper gibt ihnen eindeutige Signale, wenn Sie genug aufgetankt haben … dann lassen Sie sich einfach ein wenig im Wasser treiben … hin zu der großen sicheren Treppe mit dem schönen, geschwungenen Handlauf …

Langsam werden Sie sich aufrichten, den Boden des Wasserbeckens unter den Füßen spüren und aus diesem Thermalwasser wieder auftauchen …

Vorsichtig übernehmen Sie wieder selber Ihr Gewicht … erst einmal unten stehen, der Körper noch zu drei Vierteln im Wasser … und dann immer weiter hoch … der Körper nur noch bis zum Bauch im Wasser … und weiter … nur noch bis zu den Hüften … und weiter hoch, bis Sie Ihr Gewicht wieder selbstständig halten … fest und stabil … und Ihre Beine tragen Sie sicher und zuverlässig die Stufen hoch … die Fußsohlen in guter Bodenhaftung … der Rücken gestrafft und aufrecht … bis Sie wieder ganz aus dem Wasser herausgestiegen sind …

Das Fluidum der Heilung aber bleibt an Ihnen … und wenn Sie sich jetzt mit einem wunderbar flauschigen Handtuch abtrocknen, reiben Sie es noch mal richtig schön ein …

Mit sicherem Schritt gehen Sie über das Gelände … Sie spüren Ihren Gang … elastisch … kraftvoll und stabil… Ihr Körper aufgerichtet.

Und Sie werden sich jetzt gleich nach der Hypnose ausgesprochen gut fühlen, erfrischt und aufgetankt und wohl in Ihrem Körper. So zählen Sie zurück, in Ihrer Zeit, in Ihrem Rhythmus, von 7 bis 1, und sind bei 1 wieder hier, wach und frisch und gut erholt!

Literatur

Besimo Christian E (2020) Pacing und Leading im Gebirge. DGH-Suggestionen, Deutsche Gesellschaft für Hypnose Hypnotherapie e.V. (DGH), Daruper Str. 14, D 48653 Coesfeld.

Kaiser Rekkas A (2019) Vollmond am Strand – Hypnotische Sprache in 70 Tranceanleitungen, 3. Aufl. Carl Auer Systeme, Heidelberg, S 248

Kaiser Rekkas A (2020) Die poetische Sprache der Hypnose – Therapeutisch wirksame Trance in ihrer sinnlichsten Form (Nov). Carl Auer Systeme, Heidelberg, S 455

Teil IV

Pflegetherapeutische Interventionen im Schmerzmanagement

Komplementäre Maßnahmen, nicht-medikamentöse Schmerztherapie mit Wickel und Kompressen, ätherischen Ölen, fetten Pflanzenölen und Heilpflanzen

Bärbl Buchmayr

In diesem Kapitel werden komplementäre Maßnahmen wie Wickel und Kompressen, ätherische Öle und fette Pflanzenöle sowie die Anwendung der Heilpflanzen beschrieben. Hier ist jedoch nur eine kleine Übersicht möglich. Dabei kann auch im Einzelnen nicht auf Zubereitungen etc. eingegangen werden.

Im Pflegealltag sind zum einen die Anwendungen im stationären Bereich durchzuführen, im Weiteren Patient:innen auf die Entlassung vorzubereiten, aber auch die beratende Funktionen als Fachkraft im gehobenen Dienst für Gesundheits- und Krankenpflege durchzuführen. Hierfür gibt uns das GuKg (Gesundheits- und Krankenpflegegesetz) die Legitimation.

Anwendungen bei akuten und chronischen Erkrankungen kommen zur Auswahl, aber das Augenmerk muss auch auf die zu erwartenden Nebenwirkungen der Schmerztherapie gelegt werden. Hierzu zählen Obstipation, Übelkeit, Haut- und Schleimhautprobleme (Augen, Mund- und Vaginalschleimhaut), Schlafstörungen, Ängste, depressive Verstimmungen und Depressionen u. v. m.

22.1 Wickel und Kompressen

In diesem Kapitel wird auf die Wirkung der unterschiedlichen Temperaturen und deren Wickelzusätze eingegangen. Zu den jeweiligen Temperaturen werden einzelne Wickel genauer vorgestellt. Viele wertvolle Zusätze, die v. a. auch die Patient:innen kennen, wo-

---

B. Buchmayr (✉)
Dipl. Gesundheits- und Krankenpflegerin (Kinder-und Jugendlichenpflege), Wickelfachfrau, Aromapflegexpertin, Eggelsberg, Österreich
e-mail: office@baerbl-buchmayr.com

© Der/die Autor(en), exklusiv lizenziert an Springer-Verlag GmbH, DE, ein Teil von Springer Nature 2025
R. Likar et al. (Hrsg.), *Multimodale Schmerztherapie in der Pflege*,
https://doi.org/10.1007/978-3-662-68956-1_22

durch sie Linderung erfahren haben, können ebenso eingesetzt werden. Wir als Fachpersonen sollten die Wirkweise und auch Kontraindikationen kennen und erklären können. Quarkwickel (Topfenwickel) bei chronischen Gelenkschmerzen werden z. B. keine Linderung verschaffen (es ist ja keine akute Entzündung, wo Wärme entzogen werden sollte!). Patient:innen werden die Therapie nicht fortführen, weil für sie die Wirkung auch nicht spürbar wird.

Es hat sich gezeigt, dass Patient:innen, die komplementären Methoden gegenüber positiv eingestellt sind, auch im Fall von akuten oder chronischen Schmerzen (und Ängsten) dafür zugänglich sind. Das hat sowohl mit der Wirkung der Methoden selbst als auch damit zu tun, dass natürliche Maßnahmen dazu beitragen, dass Patient:innen sich ernst genommen fühlen, Vertrauen fassen und das pflegerische Handeln als kompetent und unterstützend wahrnehmen.

Wickel und Kompressen wirken nicht nur lokal, sondern allgemein auf die physische und psychische Befindlichkeit. Wickel können bei Erwachsenen, schwer Kranken, bei sterbenden Patient:innen und bei großer Sorgfalt und unter Beachtung der Aufsichtspflicht auch bei Säuglingen und Kleinkindern angewendet werden. Hierfür ist das Wissen um Wirkung, Indikationen und Kontraindikationen unerlässlich.

Wickel unterstützen den Körper im Umgang mit Stress, Unwohlsein und Krankheit und können Schmerzen lindern. Die Anwendung sorgt dafür, dass der Organismus während einer Krankheit zur Ruhe kommt. Durch das Einhüllen geben die Wickel ein Gefühl von „Gehaltenwerden", daher sind sie für Kleine und Große, für Jung und Alt geeignet!

Wichtigste Regel: Stets nur ein Wickel zu einem Zeitpunkt!

Bei der Auswahl des Wickels sollen Grunderkrankungen sowie chronische Erkrankungen mitbedacht werden, um die richtige Wahl bei Temperatur bzw. Wickelzusatz zu treffen.

Wickelzusätze, die Patient:innen nicht mögen, wie z. B. Abneigung gegenüber dem Geruch oder der Substanz selbst, sollten auch nicht angewendet werden (Sympathie oder Antipathie).

Die Wickelzeit richtet sich nach den Wickelzusätzen bzw. nach der Dauer, für die die Maßnahme für den Patienten angenehm ist. Die folgende Nachruhe sollte unbedingt eingehalten werden! Wird der Wickel am Abend gemacht, dann ist bereits der Schlaf die Ruhe!

Die Anwendung von Wickel und Kompressen im Zusammenhang mit Schmerz führt zu einer Entzündungshemmung, zur Schmerzlinderung und zur Verbesserung der Mobilität. Ein Hauptaugenmerk in der Pflege und Beratung liegt auf der Linderung möglicher Nebenwirkungen von Schmerzmedikamenten wie Verdauungsproblemen, Schlafstörungen oder depressiven Verstimmungen. Weiters kann es zu einer verbesserten Tätigkeit der Leberfunktion und aller anderen Organe kommen und insgesamt zu einer höheren Lebensqualität.

22.1.1 Wirkung der Wickel

Feuchte Wickel (ob kühl/kalt oder warm/heiß) besitzen aufgrund des dabei verwendeten Wassers eine große Leitfähigkeit. Feuchte Haut kann sowohl Kälte als auch Wärme um ein Vielfaches besser leiten als trockene Haut.

Warm-feuchte Wickel

mit warmem Wasser, einem Teeabsud oder Wasser mit ätherischen Ölen sowie Kartoffeln, Heublumen oder Leinsamen sind besonders wirkungsvoll. Zu dieser Art von Wickel gehören auch die heiße Dampfkompresse sowie die heiße Rolle.

Wirkung

Durch das Öffnen der Poren und der Erweiterung der Gefäße kommt es zu einer verbesserten Durchblutung. Dadurch werden die Stoffwechsel-Abbauprodukte wie Harnstoff, Harnsäure sowie Wasser, Kochsalz u.a. werden über die Haut, unser größtes Ausscheidungsorgan ausgeschieden. Dadurch werden die Organe gestärkt und die Arbeitsleistung wird verbessert. Die Entspannung der Muskeln führt zur Linderung von Schmerzen und zur Lösung von Krämpfen, die Verdauungsorgane werden angeregt. Die Sekretion wird ebenso gefördert und der Hustenreiz gedämpft.

Durch bestimmte Wickelzusätze kann die pharmakologische Wirkung der Wickel (Inhalation ätherischer Öle, lokale und generalisierte Wirkung) zusätzlich verstärkt werden.

22.1.2 Kartoffelwickel

Als wohl **wichtigster Vertreter** der warm-feuchten Wickel ist der Kartoffelwickel zu nennen, der hier näher vorgestellt werden soll. Er wird auch als „Bauernfango" bezeichnet: ein wunderbarer, lang anhaltender Wärmespender mit besonderer Tiefenwirkung. Dieser Wickel ist bereits für Einsteiger bestens geeignet und vielseitig anwendbar.

Indikationen
- Bei allen chronischen Schmerzzuständen, Verspannungen und Schmerzen im Nacken, Schulter, Wirbelsäule u. Ä.; Kopfschmerzen aufgrund von Verspannungen
- Bronchitis, Halsschmerzen, Bauchschmerzen, Blähungen, Menstruationsbeschwerden (jedoch Vorsicht bei unklaren Bauchschmerzen!)
- Einschlafstörungen (auf Solarplexus)
- Harnwegsinfekte und zur Unterstützung der Leber

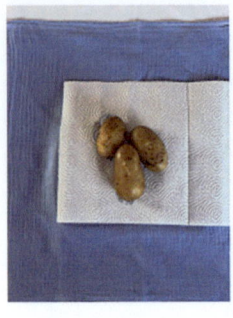
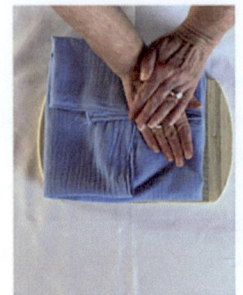
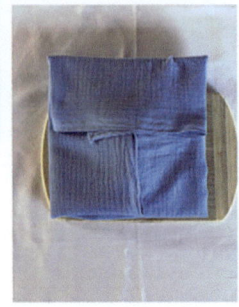
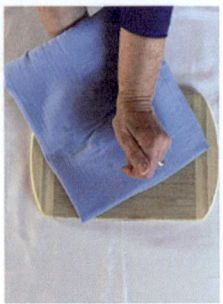

Abb. 22.1 Kartoffelwickel

Zubereitung

Küchenkrepp auf ein Baumwolltuch/Geschirrtuch legen, Kartoffeln weichgekocht auflegen, das Tuch im Uhrzeigersinn zusammenklappen, dann die Kartoffeln zerdrücken. Temperaturkontrolle am Unterarm. Die Seite des Päckchens mit nur einem Stoffteil direkt auf die betroffene Körperstelle legen. Mit dem Zwischentuch aus Baumwolle und Außentuch aus Wolle oder Molton/Flanell befestigen (Abb. 22.1).

Einwirkungszeit und Häufigkeit der Anwendung

Solange der Wickel als angenehm empfunden wird, 1 h und länger; einmal täglich über mehrere Tage bzw. als Kuranwendung wie bei der Leberkur bis zu 3 Wochen.

Kontraindikationen

Vorsicht bei Patienten mit Bluthochdruck oder Herzerkrankungen, Diabetiker wegen ihrer möglichen Durchblutungsstörungen, Frauen im Klimakterium, ältere Patienten mit der Gefahr von inneren Blutungen durch gerinnungshemmende Medikamente, Demenziellen Erkrankungen, Demenzerkrankte, Intensivpatient:innen, Säuglinge und Kleinkinder. Besondere Vorsicht ist geboten bei jeglicher Art von unklaren Symptomen, nach Operationen und bei Fieber.

22.1.3 Kühle/kalte Wickel

mit Topfen/Quark, Eiskompressen und kühlem Wasser als fiebersenkende/unterstützende Maßnahmen sind hier zu nennen. Diese Wickel werden vor allem bei akuten Entzündungen aller Art angewendet.

22.1.4 Quark/Topfenwickel

Wirkung
Quark/Topfen wirkt kühlend, Wärme entziehend, abschwellend, entzündungshemmend und schmerzlindernd. Topfen hat eine intensive Tiefenwirkung, durch seine feuchte Kühle ist er hervorragend einsetzbar.

Indikationen
Akute Entzündungen wie Gelenkentzündungen, Gicht, Thrombophlebitis; bei stumpfen Verletzungen, Mastitis, des Weiteren Halsschmerzen, Zahnschmerzen, Insektenstiche und Sonnenbrand.

Zubereitung
Auf das Baumwolltuch ein Küchenkrepp legen und den Topfen fingerdick auftragen. Das Tuch im Uhrzeigersinn zusammenlegen, Temperaturkontrolle, dann direkt auf die betroffene Körperstelle legen. Quark sollte zimmerwarm angewendet werden. Kommt er direkt aus dem Kühlschrank, kann er auf einer Wärmeflasche kurz angewärmt werden.

Mit einem dünnen Baumwolltuch oder Pehahaft (Schlauchverband u. a.) befestigen, eventuell Nässeschutz für das Bett (Abb. 22.2).

Einwirkungszeit und Häufigkeit der Anwendung
Der Wickel verbleibt so lange an Ort und Stelle, bis der Topfen warm geworden ist oder es wieder anfängt zu schmerzen, höchstens jedoch bis zu 1 h. Die Anwendung kann mehrmals am Tag wiederholt werden.

▶ **Kontraindikationen** Fröstelnde Menschen dürfen keine kühlen Wickel erhalten!

Beim **temperierten Topfenwickel** wird der Topfen im Wasserbad erwärmt. Die **Indikationen** sind v. a. bei Bronchitis, Pneumonie und Pleuritis in Kombination mit Fieber, auch bei chronischen Entzündungen der Kiefer- und Stirnhöhle. Der Wickel kann 2 bis 3 h an Ort und stelle verbleiben bzw. solange er als angenehm empfunden wird. Diese Anwendung erfolgt 1-mal täglich. Die Wirkung ist stark entzündungshemmend und Fieber unterstützend (Gedanke: das Fieber ist bei vielen Krankheitsbildern nicht immer senkbar!).

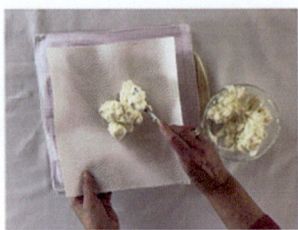 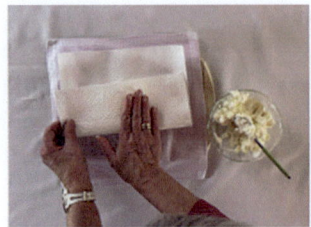 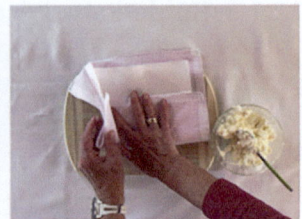
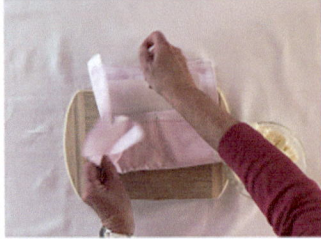 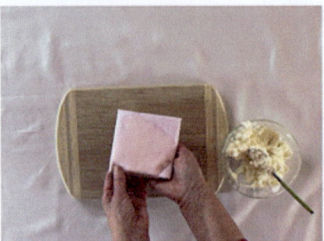

Abb. 22.2 Topfen auf der Küchenrolle kleinfingerdick und Topfen zudecken mit der Küchenrolle und flach drücken

22.1.5 Temperierte Wickel

sind besonders im Pflegealltag eine schnell anzuwendende, duftende und feinst wirksame Wickelanwendung.

Temperierte Ölkompresse
Wirkung

Die milde Wärme der tierischen Fette wie Schweineschmalz, Butter oder andere tierischen Fette wirken wärmend und durchblutungsanregend; Olivenöl und Sesamöl (auch stoffwechselanregend-entgiftend/Detox) leicht wärmend, ebenso durchblutungsanregend und schmerzlindernd; Johanniskrautöl/Mazerat stark schmerzlindernd besonders auf Muskulatur und Nerven.

Fertigprodukte in der Aromapflege sind ätherische Öle in der Kombination mit den fetten Ölen, die aufgrund der Mischung mild durchblutungsanregend, schmerzlindernd, muskelentspannend, schleimlösend und entzündungshemmend wirken können.

Bei der temperierten Ölkompresse kommt der Wärmeimpuls von außen, der die ganze Nacht erhalten bleibt. Die zusätzlich verwendete Roh-/Heilwolle (einmal gewaschene Schafwolle) unterstützt die Wärme durch das enthaltene Wollfett/Lanolin. Der Wickel produziert seine eigene Wärme, welche von den Patient:innen als angenehmer empfunden wird als z. B. der Kartoffelwickel, bei dem der Körper die Wärme nicht selbst erzeugt, sondern durch Zufuhr von Wärme von außen dem Körper übergestülpt wird und der Körper damit reagieren muss.

Der temperierte Wickel vermittelt ein angenehmes, fast kuscheliges Gefühl und wird „wie eine Art Streicheleinheit" wahrgenommen. Dieser Wickel ist vor allem für kranke und erschöpfte Patient:innen hervorragend geeignet.

Wenn die temperierte Ölkompresse mit ätherischen Ölen angewendet wird, sollten die Zusätze nicht täglich gewechselt werden. Es werden ca. 8 Tage einer Anwendung und im Anschluss ca. 3 Tage Duftpause empfohlen.

Zubereitung
hierfür werden 2 Baumwollwindeln/Geschirrtücher, Wärmeflasche (oder andere Wärmequelle), Rohwolle in Baumwolle oder Baumwollwatte, Pflanzenöl (mit ätherischen Ölen) benötigt.

Etwa 1–2 Esslöffel für Erwachsene (Kinder ca. 1 Teelöffel) fettes Pflanzenöl auf das dreifach gefaltete Baumwolltuch träufeln und zusammenfalten. In eine Plastiktüte geben und mit der Wärmeflasche und dem Rohwollkissen anwärmen. Die temperierte Kompresse (ohne Plastik) direkt auf die Körperstelle auflegen, weiteres Baumwolltuch darüberlegen und mit dem Rohwollkissen oder Baumwollwatte und dem Außentuch oder einem Shirt befestigen (Abb. 22.3).

Indikationen
Vor allem für Säuglinde und Kleinkinder, für schwerstkranke und ältere Menschen und Patienten mit speziellen Bedürfnissen ist die temperierte Ölkompresse geeignet. Patient:innen, die von den Schmerzen auch psychisch sehr mitgenommen sind, profitieren ebenso.

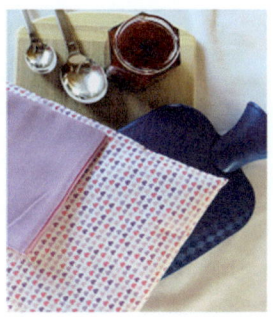 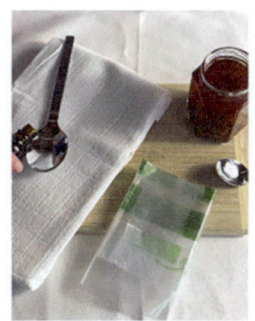 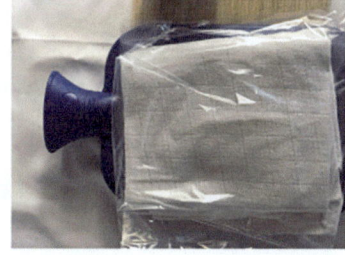

Abb. 22.3 Temperierte Ölkompresse

22.1.6 Bienenwachskompresse

Eine weitere – duftende – temperierte Anwendung ist die Bienenwachskompresse. Die Bienenwachskompresse besteht aus 100 % reinem Bienenwachs (naturbelassen, rückstandslos) mit saugfähiger Zellulose als Trägermaterial (auf Hautverträglichkeit getestet).

Wirkung und Indikation
Die Bienenwachskompresse wärmt und beruhigt als Gelenkswickel bei chronischen Gelenkbeschwerden und Schmerzen aller Art zur Entspannung bzw. Schlafförderung bei Anwendung auf dem Solarplexus oder als Herzkompresse, als Leberwickel zur Stoffwechselanregung; sie lindert starken Hustenreiz, wirkt schleimlösend. Besonders milde Anwendung für Säuglinge, Kinder und Schwerstkranke.

Zubereitung
Die Kompresse (in Papier) mit einer Wärmeflasche anwärmen. Rohwollkissen und Zwischentuch mit anwärmen. Die angenehme, warme Kompresse wird direkt auf die Haut gelegt (Brust, Rücken etc.), dabei Papier/Folie entfernen! Mit einem Baumwolltuch, bedecken, das Schafwollkissen darüber legen und mit einem engen Shirt oder Schlauchverband befestigen.

Einwirkungszeit und Häufigkeit der Anwendung
Solange die Kompresse als angenehm und warm empfunden wird; über Stunden, den ganzen Tag oder die ganze Nacht.
Vorsicht! Bei Personen mit bekannten Allergien sowie Neurodermitis können eventuell unerwünschte Hautreaktionen auftreten.
Die Bienenwachskompresse kann bis zu ca. 5- bis 8-mal (und öfter) verwendet werden. Die Wirkung der Kompresse verringert sich bei jeder weiteren Anwendung. Eine Bienenwachskompresse sollte jeweils nur 1 Person benutzen.

22.1.7 Hautreizende Wickel

wie Kren/Meerrettich, Ingwer oder Senfmehl wirken stark erwärmend, durchblutungsanregend, muskelentspannend, schmerzlindernd, entzündungshemmend und schleimlösend.

22.1.8 Kren / Meerrettich - (Armoracia rusticana)

Kren ist eine Wurzel mit scharfem Geschmack und vielfältigen Anwendungen vor allem auch in der traditionellen österreichischen Küche. Auch verzehrt wirkt der Kren stark entzündungshemmend.

Wirkung

Kren ist eine sehr vitale Pflanze aus der Familie der Kreuzblütler (Brassiciaceae). Bei dieser Pflanze sind die Öle bis in die Wurzel gedrungen und besitzen eine überaus feurige Kraft.

Kren enthält hautreizendes Allylsenföl in hohem Maß, Vitamin C und Senfölglykoside. Diese Senföle erzeugen lokal eine künstliche Entzündung mit Hautrötung und Brennen. Kren wirkt stark durchblutungsfördernd, wärmend, krampflösend und schleimlösend.

Zubereitung

Den Kren mit der Schale reiben, ca. 1 Esslöffel Kren auf eine Schicht eines Papiertaschentuchs aufbringen, zu einem Päckchen einwickeln, direkt auf die betroffene Stelle je nach Symptomatik auflegen, mit der Hand halten oder mit einem Tuch befestigen (Abb. 22.4, Tab. 22.1).

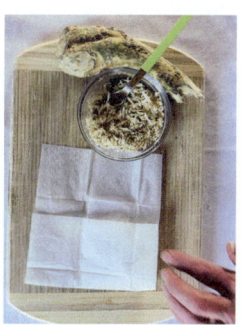

Abb. 22.4 Kren

Tab. 22.1 Anwendungen und Einwirkungszeit

Kopfschmerzen Nasennebenhöhlen- und Stirnhöhlenentzündung Schnupfen	Im Nacken oberhalb des 7. Halswirbels auflegen, es kommt zu einer reflektorischen Wirkung, bleibt bis zu 4 min liegen
Harnblasenentzündungen	Direkt bis zu 10 min auf den Unterbauch legen, sowie weitere Maßnahmen wie Blasentee, Preiselbeeren etc.
Chronische Schmerzen, Rückenschmerzen (Lumbago), Muskelverspannungen	Direkt auf die betroffene Stelle auflegen, bis zu 10 min

Nachbereitung: Die Haut wird nach der Anwendung nicht abgewaschen (verstärkt die hautreizende Wirkung)

Kontraindikationen
Eine zu lange Anwendung kann zu verbrennungsähnlichen Schäden führen!

Vorsicht bei empfindlicher, irritierter Haut; bei Schwerstkranken, Säuglingen und Kleinkindern sowie bei allen Patienten, die keine Rückmeldung geben können! Unverträglichkeit von Allylsenföl, Sensibilitätsstörungen sowie Kontraindikation gegen hautreizende Anwendungen. Augen und Schleimhaut schützen! Deshalb auch keine Anwendungen im Gesichtsbereich!

22.2 Aromapflege

Die Pflegepraxis zeigt, dass sich die Aromapflege großer Beliebtheit erfreut.

Die Aromapflege als anerkannte komplementäre Pflegemethode ist ein Teil der Pflanzenheilkunde. Man versteht darunter den professionellen Einsatz von 100 % naturreinen ätherischen Ölen, fetten Pflanzenölen, Hydrolaten und den daraus hergestellten Pflegeprodukten. Die aromapflegerischen Interventionen betreffen den Tätigkeitsbereich des gehobenen Dienstes für Gesundheits- und Krankenpflege.

Sie dient prophylaktischen und pflegerischen Maßnahmen und wird in den Pflegeprozesses sowie in Pflegediagnosen integriert. Die Aromapflege zählt zu den ganzheitlichen Pflegekonzepten und unterliegt einem stetigen Entwicklungsprozess. Neue Erfahrungen und Erkenntnisse erweitern das Tätigkeitsfeld im Rahmen der Aromapflege.

Die Anwendung erfolgt patientenorientiert, über den Geruchssinn (Raumbeduftung, Duftfleckerl …), über die intakte Haut (Waschungen, Hautpflege, Streichungen und Einreibungen sowie Wickel und Kompressen) (vgl. Deutsch-Grasl et al. 2023, S. 14).

22.2.1 Wirkweise der ätherischen Öle

Wir gehen von 2 Wirkweisen aus, der psychischen und der physischen Wirkung.

Psychische Wirkung
Persönliche Erfahrungen, die psychische Verfassung und die Kultur des Einzelnen beeinflussen diese Empfindungen. Viele Patienten **mit chronischen Schmerzen** leiden unter Komorbiditäten, etwa Angsterkrankungen oder Depressionen. So wurde in der USA nachgewiesen, dass 35,1 % der Patienten, die an chronischen Schmerzen leiden, eine Angsterkrankung haben und 20,2 % eine depressive Störung (Coghill Robert et al. 2003). Zur Schmerzwahrnehmung tragen weniger die spinalen oder peripher-afferenten Anteile des Nervensystems, sondern mehr die supraspinalen und zentralnervösen, kognitiven, also emotionalen Faktoren bei (Coghill Robert et al. 2003).

Da der Schmerz eine emotionale Empfindung ist, die u. a. vom limbischen System gesteuert wird, liegt das Hauptaugenmerk in der psychischen Wirkweise von ätherischen Ölen auf dem limbischen System mit daraus resultierenden Freisetzungen von Neurotransmittern.

Serotonin wirkt im Organismus beruhigend und angstlösend bei Anspannungen. Er dämpft die Übertragung der Schmerzbahnen zum Gehirn. Ätherische Öle wie **Lavendel, Bergamotte, Majoran, Neroli, Vanille, römische Kamille** können die Serotonausschüttung bewirken.

Noradrenalin bewirkt Stärkung und Kräftigung. Hier kommen **Wacholder, Rosmarin Ct.Cineol, steht doppelt da** und **Ingwer** gut zur Wirkung.

Prostaglandine können mithilfe von **Hanf-, Borretsch-** oder **Nachtkerzenöl** die Schmerzauslöser an den Nozizeptoren verdrängen.

Enzephaline wirken stimmungsaufhellend bei Traurigkeit und Stimmungsschwankungen, sie werden über den **Thalamus** ausgeschüttet. **Grapefruit, Rose und Rosengeranie** unterstützen ihre Wirkung.

Endorphine werden auch für die körpereigene Schmerzstillung verantwortlich gemacht. **Grapefruit, Jasmin, Muskatellersalbei, Patchouli oder Ylang-Ylang** unterstützen die Ausschüttung ebenso wie körperliche Aktivitäten, Laufen, Singen, Tanzen. Da diese Aktivitäten meist durch den Schmerz nicht mehr ausgeübt werden (Schmerzspirale), vermögen ätherische Öle durch Freisetzung von Noradrenalin, Enzephalinen und Serotonin den Circulus vitiosus zu unterbrechen. Endorphine bildet der Körper hauptsächlich bei Sport, Sex, aber auch bei Angst und Stress.

Verbindet man die Anwendung ätherischer Öle mit einem Wickel oder einer entspannenden Einreibung/Streichung auch Massage, verstärkt sich ihre Wirkung nochmals durch die psychische Komponente des „Sich-Zeit-Nehmens". Die angenehmen Düfte tragen nicht nur zur Entspannung bei, sondern verstärken die Wirkung der Reizmitteilung der Aß-Fasern ans Gehirn und bewirken ein Anhalten noch über Stunden hinweg.

Körperliche Wirkung
Voraussetzung für eine biologische Wirkung ist eine ausreichend hohe Konzentration der pharmakologisch aktiven Substanzen am Wirkort. Für die transdermale Resorption ist die Hornschicht der Epidermis die eigentliche Barriere. Diese Schicht wird jedoch von Haarfollikeln, Schweißdrüsen und Poren durchbrochen, dadurch können lipophile Substanzen wie die ätherischen Öle penetrieren.

Hyperämisierende ätherische Öle werden zur Behandlung von Schmerzen unterschiedlicher Ursache häufig als Antirheumatika und Antiphlogistika genutzt. Ihre Anwendungsgebiete sind traditionell rheumatischen Erkrankungen der Gelenke und Muskeln, Lumbago, Neuritiden, Kopfschmerz, Ischias, Schulter-Arm-Syndrom bis hin zu Sportverletzungen. Hier eignen sich **Angelika, Cajeput, Lavendel, Lemongrass, Ingwer, Eukalyptus citriodora, Rosmarin Ct. Cineol, Rosmarin Ct. Borneon, Thymian vulgaris Ct. Thymol, beides doppelt geschrieben, Pfefferminze, Kiefernnadeln, Wacholderbeere** und **Wintergrün**. Aufgetragen werden diese auf die schmerzende Stelle in fettem Öl, als Salben und Pasten, Badezusätze oder Emulsionen.

Hemmung des Arachidonsäuremetabolismus
In-vitro-Studien haben gezeigt, dass ätherische Öle, wie z. B. **Kamille blau, Gewürznelke, Zimtrinde + Zimtblatt, Thymian vulgaris Ct. Thymol, Eukalyptus citriodora, Latschenkiefer, Rosmarin Ct. Cineol doppelt erwähnt** die Zyklooxygenase hemmen können. Sie hemmen dadurch die Produktion von Entzündungsmediatoren der Prostaglandinreihe.

Lokalanästhetische Wirkung
Inhaltsstoffe von ätherischen Ölen wie (Eugenol, Linlool, Linalylacetat, Menthol) haben eine lokal-anästhetische Wirkung. Dadurch wird die afferente Aktivierung von Nozizeptoren blockiert oder zumindest reduziert.

Stimulation von Kälterezeptoren
Nach lokaler Anwendung von 10-prozentigem **Pfefferminzöl** auf der Haut kommt es zur Stimulation von Kälte- bzw. Druckrezeptoren. Es entsteht ein lang anhaltendes Kältegefühl im Bereich der Applikation. Durch die Stimulation der Kälterezeptoren werden Schmerzreize blockiert.

22.3 Nebenwirkungsmanagement

In einem kurzen Überblick finden Sie hier einige Symptome von Nebenwirkungen, die pflegerisch relevant sein könnten.

Nebenwirkungen und deren Symptome
Dem Nebenwirkungsmanagement kommt eine sehr große Bedeutung im Pflegealltag zu, ist doch bereits im Vorfeld bei der Einnahme von Medikamenten daran zu denken, dass u. a. Übelkeit etc. auftreten können. Patienten, die darauf nicht hingewiesen werden, könnten die Medikamente nach kurzer Zeit wieder absetzen, und so kommt es zu einer unbefriedigenden Schmerztherapie.

22.3.1 Haut

Die Haut, unser größtes Organ, wird stark strapaziert und reagiert auch dementsprechend mit Trockenheit, Juckreiz, Ekzemen u. v. m. Hautpflege mit natürlichen fetten Ölen (wie Mandel-, Aprikosen-, Nachtkerzen- oder Sesamöl und vielen weiteren) wird immer auf feuchte Haut aufgetragen. Ätherische Öle können die Wirkung verstärken. Paraffinhaltige Pflegeprodukte werden in der Aromapflege nicht verwendet.

Juckreiz

Juckreiz ist ein unspezifisches Symptom, dass uns in der Pflege begleitet. Eine sehr häufige Ursache ist die trockene, aber auch die alternde Haut. Bei Menschen mit Grunderkrankungen wie Diabetes, Rheuma und Immunsuppression können ebenso Probleme entstehen. Medikamentennebenwirkungen, vor allem durch Opioide, sind eine weitere Ursache.

Harnpflichtige Substanzen können bei der Schädigung von Leber oder Niere nicht oder nur unzureichend ausgeschieden werden und führen daher zu starkem, quälendem Juckreiz. Geschädigte Haut, oft hervorgerufen durch Kratzen, birgt die Gefahr von Eintrittspforten für Viren und Bakterien und damit von Entzündungen (Tab. 22.2).

Tab. 22.2 Juckreiz

Anwendungen	Zusätze	Wirkung
Waschungen **Bäder** **Kompressen**	Natron, Kleie Maizena Apfelessig	hautpflegend, juckreizlindernd, stoffwechselanregend; kann Hautfette und Körpersekrete aufnehmen; kühlend, ph-Wert regulierend
Fette Öle als **Hautpflege** **Einreibungen**	Aloe Vera Mandel süß, Sesamöl, Nachtkerzenöl Jojobaöl etc.	kühlend, feuchtigkeitsspendend, Juckreiz lindernd, pflegend, rückfettend
Ätherische Öle als **Waschungen** **Bäder** **Einreibungen**	Bergamottminze, Lavendel, Manuka, Neroli, Palmarosa, Rosengeranie, Zeder etc.	hautpflegend, juckreizlindernd, beruhigend, entzündungshemmend
Hydrolate als **Kompressen**	Rose Myrte Pfefferminze Cistrose etc.	kühlend, regenerierend, windheilungsfördernd, pflegend Juckreiz stillend
Heilpflanzen als **Tee** **Kompressen**	Lein, Leinschleim, Malve, Pfefferminze, Lavendel, Stiefmütterchen, Ringelblume etc.	kühlend, Haut pflegend, regenerierend, Juckreiz stillend

22.3.2 Schleimhautpflege

Die Temperatur der Zusätze sollte nach Vorlieben ausgewählt werden. Oft ist das Mittel der Wahl kühl, aber auch lauwarm oder warm kann die Symptomatik lindern (Tab. 22.3, 22.4, 22.5, 22.6).

Tab. 22.3 Augenkompressen

Hydrolat	Rose	kühlend, juckreizstillend, abschwellend, beruhigend
Heilpflanzen als **Tee**	Schwarztee Augentrost Malve	kühlend, abschwellend, adstringierend
Augentropfen	Euphrasia D3 (Weleda) Visiodoron Malva (Weleda)	entzündete, gereizte und überanstrengte Augen bei trockenen gereizten Augen

Tab. 22.4 Mundschleimhaut

Heilpflanzen als Tee	Leinschleim Malve Salbei	kühlend, abschwellend, Schleimhaut pflegend bei Läsionen und Entzündungen, v. a. bei sehr trockener Schleimhaut, austrocknend bei erhöhtem Speichelfluss
Hydrolat	Rose Melisse	kühlend, entzündungshemmend pflegend, vorbeugend bei Herpesinfektionen
Sanddornfruchtfleischöl		hautpflegend, schützend, wundheilungsfördernd
Mundwasser-Konzentrate	mit ätherischen Ölen und Pflanzenkonzentraten	entzündungshemmend, schleimhautpflegend, antiviral, antibakteriell
Mundpflegeöle	ätherische Öle in fetten Ölen (Sesam- oder andere fette Öle)	pflegend und regenerierend

Tab. 22.5 Lippenpflege (insbesondere rissige Lippen, aber auch Herpesinfektionen)

Lippenbalsam	Sheabutter Mandelöl Honig	hautpflegend, schützend, wundheilungsfördernd
Hydrolate	Melisse	besonders bei Herpesinfektionen

Tab. 22.6 Vaginalschleimhaut

Kompressen	Leinschleim oder Leinsamen Malve	kühlend, abschwellend, hautpflegend
Hydrolat	Rose	kühlend, schmerzlindernd, pflegend
Sanddornfruchtfleischöl		hautpflegend, schützend, pflegend, wundheilungsfördernd
Vaginalspülungen	Leinschleim	kühlend, wundheilungsfördernd
Vaginalsuppositorien	mit ätherischen Ölen, Shea- und Kakaobutter u. a. nur nach ärztl. Anordnung!	pflegend, regenerierend, beruhigend, antimykotisch, antiviral
Hautpflegeöl Salben	mit ätherischen Ölen, Shea- und Kakaobutter u. a.	pflegend, regenerierend, beruhigend, antimykotisch, antiviral

22.3.3 Magen- und Darmtrakt

Mögliche Maßnahmen bei Übelkeit

Elend und kraftlos fühlen sich PatientInnen mit Übelkeit; daher Angebote meiden die durch Geruch oder Anblick die Symptome noch verstärken. Viele der bekannten Maßnahmen sind für Patient:innen nicht hilfreich. Einfach und effektiv ist oft die Zufuhr von frischer Luft Tab. 22.7, 22.8, 22.9, 22.10, 22.11, 22.12. hier gehört 20.8.bis 20.10. dazu

Tab. 22.7 Schlafstörungen (Einschlaf-, Durchschlafstörung)

Ätherische Öle als **Raumbeduftung Duftfleckerl Riechstifte Fußbad/Vollbad Einreibung Fußeinreibung**	Benzoe, Bergamotte Lavendel Lorbeer Mandarine Narde Neroli Orange Palmarosa Petitgrain Rosengeranie Tonkabohne Vanille etc.	entspannend, beruhigend, ausgleichend, schlaffördernd, angstlindernd
Wickel/Kompressen	temperierte Ölkompresse	wärmend, durchblutungsfördernd, muskelentspannend
	warm feuchte Kompresse: mit Wasser, Tees oder ätherischen Ölen Wickelzusätze wie Kartoffel, Heublumen u. a.	wärmend, durchblutungsfördernd, muskelentspannend
Herzkompresse	Aurum lavandulae (Wala)	entspannend, beruhigend, schlaffördernd
Pulse	Wasser – temperiert Rosenwasser Aurum lavandulae/Wala	entspannend, beruhigend, schlaffördernd
Fußbad aufsteigend	Wasser mit ätherischen Ölen als Zusatz	wärmend, durchblutungsfördernd, muskelentspannend
Kneipp'sche Strümpfe	mit: Wasser, Salz, Natron, Basenpulver	entspannend, schlaffördernd, wärmend stoffwechselanregend den Lymphfluss fördernd
Heilpflanzen als **Tee Tinktur Kapseln Fußbad/Bad Kräuterkissen**	„Schlafpflanzen": Lavendel, Baldrian, Hopfen, Melisse	entspannend, ausgleichend

Tab. 22.8 Übelkeit

Ätherische Öle als Duftfleckerl, Riechstift	Grapefruit Limette Orange Lavendel Zitrone Pfefferminze	erfrischend, aktivierend
Wickel/Kompressen	temperierte Ölkompresse Leberwickel	wärmend, durchblutungsfördernd, muskelentspannend ausleitend
Fußbad	Wasser, Natron, Salz	wärmend, entspannend, stoffwechselanregend/-ausleitend
Heilpflanzen als Tee, Tinktur, Kapseln	Pfefferminze Kamille Melisse Ingwer	Cave: Das Trinken ist bei Übelkeit oft nicht möglich!

Tab. 22.9 Magenschmerzen

Heilpflanzen als Tee Kräuterkissen	Lavendel Kamille Melisse Kamillen- oder Kräuterkissen	entspannend, beruhigend
Ernährung		milde, leichte Kost gekochtes Gemüse keine Rohkost
Rollkur*		schleimhautpflegend
Ätherische Öle Riechstift Duftfleckerl	Lavendel Melisse Kamille	entspannend
Wickel/Kompressen	temperierte Ölkompresse	wärmend, entspannend

Tab. 22.10 Obstipation

Heilpflanzentee	Leinsamentee Anissamen Fenchel Kümmel	reizmildernd entblähend, entkrampfend
Ätherische Öle als temperierte Ölkompresse	Anis Fenchel Ingwer Lavendel wie Bäuchleinöl, 4-Winde-Öl etc.	entblähend, entkrampfend auf die glatte Muskulatur
Ernährung	keine groben Körner hochwertige fette Pflanzenöle Milchzucker viel Flüssigkeit eingelegte Pflaumen/Saft	leicht abführend, macht den Stuhl geschmeidiger

Tab. 22.11 Ängste, depressive Verstimmungen, Depressionen

Ätherische Öle als Raumbeduftung Duftfleckerl Fußbad Körperöle	Lavendel Bergamotte Vanille Benzoe Neroli Zeder	entspannend, antidepressiv, beruhigend, stärkend
Wickel/Kompressen alle Wickel auf den Solar Plexus	temperierte Ölkompresse heiß feuchte Kompresse mit Wasser, Tees wie Lavendel, ätherische Öle Kartoffel, Heublumen	entspannend, schlaffördernd
Heilpflanzen als **Tee Tinktur Kräuterkissen**	Lavendel Hopfen Melisse Orangenblüte	
Fußbad aufsteigend	Wasser, ätherische Öle, Heilpflanzen	entspannend, beruhigend, stärkend

Tab. 22.12 Unterstützung der Leber

Ätherische Öle als Wickelzusatz Wickel/Kompressen	Karottensamen Rosmarin verbenon Schafgarbe temperierte Ölkompresse Bienenwachskompresse heiß feuchte Kompresse mit Wasser, Tees wie Schafgarbe, Kartoffel, Heublumen	zur Aktivierung der Leber und der Verdauungsorgane; ausleitend, stoffwechselanregend, leberzellregenerierend
Heilpflanzen als **Tee Tinktur Kapseln Frischpflanzensaft**	Schafgarbe Mariendistel gelber Enzian Mariendistel Brennnessel	Bitterstoffe haben wir bitter nötig! stoffwechselanregend, ausleitend
Fußbad Vollbad	Natron Basenpulver	zur Ausleitung Vorsicht beim Vollbad bezüglich Kreislaufkrisen!

22.4 Heilpflanzen

Es gibt unzählige Heilpflanzen, die für unsere Anwendungen in Betracht kommen. Ich möchte hier am Beispiel Malve und Leinsamen zeigen, wie vielfältig diese Pflanzen v. a. in der Pflege eingesetzt werden können.

22.4.1 Malve-Käsepappel (Malva sylvestris L.)

Malva sylvestris L. gehört zur Pflanzenfamilie der Malvengewächse (Malvaceae), hier werden **arzneilich die Pflanzenteile** Blüten (Malvae flos) und Blätter (Malvia folium) verwendet (Abb. 22.5a,b,c).

Hauptinhaltsstoffe
Viele Schleimstoffe (Blüten 10 %, Blätter 8 %), wenig Gerbstoffe, Flavonglykoside (in den Blättern), Anthozyanglykosid Malvin (in den Blättern), Spuren von ätherischen Ölen.

Anwendungen
Innerliche Anwendung:
- Reizlindernde Wirkung bei Schleimhautentzündungen im Mund- und Rachenraum und im Magen-Darm-Trakt.
- Trockene Schleimhaut im Mund- und Rachenraum, z. B. bei Mundatmung (3 × tgl. Mundspülung).
- Halsschmerzen aufgrund trockener, entzündeter Schleimhaut (3 × tgl. gurgeln).
- Trockener, entzündlicher Husten, Heiserkeit und Kehlkopfkatarrh (2–3 × tgl. schluckweise 1 Tasse trinken).
- Reizung der Magen-Darm-Schleimhaut, Gastritis und Colitis ulcerosa, Sodbrennen, Reizmagen (2–3 tgl. 1 Tasse schluckweise trinken).

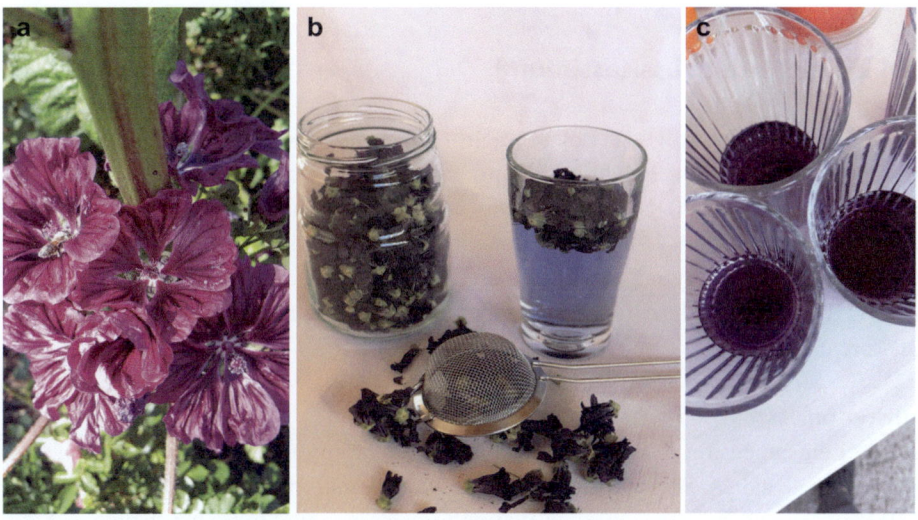

Abb. 22.5 **a)** Malvenblüten, (**b, c**) Malventee Zubereitung

Äußerliche Anwendung
- Als Waschzusatz oder Kompresse bei trockenen, entzündeten Hauterkrankungen.
- Bei Wunden, Insektenstichen, Furunkeln und Hämorrhoiden, Ekzemen, Neurodermitis, Psoriasis und bei Pruritis vulvae.

Vorsichtsmaßnahmen
Schleimstoffe bilden einen Schutzfilm auf der Schleimhaut, dadurch ist die Aufnahme von Nährstoffen und Medikamenten vermindert! Daher wird der Malventee zeitlich versetzt – 1 h – zur Tabletteneinnahme getrunken.
Eine Woche lang trinken, danach eine Woche pausieren!

Zubereitung
1 EL Droge in 250 ml kaltem Wasser ansetzen (Kaltwasserauszug, Mazerat) und 1–2 h bedeckt ziehen lassen, gelegentlich umrühren, dann abgießen. Nachteil ist die relativ hohe Keimbelastung, es entwickeln sich ganz schnell pathogene Keime; daher immer nur 1 Tasse zubereiten!
Bei Bedarf in einem Wasserbad auf Trinktemperatur erwärmen. Schleimstoffe werden beim Erhitzen zerstört.
In Kliniken wird aus hygienischen Gründen der Tee mit heißem Wasser überbrüht.

Kontraindikationen
Keine bekannt.

22.4.2 Lein (Linum ussitassimum)

Gehört zur Pflanzenfamilie der Leingewächs (Linaceae), der Volksname ist Flachs, Klengel, Springlein. Lein ist einjährig, anspruchslos, hat zartblaue Blütchen und kugelige Fruchtkapseln mit 8–10 Leinsamen. Die wichtigsten Inhaltsstoffe sind bis zu 20 % Schleimstoffe, 40 % fettes Öl (davon 60 % ungesättigte Fettsäuren wie Omega-3-FS), Lecithin, Linolsäure, Enzyme, Phytosterine (Lignane – Phytoöstrogen), Mineralien, Vitamine A, B_1–B_{12}, C, D, E, Aminosäuren. Es werden Lini semen (Samen) und Lini Oleum (Öl) verwendet.

Zubereitung
1 Tasse Leinsamen mit 2 Tassen heißem Wasser ansetzen und erwärmen, nicht kochen! Den warmen, zähen Brei in einen Teefilterbeutel oder ein Papiertaschentuch füllen. 8–10 Päckchen vorbereiten, auf eine Wärmeflasche legen und mit einer weiteren Wärmeflasche zudecken. Diese Päckchen einzeln herausholen und auflegen und ersetzen, wenn sie kalt geworden sind.

Wirkungen
Die warmen Breiumschläge wirken erweichend, schmerzlindernd, entzündungshemmend und entkrampfend.

Indikationen zur äußerlichen Anwendungen
- Als Leberwickel bei Leber-Galle-Erkrankungen,
- chronische Nasennebenhöhlenentzündungen, evtl. im Wechsel mit Meerrettich/Kren,
- Schmerzen durch Knochenmetastasen,
- Rückenschmerzen durch Muskelverspannungen, Neuralgien, Schiefhals,
- Reifung von Furunkeln und Abszessen,
- zur Narben- und Venenpflege,
- besonders zur Intimschleimhautpflege: schleimhautberuhigend als Vaginalklistier bei Dysplasien als Kaltauszug.

Indikationen zur innerlichen Einnahme
Kaltauszug (Tee)
2 EL Leinsamen mit 200 ml kaltem Wasser übergießen, ca. 1 h zugedeckt ziehen lassen, ab und zu umrühren und abseihen. Das Wasser ist dann weich und schleimhaltig. Es wirkt schleimhautpflegend, reiz- und schmerzlindernd bei trockener, gereizter oder entzündeter Schleimhaut. Wirksam auch bei Reizmagen und Reizdarm, Reizhusten, darüber hinaus stuhlregulierend.

Je nach Vorliebe löffelweise einnehmen, auch mit Kaffee oder Fruchtsaft, in Joghurt oder Pudding.

Die Resorption von Arzneimitteln wird vermindert, deshalb Medikamente erst 30–60 min später einnehmen (Abb. 22.6).

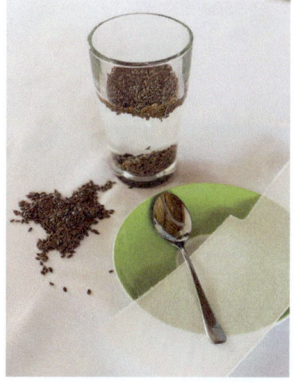

Abb. 22.6 Leinsamentee (Zubereitung)

22.4.3 Johanniskraut (Hypericum preforatum)

Zum Abschluss aus der Auswahl fetter Pflanzenöle, die pur oder in Mischungen mit ätherischen Ölen angewendet werden, sei das Johanniskrautmazerat erwähnt.

Johanniskraut wächst in unseren Breitengraden auf sonnigen Wiesen und Waldrändern, blüht um die Zeit des Johannistags (24. Juni) bis in den September hinein. Es ist wildwachsend in Mitteleuropa, Nordwestafrika und Nordasien zu finden. Es wird als „Arnika der Nerven" bezeichnet. Man erkennt es an seinem zweikantigen Stängel. In den dunklen Tupfen, sichtbar an den Blüten, Blättern und Stängeln, ist das Hypericin gespeichert. Dieser Farbstoff gibt dem Mazerat seine meist tiefrote Farbe. Johanniskraut gehört zur Pflanzenfamilie der Hyperiaceae (Hartheugewächse) (Abb. 22.7).

Die Inhaltsstoffe sind Hypericin, Hyperforin, Flavonoide, Biflavonoide, Gerbstoffe und ätherisches Öl.

Das Johanniskrautmazerat wird als Kaltansatz hergestellt. Es ist ein Pflanzenauszug aus den Blüten in Olivenöl oder einem anderen hochwertigen Pflanzenöl. Zu der Wirkung des Johanniskrautes kommt die des Olivenöls bzw. des für den Pflanzenauszug verwendeten fetten Pflanzenöls dazu. Das Mazerat hat eine rote Farbe und ist ca. 1 Jahr haltbar.

Abb. 22.7 Johanniskrautblüten

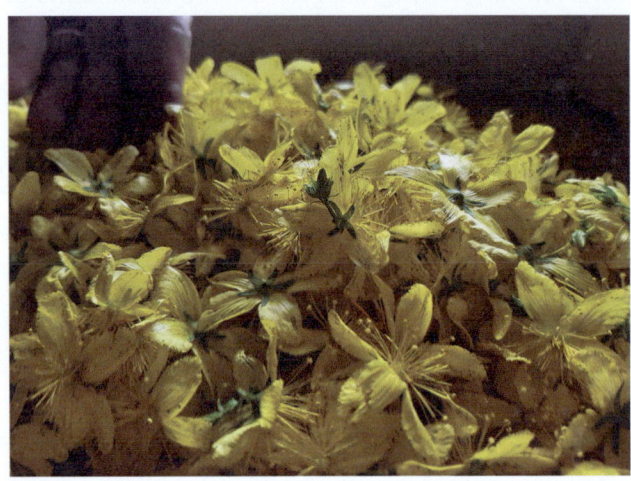

Wirkung als äußerliche Anwendungen
- Schmerzlindernd bei rheumatischen Beschwerden (Gelenksschmerzen etc.) und muskelentspannend,
- lindert neurologische Schmerzen wie z. B. Ischialgien, Gürtelrose,
- allgemein schmerzlindernd bei Wachstumsschmerzen, Ohrenschmerzen (äußerliche Anwendung – hinter dem Ohr einmassieren),
- wundheilungsfördernd, hautpflegend und hilfreich bei Hautproblemen wie Schürfwunden, Schrunden, zur Intertrigo- und Dekubitusprophylaxe etc.,
- als Pflegeöl bei Narben, Verbrennungen und Erfrierungen.

Vorsichtsmaßnahme
Bei starker Sonnenbestrahlung erhöht Johanniskrautmazerat die Lichtempfindlichkeit der Haut, dadurch kann es zu einer phototoxischen Reaktion kommen. Sonnenbestrahlung für ca. 12 h nach dem Auftragen vermeiden (Deutsch-Grasl et al. 2023, S. 265).

22.4.4 Sanddorn (Hippophae rhamnoides)

Sanddorn, ein Ölweidengewächs (Eleagnaceae), wächst in Asien und in Europa, ein echter Kosmopolit. Die Sanddornbeere ist die einzige Obstfrucht, die über 2 % Öl im Fruchtfleisch enthält. Es gibt zwei Arten von Öl: **Sanddorn-Fruchtfleischöl** und **Sanddorn-Kernöl**. Beide sind in ihren Inhaltsstoffen und somit Wirkung unterschiedlich.

Das **Sanddorn-Fruchtfleischöl** ist mittlerweile der Renner in der Aromapflege. Es hat reichlich Vitamine, die Carotinoide schützen die Haut vor Umwelteinflüssen.

Das Öl ist für die strapazierte Haut und Schleimhaut zur regenerierenden Pflege geeignet. Es wird zur Behandlung von Schädigungen der Haut, besonders zur Vor- und Nachsorge bei Strahlentherapie, ebenso bei Verbrennungen und schlecht heilenden Wunden angewendet.

Es pflegt sensible und trockene Haut. **Vorsicht**: Es färbt die Wäsche rosa (Abb. 22.8).

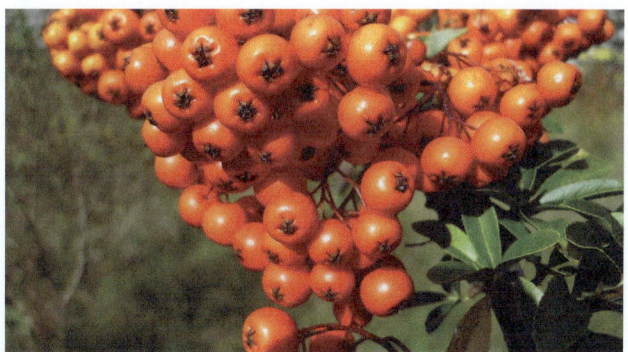

Abb. 22.8 Sanddornbeeren

Bei Mundschleimhautdefekten kann die Mundhöhle ausgetupft werden. Es wirkt bei Entzündungen im Mund, Rachen und Kehlkopf (Sänger) sowie bei Reizungen der Speiseröhre oder des Magen-Darm-Traktes. Sanddorn-Fruchtfleischöl repariert die Haut, schützt vor und nach Sonnenbestrahlung. Es aktiviert das Immunsystem. Flavonoide tragen dazu bei, das Wachstum von Krebszellen zu hemmen.

Es kann auch pur eingenommen, es schmeckt auch ausgezeichnet mit Schlagobers (Schlagsahne); auch einige Tropfen in Joghurt oder Saft stärken den Organismus.

22.4.5 Zum guten Schluss

Hier konnte nur ein kleiner Auszug dargestellt werden. Es konnte nicht genauer auf die vielen Wickel und Kompressen, ätherischen Öle und fetten Pflanzenöle sowie deren Anwendungen eingegangen werden.

Aus ökonomischer Sicht ist positiv anzumerken, dass viele Grundstoffe für komplementäre Anwendungen wie Kartoffeln, Quark (Topfen), Meerrettich (Kren) sowie auch ätherische Öle und Heilpflanzen keine hohen Kosten in der Anschaffung verursachen und keiner besonderen Entsorgung bedürfen. Der Kostenfaktor spielt bei chronischen Schmerzpatienten eine große Rolle, da diese oft umfangreiche Therapien auf Selbstkostenbasis absolvieren (müssen).

Die komplementären Pflegemethoden erfreuen sich steigendem Interesse sowie wachsender Akzeptanz und finden vermehrt Einzug in den Alltag vieler Kliniken, Alten- und Seniorenheime, der mobilen Pflege und auch im privaten Bereich.

Für den guten, sicheren und wirksamen Einsatz der Anwendungen ist fundiertes Fachwissen und darüber hinaus hohe Sensibilität im Umgang mit Patienten erforderlich. Viele dieser Maßnahmen gehören zu unseren pflegerische Kernkompetenzen und erfordern keine ärztliche Anordnung. Ein Teil der Anwendungen fällt in den mitverantwortlichen Bereich, hier ist die Absprache mit dem Arzt notwendig. Die Pflege hat ein Vorschlagsrecht! Mit dem Fachwissen der Pflegenden und der Professionalität kann das auch umgesetzt werden. Um dieses Wissen auch professionell anwenden zu können benötigen Pflegefachkräfte Fort- und Weiterbildungen gemäß dem Gesundheits- und Krankenpflegegesetz (GuKg).

Umfangreiche Erfahrungen und Erfolge in der Anwendung der komplementären Maßnahmen in der Gesundheits- und Krankenpflege sowie die positiven Rückmeldungen von Patienten lassen den Schluss zu, dass komplementäre Pflege, wo sie fachlich sinnvoll eingesetzt wird, eine sehr gute Ergänzung der Schulmedizin in der Behandlung von akuten und chronischen Schmerzen ist.

Literatur

Bächle-Helde B, Bühring U (2019) Heilsame Wickel, 3., überarb. Aufl. Ulmer Verlag, Stuttgart

Bühring U (2009) Praxis-Lehrbuch der modernen Heilpflanzenkunde. Grundlagen – Anwendungen – Therapie, 2. Aufl. Sonntag, Stuttgart

Bühring U (2018) Heilpflanzen Kuren, 2. Aufl. Ulmer Verlag, Stuttgart

Brumm V, Ducommun-Capponi M (2019) Wickel und Kompressen, 3., überarb. Aufl. AT Verlag, Aarau und München

Coghill Robert C, John M, Yi-fen Y (2003) Neural correlates of interindividual differences in the subjective experience of pain. Proc Natl Acad Sci USA 100:8538–8542

Deutsch-Grasl E, Buchmayr B, Fink M (2023) Aromapflegehandbuch, 5. Auflage. Aromapflege® Verlag, Pflach

Thumm A, Zeh K (2023) Handbuch ätherische Öle, Neuauflage. Joy Verlag Oy-Mittelberg

Werner M, von Braunschweig R (2020) Praxis Aromatherapie, 6. Aufl. Haug Verlag, Stuttgart

Akupressur bei Schmerzen

Marie-Christin Railender

23.1 Einleitung

Die Akupressur existiert seit ca. 4000 Jahren in der chinesischen Medizin, jedoch wurde diese Form der Selbsthilfe nicht nur im asiatischen Raum angewendet. Sun Simiao, ein chinesischer Arzt (582–681 n. Chr.), schrieb bereits ca. 630 eine Abhandlung zu dieser Behandlungsform.

Es können weltweit Belege für die Verwendung von Akupressur gefunden werden.

In der westlichen Welt wurde nur das schmerzende Körperteil behandelt, in der chinesischen Medizin wurde der Mensch als ein Teil des Umfeldes gesehen. Die Akupressur stand also für den ganzheitlichen Ansatz, einen Menschen wahrzunehmen und zu behandeln.[1]

Der ganzheitliche Behandlungsansatz ist bei allen Erkrankungen wichtig. Besonders chronisch Erkrankte müssen als ein Gesamtbild und nicht nur als eine Erkrankung gesehen werden. Diese wünschen sich häufig einen komplementären Ansatz.

Die Akupressur stellt sich als ein vielseitiges Feld in der komplementären Pflege dar. Sie kann nicht nur von Pflegepersonen oder Angehörigen, sondern auch von PatientInnen selbst angewendet werden. Dies spielt eine wichtige Rolle im Rahmen der Gesundheitsförderung. Ebenfalls kann durch die Akupressur das Selbstwertgefühl gesteigert werden.[2]

---

[1] (Vgl. Mildt 2008, S. 2).
[2] (Vgl. Wellens-Mücher 2021, S. 29–31).

M.-C. Railender (✉)
Neudorf im Weinviertel, Österreich

23.2 Definition Akupunktur vs. Akupressur

23.2.1 Akupunktur

+Grundlegend zählt die Akupunktur zu den ältesten derzeit noch angewandten Selbstheilungsverfahren. Akupunktur arbeitet mit festgelegten Punkten. Diese festgelegten Punkte entsprechen verschiedenen betroffenen Körperarealen. Diese werden mit speziellen Metallnadeln angestochen. Die Einstechtiefen betragen 4 bis maximal 20 mm.[3]

Am Anfang der Behandlung erhebt der Arzt/die Ärztin aufgrund der TCM-Kriterien (TCM =Traditionelle Chinesische Medizin) eine Diagnose. Aufgrund dieser Diagnose behandelt dann der Arzt/die Ärztin entsprechende Akupunkturpunkte. Die Behandlung dauert zwischen 10 und 30 min. Teils werden auch „Dauer-Nadeln" eingesetzt. Dies sind kürzere Nadeln, und sie werden mittels Heftpflaster fixiert und können einige Tage belassen werden.

Die Akupunktur darf nur von ausgebildeten Ärzten/Ärztinnen angewendet werden.[4] Einzige Ausnahme stellt die NADA-Ohrakupunktur dar. Hier besteht eine Sonderregelung. Diplomiertes Gesundheits- und Krankenpflegepersonen darf Akupunktur mit NADA-Ausbildung (NADA-Therapeut), nach ärztlicher Verordnung auf 5 Punkte beschränkt, am Ohr anwenden.

23.2.2 Akupressur

Die Akupressur zählt zu den nicht pharmakologischen Techniken und somit zu den komplementären Maßnahmen. In der Literatur wird nicht genauer definiert, welche Kriterien gelten, um Akupressur ausüben zu dürfen. Sie wird mittels Druckes ausgeübt. Druck kann von Fingerkuppen oder Ellbogen und in verschiedenen Bewegungsmustern auf den bestimmten Punkt ausgeübt werden.[5]

Der Druck auf den betroffenen Punkt wird als behutsam beschrieben. Die Akupressur soll eine Berührung und kein Eingriff sein, da sonst die Entfaltung der Selbstheilung eingeschränkt wird.[6]

Im Gegensatz zur Akupunktur gibt es weniger definierte Punkte. Die Wirkung der Akupressur beruht auf der Fähigkeit des Körpers, seine Salutogenese einzuleiten und Gesundheit wiederherzustellen.[7]

---

[3] (Vgl. Bischko 1997, S. 19).
[4] (Vgl. Uniqa 2023).
[5] (Vgl. Litscher 2021).
[6] (Vgl. Wellens-Mücher 2021, S. 23).
[7] (Vgl. Mildt 2008, S. 2–4).

23.3 Setting

23.3.1 Voraussetzungen

Der Patient/die Patientin muss sich auf die Behandlung somatisch sowie mental einlassen können und wollen.

Der Anwender/die Anwenderin muss sich vor der Behandlung zentrieren, also sich vor der Behandlung erden. Dies ist ein individueller Prozess und kann durch verschiedenste Riten hervorgerufen werden. Ebenfalls ist eine nicht wertende Haltung von großer Bedeutung, um Veränderungen sowie die Befindlichkeit des Gegenübers zu spüren. Die Akupressur kann nur zielführend durchgeführt werden, wenn der Anwender/die Anwenderin selbst achtsam mit sich selbst und seiner/ihrer Umgebung umgeht.[8]

Als wichtigste Kontraindikation für die Akupressur gilt, wenn der Anwender/die Anwenderin nicht mit der Anwendung vertraut ist oder diese nicht mit dem nötigen Mindset durchführt.[9]

Weitere Kontraindikationen werden noch im Abschn. 23.3.4 angeführt.

23.3.2 Materialien

Grundlegend werden, wie oben bereits ausgeführt Finger, Daumen und Ellbogen zur Akupressur verwendet. Es gibt aber auch die Möglichkeit, Materialien einzusetzen, wie Gitterpflaster und Magnetpflaster.

23.3.2.1 Gitterpflaster
Eine Dauerstimulation kann zum Beispiel mittels Gitterpflasters erreicht werden. Jedoch wird aufgrund der enormen Stimulation diese Maßnahme nur auf gezielte Bereiche und gezielte Situationen bezogen empfohlen. Auch müssen bei Gitterpflastern die Kontraindikationen wie zum Beispiel Klebstoffallergie, Pergamenthaut oder auch diverse Hauterkrankungen beachtet werden.[10]

23.3.2.2 Magnetpflaster
Bei der NADA-Ohrakupressur werden die Akupressurpunkte mittels Magnetpflastern stimuliert. Dies ist auch eine Dauerstimulation und kann bis zur nächsten NADA-Sitzung belassen werden.

---

[8] (Vgl. Mildt 2008, S. 4).
[9] (Vgl. Wellens-Mücher 2021, S. 35).
[10] (Vgl. Wellens-Mücher 2021, S. 39–44).

23.3.3 Kontraindikationen

Allgemein wird es als Kontraindikation gesehen, wenn der Patient/die Patientin der Behandlung gegenüber eine ablehnende Haltung hat. Bedenklich ist es und ebenso als Kontraindikation zu sehen, wenn der Anwender/die Anwenderin von der Wirkweise der Akupressur nicht vollständig überzeugt ist und somit eine ablehnende Haltung innehat.

Weitere Kontraindikationen haben mit der Beschaffenheit der Haut zu tun, wie zum Beispiel Hauterkrankungen, Strahlentherapie oder Wunden. Patient:innen, welche unter Thrombosen leiden oder unter Antikoagulanzientherapie stehen, sollten auf Akupressur verzichten.[11]

23.3.4 Nebenwirkungen

Als Nebenwirkung kann sich teilweise ein Schwindelgefühl einstellen. Dies klingt aber nach der Behandlung wieder ab und beruht auf den frei werdenden Energien im Körper.[12]

Auch Schwitzen, Fatigue oder eine allgemeine Anregung des Stoffwechsels kann beobachtet werden.[13]

23.3.5 Zielgruppe

Die Akupressur kann in diversen Bereichen eingesetzt werden. Unter anderem wird die Akupressur verwendet, um die Salutogenese anzuregen und Gesundheitsförderung zu erreichen. Der Patient/die Patientin nimmt sich selbst bewusster wahr und fokussiert sich somit besser. Beispiele für den positiven Einfluss sind zum Beispiel Schmerzen, Krämpfe, Missempfindungen oder auch psychische Disharmonie. Es ist nachgewiesen, dass bei der Anwendung von Akupressur Endorphine und Oxytocin vom Körper produziert werden.

Akupressur wirkt somit auf der somatischen sowie auch der psychischen Ebene.[14]

23.3.6 Diagnose

Im Rahmen der Diagnosestellung werden nicht nur Fragen zur Krankheitsgeschichte, sondern auch Information zu dem Patienten/der Patientin gesammelt. Diese Informationssammlung ist sehr umfangreich und behandelt alle Lebensbereiche.[15]

---

[11] (Vgl. Wellens-Mücher 2021, S. 35–44).
[12] (Vgl. Mildt 2008, S. 14).
[13] (Vgl. Mildt 2008, S. 22).
[14] (Vgl. Mildt 2008, S. 4–6).
[15] (Vgl. Weinmann 2020, S. 17).

Der Patient/die Patientin ist ganzheitlich zu sehen. Symptome und Beschwerden werden besprochen und definiert. Hieraus resultiert für den Behandler/die Behandlerin, welche Leitbahnen und welche Punkte genau betroffen sind bzw. wo die Störung und das Problem per se vorliegen. Die Grundhaltung des Menschen ist ausschlaggebend: Kann sich derjenige/diejenige auf die Behandlung einlassen? Ist der Mensch bereit, die Behandlung in Anspruch zu nehmen? Ist der Anwender/die Anwenderin bereit, die Behandlung durchzuführen?

Eine weitere Abklärung der Symptome ist von größter Wichtigkeit.[16]

Es ist immer zu eruieren, ob sich der Patient/die Patientin schon in ärztlicher Behandlung und Abklärung befindet, und/oder ob eine medizinische Diagnose bereits gestellt wurde.

Akupressur ist eine komplementäre Maßnahme, eine ergänzende Maßnahme, sie kann keine medizinische Behandlung ersetzen.[17]

23.3.7 Behandlungsrichtlinien

Allgemein wird eine Behandlungsdauer von 15 min empfohlen. Bei Kindern oder auch bei Menschen mit herabgesetztem Allgemeinzustand sollte eine Behandlungsdauer von 5–10 min nicht überschritten werden.

Akut aufgetretene Beschwerden können einmal pro Tag behandelt werden. Bei chronischen Beschwerden sollte die Behandlung 1- bis 2-mal wöchentlich erfolgen. Nach ca. 3 Wochen Behandlungsdauer ist eine Pause von 2 Wochen anzuraten, um eine Überstimulation des Körpers zu vermeiden.[18]

Zur Punktlokalisation werden die Fingerkuppen verwendet. Diese werden vom Anwender/von der Anwenderin ohne Druck auf die betroffenen Körperareale aufgelegt. Während der Lokalisation ist eine ständige Kommunikation zwischen Anwender:in und Empfänger:in notwendig. Der Punkt fühlt sich oft hart oder als Art Knoten an, teils kann auch eine Schmerzempfindlichkeit bestehen. Wenn der Punkt gefunden wurde, wird nur leichter Druck ausgeübt. Akupressur vermittelt den Eindruck von starkem Druck, dies ist aber falsch. Zwischen 2 und 3 min wird auf dem Punkt verweilt. Anschließend wird der Kontakt zum Patienten langsam gelöst. Allgemein wird auf dem Punkt verharrt, ist der Punkt jedoch in Bewegung, zum Beispiel durch Muskelzucken, werden diese Bewegungen mit der Fingerkuppe sanft mitverfolgt.[19]

---

[16] (Vgl. Mildt 2008, S. 8).
[17] (Vgl. Mildt 2008, S. 5).
[18] (Vgl. Mildt 2008, S. 14).
[19] (Vgl. Wellens-Mücher 2021, S. 23–27).

23.3.8 Vorbereitung der Behandlung

Bevor noch das Gegenüber den Behandlungsraum betritt, ist für eine angenehme Atmosphäre zu sorgen. Dies impliziert bequeme Sitz- oder Liegevorrichtungen. Der Anwender/die Anwenderin sollte gepflegte Hände mit möglichst kurzen Nägeln haben, um Verletzungen zu vermeiden.

Wie bereits in Abschn. 23.3.3 erwähnt, muss sich der Akupresseur/die Akupresseurin im Klaren sein, ob er/sie selbst heute in der Befindlichkeit ist, empathisch zu arbeiten. Potenziell störende Quellen sind zu beseitigen. Der Patient/die Patientin muss vorab über Behandlungsdauer, Wirkung und mögliche Nebenwirkungen informiert werden. Der Empfänger/die Empfängerin muss die Möglichkeit haben über seine/ihre Ziele, Ängste und allgemeine Empfindungen zu sprechen. Dies ist vor jeder Anwendung unbedingt einzufordern. Eine bequeme Sitz- oder Liegehaltung, abhängig von den Bedürfnissen des Patienten/der Patientin ist einzunehmen. Während der gesamten Behandlung ist eine auf die Anwendung bezogene Kommunikation zwischen beiden Parteien notwendig, sei dies verbal oder auch nonverbal.[20]

23.4 Wirkung der Akupressur auf den Körper

Die Akupressur nimmt Einfluss auf das Gleichgewicht zwischen Yin und Yang im Körper. Weiters werden Leitbahnen stabilisiert, und der Fluss des qi im Blut wird angeregt. Dies bewirkt eine Reduktion von Schmerzen, eine Harmonisierung der Muskeln und verbessert die Dynamik der Gelenke. Die Salutogenese wird angeregt, Körper und Seele kommen in Balance.[21]

Die Akupressur kann Energieblockaden öffnen und diese wieder harmonisieren. Daher eignet sie sich wie kaum eine andere komplementäre Methode bei Notfällen, um die Zeit bis zur medizinischen Versorgung zu überbrücken.[22]

23.4.1 Wirkungsmechanismus

23.4.1.1 Qi

Das qi wird in der TCM als Kraft bezeichnet, welche entlang der Leitbahnen im Körper fließt und somit einen Einfluss auf alle Vorgänge im Körper hat. Das qi kann also auch als „Lebenskraft im Körper" bezeichnet werden.[23]

---

[20] (Vgl. Mildt 2008, S. 24).
[21] (Vgl. Mildt 2008, S. 4–5).
[22] (Weinmann 2020, S. 35).
[23] (Vgl. Wellens-Mücher 2021, S. 15).

Bezogen auf den Muskeltonus zeigt sich beim qi eine Veränderung. Bestehen Schmerzen, geht man von einer qi-Fülle aus. Die betroffenen Punkte zeigen sich fest.[24]

23.4.1.2 Leitbahnen
Leitbahnen ziehen sich verbildlicht durch den Körper wie ein roter Faden. Ausgehend vom Kopf, bilden sie somit eine Art Straße für die weiteren Fließmechanismen. An den unteren Extremitäten angekommen, verändern sie ihre Richtung und leiten wieder Richtung Kopf. Somit bilden sie einen Kreislauf. Ohne die Leitbahnen im Körper kann das qi nicht fließen.[25]

23.4.1.3 Yin und Yang
Oft auch als Licht und Schatten beschrieben, bilden sie unsere Gegensätze im Körper. Das Yin wird als das Weibliche, das Weiche und Anschmiegende gesehen, Yang als das Harte, Männliche. Beides ist für ein ausgeglichenes Leben notwendig. Yin und Yang können als Zustände gesehen werden. Sie definieren entweder eine Fülle oder eine Leere im Menschen. Je nach Anliegen ist auf diese Fülle oder Leere dann einzugehen.[26]

Yin und Yang bilden sich auch auf den Leitbahnen ab. Yin-Leitbahnen befinden sich auf der Front des Körpers, Yang-Leitbahnen auf der Rückseite des Körpers.[27]

Die Traditionelle Chinesische Medizin definiert auch sogenannte Yin- und Yang-Typen. Der Yang-Typ ist muskulös, hat einen guten Appetit, wirkt energiegeladen und temperamentvoll. Er ist extrovertiert und erfreut sich an neuen Dingen. Der Yin-Typ dagegen ist ein zarter Mensch, der zu einer untersetzten Figur und blassem Teint neigt. Seine Charaktereigenschaften sind gegenteilig zum Yang-Typ.[28]

23.4.1.4 Funktionskreise
Ein Funktionskreis besteht aus dem Zusammenspiel von Yin und Yang. Dieser kann gefüllt oder leer sein; so ergeben sich dann Herausforderungen, welche der Betroffene/die Betroffene mit seinem/ihrem Körper bewältigen muss. Diese Funktionskreise werden in Lunge, Niere, Leber, Herz und Milz eingeteilt. Auf diesen Funktionskreisen befinden sich die einzelnen Akupressurpunkte. Ist auf einem dieser Punkte eine Störung, so kann das qi nicht fließen, und dass Yin und Yang ist gestört. Der Mensch verliert sein Gleichgewicht.[29]

23.4.1.5 Wuwei
Wuwei kann auch als das Prinzip des empathischen Erfühlens von speziellen Punkten im Körper gesehen werden. Es drückt aus, dass schon ein geringer Widerstand als Widerstand

---

[24] (Vgl. Wellens-Mücher 2021, S. 80–81).
[25] Vgl. (Wellens-Mücher 2021, S. 14–15).
[26] Vgl. (Wellens-Mücher 2021, S. 16–17).
[27] Vgl. (Mildt 2008, S. 3).
[28] (Vgl. Weinmann 2020, S. 25).
[29] Vgl. (Wellens-Mücher 2021, S. 13–21).

zu sehen ist. Auf diesen muss kein starker Druck gelegt werden, um ihn zu stimulieren, gerade ein sanfter behutsamer Kontakt kann schon Reaktionen auslösen.[30]

23.4.1.6 Lokalpunkte und Distalpunkte

Im Allgemeinen werden Punkte in zwei Kategorien eingeteilt: Lokalpunkte und Distalpunkte.

Lokalpunkte beschreiben Punkte, welche direkt auf dem schmerzenden Punkt des Betroffenen/der Betroffenen liegen.

Distalpunkte befinden sich auf den jeweilgen Leitbahnen, diese Punkte können sich auch an einer anderen Körperregion befinden als der Schmerz.[31]

23.4.1.7 Regional wirksame Fernpunkte

Fernpunkte nehmen einen ausgleichenden Einfluss auf den Körper und befinden sich nicht lokal an der Störung, sondern auf einem Punkt an der Leitbahn. Auch bei Schmerzen werden regional wirksame Fernpunkte eingesetzt. Ein Leitpunkt, der bei schmerzhafter Spastik immer angesteuert werden kann, ist Gb 34. Dieser befindet sich auf der Gallenblasenleitbahn. Anatomisch gesehen befindet er sich unterhalb der Patella an der Außenseite der Wade. Gb 34 gilt auch als „der regional wirksame Masterfernpunkt" und stellt somit einen der wichtigsten Fernpunkt dar.[32]

Häufig kann es bei Schmerzen zu einem psychischen Ungleichgewicht kommen. Dies kann sich zum Beispiel anhand einer erhöhten Reizbarkeit zeigen, hier kann Gb 34 auch einen positiven Einfluss nehmen.[33]

Auch bei Magenschmerzen hat Gb 34, auch „Quelle am Yang-Hügel" genannt einen angenehmen Effekt (Abb. 23.1).[34]

Ein weiterer wichtiger Fernpunkt in der komplementären Schmerztherapie ist LG 26. Dieser befindet sich direkt unter der Nase. Sein Wirkungsgebiet bezieht sich auf Schmerzen ausgehend von N. ischiadicus.[35]

---

[30] (Vgl. Wellens-Mücher 2021, S. 98–99).

[31] (Vgl. Wellens-Mücher 2021, S. 13–21).

[32] (Vgl. Wellens-Mücher 2021, S. 82–83).

[33] (Vgl. Weinmann 2020, S. 171).

[34] (Vgl. Weinmann 2020, S. 122).

[35] (Vgl. Weinmann 2020, S. 110–112).

Abb. 23.1 Der Fernpunkt Gb 34. (Eigendarstellung Railender 2023)

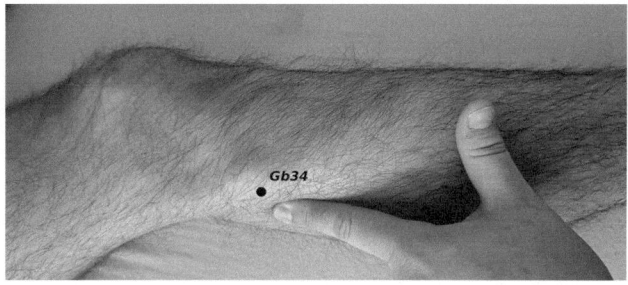

23.5 Punktlokalisationen und Eigenschaften

Grundsätzlich befinden sich Punkte auf Leibahnen eines Meridians. Die Namen der einzelnen Punkte gehen auf ihre Leitbahn zurück.

Beispiel: Der Punkt Gb 34 befindet sich auf der Leitbahn der Gallenblase. Die Nummer wird als Zuordnung verstanden. Im Körper befinden sich zwei Sonderleitbahnen: das Konzeptionsgefäß Ren und das Lenkergefäß Du. Diese umspannen den Körper.[36]

Im Folgenden werden einige Punktlokalisationen in Bezug auf die Regulierung von Schmerzen beschrieben.

23.5.1 Meisterpunkte

Als Meisterpunkte werden Akupressurpunkte bezeichnet, welche nicht nur auf Leitbahnen der Meridiane, sondern auch auf einer der zwei Sonderleitbahnen liegen.

Hier stellt sich, wie bereits beschrieben, die enorme Wichtigkeit des Punktes Gb 34 heraus. Dieser Punkt wird in der Literatur auch als Joker beschrieben.[37]

LU 7 bietet eine Schmerzreduktion vor allem bei Trigeminusneuralgie. Dieser Punkt befindet sich auf der Leberleitbahn. Anatomisch gesehen befindet sich Der Akupressur Punkt ist circa 2 cm unter dem lateralen Ansatz der Ulna zu finden.[38]

23.5.2 Antike Punkte

Auf den Leibahnen der Antiken Punkten spiegeln sich jeweils die Fünf Elemente wider. Ihre Lokalisation befindet sich zwischen den Fingerspitzen und dem Ellenbogen sowie zwischen den Zehenspitzen und den Knien.[39]

---

[36] Vgl. (Mildt 2008, S. 25).
[37] (Vgl. Mildt 2008, S. 83).
[38] (Vgl. Weinmann 2020, S. 171).
[39] (Vgl. Mildt 2008, S. 28).

Abb. 23.2 Le 2, Le3. (Eigendarstellung Railender 2023)

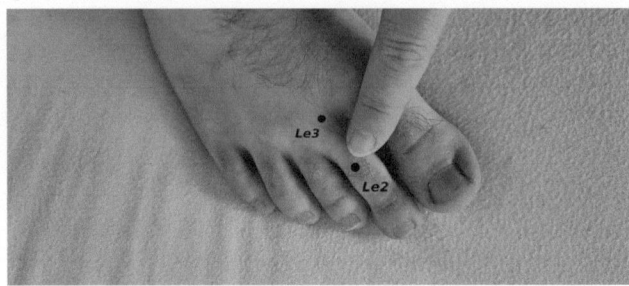

Hier befinden sich die Punkte Le 2 und Le 3. Sie können in akut einschießender schmerzhafter Spastik, bei Kopfschmerzen, Schwindelanfällen oder Schmerzen im Bereich der weiblichen Geschlechtsorgane direkt als Lokalpunkte behandelt werden.[40]

Le 2 befindet sich zwischen dem 1. und 2. Mittelfußgelenk. Le 3 befindet sich in der Grube zwischen dem 1. und 2. Mittelfußknochen. Der Druck bei beiden Punkten wird Richtung Körperstamm ausgeführt.[41]

Eine ausgleichende Wirkung bei Zahnschmerzen kann nur durch das Punktieren von Le 2 erzielt werden (Abb. 23.2).[42]

23.5.3 Wind-Teich

Wind-Teich, auch als Gb 20 bezeichnet, befindet sich auf der Gallenblasenleitbahn. Seine anatomische Lokalisation ist zwischen M. sternocleidomastoideus und Trapezmuskel in der Vertiefung. Der Druck wird in Richtung Hirnstamm ausgeübt. Er gilt als Lokalpunkt, der dazugehörige Distalpunkt ist Gb 34.[43]

Der Name Wind-Teich begründet sich daher, dass dieser Punkt vor Wind und Nässe geschützt werden solle, denn so gelangen Störfaktoren in den Körper. Gb 20 kann in der komplementären Schmerztherapie vielseitig eingesetzt werden, zum Beispiel bei Kopfschmerzen, Nackenschmerzen, Nasenbluten, bei psychischen Erregungszuständen oder bei Schmerzen, welche durch eine Erkrankung aus dem rheumatischen Formenkreis stammen (Abb. 23.3).[44]

---

[40] (Vgl. Weinmann 2020, S. 172).

[41] Vgl. (Wellens-Mücher 2021, S. 202–203).

[42] (Vgl. Weinmann 2020, S. 166–167).

[43] (Vgl. Wellens-Mücher 2021, S. 198).

[44] (Vgl. Weinmann 2020, S. 116–155).

Abb. 23.3 Gb 20. (Eigendarstellung Railender 2023)

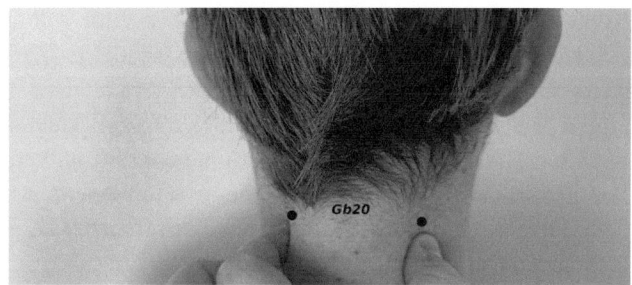

23.6 Akupressurtechniken bei Schmerzen

Einige Techniken eignen sich im Besonderen zur Anwendung bei Schmerzen oder bei psychischer Dysbalance aufgrund von Schmerzen. Im Folgenden sind einige davon beschrieben.

23.6.1 Das qi wecken

„Das qi wecken" wird als Basisbaustein beschrieben. Dies bedeutet, dass es einen Einfluss auf den gesamten Körper nimmt und somit die Salutogenese fördert. Das qi wecken kann allgemein als gesundheitsfördernde Maßnahme eingesetzt werden. Auch für bestehende Schmerzen, Kontrakturen, seelische Dysbalance und Spastik kann diese Technik angewendet werden.

Es kann als Basis für diverse andere Techniken eingesetzt werden, um die Wahrnehmung des Betroffenen/der Betroffenen zu steigern.

Grundsätzlich berührt die Pflegekraft jede Körperregion für ca. jeweils 2–3 s. Die Berührung erfolgt mit beiden Händen und wird durch einen Anfang und ein Ende immer angezeigt, zum Beispiel kurzzeitiges Erhöhen des Druckes. Ansonsten gleiten die angeschmiegten Hände in achtsamem, behutsamem Tempo über den Körper.

Die Anwendung lässt sich wie folgt beschreiben:

Die Dauer der Anwendung beträgt insgesamt ca. 5 min. Der Empfänger/die Empfängerin begibt sich in eine angenehme Position, liegend ist zu bevorzugen. Bei speziellen Indikationen oder auch, wenn das Liegen nicht toleriert wird, kann auch gesessen werden. Die Anwendung wird von der Pflegeperson verbal begleitet, um Orientierung zu geben. Der Anfangspunkt ist der Kopf, von dort aus streichen die Hände großflächig entlang des Rückens und verweilen kurz auf den Schulterblättern. Von hier gleiten die Hände zum Haaransatz neben den Ohren, um dort den Kopf behutsam zu umfassen. Dies wird nach 2 s gelöst. Ab jetzt werden die Körperhälften einzeln berührt. Der ganze Arm wird bis zu den Händen umfassend einzeln berührt. Bei den Händen angekommen wird der Kontakt langsam gelöst. Eine Hand der Pflegeperson wird anschließend auf den Rippenbogen gelegt, die zweite Hand wird an der Rückseite des Rückens angelegt. Bis zu den Füßen wird die

Körperhälfte nur umfassend ausgestreift. Die Füße werden mit einem festeren Druck bis zu den Zehen berührt. Anschließend wird dieses Prozedere auf der anderen Seite wiederholt.

Bei Menschen nach Insult oder mit Hemiplegie kann die Abfolge geändert werden. Es wird zuerst der nicht-betroffene Arm ausgestreift und anschließend der betroffene Arm. Somit wird die Wahrnehmung für die betroffene Seite gefördert. Wichtig ist auch hier im Besonderen, mit dem Betroffenen/der Betroffenen während der Ausübung in Kontakt zu bleiben.[45]

23.6.2 Schulter, Kiefer, Nacken

Emotionale Dysbalancen finden sich häufig in Form von verändertem Muskeltonus im Bereich der Schulter, des Kiefers und des Nackens wieder. Allgemein kann diese Technik immer verwendet werden, da sie ein hohes Maß an Entspannung beinhaltet. Auch im Rahmen von Kopfschmerzen, sofern diese vorher ärztlich abgeklärt sind, kann diese Technik Erleichterung bringen. Sie ist somit eine Technik, welche vor allem im neurologischen Setting zum Einsatz kommen kann. Ebenfalls wird diese Technik als „immer gut" beschrieben.

Die Dauer der Anwendung beträgt zwischen 8–10 min. Wie bei allen Übungen muss vorher auf die individuellen Bedürfnisse des Betroffenen/der Betroffenen eingegangen werden. Die Pflegeperson muss den Patienten/die Patientin vorher unbedingt aufklären, dass sich bei dieser Technik auch Punkte im Gesicht befinden. Das Gesicht ist für einige Menschen eine sehr intime Zone und sollte daher nicht leichtfertig berührt werden.

Die Anwendung lässt sich, wie folgt, beschreiben:

Anfänglich werden die Hände an den Schultern, auf Gb 21 aufgelegt – dieser befindet sich auf dem höchsten Punkt der Schulter auf der Medioklavikularlinie, Auf die Spannweite der Schulter gesehen circa im ersten Drittel. Beide Daumen punktieren den Punkt anfangs. Anschließend wird der Punkt 3 E 15, an der inneren Ecke des Schulterblattes befindlich, punktiert. Danach wird der Betroffene/die Betroffene angehalten, die Zähne zusammenzubeißen, so wird der nächste Punkt Ma 6 gefunden. Dieser befindet sich am Muskelbauch des Kiefers. Dieser Punkt wird mit zwei Fingern punktiert. Bl 10 ist als nächstes zu punktieren. Zu finden ist der Himmelspfeiler neben der Schädelbasis am Außenrand des M. trapezius. Die Finger ziehen mit leichtem Druck bei diesem Punkt nach hinten, also vom Körper weg. Als Letztes wird der „Wind-Teich" punktiert. Wichtig ist, dass der Patient/die Patientin hierbei den Kopf leicht in die Hände der Pflegeperson legt, um die optimale Stimulation zu erhalten.[46]

---

[45] (Vgl. Wellens-Mücher 2021, S. 45–54).
[46] (Vgl. Wellens-Mücher 2021, S. 55–61).

23.6.3 Handakupressur

Die Handakupressur fällt unter die Kategorie „Seelenstreichler", ihr Einsatzgebiet ist sehr vielseitig. Es erstreckt sich von seelischen Dysbalancen über eingeschränkte Körperwahrnehmung, Schmerzen aufgrund von Kontrakturen, Bewegungseinschränkungen und Spastiken. Die große Besonderheit dieser Akupressurtechnik ist, dass nicht nur die Standardleitbahnen inkludiert sind, sondern auch die zwei Sonderleitbahnen angesteuert werden. Somit kann mit der Handakupressur der qi-Kreislauf optimal angeregt werden. Weiters ist diese Technik ganzheitlich, denn das Yin wird genauso angeregt wie das Yang des Menschen. Als Vorbereitung auf diese Anwendung kann die Übung „das qi wecken" durchgeführt werden. Bei Kindern oder Menschen mit herabgesetztem Allgemeinzustand ist der direkte Start mit der Handakupressur anzuraten.

Die Anwendung lässt sich wie folgt, beschreiben:

Die Pflegeperson hält anfangs mit beiden Händen die Hand des Empfängers/der Empfängerin. Die Hände der Pflegeperson sind horchend und einfühlsam. Auf Mikrobewegungen des Gegenübers wird eingegangen, und diese werden auch mit leichtem Druck imitiert. Eine Hand wird weiterhin gehalten. Die andere Hand beginnt, mit sanftem Druck einzeln alle Finger umfassend auszusteifen. Die Fingergelenke werden einzeln umfasst und extra getriggert. Eine genaue Punktfixierung ist bei dieser Technik zweitrangig, hauptsächlich geht es um die Berührung per se. Auch kann der Anwender/die Anwenderin einzelne Punkte deutlicher wahrnehmen als andere Punkte, auf diesen ist dann länger zu verweilen. Danach wird die Hand des Betroffenen erneut von beiden Händen der Pflegeperson umfasst. Der Ablauf wird bei der zweiten Hand wiederholt.

Wichtig ist bei dieser Technik auch, das Gefühl von Sicherheit zu vermitteln, daher darf die Hand erst beim Wechsel auf die andere Hand losgelassen werden. Auch hier wird final Druck ausgeübt, um das Ende der Anwendung zu signalisieren.

Bei Amputation, Kontrakturen oder Sonstigem wird die Technik den bestehenden Möglichkeiten angepasst.

Die Technik beansprucht ungefähr 8 min.

Nach der Anwendung kann eine deutliche Entspannung nicht nur der Muskulatur, sondern auch der Seele beobachtet werden.[47]

23.6.4 Aromatherapie in der Akupressur

Bereits 2007 wurde eine Studie in Exeter, UK durchgeführt, welche sich mit der Verstärkung des Effekts von Aromatherapie während der Akupressur beschäftigt. Die ausführende Pflegekraft betreute zwei Gruppen von Patient:innen, die mit Hemiplegie und deren nachfolgenden Schmerzen nach einem Schlaganfall lebten. Die Aromaöle Rosmarin, Lavendel und Pfefferminze wurden in Jojobaöl in einem Verhältnis von 2:1:1 gemischt. Die An-

---

[47] (Vgl. Wellens-Mücher 2021, S. 71–79).

wendungsdauer betrug circa 20 min, angewendet 2-mal täglich für 28 Tage. Vorab wurde 3 Tage lang mittels numerischer Schmerzskala das Schmerzlevel der Patient:innen gemessen. Am Ende der Anwendung konnten eine Schmerzreduktion sowie eine Verbesserung der Beweglichkeit in beiden Gruppen festgestellt werden. Die Verbesserungen in der Gruppe, welche mit Aromatherapie zusätzlich behandelt wurde, waren noch ausgeprägter.[48]

Anmerkung der Autorin: In dieser Studie wird der Chemotyp der Aromaöle nicht näher definiert, dies wäre aber ein wichtiger Punkt.

23.6.5 Mittelfingergriff im Jin Shin Jytsue

Beide Finger werden stimuliert. Dies erfolgt abwechselnd, indem einmal der linke und dann der rechte Mittelfinger gehalten wird. Die Hand der Pflegeperson umschließt mit sanftem Druck die Hand des betroffenen Menschen. Dies erfolgt für ca. 9–36 Atemzüge. Dieser Griff wirkt auf Muskeln und Sehnen harmonisierend und kann somit bei Schmerzen durch Muskeln und Sehnen einen positiven Effekt haben.[49]

23.7 Angehörigenschulung

Angehörige von Menschen mit einer chronischen Erkrankung haben oft mit Hilflosigkeit und Berührungsängsten zu kämpfen.

Die Basis des Konzeptes der Akupressur beruht auf Berührung und Emotionen. Angehörige können also angeleitet werden, um mit ihren Betroffenen in Kontakt zu treten und sich als Teil einer Therapie zu fühlen.

23.7.1 Anwendungen

Die vorhergehend beschriebenen Techniken in Kap. 23 sind sehr gut geeignet für die Angehörigenschulung. Sie sind „Seelenstreichler" und Basisbausteine, darüber hinaus einfach auszuführen, einfach zu erlernen und sind nur kurze Sequenzen im Alltag mit großer Wirkung.

23.7.2 Didaktik

Am Anfang einer solchen Angehörigenschulung steht die Information und Aufklärung des Angehörigen/der Angehörigen. Auch Informationen bezüglich Vorerfahrungen mit der

---

[48] Vgl. (Myeong Soo Lee 2007).
[49] (Vgl. Konrad 2023).

Thematik sind einzuholen. Die Frage der Einstellung zur Akupressur ist ein wesentlicher Faktor für das Gelingen der Techniken. Weiters ist auch die Beziehung des Angehörigen/der Angehörigen zum betroffenen Menschen ausschlaggebend. Hat der Angehörige Berührungsängste? Hat er/sie Angst, Fehler zu machen? Wie ist die Kommunikation zwischen Angehörigen und Patient:in? Ist der/die Betroffene damit einverstanden? Diese Fragen sind vorab zu beantworten.

Danach ist der/die Angehörige bei einer Anwendung anwesend. Fragen sollte er/sie während der Behandlung aufschreiben und diese danach von der Pflegekraft beantwortet bekommen, um die Kommunikation während der Behandlung nicht zu stören. Nach der Hospitation wird nochmals der Ablauf besprochen.

Als nächsten Schritt führt der/die Angehörige die Anwendung gemeinsam mit einer geschulten Pflegeperson durch. Der/die Angehörige kann Erfahrungen sammeln und sich auf die Berührungen einlassen. Nach dieser Anwendung findet erneut ein Gespräch mit Angehörigen und Betroffenen statt. Auch Hilfestellungen wie Bilder, markierte Punkte mit Stiften oder schriftliche Anleitungen können eingesetzt werden, um das Vertrauen zu stärken.

Der/die Angehörige darf danach das erste Mal allein die Akupressur anwenden. Im Anschluss wird mit Angehörigen, betroffenen Menschen und der Pflegeperson ein Endgespräch geführt. Etwaige Fragen werden beantwortet.[50]

23.8 Selbstakupressur

Vor allem Basisbausteine wie „Schulter, Kiefer, Nacken" können auch zur Selbstakupressur verwendet werden.[51]

23.8.1 Didaktik

Der Ablauf der Anweisung zur Selbstakupressur verläuft ähnlich der Angehörigenschulung. Vorab werden Fragen beantwortet und Informationen bezüglich Vorerfahrungen eingeholt. Dem/der Betroffenen werden die einzelnen Abläufe erklärt, und Punkte werden gemeinsam aufgesucht. Auch die Zuhilfenahme von Spiegeln kann dem/der Betroffenen helfen, das Selbstbild zu stärken.

Der/die Betroffene wird so zur Gesundheitsförderung angeregt.

---

[50] (Vgl. Wellens-Mücher 2021, S. 29–34).
[51] Vgl. (Wellens-Mücher 2021, S. 45).

23.8.2 Akupressurmatte

Eine Form der Selbstakupressur ist die Akupressurmatte. Diese hat kleine spikeähnliche Elemente nebeneinander angeordnet. Der/die Betroffene kann sich für 15 min auf die Akupressurmatte legen und dort entspannen. Gegenanzeigen bei solch einer Akupressurmatte sind Schwangerschaft, Thrombosen oder Hautveränderungen im betroffenen Areal am Rücken. Einige Anwender:innen berichten von Verbesserungen im Bereich des Rückens sowie bei Kopfschmerzen. Ein großer Vorteil von diesen speziellen Matten besteht darin, dass sie jederzeit angewendet werden können und keinen zeitlichen Rahmen benötigen. Auch kann eine Art Entspannung beobachtet werden.

Die derzeitige Studienlage zu Akupressurmatten im Rahmen der Verbesserung bei Verspannungen und Kopfschmerzen zeigt jedoch keine signifikanten Ergebnisse. Bei Entspannungen ist fraglich, ob nicht die Ruhe bei der Anwendung an sich zur Entspannung führt.[52]

23.9 Wissenschaftliche Grundlage

Im Folgenden wird die wissenschaftliche Grundlage der Akupressur erläutert.

23.9.1 Metaanalyse

Gerhard Litscher hat 2021 eine Metaanalyse zum Thema Akupunktur veröffentlicht. Insgesamt fand Litscher im Zeitraum von 2008–2021 1444 Veröffentlichungen zum Thema Akupressur über verschiedene Datenbanken. Hauptsächlich stammen die Studien aus China, Taiwan, USA und Korea. Am Ende seiner Ausführungen kam er zu der Conclusio, dass viele Studien bezogen auf die Dauer und die Häufigkeit der Anwendung nicht ausreichend signifikant sind. Weiters begründete er, dass die Akupressur trotzdem, da einige medizinische Grundlagenforschungen und auch klinische Forschungen dies belegen, eine Berechtigung im Rahmen eines komplementären Ansatzes haben.[53]

23.9.2 Studie zu Akupressur bei Multipler Sklerose

2020 untersuchte ein Medizinerteam an der Universität in Kairo, Ägypten, ob sich durch die Anwendung von Akupunktur Auswirkungen auf die Erkrankung Multiple Sklerose ergeben. Die Zahl der Studienteilnehmer betrug 60 Patient:innen, welche zufällig zugeteilt wurden: 30 Personen erhielten eine Intervention, 30 Personen nicht. Durch diverse Skalen

---

[52] (Vgl. Weihrich 2023).
[53] (Vgl. Litscher 2021).

wurde der Grad der Behinderung, der Grad der Fatigue und der Grad der Schmerzen eingestuft. Die Studie präsentiert sich als Quasi-Experiment.

Über 6 Monate wurde diesen Patient:innen immer wieder Akupressurbehandlungen verordnet. Diese wurden durch geschultes Pflegepersonal durchgeführt. Die Behandlung dauerte 30–45 min, und der Druck wurde für 3–5 min ausgeführt.

Das Conclusio war, dass es eine Verbesserung der Skalen bei der Interventionsgruppe gab. Jedoch wurde festgestellt, dass signifikante Veränderungen nur bei Patient:innen in frühen Stadien der Erkrankungen auftraten. Das Medizinerteam plant eine Wiederholung der Studie sowie die Ausweitung der Studie in anderen Ländern.[54]

23.9.3 Acupunkture Evidence Projects

Systemisch wurden im Rahmen dieses Projektes verschiedene Studien-, Wissenschafts- und Forschungsarbeiten gesichtet und analysiert. Bei einigen Indikationen wie Migräneprophylaxe, Kopfschmerzen oder auch allgemeiner Rhinitis konnte die Wirksamkeit eindeutig bestätigt werden.

Eine moderate Evidenz existiert zum Beispiel bei Spastizität nach Schlaganfall, Rehabilitation nach Schlaganfall oder auch bei Modellierung von sensorischen Wahrnehmungsschwellen.[55]

Literatur

Behnke DJ (2023) Carstens Stiftung. https://www.carstens-stiftung.de/akupunktur-und-wissenschaft.html. Zugegriffen am 23.03.2023

Bischko PD (1997) Praxis der Akupunktur, Band 1: Einführung in die Akupunktur. Karl F. Haug, Heidelberg

Ibrahim F (2020) Effect of acupressur pain and fatigue among patiens with multiple sklerosis. Fayza Ibrahim, Cairo/Egypt

Konrad T (2023) Der Querschnitt. https://www.der-querschnitt.de/archive/13578. Zugegriffen am 23.03.2023

Litscher G (2021) Akupressur, Neuropharmakologie und psychische Gesundheit. Nature Public Health Emergency Collection, München

Mildt C (2008) Praxis Akupressur. Sonntag, Stuttgart

Myeong Soo Lee P (2007) Effects of aromatherapy acupressure on hemiplegic shoulder pain and motor power in stroke patients: a pilot study. The Journal of alternative and complementary Medicine, Exeter, UK

Uniqa (2023) Uniqa. https://www.uniqa.at/versicherung/gesundheit/akupunktur.html. Zugegriffen am 24.03.2023

---

[54] (Vgl. Ibrahim 2020).
[55] (Vgl. Behnke 2023).

Weihrich B (2023) Onmeda. https://www.onmeda.de/therapie/akupressurmatte-id203137/. Zugegriffen am 23.03.2023

Weinmann M (2020) Schmerzfrei durch Fingerdruck. TRIAS Verlag in Georg Thieme Verlag KG, Stuttgart

Wellens-Mücher D (2021) Akupressur in Pflege und Betreuung. W. Kohlhammer GmbH, Stuttgart

Komplementäre Pflege bei Arthrose

24

Manuela Ebner

24.1 Einleitung

Bei der Arthrose handelt es sich um eine degenerative Gelenkerkrankung, welche durch ein Missverhältnis zwischen Belastung und Belastbarkeit des Gelenkknorpels entsteht. Gekennzeichnet ist die Arthrose durch einen schleichenden Beginn mit wechselndem Verlauf von symptomatisch, asymptomatisch und symptomarm (Grifka 2021, S. 199). Ein typisches Symptom der Arthrose ist der sogenannte Anlaufschmerz oder die Morgensteifigkeit, welche sich am Beginn einer Bewegung äußert und während der Bewegung vollständig abklingen kann (Citak 2021, S. 28). Durch eine fortschreitende Ausdünnung des Knorpels kann es zu einem vollständigen Knorpelverlust mit einer Reibung zwischen den Knochen kommen. Dieser Prozess kann unter anderem sehr schmerzhaft verlaufen und von einer Gelenkfehlstellung bis hin zu einer Gelenkversteifung führen. Im fortgeschrittenen Stadium kann dies eine Implantation eines künstlichen Ersatzgelenks zur Folge haben (Dickreiter 2021, S. 12). Da die neuen Hightech-Gelenke nicht verschleißen können, gilt der Mensch als geheilt. Aber warum gibt es dennoch Menschen mit einem künstlichen Ersatzgelenk, die noch unter starken Schmerzen leiden? Warum haben einige Betroffene trotz stark fortgeschrittener Arthrose kaum oder keine Schmerzen und andere wiederum mit einem geringen Knorpelschaden sehr starke?

Bei einigen Betroffenen sind die Gelenkschmerzen so einschränkend, dass sie ihren Beruf nicht mehr ausüben können und auf ihre Hobbys sowie sportlichen Aktivitäten verzichten müssen. Dies bringt nicht nur die Gefahr von sozialem Rückzug mit einer möglich folgenden Depression mit sich, sondern wirkt sich auch negativ auf den gesamten Körper aus. Durch eine ständige körperliche Schonung und schmerzbedingten Bewegungsmangel

---

M. Ebner (✉)
Kematen an der Krems, Österreich

© Der/die Autor(en), exklusiv lizenziert an Springer-Verlag GmbH, DE, ein Teil von Springer Nature 2025
R. Likar et al. (Hrsg.), *Multimodale Schmerztherapie in der Pflege*,
https://doi.org/10.1007/978-3-662-68956-1_24

steigt das Risiko einer Entstehung von Diabetes mellitus, einer Herz-Kreislauf-Erkrankung und Osteoporose (Dickreiter 2021, S. 7).

Aber was bedeutet es, Gelenkschmerzen ohne eine Diagnose oder Ursache zu haben? Für viele Betroffene ist es schrecklich, wenn der Schmerz von den Ärzten/Ärztinnen als psychischen Ursprungs oder sogar als Einbildung beschrieben wird. Viele fühlen sich nicht ernst genommen und beginnen auf der Suche nach Hilfe, eine ganze Reihe an Therapeuten zu konsultieren, verschiedenste Therapien und Methoden zu probieren, in der Hoffnung, endlich den Schmerz bewältigen zu können (Dickreiter 2021, S. 46). Dies verursacht neben Leid und den Verlust von Lebensqualität auch enorme finanzielle Belastungen (Dickreiter 2021, S. 8). Durch das Anwenden von komplementären Pflegemethoden bekommt der/die Betroffene eine Möglichkeit, die Schmerzsituation selbstständig so zu verändern, dass die Lebensqualität wieder gesteigert wird.

24.2 Entwicklung von Arthrose und Schmerz

Bei der Arthrose handelt es sich um ein sehr komplexes Krankheitsbild. Um zu verstehen, wie der degenerative Prozess mit komplementären Pflegemethoden verlangsamt und ihm prophylaktisch entgegengewirkt werden kann, ist es wichtig, bestimmte Bereiche, welche an der Entstehung von Arthrose und möglichen Schmerzen beteiligt sind, genauer zu betrachten.

Unser Körper besteht aus ungefähr 80 Billionen Zellen, von denen jede einzelne in einer organtypischen Umgebung eingebettet ist. Die Zellumgebung wird als extrazelluläre Matrix bezeichnet und variiert, je nach Organ, das sie umgibt, in ihrer Zusammensetzung. Der Begriff Matrix stammt aus dem Lateinischen Mater = Mutter, denn wie eine Mutter versorgt und ernährt diese die Zellen mit Sauerstoff und Nährstoffen. Die in der Matrix befindlichen Eiweißzucker (Glukosaminoglykane, Proteoglykane) sind unter anderem verantwortlich für die Speicherung von Wasser, das Durchlassen von Sauerstoff und Nährstoffen von den Blutkapillaren zu den Zellen, aber auch für das Aufnehmen von Abfallstoffen aus den Zellen. Zudem besitzen sie bindende, stabilisierende und stoßaufnehmende Eigenschaften. Der Zustand der extrazellulären Matrix ist verantwortlich dafür, wie gut die Zellen darin leben und funktionieren können. Ist die Matrix stark verunreinigt, so kann die Zelle aufgrund einer Unterversorgung ihre Aufgaben nicht mehr erfüllen, wird krank und stirbt ab (Dickreiter 2021, S. 15).

Die im Knorpel lebenden Zellen werden Chondrozyten oder Chondroblasten bezeichnet. Chondrozyten sind ruhende Zellen, die sich bei Bedarf in die aktive Form, die Chondroblasten, umwandeln können. Diese produzieren Eiweißzucker und kollagene Fasern, die als Grundgerüst für den Knorpel dienen. Chondroblasten sind am Aufbau der Knorpelmatrix beteiligt, erhalten und reparieren diese und sind somit für die Regenerations- und Heilungsprozesse verantwortlich. Eine Grundvoraussetzung für das Überleben dieser Knorpelzellen ist die ausreichende Versorgung mit Sauerstoff und Nährstoffen durch die Synovialflüssigkeit. Da der Knorpel selbst nicht durchblutet wird, erfolgt die

Versorgung durch eine sogenannte Diffusion. Durch die Bewegung eines Gelenks wird der Knorpel zusammengedrückt und kann so seine Abfallstoffe, die auch gleichzeitig die Gelenkschmiere bilden, entsorgen. Bei der Druckentlastung kann sich der Knorpel wie ein Schwamm mit notwendigen Nährstoffen vollsaugen. Wird die Ernährung der Knorpelzellen über einen längeren Zeitraum nicht gewährleistet, so sterben die Zellen nach und nach ab, und der Knorpel degeneriert (Dickreiter 2021, S. 28). Da sich im Knorpel keine Nerven oder Schmerzrezeptoren befinden, kann dieser keine Schmerzsignale senden, wodurch der degenerative Prozess schmerzfrei stattfindet.

Aber was löst nun die oft unerträglichen Gelenkschmerzen aus? Um dieser Frage auf den Grund zu gehen, müssen noch weitere am Gelenk beteiligte Strukturen betrachtet werden (Dickreiter 2021, S. 30). In unserem Körper befindet sich ein flexibles Fasziennetzwerk, welches unsere Organe und Gewebe an ihrem Platz hält. Diese haben einen hohen Einfluss auf den Menschen und besitzen die Fähigkeit, sich der Bewegung fließend anzupassen. Sogenannte Fibroblasten sind für den laufenden Umbau des Fasziennetzes verantwortlich. Den Bauplan hierfür bekommen sie durch die Bewegung, die der Mensch 24 h täglich durchführt. Daraus folgt, dass die Bewegung der Muskeln für die Struktur der Faszien sorgt und diese wiederum die Gewohnheiten der Muskeln abbildet. Eine eingeschränkte Bewegung im Alltag hat fatale Folgen für die Faszien – sie werden unflexibel, verfilzen und schränken dadurch den Bewegungsspielraum der Gelenke immer mehr ein (Liebscher-Bracht und Bracht 2017, S. 51–54).

Aber nicht nur ein Bewegungsmangel hat Auswirkungen auf die Fibroblasten. In der Faszienforschung wurde festgestellt, dass Fibroblasten bei Stress überaktiv werden und sehr dichte und unflexible Netzwerke spinnen (Liebscher-Bracht und Bracht 2017, S. 66). Da die Faszien über zahlreiche Nervenzellen verfügen, welche sensibel auf Überlastung, Verletzung und Bewegungsmangel reagieren, wird eine Reizung dieser Zellen unter anderem als Schmerzreiz ans Gehirn weitergeleitet (Spandl 2022, S. 10).

Alle Vorgänge, die im Bewegungsapparat ablaufen, kommen im Gehirn zusammen und werden dort ausgewertet. Bekommt das Gehirn die Information, dass ein Verschleiß im Gelenk größer ist als die körpereigene Reparaturfähigkeit, projiziert es einen Schmerz genau in diese Region. Dies führt dazu, dass Bewegung als Schutz vor weiteren möglichen Schäden in diesem Bereich nicht mehr durchgeführt wird.

Das Problem wird jedoch nur kurzfristig gelöst. Wird zu sehr auf den Schmerz gehört und ändert sich nichts am Bewegungsprofil, nehmen die Verfilzungen der Faszien zu, und aufgrund des Bewegungsmangels kommt es zur Unterversorgung des Knorpels (Liebscher-Bracht und Bracht 2017, S. 57). Da der Körper den Verschleiß jedoch reparieren möchte, werden unter anderem Entzündungsprozesse in Gang gesetzt. Durch Wassereinlagerung im Gelenk können Reparaturstoffe besser zur gestörten Struktur gelangen und Abfallstoffe abtransportiert werden. Durch die Flüssigkeitseinlagerung wird das Gelenk erneut immobilisiert und geschont. Wird das Gelenk immer wieder mangelhaft oder fehlerhaft belastet, können die Reparaturarbeiten nicht abgeschlossen werden, und die Gefahr der Entwicklung einer chronischen Entzündung entsteht (Liebscher-Bracht und Bracht 2017, S. 60). Für die Entzündungs- und Knorpelabbauprozesse in den Gelenken ist auch die pathologisch erhöhte Freisetzung sogenannter Zytokine (zuckerhaltige Proteine) verantwortlich. Zytokine sind körpereigene Botenstoffe, die benachbarte Zellen aktivieren und so eine Signalkette von biochemischen Reaktionen auslösen. Die Aktivierung von proinflammatorischen Zytokinen (entzündungsfördernde Zytokine) führt dazu, dass Knorpelzellen zur Produktion von knorpelaggressiven Enzymen (Kollagenasen, Proteinasen) angeregt werden, die den Gelenkknorpel enzymatisch abbauen. Kommt es zum Beispiel zu einer Abreibung des Knorpels im Gelenkspalt oder zu einer Entzündung der Gelenkinnenhaut, wandern vermehrt Makrophagen in das erkrankte Gelenk und überschwemmen den Synovialraum mit Zytokinen. Diese Zytokine aktivieren wiederum in der Gelenkinnenhaut die Bildung des Enzyms Cyclooxygenase 2 (COX-2), das als Entzündungsmediator Prostaglandine produziert. Diese Prostaglandine lösen nicht nur entzündliche Prozesse aus, sie erhalten diese auch aufrecht, während Zytokine weiter die Produktion von knorpelaggressiven Enzymen anregen: Ein Teufelskreis entsteht, dessen Folgen Entzündungen im Bewegungsapparat, Schmerzen, Schwellung und ein weiteres Voranschreiten des Knorpelabbaus sind (Bühring 2014, S. 397).

24.3 Komplementäre Pflegemethoden

Komplementäre Pflegemethoden sind Ergänzungen oder Optimierungen von Standardtherapien; sie sind klar von alternativen Therapien, die diese ersetzen, abzugrenzen (Thomm 2016, S. 96). Diese symptomorientierten Pflegemethoden wirken sich sowohl körperlich als auch auf psychosozialer Ebene positiv auf den Heilungsprozess aus (Geyrhofer 2022, S. 105). In der Regel werden bei Arthrose entzündungshemmende, schmerzlindernde und abschwellende Methoden gewählt, welche die Mobilität verbessern und bei akuten und chronischen Beschwerden eingesetzt werden können. Die Maßnahmen können nicht nur eine Verbesserung der Lebensqualität bewirken, sondern auch zu einer Reduzierung der Einnahme von nebenwirkungsreichen Medikamenten wie nicht-steroidalen Antiphlogistika oder Glukokortikoiden führen (Wabner und Beier 2012, S. 389).

Bei der komplementären Pflegemethode gibt es zahlreiche Anwendungsmöglichkeiten, wodurch es nicht immer einfach ist, die passende zu finden. Wichtig bei der Auswahl von pflegetherapeutischen Maßnahmen ist, dass auf die jeweilige Situation und Bedürfnisse des Betroffenen eingegangen wird (Geyrhofer 2022, S. 106).

24.3.1 Wickel und Kompressen

Schmerzen und gesundheitliche Beschwerden lindern, Stress abbauen und Wohlbefinden fördern sind nur einige wirkungsvolle Anwendungsbereiche für Wickel und Kompressen bei einer Arthrose. Eingesetzt werden sie im Rahmen der Gesundheitsförderung durch eine gezielte Unterstützung der Selbstheilungskräfte des Körpers (Brumm und Ducommun-

Capponi 2011, S. 13) Die Wirkung von Wickeln und Kompressen beruhen auf dem Zusammenspiel verschiedener Faktoren wie physikalischen, psychosozialen und phytopharmakologischen Wirkungen.

- Bei der *physikalischen Wirkung* nehmen die auf der Haut befindlichen Rezeptoren den Temperaturreiz des Wickels auf, leiten diesen über die Nervenbahnen und das Rückenmark zu den inneren Organen weiter und entfalten dort ihre Wirkung.
- Die *psychosoziale Wirkung* beschreibt die Beziehung zwischen Personen und Umfeld. Die Personen befinden sich im Gespräch miteinander, und es wird auf die Bedürfnisse des/der Betroffenen eingegangen. Die Anwendung eines Wickels oder einer Kompresse gibt unter anderem das Gefühl von Halt und umhüllt zu sein.
- Die *phytopharmakologische Wirkung* entsteht durch den Zusatz von Wirkstoffen wie zum Beispiel ätherischen Ölen. Die Wirkstoffe gelangen nicht nur über die Haut in den Organismus, sondern auch durch die Nase zum Zwischenhirn und entfalten dort ihre Wirkung (Brumm und Ducommun-Capponi 2011, S. 15).

Bei der Anwendung von Wickeln und Kompressen ist die richtige Wärme von großer Bedeutung. Hier treten oft die häufigsten Fehler auf, was zu unangenehmen Empfindungen, Nebenwirkungen bis hin zu Verbrennungen führen kann (Bächle-Helde und Bühring 2014, S. 16).

Warme Wickel und Kompressen wirken entkrampfend, beruhigend, durchblutungs- und lymphabflussfördernd (Bächle-Helde und Bühring 2014, S. 12). Wärme führt zur vermehrten Hautdurchblutung, Erweiterung der Blutgefäße und zur Anregung des Stoffwechsels, wodurch der Abbau von Stoffwechselprodukten beschleunigt und der Abfluss von venösen, arteriellen Gefäßen, sowie der Lymphabfluss gesteigert wird. Die Elastizität der Sehnen und Bänder werden erhöht und die Nervenleitungsgeschwindigkeit beschleunigt, wodurch eine Sedation der Nerven einsetzen kann. Dies bedeutet, dass die lokale Wärmeanwendung freie Nervenendigungen beeinflussen und so die Schmerzübermittlung blockieren kann (Brumm und Ducommun-Capponi 2011, S. 99). Bei Wärmeanwendungen werden Temperaturen von 36 °C bis 45 °C definiert und sollten bei akut entzündlichen Prozessen nicht angewendet werden.

Temperierte Wickel und Kompressen umfassen ein breites Anwendungsspektrum und kommen überall da zur Anwendung, wo Hitze oder intensive Wärmeinwirkung kontraindiziert sind. Die temperierte Anwendung erfolgt bei Temperaturen von 28 °C bis 35 °C und wird zum Beispiel bei chronischen, nicht entzündlichen Schmerzen wie Muskelverspannungen und rheumatischen Beschwerden eingesetzt (Brumm und Ducommun-Capponi 2011, S. 17).

Kühle Wickel und Kompressen regen den Kreislauf und Stoffwechsel an. Durch eine Gefäßverengung mit anschließender Gefäßerweiterung entspannt die Muskulatur und beeinflusst die inneren Organe positiv. Aufgrund der Temperaturreize entstehen eine ausleitende Wirkung von Giftstoffen und eine verbesserte Durchblutung. Zusätze wie Kohl und Topfen/Quark können diese Wirkung verstärken und besitzen zusätzlich eine giftstoffbindende Eigenschaft (Bächle-Helde und Bühring 2014, S. 13). Bei Kälteanwendungen werden Temperaturen von 10 °C bis 22 °C angewendet (Brumm und Ducommun-Capponi 2011, S. 17).

Bei den Anwendungen ist grundsätzlich zu beachten, dass das Wärme- und Kälteempfinden bei jedem Menschen anders ist und die Temperaturangaben nur ungefähre Richtwerte darstellen. Dies bedeutet, der Empfänger des Wickels bestimmt die Anwendungstemperatur (Brumm und Ducommun-Capponi 2011, S. 17).

Bei einer degenerativen Gelenkerkrankung können folgende Wickel und Kompressen eingesetzt werden:

Der **Kohlwickel** besitzt aufgrund von Senfölen und Mineralstoffen eine ausgeprägte Tiefenwirkung. Durch die kühlende, entzündungshemmende, durchblutungsfördernde und entgiftende Wirkung werden die Gelenke beweglicher. Durch den verbesserten Stoffwechsel kommt es zur Entlastung der Gelenke sowie zur Linderung von Schmerzen und Verspannungen. Durch die Anregung des Heilungsprozesses kann es jedoch zu einer Erstverschlimmerung kommen, welche aber bei der 2. oder 3. Anwendung weniger werden sollte. Ist dies nicht der Fall, sollte auf die Anwendung von Kohlwickeln verzichtet werden (Bächle-Helde und Bühring 2014, S. 81).

Salz-, auch **Solewickel** genannt, können kühl oder warm angewendet werden. Bei der Anwendung mit Salz kommt es zur Erweiterung von Gefäßen, was eine Entspannung der Muskeln und eine bessere Beweglichkeit der Gelenke zur Folge hat. Sole wirkt unter anderem auch entzündungshemmend, abschwellend und entstauend auf die Gelenke. Eine Anwendung sollte jedoch nicht bei offenen Wunden, empfindlicher Haut oder Hautentzündungen erfolgen (Bächle-Helde und Bühring 2014, S. 89–90).

Die **Rohwolle** wirkt durch eine sanfte und tiefe Wärme schmerzlindernd, mild durchblutungsfördernd und aktiviert Selbstheilungskräfte. Angewendet wird die Rohwolle unter anderem zur Unterstützung und Nachbehandlung einer temperierten Kompresse, bei Muskelverspannungen und chronischen Gelenkerkrankungen (Brumm und Ducommun-Capponi 2011, S. 63–63). Die Rohwolle enthält sehr viel Lanolin, ein natürliches Wollwachs, das in den Talgdrüsen der Schafe gebildet wird. Durch den Kontakt der Rohwolle auf der Haut wird das kapillare Kreislaufsystem angeregt und die Hauttemperatur (Hyperämie) erhöht. Dadurch kommt es zu einer muskulären Entspannung, was das Eindringen von Abwehrzellen in der betroffenen Region fördert (Brumm und Ducommun-Capponi 2011, S. 65).

Eine **temperierte Ölkompresse** mit einem fetten Pflanzenöl eignet sich durch die sanft wärmende und schmerzlindernde Wirkung gut bei Gelenk- und Muskelverspannungen sowie bei chronisch rheumatischen Beschwerden (Brumm und Ducommun-Capponi 2011, S. 70). Ein größeres Anwendungs- und Wirkspektrum wird durch den Zusatz von ätherischen Ölen in Form von Fertigprodukten/Fertigmischungen erzielt (Brumm und Ducommun-Capponi 2011, S. 87).

Bienenwachskompressen wirken mild und tief wärmend, durchblutungsfördernd und können bei Muskelverspannungen, chronisch nicht-entzündlichen rheumatischen Beschwerden und Schmerzen gut eingesetzt werden (Brumm und Ducommun-Capponi

2011, S. 72–73). Das Bienenwachs enthält ein Gemisch von Aromastoffen, chemischen Verbindungen der Fettstoffreihe, mineralischen Verbindungen, Propolis und Pollen (Brumm und Ducommun-Capponi 2011, S. 74).

Der **Kartoffelwickel** unterstützt beim Stressabbau, fördert Entspannung und Wohlbefinden und kann bei Muskelverspannungen sowie chronischen nicht-entzündlichen Gelenkbeschwerden angewendet werden. Die Wirkung wird mit durchblutungsfördernd, schmerzlindernd, entspannend und *erdend* auf der seelischen Ebene beschrieben (Brumm und Ducommun-Capponi 2011, S. 103).

Heublumenkompressen gehören zu den großflächigen heißen Anwendungen und werden bei nicht-entzündlichen rheumatischen Beschwerden, Arthrose, Muskelverspannungen, zum Stressabbau und zur allgemeinen Entspannung angewendet. Die Heublumenkompresse wirkt lokal und reflektorisch durchblutungsfördernd, entspannend, beruhigend, schmerzlindernd und stoffwechselanregend (Brumm und Ducommun-Capponi 2011, S. 119). Die Inhaltsstoffe Cumarin, Flavonoide, Gerbstoffe und ätherische Öle variieren je nach Erntestandort (Brumm und Ducommun-Capponi 2011, S. 123). Das enthaltene Cumaringlykosid führt zur Steigerung der Durchblutung, Anregung des Gewebestoffwechsels, Förderung des Lymphabflusses und zur Tonusminderung der Muskulatur, des Bindegewebes und der Blutgefäße. Das zusätzliche Einatmen des Cumarins kann durch das Einwirken auf das Zentralnervensystems eine zeitweise sedierende Wirkung haben. Eine zu intensive und langandauernde Wirkung auf das Zentralnervensystem kann jedoch zu Kopfschmerzen, Übelkeit oder Schwindel führen (Brumm und Ducommun-Capponi 2011, S. 122). Bei akuten entzündlichen Prozessen und bei schweren Entzündungsschüben bei rheumatischen Erkrankungen sollte die Heublumenkompresse nicht angewendet werden (Brumm und Ducommun-Capponi 2011, S. 119).

Ein **Wickel mit Ingwer** führt zu einer intensiven und lang anhaltenden gewebserwärmenden Wirkung. Durch die leicht hautreizende und stimulierende Wirkung kommt es zur Durchblutungsförderung und Entspannung der Muskulatur. Das im Ingwer vorhandene ätherische Öl enthält Gingerol, welches von der chemischen Struktur der Salicylsäure, dem Aspirin-Wirkstoff ähnelt, welches schmerzstillend und entzündungshemmend wirkt. Eine Anwendung mit frischem Ingwer sollte durch die leicht hautreizende Wirkung nicht bei akuten Entzündungen, ausgeprägten Krampfadern, Sensibilitätsstörungen und bekannter Unverträglichkeit erfolgen (Bächle-Helde und Bühring 2014, S. 85–86).

24.3.2 Aromapflege

Die Aromapflege gilt als anerkannte komplementäre Pflegemethode, die als Teil der Pflanzenheilkunde 100 % naturreine ätherische Öle, fette Pflanzenöle, Aromapflegeprodukte und Hydrolate verwendet. Die Anwendungen bei Schmerzen erfolgen patientenorientiert über die intakte Haut in Form von Einreibungen, Streichungen, als Zusatz von Wickeln und Kompressen, aber auch über den Geruchssinn. Bei Arthrose und Schmerz sollte auf eine analgetische, antiinflammatorische und erwärmende Wirkung der Inhaltsstoffe von ätherischen Ölen geachtet werden (Steflitsch et al. 2013, S. 121). Eine schmerzstillende und entzündungshemmende Wirkung einiger ätherischer Öle erfolgt durch die Hemmung der Prostaglandinsynthese, aber auch durch die Reizung von Hautnerven mit Weiterleitung dieser über vegetative und viszerale Bahnen (Werner und Von Braunschweig 2016, S. 29).

Ätherische Öle mit dem Inhaltsstoff **Monoterpene** wirken körperlich anregend, erwärmend, entzündungshemmend und schmerzstillend. Durch den Counter irritant Effect, eine leichte Hautreizung, kommt es zur indirekten Produktion von körpereigener, schmerzstillender sowie entzündungshemmender Stoffe. Die Inhaltsstoffe Alpha- und Beta-Pinen besitzen zudem eine modulierende Wirkung auf die Nebennierenrindentätigkeit, wodurch eine kortisonähnliche Wirkung entsteht. Auf der psychischen Ebene wirken Monoterpene konzentrationsfördernd, strukturierend, mild angstlösend und fördern die seelische Widerstandskraft. Vertreter dieser Gruppe sind unter anderem Kiefernadel, Riesentanne, Wacholder, Weißtanne und Zypresse (Werner und Von Braunschweig 2016, S. 48–49).

Sesquiterpene besitzen eine entzündungshemmende, leicht schmerzstillende und durch die Mastzellenstabilisierung der Zellmembranen eine regulierende Wirkung auf die Histaminausschüttung. Diese Inhaltsstoffgruppe gilt als *Seelenführer zur eigenen Mitte*, gibt Kraft, Stärke und Selbstvertrauen. Ätherische Öle von Ingwer, Kamille blau und Zeder gehören zu dieser Gruppe (Werner und Von Braunschweig 2016, S. 49–50).

Oxide, mit dem Wirkstoff 1,8 Cineol wirken durchblutungsfördernd, erwärmend und sorgen für ein Durchhaltevermögen und psychische Widerstandskraft. Ätherische Öle mit hohem Gehalt an Oxiden sind unter anderem Cajeput, Eucalyptus globulus, Eucalyptus radiata, Niaouli, Lorbeer und Myrte (Werner und Von Braunschweig 2016, S. 54–55).

Monoterpenole gelten als starke Immunmodulatoren, wirken harmonisierend auf Hormon-, Herz-Kreislauf- und Nervensystem. Durch die Regulation der Stresshormonproduktion wird eine übermäßige Erregbarkeit zurückgefahren. Lavendel fein, Rose und Pfefferminze besitzen einen hohen Gehalt an Monoterpenolen (Werner und Von Braunschweig 2016, S. 50–51).

Ester wirken ganzheitlich entspannend, regulieren Serotoninausschüttung, sind vor allem bei chronischen Schmerzen ausgesprochen schlaffördernd und schmerzstillend. Aufgrund der sehr guten Verträglichkeit sind die Ester universell einsetzbar. Vertreter dieser Gruppe sind Lavendel fein und Bergamotte (Werner und Von Braunschweig 2016, S. 55–56).

Cumarine, die im ätherischen Öl der Tonkabohne vorhanden sind, wirken stark muskelentkrampfend, entspannend, schmerzstillend – insbesondere bei chronischen Schmerzen – und schlaffördernd. Cumarine beeinflussen den Serotoninhaushalt positiv, sodass Stimmungstiefs und Ängste gemildert werden (Werner und Von Braunschweig 2016, S. 59).

Aromatische Ester und **Alkohole** wirken aufgrund einer vermehrten Endorphin- und Serotoninausschüttung vor allem bei chronischen Schmerzen schmerzlindernd. Zusätzlich besitzen sie entzündungshemmende und stark antispasmoide Eigenschaften. Das ätherische Öl Wintergrün und Benzoe sind typische Vertreter dieser Gruppe (Werner und Von Braunschweig 2016, S. 60).

24.3.3 Heilpflanzenkunde

Die Heilpflanzenkunde gehört zum Bereich der Phytotherapie und ist ein Teil der heutigen naturwissenschaftlich orientierten Medizin. Sie bietet ergänzende oder adjuvante Möglichkeiten bei der Behandlung und Vorbeugung akuter und chronischer Erkrankungen und schließt so mögliche therapeutische Lücken (Bühring 2014, S. 36). Ein großer Vorteil der Naturheilkunde ist ein großes Wirkspektrum, aber keine oder kaum Nebenwirkungen. Eingesetzt werden Heilpflanzen zur Prävention von Schmerzen, zur Schmerzlinderung und zur Verbesserung der Beweglichkeit in Form von Tees, Tinkturen, Fertigpräparaten oder als Auszugsöle (Mazerate) und Zusatz von Wickeln und Kompressen (Bühring 2015, S. 19). Die Teezubereitung, die ursprüngliche Therapieform bei Arthrose, fördert die vermehrte Ausscheidung von Stoffwechselprodukten und beeinflusst somit das arthrotische Geschehen positiv. Der basische pH-Wert der Teedrogen hat oft einen zusätzlich positiven Einfluss auf die häufig chronisch vorliegende Gewebeübersäuerung.

Die **Birke** (Betula pendula, Betulae cortex) mit den Inhaltsstoffen Flavonoide, Saponine, Bitterstoffe, ätherische Öle, Salizylate und Vitamin C besitzt eine harntreibende und harnsäuremobilisierende Wirkung. Eingesetzt wird die Birke unterstützend als Tee oder Frischpflanzensaft bei der Behandlung von degenerativen Gelenkleiden (Bühring 2014, S. 400).

Die **Brennnessel** (Urtica dioica) kommt bei *allen Leiden der Gelenke* zum Einsatz. Die Brennnessel enthält die Inhaltsstoffe Acetylcholin, Mineralstoffe, ungesättigte Fettsäuren, Phenolcarbonsäuren, Flavonoide und Chlorophyll. In Studien wurde bereits eine zytokinhemmende Wirkung der Brennnessel nachgewiesen. Dadurch kommt es zur signifikanten Schmerzlinderung, Besserung der Beweglichkeit und einer Verlangsamung des degenerativen Krankheitsgeschehens. Eine Anwendung erfolgt innerlich in Form von Fertigpräparaten, Tee, Tinktur oder Frischpflanzensaft, aber auch äußerlich als Einreibung zur Durchblutungsförderung (Bühring 2014, S. 400).

Die **Hundsrose** (Rosa canina) oder auch Hagebutte genannt, ist sehr reich an Vitaminen C, A, B, E, K, Anthocyanen, Carotinoiden, Mineralien wie Eisen, Magnesium, Natrium, ätherischen Ölen, Lecithin, Vanillin und Fruchtsäuren. Ihre Wirkung wird mit schmerzlindernd, entzündungshemmend und antioxidativ beschrieben, was zu einer Abnahme der arthrosetypischen Morgensteifigkeit und Verbesserung der Hüft- und Kniegelenkbeweglichkeit führt. In Studien wurde bereits nachgewiesen, dass die Einnahme von getrockneten Hagebutten zur Hemmung der Prostaglandinsynthese führt, wodurch aufgrund der Schmerzeindämmung eine bessere Beweglichkeit der Gelenke erzielt wird. Eine Anwendung erfolgt als Tee, in Pulverform oder als Fertigpräparat (Bühring 2014, S. 401–402).

Löwenzahn (Taraxacum) mit den Inhaltsstoffen Triterpene, Phytosterole, Flavonoide, Phenylcarbonsäuren und Bitterstoffe wirkt stoffwechselanregend und fördert den Abtransport von Stoffwechselprodukten. Bei einer längeren Anwendung wird die gesamte Stoffwechsellage verbessert und greift dadurch bei chronisch-degenerativen Gelenkerkrankungen präventiv in die arthrotischen Prozesse ein. Eine Anwendung erfolgt als Tee, Frischpflanzensaft oder als Fertigpräparat (Bühring 2014, S. 402).

Die **Afrikanische Teufelskralle** (Harpagophytum procumbens) besitzt aufgrund der Inhaltsstoffe Triterpene, Bitterstoffe vom Iridoidtyp, Phytosteringemisch, ungesättigte Fettsäuren, Flavonoide und freie Säuren wie Zimtsäure eine antiarthrotische, stoffwechselfördernde, schwach schmerzstillende, entzündungs- und ödemhemmende Wirkung. Durch die hemmende Wirkung der Iridoidglykoside auf die Cyclooxygenase wird das entzündliche Geschehen verlangsamt, die Schmerzen werden gelindert, und das Kollagen zerstörende Enzym wird gebremst. Eine Anwendung erfolgt mit Fertigpräparaten (vgl. Bühring 2014, S. 404).

Die **Weide** (Salix alba.) mit den Inhaltsstoffen Salizylalkoholderivate, Catechingerbstoffe, Kaffeesäurederivate und Flavonoide wirkt fiebersenkend, entzündungshemmend, schmerzlindernd und antirheumatisch. Durch die Metabolisierung von Salicin in der Leber zu Salizylsäure tritt die schmerzlindernde, aber lang anhaltende Wirkung erst nach 2–3 h ein. Durch die Hemmung des Enzyms Cyclooxygenase wirkt die Weide analgetisch und antiphlogistisch. Im Gegensatz zu Azetylsalizylsäure (ASS) besitzt diese keine gerinnungshemmenden Eigenschaften und keine Nebenwirkungen, wodurch die Weide zur Langzeitbehandlung von chronischen Schmerzzuständen sehr gut geeignet ist. Eine Anwendung erfolgt als Tee oder Fertigpräparat. Von einer Einnahme bei einer bekannten Salizylsäureüberempfindlichkeit ist jedoch abzuraten (Bühring 2014, S. 405–406).

Kurkuma (Cucuma longa) wirkt mit den Inhaltsstoffen Kurkumin, B-Vitamine, Vitamin A, C, E, K, Selen, Folsäure und Cholin antioxidativ, zellschützend, entzündungshemmend und schmerzstillend. Die gut schmerzstillende Wirkung bei Arthrose wurde bereits vielfach in Studien bewiesen (Dickreiter 2021, S. 76).

Beinwell (Symphytum officinale) mit den Inhaltsstoffen Allantoin, Cholin, Gerbstoffe, Schleimstoffe und Rosmarinsäure wirkt abschwellend, schmerzlindernd, durchblutungsfördernd, entzündungshemmend und wundheilend. Der Inhaltsstoff Cholin, auch Bestandteil von Zellmembran und Nervensignalstoff, verbessert die Durchblutung, lindert Schwellungen, reduziert den Austritt von Gewebeflüssigkeit und sorgt zusätzlich für eine rasche Rückbildung von Hämatomen. Eine Anwendung erfolgt nur äußerlich in Form von Salben oder Creme (Bühring 2014, S. 416, 448).

Cayennepfeffer (Capsicum frutescens) enthält den Scharfstoff Capsaicin, der bei Hautkontakt die freien Nervenendigungen erregt und ein brennendes Gefühl hinterlässt. Nach dem Hautbrennen entsteht ein Wärmegefühl auf der Anwendungsfläche sowie eine Unempfindlichkeit gegenüber Schmerz. Durch eine verstärkte Durchblutung kommt es zu einer vermehrten Bildung der Synovialflüssigkeit und einer verbesserten Ernährung der Knorpelzellen. Eine Anwendung erfolgt in Form von Salben, Cremes oder Pflaster (Bühring 2014, S. 417).

24.3.4 Ernährung

Bei einer Arthrose besteht sehr häufig eine Fehlernährung, die zu einer Übersäuerung des Bindegewebes führt. Zu den sauren Lebensmitten gehören Produkte, die eine hohen Eiweißgehalt besitzen und sich im Stoffwechsel säurebildend auswirken. Damit überschüssige Säuren nicht in das Blut gelangen (dort wären sie lebensbedrohlich), werden sie vom Körper unter anderem in Gelenken und Bindegeweben eingelagert. Um diese Säuren wieder zu neutralisieren, werden basische Lebensmittel benötigt. Die Ernährung sollte daher zu 80 % basisch und zu 20 % sauer sein (vgl. Muth 2020, S. 11).

Basenbildende Lebensmittel gleichen durch ihre Mineralstoffe eine Übersäuerung aus. Dazu gehören Gemüse, Salate, frische Garten- und Wildkräuter, Obst, Beeren, Trockenfrüchte, Pilze, Gewürze, Molke, Essig, Sojasauce, Sojapaste, Getreideprodukte, vor allem Buchweizenmehl, Sojabrot, Sojamehl, Nüsse, Samen, Hülsenfrüchte, Kakao, dunkle Schokolade und Süßungsmittel wie Apfel- und Birnendicksaft, Agavendicksaft, Dattelmark und -sirup sowie Kokosblütenzucker.

Neutrale Lebensmittel enthalten in einem relativ ausgewogenen Verhältnis sowohl säure- und basenbildende Bestandteile. Einige Beispiele für diese Lebensmittel sind Heidelbeeren, Preiselbeeren, Oliven, Butter, Buttermilch, Sauerrahm, Sojamilch, Buchweizenmehl, Hirsemehl, Quinoamehl, Tees, Bier, Rotwein, Weißwein, Sekt, Mandeln, Mohn, Pekanüsse, Pistazien, Quinoa, Sprossen und Keimlinge, sowie kalt gepresste Pflanzenöle (Muth 2020, S. 154–156). Bei der Wahl des Pflanzenöls muss jedoch auf Omega-3-Fettsäuren, die Prostaglandine dämpfen, und Omega-6-Fettsäuren, die Prostaglandine und somit entzündliche Prozesse fördern, geachtet werden (Dickreiter 2021, S. 70).

Säurebildende Lebensmittel sind reich an tierischen Proteinen, Phosphor, Jod, Fluoriden und Chlor. Zu diesen Lebensmitteln gehören unter anderem Fleisch und Wurstwaren, Milchprodukte, Alkohol, koffeinhaltige Getränke, Softdrinks, Getreideprodukte aus Auszugsmehlen, Ketchup, Mehlspeisen, Speiseeis und Mineralwasser (vgl. Muth 2020, S. 154–156). Die in den tierischen Nahrungsmitteln befindliche Arachidonsäure gehört zu den entzündungsfördernden Omega-6-Fettsäuren und sollte nur in geringen Mengen zu sich genommen werden. Teigwaren aus weißem Mehl, weißer Zucker und Softdrinks enthalten reichlich Kohlenhydrate welche die Eigenschaft besitzen, Faszien regelrecht zu karamellisieren.

Genussmittel wie Tabak und Alkohol enthalten Zellgifte, die sich negativ auf den Körper auswirken. Auch Konservierungsstoffe, Farbstoffe, Emulgatoren, Geschmacksverstärker in den Lebensmitteln sind Stoffe, die unserem Körper genetisch fremd sind. Sie stellen eine Bedrohung dar, auf die mit Stress, Anspannung und auch Einschaltung des Immunsystems reagiert wird (Liebscher-Bracht und Bracht 2017, S. 65).

Viele Lebensmittel wirken aber im besonderen Maße antientzündlich, schmerzsenkend, stellen die nötigen Bau- und Hilfsstoffe für die Knorpelregeneration zur Verfügung und sollten auf dem täglichen Speiseplan nicht fehlen (vgl. Liebscher-Bracht und Bracht 2017, S. 132).

24.4 Zusammenfassung

Eine Diagnose Arthrose bedeutet nicht immer gleich, dass der/die Betroffene unter Schmerzen leiden muss. Bei manchen ist die Schmerzsituation jedoch so stark vorhanden, dass es in einigen Fällen zu einem Verlust der Arbeitsstelle, aber auch zu einem sozialen Rückzug kommen kann. Durch einen schmerzbedingten Bewegungsmangel steigt zudem auch das Risiko von zusätzlichen chronischen Erkrankungen wie Herz-Kreislauf-Erkrankungen und Osteoporose. Schmerzen ohne ersichtliche Ursache können dazu führen, dass der/die Betroffene mehrere Therapeuten aufsucht, in der Hoffnung, den Schmerz zu bewältigen. Dies verursacht neben Leid und Verlust von Lebensqualität auch enorme Kosten aufgrund zahlreicher Arztbesuche, Medikamente und Diagnostik.

Die komplementäre Pflegemethode bietet viele Möglichkeiten, unterstützend zur Standardtherapie den degenerativen Prozess zu verlangsamen, wenn nicht gar zu stoppen. Diese Methoden haben nicht nur einen positiven Einfluss auf den Stoffwechsel, die Knorpelmatrix, die Muskultur, die Faszien, das Schmerzempfinden, das Wohlbefinden und die Lebensqualität, sondern sie können auch eine Reduktion der Schmerzmedikation bewirken. Es ist jedoch zu beachten, dass diese beschriebenen Maßnahmen nur ein kleiner Auszug der möglichen Methoden sind und die Anwendungen keine ärztliche Therapie ersetzen und unter anderem bei bekannten Allergien oder schweren Erkrankungen nur nach ärztlicher Rücksprache erfolgen sollten.

Neueste Erkenntnisse zeigen, dass der Knorpel wenn er durch eine regelmäßige, vollständige Bewegung des Gelenks in alle mögliche Winkel sowie eine basenreiche Ernährung die Fähigkeit besitzt, sich wieder zu regenerieren. Dies bedeutet auch, dass der/die Betroffene dazu ermutigt werden muss, seine Lebensgewohnheiten langsam umzustellen. Oft ist dies sehr schwer, denn wir Menschen neigen dazu, eine anstrengende Realität zu verdrängen und uns an Hoffnungen zu halten, die einen Lohn ohne Leistung versprechen. Denn wer bewegt sich schon gern, wenn alles schmerzt? Wer stellt schon gern seine Ernährung um, wenn kaum Zeit zum Kochen ist und die Lebensmittel so teuer sind? Aber ohne Willen und Eigeninitiative geht leider nichts, denn das Ziel einer erfolgreichen Therapie bei Arthrose sollte eine lang anhaltende schmerzfreie Phase und eine so kurz wie möglich schmerzhafte Phase sein. Und dies erreicht man nur, wenn man daran arbeitet.

Literatur

Bächle-Helde B, Bühring U (2014) Heilsame Wickel und Auflagen aus Heilpflanzen, Quark und Co. Eugen Ulmer KG, Stuttgart

Brumm V, Ducommun-Capponi M (2011) Wickel und Kompressen. Alles Wissenswerte für Selbstanwendung und Pflegepraxis, 3. Aufl. AT Verlag, Aarau/München

Bühring U (2014) Praxis-Lehrbuch Heilpflanzenkunde. Grundlagen – Anwendungen – Therapie, 4. Aufl. Karl F. Haug Verlag, Stuttgart

Bühring U (2015) Alles über Heilpflanzen. Erkennen, anwenden und gesund bleiben, 3. Aufl. Eugen Ulmer KG, Stuttgart

Citak M (2021) Die Wahrheit über Arthrose. Endlich wieder schmerzfrei leben, 3. Aufl. ZS Verlag GmbH, München
Dickreiter B (2021) Arthrose ist heilbar. Die wahren Ursachen verstehen und gezielt behandeln. Franckh-Kosmos Verlags-GmbH & Co.KG, Stuttgart
Geyrhofer S (2022) Pflegetherapie im Schmerzmanagement. Facultas Verlags- und Buchhandels AG, Wien
Grifka J (2021) Orthopädie Unfallchirurgie, 10. Aufl. Springer-Verlag GmbH, Berlin
Liebscher-Bracht R, Bracht P (2017) Die Arthrose Lüge. Warum die meisten Menschen umsonst leiden – und was Sie dagegen tun können, 15. Aufl. Goldmann Verlag, München
Muth R (2020) Arthrose heilen mit basischer Ernährung. Genussvoll essen und beweglicher bleiben, 4. Aufl. Hans-Nietsch-Verlag, Roßdorf
Spandl OP (2022) Arthrose, Diagnose, Therapie, Prävention, neue Forschungsergebnisse. Burg Verlag, Rehau
Steflitsch W, Wolz D, Buchbauer G (2013) Aromatherapie in Wissenschaft und Praxis. Stadelmann Verlag, Wiggensbach
Thomm M (2016) Schmerzmanagement in der Pflege, 2. Aufl. Springer, Berlin/Heidelberg
Wabner D, Beier C (2012) Aromatherapie. Grundlage, Wirkprinzipien, Praxis, 2. Aufl. Elsevier GmbH, München
Werner M, Von Braunschweig R (2016) Praxis Aromatherapie. Grundlagen – Steckbriefe – Indikationen, 5. Aufl. Karl F. Haug Verlag, Stuttgart

Gesundheitsberatung und komplementäre Pflege bei Dysmenorrhö

25

Christina Hattinger

25.1 Einleitung

Obwohl 40–90 % aller Menstruierenden[1] von Schmerzen während der Blutung und damit einhergehenden Begleitsymptomen betroffen sind, werden diese Probleme in der Gesellschaft und Medizin oft abgetan und kleingeredet. Betroffene müssen sich anhören, das gehöre „halt zum Frausein dazu" oder sei ganz normal.[2]

Wenn bei der gynäkologischen Untersuchung keine pathologische Ursache für die Dysmenorrhö gefunden wird, wird häufig zu hormonellen Verhütungsmitteln geraten, weil diese die Schmerzen lindern oder für Schmerzfreiheit sorgen können. Dies mag ein angenehmer Effekt sein, die potenziellen Nebenwirkungen – zum Beispiel Verdauungsbeschwerden, Depressionen und Thrombosen – stehen aber in keinem Verhältnis dazu. Vor allem deshalb nicht, weil es einige fundierte und nebenwirkungsarme Möglichkeiten gibt, Schmerzen während der Menstruation zu lindern und das Wohlbefinden zu steigern.

Diplomierte Pflegepersonen können Patientinnen über die nachfolgend dargestellten Möglichkeiten informieren, sie in der Durchführung anleiten und dazu anregen, die Menstruationsgesundheit ernst und in die eigene Hand zu nehmen.

---

[1] Je nach Quelle starke Schwankungen bei der Angabe der Häufigkeit.
[2] Vgl. Gaiswinkler et al. (2023), S. 61–64.

C. Hattinger (✉)
Pilsbach, Österreich

25.2 Ursachen und Arten der Dysmenorrhö[3]

Der Begriff Dysmenorrhö bezeichnet vom Uterus ausgehende Schmerzen während der Menstruation. Die Schmerzen setzen meist mit Beginn der Menstruation ein und lassen nach 1–3 Tagen langsam nach. Sie können mit einer Vielzahl an Begleitsymptomen einhergehen, darunter zum Beispiel Übelkeit, Rückenschmerzen, Durchfall oder Verstopfung. Das alles kann den Allgemeinzustand der Betroffenen so stark reduzieren, dass sie in dieser Zeit ihrem Alltag und Beruf nicht nachgehen kann.

Je nach Zeitpunkt und Ursache der Entstehung wird zwischen primärer und sekundärer Dysmenorrhö unterschieden.

a. *Primäre Dysmenorrhö*
Diese Form entsteht meist innerhalb eines Jahres nach der Menarche (= 1. Menstruationsblutung) und besteht im weiteren Verlauf bei der Mehrzahl der Menstruationszyklen. Die genaue Ursache ist nicht ganz klar. Einerseits können den Schmerzen angeborene Besonderheiten der Genitalorgane zugrunde liegen. Andererseits wird vermutet, dass eine erhöhte Prostaglandinausschüttung für verstärkte Kontraktionen und Spasmen des Uterus sorgt, was wiederum zu einer Minderdurchblutung des Gewebes führt, die dann die Schmerzen auslöst.

b. *Sekundäre Dysmenorrhö*
Von sekundärer Dysmenorrhö spricht man, wenn die Schmerzen erst im Erwachsenenalter beginnen und/oder durch erworbene anatomische oder pathologische Veränderungen des unteren Bauchraums bedingt sind.

Mögliche Ursachen für die Entstehung sind zum Beispiel Endometriose, Tumoren oder sexuell übertragbare Krankheiten.

Alle nachfolgend beschriebenen Maßnahmen zur Linderung von Dysmenorrhö setzen voraus, dass bei der jeweiligen Patientin von der Gynäkologin bzw. vom Gynäkologen keine pathologische Ursache für die Beschwerden gefunden wurde und auch sonst keine Kontraindikationen für die jeweiligen Maßnahmen vorliegen. Bei Symptomen wie neu auftretenden Schmerzen, Fieber oder vaginalem Ausfluss muss der Patientin unbedingt zu einer neuerlichen gynäkologischen Untersuchung geraten werden!

25.3 Gesundheitsberatung – Lebensstil

In unserer von Männern dominierten Gesellschaft wird von Menstruierenden erwartet, Probleme oder Schmerzen während der Blutung für sich zu behalten oder mit Schmerzmitteln in Schach zu halten, um auch in dieser Zeit des Monats wie gewohnt zu funktionieren. Aufgrund der sich monatlich wiederholenden hormonellen Situation sollten Frauen

---

[3] Vgl. Gerhard und Kiechle (2006), S. 684 f.

in ihren fruchtbaren Jahren ihren Alltag aber eigentlich zyklisch gestalten. Patientinnen sollten in der pflegerischen Gesundheitsberatung unbedingt darin bestärkt werden, auf sich und ihren Körper zu hören und den Alltag bzw. das Leben an den Zyklus anzupassen und nicht umgekehrt. Dazu muss Frau ihren Zyklus kennen, beobachten und die Grundbedürfnisse ihres Körpers erfüllen.

25.3.1 Den Zyklus kennenlernen

Um den eigenen Zyklus und die damit einhergehenden Veränderungen der Befindlichkeit besser kennenzulernen, ist es ratsam, über mindestens 3 Monate einen ausführlichen Zykluskalender zu führen. Nicht nur Zeitpunkt und Dauer der Periode sollten darin festgehalten werden, sondern auch das Auftreten von Schmerzen und deren Intensität, sowie eventuelle Begleitsymptome. Das kann in Papierform oder mittels Zyklus-App erfolgen.

25.3.2 Grundbedürfnisse erfüllen

Guter Schlaf, regelmäßige und gesunde Mahlzeiten, ausreichend Flüssigkeit sowie Bewegung und Ruhe im Wechsel – das sind körperliche Grundbedürfnisse eines jeden Menschen. Sie zu erfüllen scheint ein banaler Ratschlag zu sein, es ist aber ein sehr wichtiger. Nur wenn diese Grundbedürfnisse erfüllt sind, kann der Körper seine Aufgaben richtig und gut erfüllen. Im pflegerischen Beratungsgespräch kann mit der Patientin herausgefunden werden, ob es bei ihr in einem dieser Punkte hakt.

25.3.2.1 Guter Schlaf[4]
Um gut in den Schlaf zu finden, gibt es in der komplementären Pflege viele Unterstützungsmöglichkeiten, deren genaue Beschreibung hier den Rahmen sprengen würde. Was man den Patientinnen aber auf jeden Fall raten kann, sind folgende Maßnahmen:

- Regelmäßigkeit: immer zur selben Zeit ins Bett gehen und zur selben Zeit aufstehen.
- Die letzte Mahlzeit mindestens 3 h vor dem Zubettgehen einnehmen.
- Für eine angenehme Schlafumgebung sorgen: ein dunkler Raum mit einer Temperatur von ca. 16–18 °C ist ideal.
- Mindestens 2 h vor dem Schlafengehen nicht mehr auf Bildschirme schauen – das Blaulicht von Handys, Fernsehern und Co. kann die Melatoninproduktion und somit den Schlaf stören.

---
[4] Vgl. Hill (2022), S. 329 ff.

25.3.2.2 Regelmäßige und gesunde Mahlzeiten

Die Ernährung kann bei Zyklusproblemen sehr viel bewirken. Wenn die Patientin berichtet, dass die Ernährung bei ihr ein Thema sein könnte, kann sie an eine Ernährungsberaterin oder einen Ernährungsberater verwiesen werden, um daran zu arbeiten. Die Wirkung einer gesunden, am Zyklus orientierten Ernährung sollte nicht unterschätzt werden!

Interessiert sich eine Patientin für eine zyklusgerechte Ernährung, kann ihr das Buch „Eat like a woman" von Andrea Haselmayr, Denise Rosenberger und Verena Haselmayr (Brandstätter Verlag, 2020) empfohlen werden. Die Autorinnen beschreiben darin, welche Lebensmittel sich positiv auf den Zyklus auswirken und wie man die Ernährung idealerweise an die Zyklusphasen anpassen kann.

25.3.2.3 Bewegung und Ruhe im Wechsel

Bei akuten Menstruationsschmerzen ist das Bedürfnis nach Bewegung wahrscheinlich eher gering. Wenn man sich den restlichen Zyklus über regelmäßig bewegt, kann das einen präventiven Effekt haben. Zu empfehlen sind Ausdauersportarten wie Walken oder Laufen, sowie Yoga.[5] Bei Letzterem kann mittels bestimmter Übungen einerseits die Durchblutung im Becken gefördert werden, andererseits können Verspannungen gelöst werden. So kann eine Linderung der Menstruationsschmerzen erreicht werden.

Genauso wichtig wie Bewegung sind regelmäßige Ruhephasen!

25.3.3 Die 4 Jahreszeiten

Im Laufe des weiblichen Zyklus verändern sich die Hormone und damit das Empfinden und Erleben der Frauen jeden Monat wieder – ein wiederkehrender Kreislauf aus Aufblühen und Loslassen. Im Alltag und Beruf wird von Frauen erwartet, trotz dieses Zyklus genauso zu leben und zu agieren wie Männer, deren Hormone nur leicht im Tagesverlauf schwanken. Die Periode und der Zyklus werden deshalb oftmals als Belastung empfunden. Diese Einstellung kann neben vielen weiteren Faktoren zur Dysmenorrhö beitragen, denn statt sich in dieser Zeit zu entspannen und sich Zeit für sich selbst zu nehmen, die der Körper dringend brauchen würde, müssen oder wollen vielen Frauen auch dann einfach „funktionieren". In der pflegerischen Gesundheitsberatung können die Patientinnen dazu ermutigt werden, ihr Leben dem Zyklus anzupassen und nicht umgekehrt – denn auf sich und die Signale des eigenen Körpers zu achten ist keine Schwäche, sondern ganz im Gegenteil ein Zeichen von Stärke.

Die einzelnen Zyklusphasen bergen jeweils unterschiedliches Potenzial, das man als Frau für sich nutzen kann. Um die jeweiligen Phasen zu verdeutlichen, werden diese in der Literatur immer öfter mit den 4 Jahreszeiten gleichgesetzt – ein stimmiges und praktisches Sinnbild.

---

[5] Vgl. Hill (2022), S. 351 f.

25.3.3.1 Winter – Menstruation[6]

Der Winter ist für Mensch und Natur die Zeit des Ausruhens und Kraftschöpfens. Die Samen und Wurzeln der Pflanzen ruhen in der Erde und warten auf den Frühling. Die kurzen Tage und die kalten Temperaturen sorgen dafür, dass die Menschen viel im Haus bleiben. Idealerweise ruht man sich aus, ordnet und sortiert sein Zuhause, um sich auf den nächsten Frühling vorzubereiten. Im Zyklus-Winter, also während der Menstruation, ist das bei Frauen ähnlich. Man fühlt sich in dieser Phase oft kraftlos, plant aber auch schon für den nächsten Frühling, wenn die Energie zurückkommt und man sich wieder mehr nach außen wenden will.

Die Menstruation und alle damit verbundenen Vorgänge kosten den Körper Kraft. Wo immer es nötig und möglich ist, sollte man sich in dieser Zeit schonen und ausruhen. Die Energie die so gespart und gewonnen wird, kommt einem auch in den anderen Zyklusphasen zugute. Nicht jede Frau kann berufliche Termine in andere Zyklusphasen legen, wenn möglich sollte man das aber tun. Private Termine mit Freunden oder Familie können eine Kraftquelle sein. Sind sie es aber nicht, können auch diese Dinge um ein paar Tage verschoben werden. Wenn man Termine nicht verschieben kann, sollte zumindest der restliche Tag möglichst ruhig und erholsam gestaltet werden. Es benötigt vielleicht etwas Übung, die eigenen Grenzen so zu kommunizieren und zu leben, aber es lohnt sich.

Wenn man sich im Zyklus-Winter Zeit für sich nimmt, hat man Gelegenheit zu reflektieren und sich innerlich zu ordnen. So kann das auch eine in gewisser Weise kraftvolle Zeit sein, in der man sich überlegt ob es etwas gibt, dass man im neuen Zyklus loslassen oder anders machen will. Eine Art innerliche Bestandsaufnahme, die einen langfristig stärken und auf die folgenden Zyklusphasen vorbereiten kann.

25.3.3.2 Frühling[7]

In der Natur gewinnen Pflanzen und Menschen im Frühling neue Energie, alles wächst und gedeiht. Eine gewisse Aufbruchsstimmung liegt in der Luft. Im Zyklus-Frühling reifen Eizellen heran, der Östrogenspiegel steigt an, Frau spürt neue Energie und wendet sich wieder mehr dem Außen zu. Der Anstieg des Östrogenspiegels sorgt für ein besseres Gedächtnis und verbessert die geistige Beweglichkeit. Auch die Kreativität ist in dieser Phase ausgeprägter. Der Zyklus-Frühling ist deshalb eine gute Zeit, um Neues auszuprobieren und berufliche und private Projekte in Angriff zu nehmen. Soziale Events und Feierlichkeiten sollten, wenn möglich, in dieser Zyklusphase stattfinden. Wenn man seinen Zyklus für einige Monate aufzeichnet und er regelmäßig ist, kann man solche Termine einige Zeit im Voraus gut planen.

Wenn man sich in dieser Zyklusphase immer noch müde und antriebslos fühlt, kann das daran liegen, dass man sich im Zyklus-Winter nicht ausreichend ausgeruht hat. Auch ein menstruationsbedingter Eisenmangel kann für Energielosigkeit im Zyklus-Frühling sorgen.

---

[6] Vgl. Hill (2022), S. 84 ff.
[7] Vgl. Hill (2022), S. 123 ff.

25.3.3.3 Sommer – rund um den Eisprung[8]

Im Sommer steht die Natur in schönster Blüte, die Menschen können aus dem Vollen schöpfen. Man trifft sich, sitzt abends lange draußen und genießt die Wärme und die Geselligkeit. Im Zyklus-Sommer erreicht die Östrogenproduktion ihren Höhepunkt, außerdem steigt auch das Testosteron kurz an. Frauen sind dadurch nach außen gewandt, gesellig, innerlich stark und flexibel. Oft hat man in dieser Zeit weniger Appetit und kommt mit weniger Schlaf aus. Die Lust auf Sex ist rund um den Eisprung am höchsten. Das macht auch Sinn, denn schließlich ist jetzt biologisch alles darauf eingestellt, die gerade herangereifte Eizelle befruchten zu lassen. Generell ist der Zyklus-Sommer eine Zeit, in der es leicht fällt, das Leben zu genießen und Spaß zu haben. Soziale Kontakte machen in dieser Zeit Freude, und es fällt leichter neue Leute kennenzulernen. Auch beruflich ist der Sommer eine gute Zeit. Aufgrund der inneren Stärke, des Wohlbefindens und der Eloquenz in dieser Phase können schwierige Aufgaben gut gelöst und Projekte mit viel Energie vorangebracht werden.

Bei allen guten Seiten des Zyklus-Sommers dürfen die eigenen Grenzen nicht aus den Augen verloren werden. Man läuft in dieser Phase leicht Gefahr, zu Dingen oder Projekten Ja zu sagen, die man im darauffolgenden Herbst mit nachlassender Energie nicht gern zu Ende bringt.

25.3.3.4 Herbst[9]

Im Herbst folgt die Ernte. Je kälter es wird, desto mehr wenden sich die Menschen häuslichen Tätigkeiten und ihrem Inneren zu. Die Pflanzen haben ihren Samen ausgebracht und sterben ab oder ziehen sich in den Boden zurück. Auch im Zyklus-Herbst wendet sich der Fokus der Frau mehr nach innen. Die Geselligkeit nimmt ab, Reflexion und Nachdenken stehen im Vordergrund. Die Produktivität und das Hochgefühl des Sommers ebben mehr oder weniger schnell ab, die Libido lässt nach, ein regelrechtes Gefühlschaos kann einsetzen. Der Übergang vom Sommer zum Herbst markiert bei einigen Frauen schon den Beginn von Symptomen des prämenstruellen Syndroms (PMS). Neben den psychischen Veränderungen kann es auch zu körperlichen Symptomen wie Verdauungsbeschwerden, Brustspannen oder Kopfschmerzen kommen. Die in diesem Kapitel vorgestellten Maßnahmen können neben der Dysmenorrhö auch leichte PMS-Symptome lindern.

---

[8] Vgl. Hill (2022), S. 144 ff.
[9] Vgl. Hill (2022), S. 173 ff.

„Kriegst du deine Tage?" ist eine Frage die wohl fast jede Frau schon einmal gehört hat, wenn ihr Verhalten nicht gefällig war oder sie klare Grenzen gesetzt hat. „Zickig" ist ein Ausdruck, der dann gern benutzt wird. Die hormonellen Veränderungen im Zyklus-Herbst sorgen dafür, dass Frauen klarer kommunizieren, was ihnen wichtig ist, und sich stärker durchsetzen. Es ist nicht so, dass Frauen in dieser Phase „zickig" und verstärkt von Kleinigkeiten genervt sind. Es ist vielmehr so, dass der höhere Östrogenspiegel im Zyklus-Frühling und -Sommer dafür sorgt, dass Frauen sich gefälliger verhalten und eher zurückstecken. Im Herbst kommen dann die Themen an die Oberfläche, die in den vorhergehenden Zyklusphasen auch „genervt" haben, durch die jeweilige Hormonsituation aber anders gehandhabt wurden. Klar, dass diese Verhaltensänderung im Zyklus-Herbst von den Mitmenschen nicht unbedingt positiv bemerkt wird. Für die Frau können diese Zeit und die verstärkte Konzentration auf sich selbst hingegen einige positive Effekte haben. Man sieht vieles klarer, kann sich gut konzentrieren und so vernünftige Entscheidungen treffen. Eine innere Bestandsaufnahme kann dazu führen, dass im Leben einige unnütze oder ungeliebte Muster oder Verpflichtungen erkannt und abgelegt oder abgesagt werden. Diese innere Arbeit kann dann im Winter fortgesetzt werden.

25.4 Heilkräuter

Vielen Heilkräutern wird eine positive Wirkung auf Menstruationsbeschwerden nachgesagt. Anhand einer bewährten Rezeptur von Ursel Bühring möchte ich nachfolgend die bei Dysmenorrhö wichtigsten erklären.

Um ihre krampflösende Wirkung bestmöglich entfalten zu können, sollten die Heilkräuter schon ab Beginn der 1. Zyklushälfte zugeführt werden. Heide Fischer beschreibt in ihrem „Frauenheilbuch", dass es weitaus schwieriger sei, eine verkrampfte Gebärmutter zu entspannen, als dieser Verkrampfung schon frühzeitig vorzubeugen.[10] Die Patientin kann zum Beispiel ab dem Eisprung täglich eine Tasse des unten beschriebenen Tees trinken und ab Beginn der Periode dann mehrere Tassen täglich.

Besonders erwähnt seien Himbeerblätter (Rubus idaeus). Diese werden traditionell als Tee während der Schwangerschaft eingesetzt. Ihre Inhaltsstoffe sollen die Gebärmutter stärken und entspannen und zudem Krämpfe lösen.[11] Es ist anzunehmen, dass diese Wirkung Patientinnen auch bei Dysmenorrhö zugute kommt. Einige Hersteller bieten mittlerweile Tabletten oder Kapseln auf Basis von Himbeerblättern genau für diese Indikation an.

Krampflösender Dysmenorrhö-Tee:[12]

---

[10] Vgl. Fischer (2020), S. 49.
[11] Vgl. Hirsch und Grünberger (2021), S. 319.
[12] Vgl. Bühring (2021), S. 833.

Gänsefingerkraut – 30 g Frauenmantelkraut – 20 g Melissenblätter – 20 g Schafgarbenblüten – 20 g Fenchelfrüchte – 10 g	1 gehäuften Teelöffel mit einer Tasse kochendem Wasser übergießen, 10 min ziehen lassen. Bis zu 5 Tassen frisch zubereiteten Tee täglich trinken.

25.4.1 Gänsefingerkraut (Potentilla anserina)[13]

Gänsefingerkraut wird oftmals als bestes Krampfkraut bei Dysmenorrhö bezeichnet. Es weist einen krampflösenden Effekt auf die glatte Muskulatur von Uterus und Verdauungstrakt auf. Verwendet werden die Blätter und Blüten.

Nebenwirkungen/Vorsichtsmaßnahmen
Eventuell Obstipation oder Magenreizung aufgrund der enthaltenen Gerbstoffe.

25.4.2 Frauenmantel (Alchemilla xanthochlora)[14]

Obwohl die Wirkung in klinischen Studien bisher nicht belegt wurde, wird Frauenmantel bei Menstruationsbeschwerden jeglicher Art empfohlen. Er soll unter anderem hormonell ausgleichend, menstruationsregulierend, krampflösend und schmerzlindernd wirken. Verwendet wird das blühende Kraut.

Nebenwirkungen/Vorsichtsmaßnahmen
Eventuell Verschlechterung einer Obstipation aufgrund der enthaltenen Gerbstoffe.

25.4.3 Melisse (Melissa officinalis)[15]

Die entspannende, krampflösende und schmerzstillende Wirkung der Melisse kommt Frauen bei Dysmenorrhö zugute, insbesondere wenn diese stressbedingt auftritt. Verwendet werden die Blätter.

Nebenwirkungen/Vorsichtsmaßnahmen
Keine bekannt.

---

[13] Vgl. Bühring (2021), S. 812; Madejsky (2022), S. 78.
[14] Vgl. Bühring (2021), S. 811; Madejsky (2022), S. 74 f.
[15] Vgl. Bühring (2021), S. 747 f, 813; Madejsky (2022), S. 127 f.

25.4.4 Schafgarbe (Achillea millefolium)[16]

Die Schafgarbe wirkt unter anderem krampflösend, entzündungshemmend und blutungsregulierend. Bei Menstruationskrämpfen werden Sitzbäder oder Wickel mit Schafgarbentee empfohlen, aber auch in Teemischungen hat sich die Verwendung bewährt. Verwendet werden Blätter und Blüten.

Nebenwirkungen/Vorsichtsmaßnahmen
Kontaktallergie möglich (selten); Vorsicht bei Korbblütlerallergien.

25.4.5 Fenchel (Foeniculum vulgare)[17]

Fenchel wirkt Blähungen entgegen, krampflösend auf den Magen-Darm-Trakt, kann aber auch Menstruationskrämpfe lindern. Verwendet werden die Früchte.

Nebenwirkungen/Vorsichtsmaßnahmen
Für die Teezubereitung sind keine Nebenwirkungen bekannt.

25.5 Ätherische Öle

Neben vielen weiteren werden die nachfolgend beschriebenen ätherischen Öle bei Menstruationsproblemen empfohlen. Sie können bei Dysmenorrhö in Form von Körperanwendungen, Riechstiften oder Raumbeduftung Linderung verschaffen.

Die Anwendung darf nur nach individueller Abstimmung mit der Patientin erfolgen. Kann sie eines der Öle nicht „riechen" oder findet es unangenehm, wird es seine positive Wirkung nicht entfalten können.

Pflegeindiziert kann eine individuelle ätherische Ölmischung für die Einmalanwendung von einer diplomierten Pflegeperson hergestellt werden. Das Mischen auf Vorrat, also von größeren Mengen, ist unserer Berufsgruppe nicht gestattet.[18] Es bietet sich daher an, für die Aromapflege Fertigmischungen zu verwenden. Diese werden von vielen Herstellern mittlerweile auch speziell für Menstruationsprobleme angeboten.

---

[16] Vgl. Bühring (2021), S. 815 f; Madejsky (2022), S. 165 f.
[17] Vgl. Bühring (2021), S. 233 f; Madejsky (2022), S. 71 f.
[18] Vgl. Deutsch-Grasl et al. (2023), S. 60.

25.5.1 Lavendel (Lavandula angustifolia)

Bakhtshirin et al. fanden in einer 2015 veröffentlichten Studie heraus, dass Bauchmassagen mit ätherischem Lavendelöl die Schmerzintensität bei primärer Dysmenorrhö im Vergleich zu einer Placeboanwendung signifikant senken können. Dazu wurden 2 Tropfen ätherisches Lavendelöl mit 5 ml Mandelöl gemischt. Bei Auftreten von Menstruationsschmerzen wurden den Probandinnen 2 ml von der Ölmischung auf den Unterbauch aufgetragen und 15 min ohne Druck einmassiert.[19]

Diese Maßnahme ist einfach umzusetzen. Sie kann entweder von der diplomierten Pflegeperson durchgeführt oder der Patientin für die Selbstanwendung erklärt werden.

25.5.2 Muskatellersalbei (Salvia sclarea)[20]

Durch seine hormonregulierenden Eigenschaften kann Muskatellersalbeiöl bei vielen Menstruationsproblemen helfen. Bei Dysmenorrhö unterstützt es noch zusätzlich durch seine entkrampfende und entspannende Wirkung. Es kann auch die Schmerzschwelle erhöhen. Wegen seines eigenwilligen Geruchs wird es am besten in Kombination mit anderen ätherischen Ölen verwendet. Es ist für die Hautpflege geeignet.

Es sind keine Nebenwirkungen bekannt. Frauen mit starker Menstruationsblutung sollten Muskatellersalbeiöl aber nur sparsam einsetzen.

25.5.3 Majoran (Origanum majorana)[21]

Majoranöl wirkt entkrampfend auf Muskeln und Verdauungstrakt. Außerdem wirkt es entspannend und kann die Stimmung verbessern. Es ist ein sehr mildes Öl und für die Hautpflege geeignet. Es sind keine Nebenwirkungen bekannt.

25.5.4 Rose (Rosa x damascena oder Rosa x centifolia)[22]

Die Herstellung von ätherischem Rosenöl ist aufwendig, das Öl selbst deshalb kostbar und teuer. Seine schmerzlindernden Eigenschaften können bei Dysmenorrhö hilfreich sein. Diese kommen vor allem durch den enthaltenen Phenylethylalkohol zustande, der bei der Wasserdampfdestillation großteils im Rosenhydrolat verbleibt. Wenn es um die Schmerzlinderung geht, ist das mit Lösungsmittel extrahierte Rosen-Absolue deshalb dem destil-

---

[19] Wie hier zitieren?
[20] Vgl. Zimmermann (2021), S. 87; von Braunschweig und Werner (2020), Karte 32.
[21] Vgl. Zimmermann (2021), S. 80.
[22] Vgl. Zimmermann (2021), S. 104 ff; von Braunschweig und Werner (2020), Karte 42.

lierten ätherischen Öl vorzuziehen. Durch die Lösungsmittelextraktion wird bedeutend mehr Phenylethylalkohol gelöst. Ätherisches Rosenöl ist für die Hautpflege geeignet, es sind keine Nebenwirkungen bekannt.

25.5.5 Jasmin-Absolue (Jasminum grandiflorum)[23]

Jasminöl wirkt stark entkrampfend, hormonmodulierend und stimmungsaufhellend und ist somit ein hilfreiches Öl bei Menstruationsproblemen. Die Herstellung ist aufwendig und das Produkt dadurch teuer – Jasminöl ist eines der kostbarsten ätherischen Öle. Es ist für Körperanwendungen geeignet. Bei richtiger Dosierung sind keine Nebenwirkungen zu erwarten – diese ist im Fall von Jasmin sehr gering! In zu hoher Konzentration kann es betäubend und ekelerregend wirken.

25.6 Körperanwendungen

25.6.1 Wärmende Auflagen auf dem Unterleib

Wärmende Auflagen auf Unterbauch und/oder Rücken sind zu Recht bewährte Hausmittel gegen Menstruationskrämpfe. Diese können feucht oder trocken angewendet werden sowie mit oder ohne Wirkstoffzusätze. Bei akuten Entzündungen im betroffenen Bereich dürfen diese Maßnahmen nicht durchgeführt werden. Vor jeder Anwendung muss die Temperatur geprüft werden (am besten von der Patientin selbst), um Verbrennungen auszuschließen.

25.6.1.1 Wärmepflaster

Hersteller von Wärmepflastern bewerben oft, dass man sich das Pflaster auf die schmerzende Stelle aufklebt, dann weiter seiner Arbeit nachgehen und seinen Alltag wie gewohnt leben kann. Wenn man arbeiten muss und keine Gelegenheit hat, sich auszuruhen, ist das sicher eine praktikable Möglichkeit. Bezugnehmend auf das zuvor beschriebene Jahreszeitenmodell sollte man den Patientinnen aber raten, eine der drei nachfolgend beschriebenen Wärmeanwendungen, in Ruhe durchgeführt, den Wärmepflastern vorzuziehen.

25.6.1.2 Körnerkissen[24]

Körnerkissen stellen eine praktische Möglichkeit der Wärmezufuhr dar. Sie können im Backofen oder ganz einfach in der Mikrowelle erwärmt werden (jeweilige Gebrauchsanweisung beachten). Sie werden auf den Unterbauch oder den unteren Rücken aufgelegt

---

[23] Vgl. Zimmermann (2021), S. 64; von Braunschweig und Werner (2020), Karte 19.
[24] Vgl. Bächle-Helde und Bühring (2019), S. 115 ff.

und solange belassen, wie es als angenehm empfunden wird. Einige Hersteller bieten Wärmeschals an, in die ein Körnerkissen eingearbeitet ist. Die Wärmequelle kann damit an der gewünschten Stelle fixiert werden.

25.6.1.3 Feucht-heißer Wickel[25]

Der Wickel kann nur mit Wasser oder zum Beispiel mit Schafgarbentee angewendet werden. Ein passendes Innentuch wird in einer Schüssel in ein Auswringtuch gelegt, mit dem heißen Wasser oder Tee übergossen und dann gründlich ausgewrungen. Hierbei besteht Verbrühungsgefahr – Haushaltshandschuhe sollten getragen werden! Das Auswringtuch wird entfernt und das Innentuch (nach einem Temperaturtest am Unterarm) vorsichtig auf den Unterbauch oder den unteren Rücken gelegt. Wenn es noch zu heiß ist, wieder entfernen und kurz warten. Wenn die Temperatur als angenehm empfunden wird, wird das Innentuch rasch mit einem Zwischentuch abgedeckt und mit einem großen Handtuch oder Ähnlichem fixiert. Der Wickel kann so lange belassen werden, wie es von der Patientin als angenehm empfunden wird. Er kann 1- bis 2-mal täglich angewendet werden.

25.6.1.4 Temperierte Ölkompresse mit Johanniskrautöl[26]

Johanniskrautöl, auch Rotöl genannt, wird hergestellt, indem die Blüten und Knospen des echten Johanniskrauts (Hypericum perforatum) ca. 4 Wochen in Olivenöl ausgezogen werden. Das Öl wirkt hautpflegend, aber auch schmerzlindernd, krampflösend und entzündungshemmend. Die temperierte Ölkompresse mit Johanniskrautöl auf dem Unterbauch kann daher Linderung bei Dysmenorrhö bringen. Sie ist durch die geringere Temperatur sanfter und schonender als der feucht-heiße Wickel.

Etwa 1 Esslöffel des Öls wird auf einem Baumwolltuch verteilt, dieses wird einmal gefaltet und in einen kleinen Plastikbeutel gegeben. Der Beutel wird auf eine vorher gefüllte Wärmflasche gelegt. Ein Rohwoll- oder Baumwollkissen passender Größe wird zum Mitanwärmen über den Plastikbeutel gelegt. Nach einigen Minuten wird das Baumwolltuch aus dem Beutel genommen, die Temperatur geprüft und dann das Tuch mit der Ölseite auf den Unterbauch der Patientin gelegt. Das Rohwoll- oder Schafwollkissen wird zum Warmhalten darübergelegt, und dann wird das Ganze zum Beispiel mit einem großen Handtuch oder Musselintuch fixiert. Die Kompresse kann so lange belassen werden, wie es für die Patientin angenehm ist.

Zu beachten: Johanniskrautöl kann die Lichtempfindlichkeit der Haut erhöhen. Die betroffene Hautstelle sollte daher in den nächsten Stunden nach der Anwendung keinem direkten Sonnenlicht ausgesetzt werden.

---

[25] Vgl. Bächle-Helde und Bühring (2019), S. 128 f.
[26] Vgl. Brumm und Duccommun-Capponi (2019), S. 66 f.

25.6.2 Voll- oder Teilbäder

25.6.2.1 Vollbad

Ein warmes Vollbad entspannt Körper und Geist allein durch die Temperatur des Wassers und die damit einhergehende Ruhe. Durch die Zugabe von passenden ätherischen Ölen ins Badewasser kann die krampflösende und entspannende Wirkung noch verstärkt werden.

Für ein Vollbad werden 5–10 Tropfen ätherisches Öl in Kombination mit einem Emulgator empfohlen. Als Emulgator eignet sich zum Beispiel Meersalz (3 Esslöffel), Milch (bis zu 250 ml) oder unbeduftete Flüssigseife (3–4 Esslöffel).[27]

25.6.2.2 Sitzbad bei Unterleibsschmerzen nach Ursel Bühring[28]

Für das Sitzbad werden 100 g Schafgarbenkraut mit 1–2 Litern heißem Wasser übergossen. Dieser Tee muss ca. 20 min ziehen, dann wird er abgegossen. In die Badewanne wird so viel warmes Wasser gefüllt, dass im Sitzen der Nierenbereich unter Wasser liegt und das Herz darüber. Der Tee wird dem Badewasser zugegeben. Das Bad sollte ca. 20 min dauern. Danach wird für 1 h nachgeruht.

25.6.2.3 Fußbad[29]

Da die Füße über Nervenverbindungen mit den Unterleibsorganen verbunden sind, kann sich die wärmende, entspannende und entkrampfende Wirkung eines Fußbades auf ebendiese Organe übertragen (= konsensuelle Reaktion).

Für ein Fußbad wird empfohlen, 1 l doppelt stark gekochten Tee (zum Beispiel Melisse) oder 2–4 Tropfen ätherisches Öl dem warmen Badewasser zuzugeben. Wie auch beim Vollbad muss bei der Verwendung ätherischer Öle ein Emulgator zugegeben werden. Die unter Abschn. 25.6.2.1 genannte Dosierung muss der verwendeten Wassermenge angepasst werden.

Das Fußbad kann 2-mal täglich (morgens und abends) für jeweils ca. 8–10 min erfolgen. Nachruhen mit dicken Socken wird empfohlen.

25.7 Umsetzung in der Praxis – Fallbeispiele

Die beschriebenen Maßnahmen sollten idealerweise als eine Art Werkzeugkasten gesehen werden, aus der in der pflegerischen Gesundheitsberatung oder im Rahmen der komplementären Pflege jene Maßnahmen empfohlen oder umgesetzt werden, die für die jeweilige Patientin am besten passen. Zur Veranschaulichung werden nachfolgend 2 Fallbeispiele aus der Praxis vorgestellt.

---

[27] Vgl. Deutsch-Grasl et al. (2023), S. 22.
[28] Vgl. Bühring (2021), S. 816.
[29] Vgl. Bühring (2021), S. 103; Bühring und Sonn (2013), S. 153.

25.7.1 Fallbeispiel A

Ausgangssituation
Patientin A (33 Jahre alt) litt seit der Menarche allmonatlich an den Zyklustagen 1–4 unter starken Schmerzen. Die Stärke der Schmerzen wurde von ihr als schwankend zwischen 6 und 8 auf einer 10-teiligen Skala angegeben, vereinzelt waren sie aber auch bei 10. Vom Gynäkologen wurde keine Ursache für die starken Schmerzen gefunden. Die Patientin brauchte 9–12 Schmerztabletten pro Menstruationsblutung, um durch den Tag zu kommen. Auch mit den Schmerzmitteln war keine völlige Schmerzfreiheit gegeben. Während mancher Zyklen waren die Schmerzen so stark, dass die Patientin einige Tage arbeitsunfähig war. Die Patientin nahm keine hormonellen Verhütungsmittel. Ihren Zyklus zeichnete sie schon jahrelang mittels App auf.

Durchgeführte Maßnahmen
- Gesundheitsberatung – Lebensstil:
  - Information über das Jahreszeitenmodell und Integration in den Alltag. Die Patientin versucht, sich während Herbst und Winter möglichst viel Ruhe zu gönnen.
  - Ernährungsumstellung gemeinsam mit einer Ernährungsberaterin. Das Hauptaugenmerk lag dabei auf viel Gemüse und hochwertigen (pflanzlichen) Eiweißquellen.
  - Bewegung – 1 x pro Woche 90 min Yoga und dazu mehrere flotte Spaziergänge pro Woche.
- Heilkräuter:
  - Vom unter Punkt 4 beschriebenen Tee trank die Patientin im 1. beobachteten Zyklus täglich eine Tasse. Seit dem 2. Zyklus trinkt sie ab dem Eisprung täglich 1 Tasse, während der Menstruation täglich 2 Tassen.
- Ätherische Öle:
  - Die Patientin benutzt ein Pflegeöl eines bekannten Herstellers, das unter anderem Muskatellersalbei enthält.
  - Rund eine Woche vor der erwarteten Menstruation trägt sie das Öl 1-mal täglich auf Unterbauch, unteren Rücken und die Innenseite der Oberschenkel auf.
  - Während der Menstruation trägt sie das Öl 2-mal täglich und zwischendurch bei Bedarf auf. Pro Anwendung fügt sie in dieser Zeit einen Tropfen ätherisches Majoranöl bei.
- Wärmeanwendungen:
  - Die Patientin verwendet ein Körnerkissen oder eine Wärmeflasche auf dem Unterbauch, wenn die Außentemperaturen und der Alltag es zulassen.

Situation nach Umsetzen der Maßnahmen
Die Patientin beschrieb schon im 1. Zyklus eine deutliche Besserung ihrer Dysmenorrhö. Nach einigen Monaten konnte sie die eingenommenen Schmerztabletten von 9–12 Stück pro Zyklus auf 1–3 Stück reduzieren. Die Schmerzstärke gibt sie seither schwankend zwischen 2 und 5 auf der 10-teiligen Skala an, vereinzelt Spitzen bis 7.

Zusätzlich zur Verbesserung der Dysmenorrhö wurden auch die PMS-Symptome der Patientin gelindert. Sie gibt eine deutliche Verbesserung ihres Wohlbefindens während der prämenstruellen Phase und der Menstruation an.

25.7.2 Fallbeispiel B

Ausgangssituation
Patientin B (34 Jahre alt) hat kurz nach der Menarche begonnen, die Pille zu nehmen. In dieser Zeit hatte sie keine Probleme mit Dysmenorrhö. Nachdem sie die Pille mit 17 Jahren aufgrund gesundheitlicher Probleme abgesetzt hatte, hatte sie bei jeder Menstruation starke Schmerzen. Sie gab die Schmerzstärke als Durchschnittlich 7 auf einer 10-teiligen Skala an. Vereinzelt waren die Schmerzen aber so stark, dass es dadurch zu einem Kreislaufkollaps kam. Dadurch war die Patientin gelegentlich während ihrer Menstruation nicht arbeitsfähig, und ihr Alltag war jedes Mal beeinträchtigt. Während jeder Menstruation benötigte sie mehrere Schmerztabletten.

Durchgeführte Maßnahmen
- Heilkräuter:
  – Vom unter Punkt 4 beschriebenen Tee trank die Patientin jeweils ab dem Eisprung 1 Tasse täglich. AB Beginn der Menstruation trank sie davon 3 Tassen täglich.
- Ätherische Öle:
  – Die Patientin benutzt ein Pflegeöl eines bekannten Herstellers, das unter anderem Muskatellersalbei enthält.
  – Etwa 1 Woche vor der erwarteten Menstruation trägt sie das Öl einmal täglich auf Unterbauch, unteren Rücken und die Innenseite der Oberschenkel auf.
- Gesundheitsberatung – Lebensstil
  – Das Modell der 4 Zyklus-Jahreszeiten wurde der Patientin erklärt und die Umsetzung nahegelegt. Konsequent umgesetzt hat sie es bisher nicht.
  – Die Patientin ernährte sich bisher schon sehr ausgewogen und trieb regelmäßig Sport. Hier waren keine weiteren Maßnahmen erforderlich.

Situation nach Umsetzen der Maßnahmen
Nach 2 Zyklen verbesserte sich die Schmerzstärke immerhin von durchschnittlich 7 auf der 10-teiligen Skala auf 6. Auch die empfundene, mit den Schmerzen einhergehende Einschränkung des Alltags sank von 7 auf 6. Bei dem langen Leidensweg und der kurzen Beobachtungsdauer der Maßnahmen ist diese Verbesserung ein sehr guter Anfang.

Literatur

Bächle-Helde B, Bühring U (2019) Heilsame Wickel und Auflagen aus Heilpflanzen, Quark und Co., 2., akt. Aufl. Ulmer Verlag, Stuttgart

Bakhtshirin F, Abedi S, YusefiZoj P, Razmjooee D (2015) The effect of aromatherapy massage with lavender oil on severity of primary dysmenorrhea in Arsanjan students. Iran J Nurs Midwifery Res 20(1):156–160. PMID: 25709705; PMCID: PMC4325408. https://www.ncbi.nlm.nih.gov/pmc/articles/PMC4325408/, Zugriffsdatum an.23.10.2023.

Brumm V, Ducommun-Capponi M (2019) Wickel und Kompressen. Alles Wissenswerte für Selbstanwendung und Pflegepraxis, 3., vollst. überarb. u. erw. Aufl. AT Verlag, Aarau/München

Bühring U (2021) Lehrbuch Heilpflanzenkunde. Grundlagen – Anwendung – Therapie, 5. Aufl. Karl F. Haug Verlag (Thieme), Stuttgart

Bühring U, Sonn A (2013) Heilpflanzen in der Pflege, 2., vollst. überarb. u. erw. Aufl. Verlag Hans Huber, Bern

Deutsch-Grasl E, Buchmayr B, Fink, M (2023) Aromapflege Handbuch. Leitfaden für den Einsatz ätherischer Öle im Gesundheits-, Krankenpflege- und Sozialbereich, 5., akt. Aufl. Aromapflege Verlag, Lechaschau

Fischer H (2020) Frauenheilbuch. Naturheilkunde, medizinisches Wissen und Selbsthilfetipps, 6., akt. u. überarb. Neuaufl. Herbig Verlag (Kosmos), Stuttgart

Gaiswinkler S, Antony D, Delcour J, Pfabigan J, Pichler M, Wahl A (2023) Frauengesundheitsbericht 2022. Bundesministerium für Soziales, Gesundheit, Pflege und Konsumentenschutz (BMSGPK), Wien

Gerhard I, Kiechle M (Hrsg) (2006) Gynäkologie integrativ. Konventionelle und komplementäre Therapie, 1. Aufl. Urban & Fischer, München

Haselmayr A, Haselmayr V, Rosenberger D (2020) „Eat like a woman. Rezepte für einen harmonischen Zyklus" 2. Auflage, Christian Brandstätter Verlag, Wien

Hill M (2022) Superpower Periode, 3. Aufl. VAK Verlag, Kirchzarten bei Freiburg

Hirsch S, Grünberger F (2021) Die Kräuter in meinem Garten, 24. Aufl. Freya Verlag, Engerwitzdorf/Mittertreffling

Madejsky M (2022) Praxishandbuch Frauenkräuter, 2. Aufl. AT Verlag, Aarau/München

Von Braunschweig R, Werner M (2020) Lernkarten Aromatherapie, 2., akt. u. erw. Aufl. Karl F. Haug Verlag (Thieme), Stuttgart

Zimmermann E (2021) Aromatherapie. Die Heilkraft ätherischer Öle, akt. u. erw. Neuausgabe. Irisiana Verlag (Penguin Random House), München

Komplementäre Pflege bei neuropathischen Schmerzen

26

Svetlana Geyrhofer

Der neuropathische Schmerz stellt in der Schmerztherapie eine besondere Herausforderung dar. Durch die begrenzte Möglichkeit an medikamentösen Maßnahmen führen Nervenschmerzen häufig zu Angst und depressiven Verstimmungen bei den Betroffenen. Durch die Anwendung von Pflegetherapie können die schmerzhaften Empfindungen deutlich verbessert werden. Gleichzeitig wird die Eigenaktivität der Betroffenen gefördert, und Bewältigungsstrategien können erlernt werden.

Eine von vielen komplementären Pflegetherapien ist die Anwendung von Aromapflege. Eine Vielzahl an 100 % naturreinen ätherischen Ölen stehen für neuropathische Schmerzen zur Auswahl. Fette Pflanzenöle und Hydrolate werden zusätzlich zur Schmerzreduktion angewendet. Ob Aromapflege im Rahmen der pflegerischen Kernkompetenzen eigenständig oder im Rahmen der Mitwirkung der medizinischen Diagnostik und Therapie eingesetzt wird, hängt vom jeweiligen Krankheitsbild sowie von den Pflegediagnosen ab. Prophylaktisch und präventiv angewendet, wird Aromapflege von Diplomierten Gesundheits- und Krankenpfleger:innen eigenverantwortlich durchgeführt. Es braucht ein hohes Maß an Wissen bezüglich der Wirkung, Nebenwirkungen und Kontraindikationen sowie der Anwendungsmöglichkeiten, um Aromapflege in die Praxis zu implementieren.

Als neuropathische Schmerzen werden pathologische Empfindungen beschrieben, die mit Verletzungen oder Entzündungen der peripheren Nerven einhergehen. Die Schmerzqualität wird von den Betroffenen oft als einschießend, elektrisierend und brennend beschrieben (Frettlöh et al. 2017, S. 555–556).

S. Geyrhofer (✉)
Pflege minus Schmerz, Geyrhofer KG, Grein, Österreich
e-mail: office@pflege-schmerz.at

Viele Erkrankungen können neuropathische Schmerzen verursachen, z. B. Diabetes mellitus, Herpes zoster, Multiple Sklerose, Morbus Parkinson, Gefäßerkrankungen oder alkoholbedingte bzw. medikamentöse Neuropathie. Bei Kompression durch einen Bandscheibenvorfall kommt es zur Radikulopathie. Nach Unfällen können ebenso Nerven beschädigt werden wie z. B. beim komplexem regionalen Schmerzsyndrom (CRPS) oder nach Amputationen, die oftmals Phantomschmerzen auslösen. Therapien bei Tumorerkrankungen können als Nebenwirkungen neuropathische Schmerzen verursachen. Bei neuropathischen Schmerzen sind die gängigen Schmerzmittel wie Nicht-Opioidanalgetika (Metamizol, Paracetamol), NSAR oder bestimmte Opioide wie Fentanyl oder Hydromorphon meist für die Betroffenen unzufriedenstellend wirksam, darum werden Medikamente wie Gabapentinoide, Antikonvulsiva oder trizyklische Antidepressiva verabreicht. Bei akuten neuropathischen Schmerzen werden lokale Therapien wie Lokalanästhetika empfohlen (Jaksch 2016, S. 36).

26.1 Komplementäre Pflegetherapie

Die komplementäre Pflegetherapie orientiert sich an den individuellen Bedürfnissen der Betroffenen. Dabei wird Auswahl der möglichen Anwendungsformen und Produkte im Rahmen der Pflegeanamnese gemeinsam mit den Betroffenen vereinbart (Deutsch-Grasl et al. 2018, S. 14).

Als komplementäre Pflegemethoden eigenen sich bei neuropathischen Schmerzen die Anwendung von Streichungen und die temperierte Ölkompresse. Ist eine lokale topische Anwendung von ätherischen Ölen, Hydrolaten oder fetten Pflanzenölen aus pflegerischer (Patient:in lehnt lokale Anwendung ab) und/oder ärztlicher Sicht kontraindiziert oder nicht möglich, können Raumbeduftungen oder Riechstifte/Duftkompressen begleitend auf die psychischen Belastungen im Rahmen einer Neuropathie unterstützend wirken. Angst kann minimiert, Stress abgebaut und die Schlafqualität verbessert werden. 100 % naturreine ätherische Öle können topisch oder als Raumbeduftung zum Einsatz kommen. Fette Pflanzenöle und Hydrolate können äußerlich und innerlich als Nahrungsergänzung zur Anwendung kommen. Die Beratung der Betroffenen ist dabei Voraussetzung.

26.2 Streichungen

Als topische Anwendung können Streichungen oder die temperierte Ölkompresse angewendet werden. Streichungen werden rhythmisch durchgeführt, das Fertigprodukt mit ätherischen Ölen und fettem Pflanzenöl wird dabei auf die betroffenen schmerzenden Stellen mit einer speziellen Technik aufgetragen. Durch die Streichung kommt es körperlich zur Veränderung der Wahrnehmung auf der betroffenen Stelle und psychisch zu einer positiven Bewältigung der Begleitsymptome wie Angst und Stress (Deutsch-Grasl et al. 2023, S. 28). Durch Streichungen werden Aβ-Fasern aktiviert, die für die Wahrnehmung von Berührungen und Empfindungen sowie Temperaturreize (Kälte/Wärme) verantwortlich sind und dadurch schmerzhafte Reize mildern können. Sie sind die größten der 3 Faserarten und leiten am schnellsten. Wenn ein Schmerz verspürt wird, wird diese Stelle reflexartig berührt und gerieben, dadurch kommt es zur Aktivierung der Aβ-Fasern, und der Schmerz wird reduziert (Carr und Mann 2014, S. 38–39). Die Streichung kann im Rahmen der pflegerischen Kernkompetenzen bei entsprechender Pflegediagnose eigenständig unterstützend angewendet werden, zum Beispiel als Veränderung der Wahrnehmung, Linderung von Begleitsymptomen wie positiver Beeinflussung bei Angst oder verändertem Schlafrhythmus.

26.3 Temperierte Ölkompresse

Die Wirkung der temperierten Ölkompresse ist aufgrund ihrer milden Wirkung wohltuend und entspannungsfördernd und wirkt dadurch auch schmerzlindernd. Durch die sanfte Wärme sind praktisch keine Kontraindikationen bekannt. Das 100 % naturreine ätherische Öl wird mit einem fetten Pflanzenöl (zum Beispiel Johanniskrautöl) vermischt. Dabei ist darauf zu achten, dass eine 1 %ige (bei großflächiger Anwendung) bis höchstens 2 %ige Mischung (bei lokaler Anwendung) verwendet wird. Idealerweise greift man hier auf Fertigprodukte zurück oder bestellt die Mischungen aus der Apotheke. Auf einem Tuch werden für einen Erwachsenen je nach Körperteil 1–2 Esslöffel der Fertigmischung verteilt und mit Wärmflasche angewärmt, anschließend wird das Tuch auf die betroffene Stelle gelegt und mit verschiedenen Materialien wie etwa einem Handtuch befestigt. Achtung: Keine Wärmflasche auf von neuropathischen Schmerzen betroffene Stellen legen! Nur die Ölkompresse wird mit der Wärmflasche erwärmt. Temperiert bedeutet körperwarm, das heißt es wird keine weitere Wärmequelle benötigt außer der aufgewärmte Kompresse (Deutsch-Grasl et al. 2023, S. 25).

26.4 Fette Pflanzenöle

Die Anwendung von fetten Pflanzenölen kann die Schmerzlinderung unterstützen. Bei neuropathischen Schmerzen wird häufig begleitend das Johanniskrautöl oder das Leinöl eingesetzt. Dem Sesamöl werden ebenfalls schmerzlindernde Eigenschaften zugeschrieben.

26.4.1 Johanniskrautöl

Johanniskrautöl, lateinisch Hypericum perforatum, ist ein Mazerat aus den Blüten der Pflanze. Johanniskraut gehört zu den Hartheugewächsen. Das Mazerat wird dadurch gewonnen, dass die Blüten für einige Zeit in Öl (z. B. Olivenöl) eingelegt werden und die fettlöslichen Wirkstoffe aus der Pflanze herausgelöst werden (von Braunschweig 2018, S. 162, 166). Johanniskrautöl wirkt sowohl bei Muskelverspannungen als auch bei neuropathischen Schmerzen entzündungshemmend und schmerzstillend. Durch die stark antivirale und hautpflegende Eigenschaft kann es bei Herpesviren zum Einsatz kommen (Deutsch-Grasl et al. 2023, S. 265). Zu berücksichtigen ist dabei, dass das Johanniskrautöl auch eine durchblutungsfördernde und dadurch wärmende Eigenschaft hat, weswegen vor Anwendung immer zu überlegen ist, ob eine wärmende Wirkung gewünscht ist. Psychisch wirkt Johanniskrautöl stimmungsaufhellend und emotional ausgleichend, Eigenschaften, die gerade bei neuropathischen Schmerzen hilfreich sind (von Braunschweig 2018, S. 166–167). Bezüglich der fotosensibilisierenden Wirkung finden sich in der Literatur widersprüchliche Aussagen. Während in der Literatur von Deutsch-Grasl et al. sich der Hinweis auf die erhöhte Lichtempfindlichkeit findet, ist bei von Braunschweig zu lesen, dass dies nicht stimmt und auf eine entsprechende Studie hingewiesen wird (Deutsch-Grasl et al. 2023, S. 265, von Braunschweig 2018, S. 167). Bei widersprüchlichen Angaben ist aus Sicherheitsgründen Vorsicht bei Sonneneinstrahlung geboten; weitere wären Studien hilfreich. Anzumerken ist hier, dass bei Einreibungen mit medizinischen und pflegerischen Fertigprodukten generell ein Sonnenbad nicht empfohlen wird. Auch nach Anwendung einer Diclofenac-Salbe sollte eine direkte Sonnenbestrahlung der eingeriebenen Stelle vermieden werden.

26.4.2 Leinöl

Lein, lateinisch Linum usitatissimum, gehört zur Pflanzenfamilie der Leingewächse; Leinöl besteht aus 3-fach ungesättigter Alpha-Linolensäure. Diese Alpha-Linolensäure hat entzündungshemmende und schmerzstillende Eigenschaften. Sie wirkt ähnlich wie die Azetylsalizylsäure, jedoch ohne deren Nebenwirkungen. Leinöl wird bei Sauerstoffzufuhr leicht ranzig und soll deshalb kühl und dunkel gelagert und innerhalb von 2–4 Wochen verbraucht werden. Leinöl eignet sich nicht zum Kochen, da es nicht erhitzt werden soll (von Braunschweig 2018, S. 111–112).

26.4.3 Sesamöl

Sesam, lateinisch Sesamum indicum, gehört zur Pflanzenfamilie der Pedaliengewächse und ist wahrscheinlich die älteste Ölpflanze, die vor allem in Afrika, Indien und China wächst. In der ayurvedischen Medizin wird Sesamöl häufig angewendet, da es unter anderem als Nerventonikum bekannt ist. Äußerlich angewendet wirkt Sesamöl entzündungshemmend und kann dadurch rheumatische Erkrankungen mildern. Durch die durchblutungsfördernde und wärmende Eigenschaft kann es bei Nervenentzündungen unterstützend eingesetzt werden. Psychisch wirkt es erdend und beruhigend und kann gerade bei neuropathischen Schmerzen begleitend als stressreduzierende und angstmildernde Maßnahme eingesetzt werden. Durch die durchblutungsfördernde Eigenschaft ist bei Hautentzündungen Vorsicht geboten (Deutsch-Grasl et al. 2023, S. 271).

26.5 Hydrolate

Hydrolate sind Pflanzen- oder Blütenwässer und werden bei der Wasserdampfdestillation als Nebenprodukt bei der Herstellung von 100 % naturreinen ätherischen Ölen gewonnen. Durch diese Art der Gewinnung sind die Lösungen stark verdünnt und wässrig mit geringen Spuren des ätherischen Öls. Sie sind labil und können leicht verunreinigen. Deshalb empfiehlt sich eine kühle und lichtarme Lagerung und ein schneller Verbrauch innerhalb eines halben Jahres. Sie wirken sanft zur Haut, kühlend und entzündungshemmend. Sie eignen sich sowohl zur innerlichen als auch äußerlichen Anwendung (Deutsch-Grasl et al. 2023, S. 274–275).

26.5.1 Melissenhydrolat

Melisse, lateinisch Melissa officinalis, ist ein Lippenblütengewächs und gehört zu den kostbarsten Pflanzenwässern. Melissenhydrolat ist stark antiviral wirksam und wird deshalb häufig bei Herpesinfektionen angewendet. Es ist ausgezeichnet entzündungshemmend und wirkt bei entzündeter Haut und Schleimhaut gleichermaßen wie bei Nervenschmerzen, verursacht durch Herpes zoster. Mit Pfefferminzhydrolat gemischt kann es auf die betroffenen Stellen im Rahmen der medizinischen Diagnostik und Therapie nach ärztlicher Verordnung aufgetragen werden. Psychisch kann es bei Anspannung und Überforderung durch geistige Tätigkeit ausgleichend und beruhigend wirken. Melissenhydrolat kann bei Schlafstörungen entspannend und schlaffördernd unterstützend eingesetzt werden (Zimmermann 2018, S. 84). In einer von Schnitzler und Reichling beschrieben Studie wurde die Wirksamkeit von Melisse bei Herpesviren nachgewiesen. In höheren Konzentrationen von 100 % naturreinem ätherischem Melissenöl konnte die Virusvermehrung nahezu vollständig gehemmt werden (Schnitzler und Reichling 2011, S. 1179). Es finden sich in der Literatur zahlreiche nachweislich wirksame Mischungen für Herpes-zoster-Infektionen, z. B. mit Melissenhydrolat und den 100 % naturrein ätherischen Ölen wie Cajeput, Ravintsara und Rosengeranie (Hillert 2024, S. 31). Diese müssen von der Ärzteschaft verordnet und von der Apotheke hergestellt werden.

26.5.2 Pfefferminzhydrolat

Pfefferminze, lateinisch Mentha x piperita, gehört zu den Lippenblütengewächsen und hat kühlende und juckreizstillende Eigenschaften. Durch die kühlende Wirkung kann Pfefferminzhydrolat bei Nervenschmerzen eine lokalanästhetische und dadurch schmerzstillende Empfindung hervorrufen. Mit Melissenhydrolat gemischt kann es bei Herpes zoster auf die betroffenen Stellen im Rahmen der medizinischen Diagnostik und Therapie nach ärztlicher Verordnung aufgetragen werden (Zimmermann 2018, S. 91).

26.6 100 % naturreine ätherische Öle

Bei neuropathischen Schmerzen werden 100 % naturreine ätherische Öle zum einen bei körperlichen Symptomen und zum anderen bei psychischen Begleitsymptomen eingesetzt. Körperlich lokal angewendet wirken sie lokalanästhetisch und kühlend wie die Pfefferminze, reizend wie der Pfeffer oder entzündungshemmend wie das Wintergrün oder das Cajeput. Psychisch wirken sie entspannungs- und schlaffördernd wie Lavendel, stimmungsaufhellend und angstlösend wie Grapefruit oder ausgleichend-belebend wie die Tonkabohne.

Viele weitere 100 % naturreine ätherische Öle können sich bei neuropathischen Schmerzen positiv auswirken, aufgrund der limitierenden Seitenanzahl werden nur die genannten Öle vertiefend in ihrer Wirkungsweise beschrieben. Die 100 % naturreinen ätherischen Öle müssen immer verdünnt werden, zumeist in einem fetten Pflanzenöl wie Johanniskrautöl. Die Verdünnung ist dabei immer 1 %ig, z. B. 10 Tropfen in 50 ml fettem Pflanzenöl. Sie werden nie pur auf der Haut aufgetragen und dürfen auch nicht innerlich pur oder in Wasser aufgelöst eingenommen werden. Sie sind hoch konzentriert, weswegen es bei falscher Anwendung zu Haut- und Schleimhautschäden kommen kann. Die Anwendung erfolgt immer auf intakter Haut.

26.6.1 Cajeput

Dieses 100 % naturrein ätherische Öl wird aus dem Cajeputbaum gewonnen. Cajeput, lateinisch Melaleuca cajeputi, zählt zu den Myrtengewächsen und ist sehr beliebt in der Anwendung bei Erkältungen und bei Nervenschmerzen. Psychisch wirkt es nervenstärkend. Inhaltsstoff von Cajeput sind zu 50–65 % Oxide (Braunschweig von und Werner 2016, S. 110).

100% naturrein ätherische Öle mit dem Hauptinhaltsstoff „Oxide" sind in der Regel hautfreundlich und werden gut vertragen. Man unterscheidet Monoterpenoxide und Sesquiterpenoxide. Der Hauptvertreter der Monoterpenoxide ist das 1,8 Cineol, dieses ist für den eukalyptusartigen Duft verantwortlich. 1,8 Cineol wirkt vor allem schleimlösend und schleimtransportierend, weswegen Cajeput oft bei Erkältungen, die mit Husten einhergehen, angewendet wird. Monoterpenoxide wirken stark entzündungshemmend und durchblutungsfördernd sowie erwärmend, weswegen Cajeput auch bei Nervenschmerzen oft gut wirksam ist. Psychisch wirken Monoterpenoxide stark konzentrationsfördernd und erhöhen die Widerstandskraft (Braunschweig von und Werner 2016, S. 54–55).

26.6.2 Grapefruit

Die Grapefruit, lateinisch Citrus paradisi, gehört zu den Rautengewächsen und hat ein frisches, fruchtiges Aroma. Durch ihren Duft kommt es zur Ausschüttung von Endorphinen; die Grapefruit sorgt für Lebenslust bei schlechter Laune und depressiven Verstimmungen. Grapefruitöl wirkt körperlich durchblutungsfördernd und psychisch stimmungsaufhellend. Inhaltsstoffe sind zu 90–98 % Monoterpene (Braunschweig von und Werner 2016, S. 129).

Monoterpene sind stark lipophil und verflüchtigen schnell. Bei Licht- und Sauerstoffzufuhr oxidieren sie schnell und werden unbrauchbar. Sie können eventuelle Hautirritationen hervorrufen. Körperlich wirken sie entzündungshemmend und erwärmend, sie können bei rheumatischen Erkrankungen schmerzlindernd wirken, durch die hautreizende Wirkung, den sogenannten Counter irritant Effect, haben sie auch bei Nervenschmerzen einen positiven schmerzreduzierenden Effekt. Psychisch wirken sie angstlindernd und stimmungsaufhellend, sie können somit die Begleitsymptome bei neuropathischen Schmerzen positiv beeinflussen (Braunschweig von und Werner 2016, S. 48).

26.6.3 Lavendel fein

Lavendel fein, lateinisch Lavandula angustifolia, gehört zu den Lippenblütengewächsen, lateinisch Lamiaceae und wird seit Jahrtausenden vielfältig eingesetzt. Lavendel hat ein breites Wirkungsspektrum und ist ausgesprochen gut hautverträglich. Es ist das wichtigste 100 % naturreine ätherische Öl, das in der Gesundheits- und Krankenpflege eingesetzt wird. Es hat durch die paradoxe Wirkung eine große ausgleichende Kraft, es kann sowohl anregen als auch entspannen, bei Stress wirkt es beruhigend, bei Abgeschlagenheit kann es anregend wirken. Es wirkt sich wohltuend bei depressiven Verstimmungen aus und beruhigt gleichzeitig das Nervensystem. Bei Nervenschmerzen wird das Öl hauptsächlich wegen der entzündungshemmenden und durchblutungsfördernden Wirkung eingesetzt, außerdem wirkt es auf der psychischen Ebene ausgleichend, angstlösend und antidepressiv.

Der Hauptbestandteil von Lavendel fein sind zu 40–50 % Ester (Braunschweig von und Werner 2016, S. 149). Ester entstehen durch Wasserabspaltung von Alkoholen und Säuren. Sie sind stabile Verbindungen, die ausgesprochen hautfreundlich und daher gut verträglich sind. Sie wirken ganzheitlich entspannend und entzündungshemmend sowie antimykotisch. Sie sind wegen der guten Verträglichkeit universell einsetzbar (Braunschweig von und Werner 2016, S. 55).

26.6.4 Pfeffer schwarz

Pfeffer schwarz, lateinisch Piper nigrum, zählt zu den Pfeffergewächsen. Er wird als Heil- und Würzmittel verwendet. Da das Piperin bei der Gewinnung nicht in das 100 % naturreine ätherische Öl übertritt, ist Pfeffer schwarz sehr mild und gut hautverträglich. Er wirkt erwärmend und regt den Stoffwechsel der Haut an. Auf die Muskulatur wirkt er entkrampfend. Empfohlen wird das 100 % naturreine ätherische Öl vor allem bei Rückenschmerzen. Psychisch wirkt das Öl belebend und stimmungsaufhellend. Hauptinhaltsstoff sind zu 70–80 % wie bei Grapefruit die Monoterpene (Braunschweig von und Werner 2016, S. 193).

26.6.5 Pfefferminze

Neben der bekannten verdauungsfördernden Heilkraft spielt Pfefferminze, lateinisch mentha x piperita, auch bei neuropathischen Schmerzen eine große Rolle. Die Pfefferminze gehört zu den Lippenblütengewächsen. Das ätherische Öl besteht aus 30–55 % Monoterpenolen, hier vor allem Menthol, und zu 17–35 % aus Monoterpenketonen, hier vor allem Menthon. Pfefferminze wirkt auf der glatten Muskulatur krampflösend (Braunschweig von und Werner 2016, S. 195–196). Durch die stark kühlende Wirkung hat Pfefferminze lokalanästhetische Eigenschaften, weswegen sie bei neuropathischen Schmerzen gut eingesetzt werden kann (Wabner und Beier 2012, S. 410, 442). In einer von Schnitzler und Reichling beschrieben Studie wurde die Wirksamkeit von Pfefferminze bei Herpesviren nachgewiesen. In höheren Konzentrationen von Pfefferminzöl konnte die Virusvermehrung nahezu vollständig gehemmt werden (Schnitzler und Reichling 2011, S. 1179).

Monoterpenole modulieren stark das Immunsystem und können dieses rasch gegen Stress schützen. Sie regulieren die Stresshormonproduktion und reduzieren dadurch die übermäßige Erregbarkeit. Gleichzeitig wirken sie stimmungsaufhellend. Menschen mit neuropathischen Schmerzen erfahren im hohen Ausmaß Stress und können durch die Anwendung von Pfefferminze auch psychisch Linderung erhalten (Braunschweig von und Werner 2016, S. 50–51).

Monoterpenketone haben eine große Wirkung auf das Nervensystem sowie auf die Haut und Schleimhaut. Sie wirken antibakteriell und antiviral, wodurch sie auch bei Herpes zoster eingesetzt werden können, z. B. als Pfefferminzhydrolat (Wabner und Beier 2012, S. 412).

Die Anwendung des 100 % naturrein ätherischen Öls muss mit Vorsicht geschehen. Kinder unter 6 Jahren sollten nicht mit Pfefferminze behandelt werden. Ebenso ist Vorsicht geboten bei Menschen mit neurologischen Erkrankungen wie Epilepsie. Pfefferminze aktiviert, weswegen es am Abend angewendet zu einem veränderten Schlafrhythmus kommen kann.

26.6.6 Tonkabohne

Die Tonkabohne, lateinisch Dipteryx odorata Wild, gehört zu den Schmetterlingsblütengewächsen. Der Duft weckt Erinnerungen und lässt sich nur schwer beschreiben. Oft wird er mit dem Vanille-, Kardamom- oder Zimtduft in Verbindung gebracht. Das 100 % naturreine ätherische Öl wirkt sehr vertraut und gibt daher das Gefühl der Geborgenheit und Sicherheit. Es reguliert den Serotoninspiegel und wirkt deshalb schmerzstillend und schlaffördernd. Es wird in vielen Rehabilitationszentren erfolgreich bei Lumbalgien eingesetzt. Hauptbestandteil der Tonkabohne sind zu 60 % die Cumarine (Braunschweig von und Werner 2016, S. 227).

Cumarine sind nicht fotosensibilisierend und gut hautverträglich. Durch die positive Serotoninbeeinflussung sind sie besonders bei Patient:innen mit chronischen Rückenschmerzen sehr beliebt (Braunschweig von und Werner 2016, S. 59).

26.6.7 Wintergrün

Wintergrün, lat. Gaultheria fragrantissima Wall., ist ein Heidekrautgewächs, das vor allem in Nordamerika heimisch ist. Die indigenen Völker verwendeten das Kraut bei allgemeinen Schmerzzuständen, die Blätter wurden gekaut oder als Tee zubereitet. Das 100 % naturreine ätherische Öl des Wintergrüns wirkt durch Methylsalizylat stark entzündungshemmend. Diese Substanz wird bei Einreibungen und Streichungen zu Salizylsäure umgewandelt. Salizylsäure hemmt die Prostaglandinsynthese, die für Entzündungen und Schmerz verantwortlich ist. Es wird bei akuten Lumbalgien empfohlen. Eine von Uehleke et al. durchgeführte Studie zeigt, dass ein Bad unter anderem mit Wintergrün bei Patienten mit Rückenschmerzen die subjektiven Beschwerden signifikant verbessert (Uehleke et al. 2018, S. 10).

Wintergrün hat als Hauptbestandteil zu 99 % aromatische Ester, hier vor allem das Methylsalizylat (Braunschweig von und Werner 2016, S. 240 f.). Aromatische Ester sind eine Verbindung von Säuren und Alkoholen, die Endung lautet -at. Ätherische Öle mit diesen Wirkstoffen wirken sich psychisch positiv auf chronische Schmerzzustände aus, da durch sie vermehrt Endorphin und Serotonin ausgeschüttet wird. Körperlich wirken sie durch das Methylsalizylat entzündungshemmend (Braunschweig von und Werner 2016, S. 60).

Die Anwendung von Wintergrün ist Expert:innen in der Aromapflege vorbehalten. Bei hoher Konzentration und langer Anwendungsdauer kann es zu Intoxikationen kommen, die Symptome reichen von Kopfschmerzen, Tinnitus, Übelkeit bis hin zum Nierenversagen. Wintergrün ist für die kurze lokale Behandlung von akuten neuropathischen Schmerzen gut geeignet. Wie bei den salizylathaltigen Medikamenten sollte Wintergrün nicht bei Menschen mit Asthma angewendet werden, auch bei Niereninsuffizienz ist Vorsicht geboten (Steflitsch 2013, S. 351–353).

26.6.8 Zeder

Atlaszeder oder Zeder, lateinisch Cedrus atlantica, zählt zu den Kieferngewächsen. Es ist ein wertvolles Öl vom „Baum der Kraft", einem immergrünen hohen Nadelbaum. Bei großen Veränderungen im Leben und wenn man Gewohntes loslassen möchte, kann dieses ätherische Öl Halt geben. Es hilft, in schwierigen Situationen mutig neue Wege zu gehen. Atlaszeder hat eine gute antiallergische Wirkung, in Kombination mit Zypresse kann es bei Heuschnupfen Linderung verschaffen. Bei Schmerzpatient:innen wird es als Seelentröster eingesetzt, kann bei ängstlichen Verstimmungen und Schlafstörungen gute Wirkung erzielen. Gerade Patient:innen mit Nervenschmerzen sind von Ängsten geplagt und profitieren von diesem wertvollen ätherischen Öl. Zeder wirkt kortisonähnlich, ohne dessen Nebenwirkungen. Es ist entzündungshemmend und somit schmerzstillend; deshalb ist es in vielen Fertigprodukten erhalten, die sich gerade bei Nervenschmerzen bewährt haben (Braunschweig von und Werner 2016, S. 246).

26.7 Zusammenfassung

Neuropathische Schmerzen sind eine Herausforderung in der Behandlung für alle Beteiligten, sowohl für die Betroffenen als auch für Vertreter aller Gesundheitsberufe. Medikamentös stehen nur begrenzt Substanzen zur Verfügung, hier sind Gabapentin und Pregabalin sowie trizyklische Antidepressiva die Mittel der 1. Wahl. Wegen ihrer zahlreichen Nebenwirkungen kommt es bei den Betroffenen immer wieder zu Therapieabbrüchen und zu Frustrationen. Um so mehr spielen komplementäre Pflegemethoden hier eine wichtige Rolle. Aromapflegerische Anwendungen in Form von Streichungen aktivieren die Aβ-Fasern und sorgen dafür, dass die Schmerzempfindungen nicht weitergeleitet werden. Sie lösen wohltuende und entspannungsfördernde Wirkungen aus und verändern die schmerzhaften Reize. Gleichzeitig wirken sich Streichungen positiv auf der emotionalen Ebene aus und reduzieren begleitende Symptome wie Stress und Angst. Die Anwendung der temperierten Ölkompresse wirkt gleichzeitig durchblutungsfördernd und entkrampfend. Die Raumbeduftung oder das Duftfleckerl erhöhen die Serotoninausschüttung und wirkt schlaffördernd. Alle Maßnahmen können von den Betroffenen nach entsprechender Beratung und Schulung auch eigenständig angewendet werden, wodurch die Eigenaktivität gefördert wird und gleichzeitig Bewältigungsstrategien erlernt werden.

Aromapflegerische Maßnahmen können auch Nebenwirkungen der medikamentösen Therapie reduzieren, wodurch sie – begleitend angewendet – zur Reduktion von vorzeitigen Therapieabbrüchen beitragen können. Die Anwendung von Aromapflege bei neuropathischen Schmerzen ist daher unter Berücksichtigung der begrenzten medikamentösen Maßnahmen dringend zu empfehlen. Das Wissen um die Anwendung der 100 % naturreinen ätherischen Öle erfordert ein hohes Maß an Fachwissen, die Weiterbildung Komplementäre Pflege – Aromapflege und die Weiterbildung Schmerzmanagement nach

§ 64 GuKG sind aus meiner Sicht Voraussetzung, um die Betroffenen mit hoher Professionalität optimal unterstützen und begleiten zu können.

In der multiprofessionellen Zusammenarbeit ist das Fachwissen beider Spezialgebiete erforderlich, um gute Begründungen und Argumentationen für die Anwendung von Aromapflege bei neuropathischen Schmerzen in der Mitwirkung bei medizinischer Diagnostik und Therapie liefern zu können. Das Vorgehen nach den neuesten Erkenntnissen und Berücksichtigung wissenschaftlicher und ethischer Richtlinien unterscheidet die Pflegeexpert:innen von laienhaften Angeboten in der Aromapflege.

Literatur

Braunschweig, von R (2018) Pflanzenöle. Stadelmann Verlag, Wiggensbach
Braunschweig von R, Werner M (2016) Praxis Aromatherapie. Grundlagen – Steckbriefe – Indikationen. Georg Thieme, Stuttgart
Carr E, Mann E (2014) Schmerz und Schmerzmanagement. Praxishandbuch für Pflegeberufe. Verlag Hans Huber, Bern
Deutsch-Grasl E, Buchmayr B, Fink M (2023) Aromapflege Handbuch. Leitfaden für den Einsatz ätherischer Öle im Gesundheits-, Krankenpflege und Sozialbereich. Aromapflege Verlag
Frettlöh J, Schwarzer A, Maler C (2017) Neuropathischer Schmerz und CRPS. In: Kröner-Herwig B, Frettlöh J, Klinger R, Nilges P (Hrsg) Schmerzpsychotherapie. Grundlagen – Diagnostik – Krankheitsbilder – Behandlung. Springer, Berlin/Heidelberg, S 555–590
Hillert G (2024) Aromatherapie bei Infekten. zkm 1:26–35. Thieme
Jaksch W (2016) Differenzierte Leitlinien zum Einsatz von Analgetika. rheuma plus, S. 34–37 rheuma plus 2016. 15:34–37. https://doi.org/10.1007/s12688-015-0054-y. Online publiziert: 28. Januar 2016
Schnitzler P, Reichling J (2011) Wirksamkeit von Pflanzenprodukten gegen Herpesinfektionen. HNO 59:1176–1184
Steflitsch W, Wolz D, Buchbauer G et al (Hrsg) (2021) Aromatherapie in Wissenschaft und Praxis. 2. erw. und vollständig aktualisierte Auflage. Stadelmann Verlag. Wiggensbach.
Uehleke B, Irnich D, Stör W, Bäumler P, Lorenz F (2018) Komplementäre Verfahren in der Schmerztherapie. Springer, Berlin
Wabner D, Beier C (2012) Aromatherapie. Grundlagen – Wirkprinzipien – Praxis. Elsevier, München
Zimmermann E (2018) Hydrolate. Pflanzenwässer. Die vergessene Dimension der Aromatherapie und Aromapflege. Aromapflege GmbH, Lechaschau

27 Einreibungen und Streichungen zur Schmerzlinderung

Petra Ott

In der professionellen Pflege gibt es viele Formen von Einreibungen und Streichungen wie rhythmische Streichungen, beruhigende oder aktivierende Streichungen, wie sie beispielsweise in der Basalen Stimulation angewendet werden.

Ebenso können in der komplementären Pflege Meridianstreichungen entlang der Energiebahnen durchgeführt werden. Sie dienen nicht nur dazu, den Energiefluss in den blockierten Meridianen anzuregen oder wiederherzustellen, sondern auch, das blockierte, verspannte Gewebe wieder aufzulockern.

Meridianstreichungen sind anwendbar

- als schmerzlindernde Pflegetherapie bei Beschwerden des Bewegungsapparates,
- als Erstmaßnahme bei Verletzungen,
- zur Vorbereitung der Blutabnahme,
- bei bestimmten funktionellen Beschwerden,
- bei Atemwegserkrankungen,
- bei Verdauungsproblemen, um die Verdauung wieder anzuregen,
- bei Migräne und Kopfschmerzen,
- zum Beruhigen vor und nach Operationen,
- als schlaffördernde komplementäre Maßnahme, indem Yin- und Yang-Meridiane ausgestrichen werden,
- als kreislaufstabilisierende Maßnahme.

P. Ott (✉)
Ganzheitliche komplementäre Gesundheits-& Pflegepraxis, Langenlois, Österreich
e-mail: info@petra-ott.at

© Der/die Autor(en), exklusiv lizenziert an Springer-Verlag GmbH, DE, ein Teil von Springer Nature 2025
R. Likar et al. (Hrsg.), *Multimodale Schmerztherapie in der Pflege*,
https://doi.org/10.1007/978-3-662-68956-1_27

(Stux et al. 2008, S. 29–30, S. 170)

Meridianausgleichende Streichungen können auch mit weiteren komplementären Anwendungen wie z. B. der Phytotherapie und der Aromapflege unterstützt werden.

Die Diagnose und Behandlung von Symptombildern erfordern eine fundierte Ausbildung und Praxiserfahrung.

27.1 Ursprung der Meridianlehre in der Traditionellen Chinesischen Medizin

Die Traditionelle Chinesische Medizin (TCM) basiert auf uraltem überliefertem Wissen. Sie hat einige Diagnosemethoden wie Anamnese, Pulsdiagnostik, Ohrdiagnostik oder Irisdiagnostik hervorgebracht. Die TCM-Therapie beruht auf mehreren Säulen wie Ernährung, Kräuteranwendungen, Bewegung und Körperanwendungen. Zu den bekanntesten Körperanwendungen zählen Akupunktur, Moxibustion, Akupressur, Meridianmassagen, Meridianstreichungen, Tuina etc.

In der Lehre der TCM kommt dem Begriff der Lebensenergie, dem sogenannten Qi, ein hoher Stellenwert zu. In Indien heißt sie „Prana", in Japan „Ki". Die TCM geht davon aus, dass die Lebensenergie in unserem Körper in Energiebahnen, den sog. Meridianen fließt. Die Meridianlehre greift dieses Wissen auf.

Bei einem gesunden Menschen fließt laut TCM die Lebensenergie in einem 24-h-Rhythmus frei durch den Körper, was als Voraussetzung für Gesundheit und Wohlbefinden gilt. Wird der Energiefluss durch physische oder psychische Traumata gestört, entstehen „Disharmonie und Unordnung". Die TCM spricht von Energieflussstörung und sieht darin eine zentrale Ursache von Krankheiten. Mögliche Auswirkungen zeigen sich in verschiedensten Symptomen wie z. B. Unwohlsein, Abgeschlagenheit, Entzündungs- und Infektanfälligkeit, Schmerzen, Bewegungseinschränkung (Stux et al. 2008, S. 40–43).

Die Wissenschaft ist sich bis heute über die Existenz der Meridiane nicht durchgängig einig, obwohl bereits früh Untersuchungen dazu durchgeführt wurden:

1985 führten Wissenschaftler in einem französischen Krankenhaus beispielsweise folgende Studie durch: 100 Probanden wurde bei bestimmten Akupunkturpunkten und neutralen Punkten eine Tracersubstanz (radioaktives Nuklid aus der Schilddrüsendiagnostik) verabreicht und die Ausbreitung der Substanz verfolgt mittels einer Szintillationskamera: Bei den Probanden mit der Injektion an den Akupunkturpunkten zeigte sich eine deutliche Ausbreitung der Substanz. Bei der anderen Gruppe mit den neutralen Injektionspunkten konnte keine weitere Ausbreitung dargestellt werden. So erklärten sich zur damaligen Zeit die Wissenschaftler die Existenz der Meridiane (Schneider und Steininger 2016, S. 18), (Stux et al. 2008, S. 1–2).

27.2 Aufbau des Meridiansystems und energetische Einteilung des Körpers

Die TCM bezeichnet die Körpervorderseite als Yin und die Körperrückseite als Yang. Das Meridiansystem beschreibt auf der Vorderseite die 12 Yin-Meridiane und auf der Rückseite 12 Yang-Meridiane. Auf ihnen liegen die Akupunkturpunkte. In der Mitte verlaufen sowohl im Yin- und im Yang-Bereich die 2 Hauptgefäße und 4 Nebengefäße. Sie haben die Aufgabe, die 24 Meridiane im Gleichgewicht zu halten.

Das Yin wird in der TCM als das weibliche Prinzip gesehen; ihm werden folgende Eigenschaften zugeordnet: das Dunkle, Weiche, Feuchte, Negative, das Passive, das Ruhige und das Empfangende. Yang gilt als das männliche gebende Prinzip mit den Eigenschaften: hell, hart, positiv, aktiv, bewegt, männlich und das gebende Prinzip.

Yin und Yang sind 2 duale Prinzipien im Körper, die einander ergänzen (Stux et al. 2008, S. 40–43; Radloff 2001, S. 31–37).

27.3 Ungleichgewicht in den Meridianen

Wenn in einem Meridian zu viel oder zu wenig Energie vorhanden ist, die aktuell an diesem Meridian gebraucht wird, spricht man von Fülle- oder Leerezuständen. Es gibt verschiedene Anwendungen, um den Körper zu unterstützen, ein Ungleichgewicht in den Meridianen auszugleichen. Eine Möglichkeit, den Körper zu unterstützen, sein energetisches Gleichgewicht wiederzufinden, wäre die Aktivierung mittels Streichung der entsprechenden Meridiane.

Wie kann man sich das vorstellen?

Ein Baby weint, weil es scheinbar Bauchschmerzen hat. Ein Elternteil legt die Hand auf den Bauch des Babys, und es hört auf zu weinen. Was ist hier passiert? Durch die warme Hand des Elternteils hat das Baby die fehlende Energie aufnehmen können, und darum hat es aufgehört zu weinen (Leerezustand auf der Körpervorderseite im Yin-Bereich). Hätte das Baby jetzt nicht aufgehört zu weinen, hätte der Elternteil im Idealfall die Hand auf den Rücken gelegt und dem Baby auf diese Art und Weise die fehlende Energie auf den Rücken zuführen können (Leerezustand auf der Körperrückseite im Yang-Bereich).

Früher galt der Grundsatz, frische Verletzung immer zu kühlen. Doch was ist, wenn hier schon ein Leerezustand herrscht (d. h. zu wenig Energie ist)? Dann wird mit der Kälte noch mehr Energie entzogen, und die Beschwerden können sich verschlechtern, was in der physikalischen Therapie beobachtet werden kann. Was wäre hier richtig gewesen? Wenn schon Leerezustand herrscht, wäre es besser, Wärme zuzuführen, z. B. mithilfe einer temperierten Ölkompresse oder einer sanften Streichung etc. Im Gegensatz dazu: Wenn schon Fülle (d. h. zu viel Energie) angezeigt wird, dann wäre die Kälteanwendung mit z. B. einem Quark-/Topfwickel, richtig, um die Energie zu entziehen.

Deswegen sollte der Patient/die Patientin immer gefragt werden, ob ihr/ihm Wärme oder Kälte guttut und, falls dies der Patient nicht beurteilen kann, empfiehlt sich das Austesten mit kühlem Wickel oder der warmen Hand der Pflegeperson.

Ein Beispiel aus der Praxis:

Ein Kind klagt über starke Halsschmerzen von 6–7 von 10 Punkten auf der Numerischen Ratingskala (NRS).

Der Hals ist außen sehr heiß, und das Kind gibt ein Kloßgefühl an. Ein Elternteil des Kindes fragt, ob es lieber warm oder kühl hat. Das Kind entscheidet sich für etwas Kühles.

So wird ein Quark-/Topfenwickel mit zusätzlich eingerührtem ätherischem Öl (1 Tropfen Lavendel fein und 1 Tropfen Ho-Blatt) verwendet.

Das Kind gibt nach kürzester Zeit an, dass die Halsschmerzen deutlich besser geworden sind und die NRS auf 2–3 Punkte gesunken ist.

Aus diesem Patientenbeispiel geht deutlich hervor, dass eine Energiefülle im Halsbereich vorhanden ist und mit dem zimmerwarmen Quark-/Topfenwickel die Fülle abgeleitet werden konnte. Hätte der Elternteil einen wärmenden Wickel angewendet, hätten sich die Halsschmerzen möglicherweise nicht gebessert oder sich sogar verschlimmert.

Oft herrscht bei Rückenschmerzen ein Befund der Energieleere im vorderen Körperbereich vor, und auf der Körperrückseite herrscht Energiefülle.

Wenn in diesem Fall auf den Rücken eine temperierte Ölkompresse appliziert wird oder Streichungen durchgeführt werden, könnte es zur Verschlimmerung der Beschwerden kommen. In diesem Fall wäre es zu empfehlen, eine Hand auf die betroffene Seite zu legen und zu erfragen, ob die Beschwerden mehr oder weniger werden. So kann das Energieungleichgewicht erkannt werden, um mittels Meridianstreichungen Energieungleichgewichte auszugleichen.

Wenn sich die Beschwerden beispielsweise bei Rückenschmerzen und Wärmezufuhr verschlimmern, könnte eine Streichung der Yin-Meridiane auf der Vorderseite durchgeführt werden.

Wenn sich die Beschwerden durch die Wärme verbessern, ist dies ein Zeichen von Energieleere im Rücken, und es können die Yang-Meridiane aktiviert werden oder mittels temperierter Ölkompresse Energie zugeführt werden.

Testung von Energieungleichgewichten können mit verschiedenen Methoden durchgeführt werden wie zum Beispiel:

- thermische Testung mit Wärme oder Kälte,
- Befundung des Energiezustandes von Yin und Yang im Ohr mittels eines Teststäbchens.

Die Testung des Ohres mit Teststäbchen gibt Auskunft über den Ist-Zustand der Meridiane. Durch das Abtasten bestimmter Ohrzonen können Fülle- und Leerezustände diagnostiziert werden. Zum Beispiel zeigen viele schmerzende Punkte in der Helixrinne, dass ein Ungleichgewicht der Energieverteilung auf der Körpervorderseite besteht. Werden viele schmerzende Punkte am Helixrand getestet, zeigt dies ein Ungleichgewicht der Energieverteilung auf der Körperrückseite.

Je nach Tastbefund des Ohres gibt es verschiedene meridianausgleichende Streichungen, um wieder einen ausgeglichenen Energiefluss herzustellen und damit den Körper zu unterstützen, seine Selbstheilungskräfte zu aktivieren. Nach der Behandlung sollten die schmerzenden Stellen im Ohr nicht mehr tastbar sein.

Im unteren Bereich des Ohres präsentiert sich der obere Körperteil des Menschen, und der obere Bereich des Ohres repräsentiert den unteren Körperteil. Man kann sich dies sehr gut vorstellen mit dem Bild eines Fötus, der im Mutterleib in Gebärposition mit dem Kopf nach unten liegt (Schneider und Steininger 2016, S. 49–50, Stux et al. 2008, S. 41–48, Radloff 2001, S. 176–178, Radloff 2016, Pos. 637–743).

27.4 Fallbeispiele

Um die Wirkung und Indikationsgebiete der Streichungen besser zu verstehen und transparenter werden zu lassen, werden hier einige patientenbezogene Beispiele aus eigener Praxis aufgeführt.

Namen und personenbezogene Daten wurden so verändert, dass kein Rückschluss auf die Patienten gezogen werden kann.

Fallbeispiel 1
Patient X, männlich, 25 Jahre alt, kam in die ganzheitliche Gesundheitspraxis mit Schmerzen im Lumbalbereich seit 4 Monaten. Die Körperhaltung ist schief durch die Schonhaltung aufgrund von Schmerzen der Stärke 5–6 von 10 Punkten auf der NRS.

Das Anamnesegespräch wurde im Stehen durchgeführt, da der Patient nicht sitzen konnte.

Der Patient schaffte es dann aber doch, sich auf die Patientenliege zu legen. Nach der Befundung wurde behandelt. Der Ohrtastbefund zeigte sowohl auf der Körpervorderseite als auch auf der Rückseite Leerezustände. So wurde über beide Hauptgefäße der Meridiane und der Übergänge der Meridiane die Pflegetherapie mittels Meridianstreichung durchgeführt. Weiters ergaben die Fußlängen ein Ungleichgewicht (die aufgrund der Schonhaltung ungleich waren), diese konnten mit sanften Dehnungen entlang des Blasenmeridians ausgeglichen werden.

Der Patient verließ die Praxis mit Schmerzen von 1–2 auf der NRS.

Die Körperhaltung war gerade.

4 Tage später kam der Patient erneut in die Praxis.

Die Schmerzen waren weiter bei NRS 2–3, dem Patienten ging es viel besser, und die Körperhaltung war gerade geblieben.

Im Ohrtest zeigten sich wieder Energieungleichgewichte sowohl im Yin- als auch im Yang-Bereich. Bei diesem Termin wurden alle 12 Meridiane auf beiden Seiten ausgestrichen.

Zum vereinbarten 3. Termin erschien der Patient nicht mehr, da es ihm gut ging und er keine Schmerzen mehr hatte.

Fallbeispiel 2
Herr Y, ein älterer Herr, hatte den ganzen Tag Schmerzen (NRS 9 von 10 Punkten).
   Der Patient konnte sich die Schuhe und das T-Shirt nicht selbst ausziehen, auch konnte er sich nicht auf eine Patientenliege legen. So wurde die Behandlung im Sitzen durchgeführt.
   Beim Ohrtest von Yin- und Yang-Meridianen zeigte sich eine Energieleere im Yin-Bereich. Deshalb wurden die Meridiane der vorderen Körperseite ausgestrichen. Der Patient merkte nach wenigen Meridianstreichungen, dass seine Füße zu kribbeln begannen, und die Sitzhaltung veränderte sich: Er saß nicht mehr so angespannt auf dem Sessel.
   Das Ausstreichen der Yin-Meridiane wurde weiter durchgeführt. Dem Patienten ging es viel besser. Er begann, sich selbst die Schuhe wieder anzuziehen und auch T-Shirt, Pullover und Sakko konnte er ohne Hilfe anziehen.
   Die Schmerzintensität war von NRS 9 auf 1–2 gesunken. Am nächsten Tag berichtete der Patient, dass die Schmerzen bei NRS 0–1 geblieben sind. Diese Wirkung beruhte darauf, dass die übermäßige Energie im Rücken wieder auf die Körpervorderseite gelangen konnte und dadurch das Energieungleichgewicht, das für die Schmerzen verantwortlich war, ausgeglichen werden konnte.

Fallbeispiel 3
Frau A. ist Dialysepatientin und sucht die ganzheitliche komplementäre Gesundheits &- Pflegepraxis einmal im Monat auf, um ihren Körper auf die Dialysebehandlung vorzubereiten.
   Die Patientin hat einmal in der Woche Dialyse. Dauert der Abstand der Streichung länger als 1 Monat, bekommt die Patientin wieder Schmerzen, meist im Bewegungsapparat, oder ein Gefühl des Unwohlseins. Die Beschwerden sind laut Aussage der Patientin unmittelbar nach der Meridianstreichung kaum bis nicht mehr spürbar.

Fallbeispiel 4
Patient S., 50 Jahre, hatte Rücken- und Hüftschmerzen mit NRS 8–9 von 10 Punkten.
   In der Anamnese erzählte dieser Patient, dass er ein Herpes-zoster-Infektion hatte, er diese aber sehr rasch wieder zur Abheilung brachte. Danach begannen die Hüftschmerzen.
   Die Meridiane wurden entlang der Hauptgefäße und an den Übergängen zwischen den Meridianen behandelt.
   Beim Beinlängenvergleich zeigte sich, dass der rechte Fuß aufgrund einer muskulären Verkürzung durch die Schonhaltung dezent länger war.
   Mittels einer sanften Dehnung entlang des Blasenmeridians konnte die Beinlängendifferenz ausgeglichen werden.
   Direkt nach der Behandlung hatte der Patient NRS 3 angegeben. Aufgrund der Vorerkrankung mit Herpes zoster wurde dem Patienten zur Pflegeanwendung eine antivirale Pflegetherapie mitgegeben. Diese bestand aus einem antiviral wirkenden Knospenheilmittel und einer Aromaölpflegemischung (Fertigprodukt) mit stark antiviral wirkenden 100 % naturreinen ätherischen Ölen.

Beim 2. Termin gab der Patient einen NRS-Wert von 3 an, es zeigten sich sowohl im Yin- als auch im Yang-Bereich Schmerzpunkte, und aufgrund dessen wurden alle 12 Meridiane auf beiden Körperseiten ausgestrichen.

Nach dieser Pflegetherapie lag der Schmerzscore bei NRS 0 und blieb es auch.

Anhand dieses Patientenbeispiels ist gut ersichtlich, dass meridianausgleichende Streichungen mit weiteren komplementären Anwendungen wie z. B. der Phytopflege und der Aromapflege unterstützt werden können.

Literatur

Radloff K (2001) Energetische chinesisches Hausapotheke, 2. Aufl. Wienacht-Bodensee: Lehrinstitut & Verlag Radloff AG

Radloff K (2016) Die chinesische Medizin kennt keine orthopädischen Krankheiten. Ideen und Lösungsansätze für Patienten und ihre Behandler. 4. Aufl. Göttingen: Verlag Books on Demand Norderstedt

Schneider H, Steininger R (2016) Gesund durch Akupunktmassage, Lebensenergie zum Fließen bringen, 1. Aufl. Aachen: Shaker Media GmbH

Stux G, Stiller N, Berman B, Pomeranz B (2008) Akupunktur. Lehrbuch und Atlas, 7. Aufl. Berlin: Springer Verlag

Teil V

Multimodale Interventionen im Schmerzmanagement

Transkutane elektrische Nervenstimulation (TENS) zur Schmerztherapie

28

Eine praxisorientierte Einführung

B. Disselhoff

Die TENS (transkutane elektrische Nervenstimulation) ist ein verbreitetes Verfahren der Schmerztherapie, das dem Patienten nach Einweisung eine eigenständige Behandlung sowohl im stationären wie im häuslichen Umfeld ermöglicht. Indiziert ist TENS bei allen akuten und chronischen Schmerzen, die sowohl in Kurzzeit- als auch in Langzeittherapie behandelt werden können. Nach ärztlicher Verordnung werden die Therapiekosten von den Kassen übernommen.

Auch wenn die wissenschaftliche Diskussion um den Stellenwert der TENS anhält, führt die gute Verträglichkeit und weitgehende Nebenwirkungsfreiheit der Therapie wiederholt zu Anwendungsempfehlungen. Ein wichtiger positiver Aspekt für den Patienten stellt die Möglichkeit dar, eine aktive Rolle in der Behandlung seiner Schmerzen zu übernehmen. TENS lässt sich zudem unproblematisch mit den meisten Schmerztherapien kombinieren.

Die insgesamt einfache Anwendung beinhaltet unterschiedliche Stimulationsparameter, die die Geräte meist in Form von indikationsbezogenen Programmen zur Verfügung stellen. Auch unterschiedliche Elektrodenanlagen können im individuellen Fall die analgetische Wirkung deutlich beeinflussen. Idealerweise wird hier der Patient in der Anfangsphase der Behandlung professionell beraten, aber auch über die erste Einweisung hinaus begleitet. Hier stellt sich insbesondere aus pflegerischer Sicht eine Aufgabe, die für das Gelingen der Schmerztherapie eine entscheidende Rolle spielen kann.

B. Disselhoff (✉)
Wetzlar, Deutschland

© Der/die Autor(en), exklusiv lizenziert an Springer-Verlag GmbH, DE, ein Teil von Springer Nature 2025
R. Likar et al. (Hrsg.), *Multimodale Schmerztherapie in der Pflege*,
https://doi.org/10.1007/978-3-662-68956-1_28

28.1 Wichtige Wirkmechanismen der TENS

Die Effekte der TENS sind seit vielen Jahren Thema der Forschung. Wichtige beschriebene Wirkmechanismen sind:

- TENS moduliert die periphere Schmerzleitung (Gate-Control-Theorie).
- TENS provoziert die Ausschüttung körpereigener, schmerzreduzierender Neurotransmitter. Dazu zählen Opioide.
- TENS kann als Gegenirritationsverfahren auf das Schmerzgedächtnis wirken.
- TENS reduziert das Entzündungsgeschehen und den Entzündungsschmerz.
- TENS ist durchblutungsfördernd.

28.2 Charakteristika der TENS

Die batteriebetriebenen Geräte erzeugen elektrische Impulse, die über Kabel und meist bis zu 4 selbsthaftende Hautelektroden (2 getrennt regelbare Kanäle) an den Körper abgegeben werden. Einige Hersteller unterscheiden zwischen dem positiven Pol (Anode, rotes Kabel) und dem negativen Pol (Kathode, blaues bzw. schwarzes Kabel) eines Kanals.

Der Behandlungseinstieg wird oft durch Programme vereinfacht, die für verschiedene Schmerzformen (z. B. akut, chronisch) oder für unterschiedliche Indikationen (z. B. Kopfschmerzen, Rückenschmerzen, Gelenkschmerzen) die Stimulationsparameter vorgeben. Der Patient muss so nach Anbringen der Elektroden nur die Stromintensität einstellen.

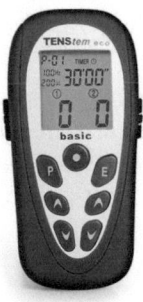

28.3 Indikationen im Schmerzbereich

Es können leichte bis starke Schmerzen aller Art (nozizeptiv, neuropathisch, gemischt) mit TENS behandelt werden. Dazu zählen

- *akute Schmerzen, z. B. traumatische und postoperative Schmerzen,*
- *chronische Schmerzen, z. B. Schmerzen des Bewegungsapparates wie Rücken- und Gelenkschmerzen, Neuralgien.*

In der Literatur werden unterschiedliche Stimulationsparameter für verschiedene Schmerzen diskutiert, die in den Programmen der Geräte entsprechend berücksichtigt werden. Hintergrund sind Studien aus Labor und Klinik, bei denen Frequenzen, Intensität, Impulsbreite oder andere Parameter auf ihre analgetische Wirkung hin untersucht wurden.

Über diese Erkenntnisse hinaus müssen aber bei jedem Patienten die effektivsten Parameter und auch Elektrodenanlagen individuell erprobt werden. Dies setzt einmal die Kenntnis der möglichen Alternativen voraus, die unter „Hintergrundwissen" kurz dargestellt werden (s. unten). Erforderlich ist aber auch die Mitarbeit des Patienten, die am besten durch entsprechende Aufklärung erreicht wird. Hilfreich ist auch das Führen eines Schmerztagebuches.

Wichtig ist die Information, dass TENS sowohl den Ruheschmerz als auch den Bewegungsschmerz lindern kann. Eine Anwendung während der Bewegung und Belastung, z. B. während des Gehens, kann effektiver sein als die Stimulation in Ruhe. Der Patient sollte aufgefordert werden, die Therapie in unterschiedlichen Alltagssituationen zu erproben.

28.4 TENS-Handhabung: Kurzanleitung in 6 Schritten

1. Haut reinigen und trocknen.
2. Kabel mit den Elektroden und Gerät verbinden.
3. Elektroden auf den Anlagestellen befestigen.
4. Gerät einschalten, Programm wählen.
5. Stromintensität erhöhen und auf eine starke, aber nicht unangenehme Stimulation einstellen.
6. Nach Beendigung der Stimulation Elektroden von der Haut entfernen und zur Wiederverwendung auf Folie zurückkleben.

28.5 Elektrodenanlagen und Indikationsbeispiele im Bild

Dargestellt sind bewährte Elektrodenanlagen, um den Therapieeinstieg zu erleichtern. Die optimale Elektrodenposition muss häufig durch Probieren eruiert werden, wozu der Patient ermutigt werden sollte. Am häufigsten werden die Elektroden lokal im Schmerzareal angelegt, wie in den Bildern dargestellt. Ausnahme bildet die Kaada-Stimulation (s. unten). Weitere Anlagealternativen sind unter „Umgang mit den Elektroden" und „Einige besondere Indikationsbereiche und Anlagen" (s. unten) erläutert.

Das rote Kabel markiert die Anode (positive Elektrode), das blaue Kabel die Kathode (negative Elektrode). Die etwas stärker analgetisch wirkende Anode wird im Hauptschmerzbereich platziert, die Kathode in die Schmerzausstrahlung oder im weiteren Schmerzbereich.

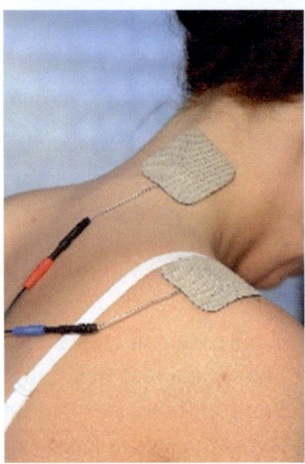

HWS-Schmerzen. Anode auf den Hauptschmerzpunkt, Kathode in den Ausstrahlungsbereich des Schmerzes (Abb. mit freundlicher Genehmigung der schwa-medico GmbH)

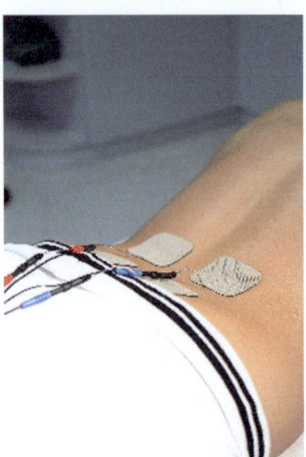

LWS-Schmerzen. Anode auf den Hauptschmerzpunkt, Kathode spiegelbildlich gegenüber (Abb. mit freundlicher Genehmigung der schwa-medico GmbH)

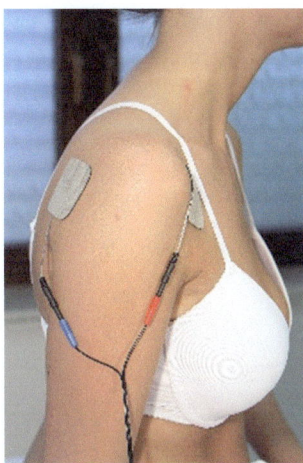

Schultergelenkschmerzen. Anode oberhalb der vorderen Axillarfalte, Kathode gegenüber (Abb. mit freundlicher Genehmigung der schwa-medico GmbH)

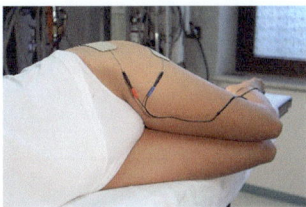

Hüftgelenkschmerzen/-arthrose. Anode oberhalb, Kathode unterhalb des Trochanter major. (Abb. mit freundlicher Genehmigung der schwa-medico GmbH)

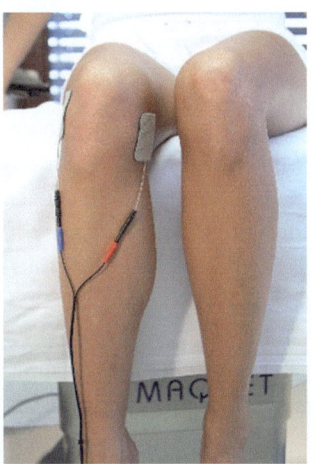

Kniegelenkschmerzen. Anode auf den Hauptschmerzpunkt, Kathode auf die gegenüberliegende Seite (Abb. mit freundlicher Genehmigung der schwa-medico GmbH)

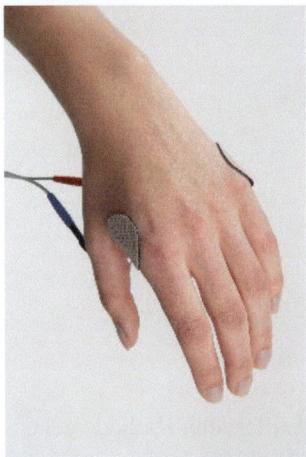

Kaada-Stimulation für alle Schmerzen. Kathode zwischen dem 1. und 2. Mittelhandknochen, die Anode auf die ulnare Handkante gegenüber (Abb. mit freundlicher Genehmigung der schwa-medico GmbH)

28.6 Umgang mit den Elektroden

Die meisten Geräte verfügen über 2 getrennte Stimulationskanäle. An jedem Kanal wird ein Paar Elektroden angeschlossen.

Die Elektroden müssen immer vollständig auf der Haut haften, sollten sich nicht berühren und möglichst einen Abstand von mindestens 2 cm voneinander haben.

Elektrodentypen
Am häufigsten werden die selbstklebenden Elektroden (SKE) verwendet, die auf die gereinigte Haut geklebt werden. Nach der Anwendung werden die Elektroden wieder auf ihrer Plastikfolie angebracht. Auch bei guter Pflege lässt die Klebekraft der SKE nach mehreren Anwendungen nach und macht einen Austausch erforderlich.

Silikongummielektroden können dagegen über viele Monate verwendet werden, müssen aber vor Gebrauch mit Elektrodengel bestrichen und mittels Heftpflaster befestigt werden.

Darüber hinaus gibt es textile Spezialelektroden wie Socken- oder Handschuhelektroden, die sich zur Behandlung größerer Körperareale besonders eignen, wie z. B. zur Behandlung mehrerer Gelenke bei der rheumatoiden Arthritis.

Elektrodengröße

Es werden unterschiedliche Elektrodengrößen und -formen angeboten. Die Größe der Elektrode bei lokaler Anlage soll der des Schmerzareals entsprechen. Bei größeren Schmerzbereichen kann auch eine Anlage mit beiden Stimulationskanälen erfolgen.

Tiefere Schmerzlokalisationen werden mit kleineren Elektroden behandelt, da aufgrund der höheren Stromdichte der Strom tiefer eindringt.

Anlage der Elektroden

Bei der Elektrodenanlage gilt folgende Hierarchie:

- lokale Anlage im Schmerzareal,
- Anlage über dem peripheren Nerv (den peripheren Nerven),
- paravertebrale Anlage über der Spinalwurzel.

Die lokale Anlage, die auch auf den Bildern dargestellt ist, ist in der Regel am effektivsten. Eine Elektrode wird auf den Hauptschmerzpunkt platziert, die andere in die Nähe oder bei ausstrahlenden Schmerzen im Bereich der Schmerzausstrahlung. Neben der direkten Behandlung des Schmerzortes besteht auch die Möglichkeit, die Elektroden unmittelbar ober- und unterhalb des Schmerzpunktes zu kleben und so den gesamten Bereich mit dem Strom zu stimulieren. Diese Anlage ist etwas schonender und hilft, Schmerzverstärkungen, die bei Beginn der Behandlung auftreten können, zu vermeiden.

Falls eine lokale Anlage nicht möglich ist, wird der periphere sensible Nerv stimuliert, der das Schmerzareal versorgt. Zur Anlage bietet sich besonders eine Stelle an, an der der Nerv relativ oberflächlich proximal des Schmerzareals verläuft. Bei idealer Anlage breitet sich dann das Stromgefühl im Schmerzareal aus.

Auch die Spinalwurzeln können durch eine paravertebrale Anlage stimuliert werden.

Kontralaterale Stimulation

Falls aus bestimmten Gründen die Stimulation auf der betroffenen Körperseite nicht möglich ist, kommt auch eine Behandlung der Gegenseite in Betracht (kontralaterale Stimulation). Dies kann bei Neuralgien nötig sein, bei denen im betroffenen Areal eine Stimulation nicht toleriert wird oder nicht möglich ist, wie z. B. bei Amputationen oder auch bei Hauterkrankungen.

Die Elektrodenanlage auf der Gegenseite entspricht der der erkrankten Seite. Der analgetische Effekt liegt nur etwas unter dem der ipsilateralen Behandlung. Falls möglich, kann im Laufe der Behandlung dann auf die eigentlich betroffene Seite gewechselt werden.

Kaada-Stimulation

Die schmerzlindernde Wirkung der Kaada-Stimulation betrifft den ganzen Körper. Sie bietet eine praktische Alternative, wenn Schmerzen an mehreren Körperstellen zugleich behandelt werden müssen, wie z. B. bei der Polyarthritis, oder wenn eine Elektrodenanlage im Schmerzareal selbst nicht möglich ist. Die Kathode wird an der dominanten

Hand zwischen dem 1. und 2. Mittelhandknochen (Akupunkturpunkt Di 4), die Anode auf die ulnare Handkante gegenüber angelegt (s. Abb. 7). Stimuliert wird unter kräftigen Muskelzuckungen mit 2 Hz.

28.7 Anwendungszeiten

Sitzungsdauer
Die Dauer einer Behandlung mit niederfrequenter Stimulation (2–15 Hz) und der Han-Stimulation (s. unten) beträgt 30 min. Wenn erforderlich, kann auch länger behandelt werden. Bei akuten Schmerzen und hochfrequenter Stimulation (50–120 Hz) richtet sich die Sitzungsdauer nach dem Bedarf (von Minuten bis hin zur Dauerstimulation).

Behandlungshäufigkeit
Anfänglich wird täglich ein- bis mehrmals behandelt. Bei Besserung der Beschwerden kann der Abstand zwischen den Sitzungen aufgedehnt und in größeren Intervallen behandelt werden.

Die Anwendung der TENS ist nicht limitiert und kann auch lebenslang durchgeführt werden.

Registrierung der Stimulationszeit
Die Erfassung und Kontrolle der Stimulationszeiten durch das Gerät macht die häusliche Anwendung transparenter. Diese sinnvolle Maßnahme ermuntert den Patienten zur regelmäßigen Behandlung und steigert den Therapieerfolg erheblich.

28.8 Die ersten TENS-Sitzungen

Bei der ersten TENS-Sitzung ist die hochfrequente Stimulation und eine lokale Elektrodenanlage der schnellste Weg, um den Behandlungserfolg einzuschätzen. Falls das Gerät über eine Han-Stimulation verfügt (s. unten), stellt diese den idealen Einstieg dar.

Um der nicht seltenen Angst vor dem Strom zu begegnen und dem Patienten Gelegenheit zu geben, sich an das Stimulationsgefühl zu gewöhnen, sollte die Stimulationsintensität zunächst etwas geringer gewählt werden.

Nicht immer tritt eine Schmerzlinderung schon in der 1. Sitzung ein. Der analgetische Effekt kann sich aber bei regelmäßiger Anwendung steigern. Es ist deshalb oft sinnvoll, den Therapieerfolg erst nach einiger Behandlungszeit zu beurteilen. Wenn nach 1–2 Wochen täglicher Stimulation keine oder eine nur geringe Besserung erzielt wird, ist ein Wechsel zu einem anderen Frequenzbereich bzw. eine Korrektur der Elektrodenanlage empfehlenswert.

Viele Geräte verwenden beim Einschalten das zuletzt eingestellte Programm und vereinfachen so die Anwendung. Manchen Patienten hilft es, die empfohlene Elektrodenanlage auf der Haut zu markieren. Auch wenn der Patient für die weitere Behandlung nach Hause entlassen wird, sind Rücksprachen und Gerätekontrollen wichtig, um auf Probleme reagieren zu können. Leere Batterien, unzureichend klebende Elektroden, Bedienungsfragen und Elektrodenplatzierung erfordern öfter eine Hilfestellung.

28.9 Kombination der TENS mit anderen Therapien

Die TENS wird sinnvollerweise meist mit anderen Schmerztherapien kombiniert. Dies ist problemlos möglich. Bei Analgetika ist zu beachten, dass sich der Schmerzmittelbedarf reduzieren kann und dann eine Dosisanpassung erforderlich wird. Dies gilt insbesondere bei einer gleichzeitigen Opioidtherapie, bei der zudem die hochfrequente Stimulation verwendet werden sollte, um eine Kreuztoleranz zwischen der niederfrequenten TENS und den Opioiden zu vermeiden.

28.10 Hintergrundwissen Stimulationsparameter

Wirkung unterschiedlicher Frequenzen
Die Frequenz wird in Hz (Hertz) ausgedrückt und gibt die Anzahl der Impulse pro Sekunde an. TENS-Geräte arbeiten im Bereich 1–120 Hz.
Es werden die niederfrequente und die hochfrequente Stimulation unterschieden:

- Niederfrequente Stimulation (2–15 Hz): Durch die niederfrequente Stimulation werden schmerzreduzierende Neurotransmitter freigesetzt. Der Effekt tritt nicht sofort ein, sondern bedarf längerer und wiederholter Stimulation, und kann nach der Behandlung anhalten. Deshalb eignet sich die niederfrequente Stimulation insbesondere für chronische Schmerzen. Die Wirkung der niederfrequenten TENS betrifft den ganzen Körper. Die Stimulationsintensität muss ausreichend sein, um deutliche Muskelzuckungen im Bereich der Elektroden hervorzurufen.
- Hochfrequente Stimulation (50–120 Hz): Die Wirkung der hochfrequenten Stimulation tritt schon nach wenigen Minuten ein und ist deshalb besonders bei akuten Schmerzen hilfreich. Aktiviert werden segmentale körpereigene Hemmsysteme im Bereich des Rückenmarks (Gate-Control-Theorie). Die Intensität wird so gewählt, dass ein starkes, aber nicht schmerzhaftes Stromgefühl entsteht. Muskuläre Reaktionen sind nicht erwünscht.
- Han-Stimulation (2/100 Hz): Die Han-Stimulation ist eine Kombination aus hoch- und niederfrequenter Stimulation. Die nach dem Neurophysiologen J.S. Han benannte Stimulation wechselt alle 3 s zwischen 2 Hz und 100 Hz. Auch hier müssen in der 2-Hz-Phase Muskelzuckungen ausgelöst werden. Die Han-Stimulation aktiviert den schmerzlindernden Wirkmechanismus beider Frequenzbereiche und erreicht dadurch eine verstärkte Analgesie. Auch werden durch die Anwendung von Frequenzkombinationen Gewöhnungseffekte und Wirkungsverluste der TENS reduziert.

Die Han-Stimulation wird als Behandlungsprogramm von einigen TENS-Herstellern angeboten und ist in der Regel die erste Behandlungswahl.

Stromstärke

Die Stromstärke (Intensität) des Stroms wird in Milliampere (mA) ausgedrückt. Prinzipiell sollte für den stärksten Effekt eine möglichst hohe Intensität gewählt werden.

Bei der hochfrequenten Stimulation ist dann ein starkes Kribbeln wahrnehmbar. Bei der niederfrequenten Stimulation benötigt man eine etwas höhere Stromstärke, damit es zu kräftigen Muskelzuckungen kommt. Ein nachlassendes Stromgefühl während der Stimulation sollte durch Nachregeln der Intensität ausgeglichen werden.

Während zu Beginn der Behandlung vor allem TENS-unerfahrene Patienten niedrigere Intensitäten bevorzugen, nimmt im Laufe der Behandlung die Stromtoleranz oft deutlich zu. Dies ist ein erwünschter Effekt. Ältere Patienten benötigen oft höhere Intensitäten, um einen ausreichenden Therapieeffekt zu erzielen.

28.11 Einige besondere Indikationsbereiche und Anlagen

Akute und prozedurale Schmerzen

Schmerzen infolge von medizinischen und pflegerischen Maßnahmen können meist unkompliziert durch TENS reduziert werden. Dazu gehören Schmerzen durch Punktionen (Pädiatrie!), Verbandswechsel, Ziehen von Redon-Drainagen und anderes mehr. Verwendet wird meist eine lokale Elektrodenanlage mit intensiver, hochfrequenter Stimulation, die bei starken Schmerzen für kurze Zeit (1–2 min) auch leicht schmerzhaft sein kann (Hyperstimulations-TENS mit Stechen und leicht schmerzhafter Muskelkontraktion im Elektrodenbereich), um den analgetischen Effekt zu verstärken. Das Hyperstimulations-TENS kann bei Bedarf mehrmals wiederholt werden.

Gebärschmerzen

Meist wird eine spinale Anlage auf T10–L1 (Wehenschmerz, 1. Kanal) und S2–S4 (Durchtrittsschmerz, 2. Kanal) gewählt.

Palliativmedizin

Neben Schmerzen, wie im onkologischen Bereich durch Knochenmetastasen, können auch andere Indikationen behandelt werden. Dazu zählen Übelkeit und Erbrechen, bei denen insbesondere der Akupunkturpunkt P 6 im Bereich des N. medianus stimuliert wird (TAES, transkutane elektrische Akupunkturpunktstimulation).

Urogenitale Schmerzen, Dranginkontinenz

Die transkutane Stimulation des N. tibialis (Akupunkturpunkt MP 6) hat positive Resultate bei unterschiedlichen Schmerzsyndromen im Bereich des kleinen Beckens gezeigt. Auch die Dranginkontinenz (Urin und Stuhl) kann auf diese Stimulation ansprechen.

TAES (TEAS)

Akupunkturpunkte können transkutan mittels TENS stimuliert werden (TAES = transkutane elektrische Akupunkturpunktstimulation). Bei der Kaada-Stimulation ist es der analgetische wichtige Punkt Di 4 (s. o.). Theoretisch können alle Akupunkturpunkte und damit auch alle Akupunkturindikationen behandelt werden. Dazu zählen internistische Erkrankungen wie die COPD (chronisch obstruktive Lungenerkrankung). Verwendet werden übliche, kleine SKE-Elektroden, die im Punktbereich aufgebracht werden.

28.12 Nebenwirkungen der TENS

TENS ist eine sehr gut verträgliche Therapie.
Häufigste Nebenwirkungen sind

- Stimulationsschmerzen, die durch eine Reduktion der Stimulationsintensität, einen Wechsel von Programm oder Elektrodenanlage vermeidbar sind.
- Schmerzverstärkungen nach der Stimulation, die besonders bei neuropathischen Schmerzen auftreten können und einen vorsichtigen Therapiebeginn (Intensität, Dosierung) erfordern. Auch die kontralaterale Stimulation und die Kaada-Stimulation verhindern Schmerzverstärkungen.
- Hautirritationen im Elektrodenbereich, die in der Regel durch das Elektrodenmaterial bedingt sind und einen Elektrodenaustausch erfordern.

28.13 Kontraindikationen der TENS

In folgenden Fällen sollte TENS nicht oder nur nach Rücksprache mit dem Arzt angewendet werden:

- Elektronische Implantate wie Herzschrittmacher, Defibrillatoren, Pumpen.
- Gravierende Herzrhythmusstörungen.
- Epilepsie.
- Hautläsionen im Anwendungsbereich der Elektroden.
- Maligne Erkrankungen im Stimulationsbereich.
- Infektionen im Stimulationsbereich.
- Thrombophlebitis oder Thrombose im Stimulationsbereich.
- Erhöhte Blutungsneigung durch Erkrankung oder Medikamente oder bei frischen Blutungen im Stimulationsbereich.
- Schwangerschaft:
  - Eine TENS-Anwendung in der Schwangerschaft muss grundsätzlich mit dem behandelnden Arzt und der Hebamme unter Berücksichtigung des Nutzens und des Risikos abgestimmt werden.

- Bei Patientinnen, die Fehl- oder Frühgeburten erfahren haben, soll TENS in der Schwangerschaft nicht angewendet werden.
- Bei Patientinnen mit Frühwehen soll TENS nicht angewendet werden.
- In den ersten 3 Monaten der Schwangerschaft soll TENS allgemein nicht oder nur nach sorgfältiger Risikoabwägung angewendet werden. Insbesondere eine Stimulation in Gebärmutternähe ist zu vermeiden.
- Ab dem 4. Schwangerschaftsmonat soll TENS nicht in der Nähe der Gebärmutter angewendet werden. Dies betrifft alle Elektrodenanlagen im Bauch-, Becken- und unteren Rückenbereich.
- Während der Geburt ist TENS erlaubt.

Weiterführende Literatur

Johnson MI (2021) Resolving long-standing uncertainty about the clinical efficacy of transcutaneous electrical nerve stimulation (TENS) to relieve pain: a comprehensive review of factors influencing outcome. Medicina (Kaunas) 57(4):378

Paley CA, Wittkopf PG, Jones G, Johnson MI (2021) Does TENS reduce the intensity of acute and chronic pain? A comprehensive appraisal of the characteristics and outcomes of 169 reviews and 49 meta-analyses. Medicina (Kaunas) 57(10):1060

Spastik und Schmerz

29

Bernhard Taxer und Helmut Wandschneider

29.1 Definition, Prävalenz

Das Symptom „Spastik" wird aktuell unter dem Summationsbegriff „spastische Bewegungsstörung" („spastic movement disorder", SMD) betrachtet und stellt ein häufiges Phänomen nach einer Schädigung des zentralen Nervensystems (ZNS) dar (Luz Júnior et al. 2019). Schlaganfall (Insult), Multiple Sklerose (MS), eine Querschnittsläsion („spinal cord injury", SCI), ein Schädel-Hirn-Trauma (SHT) oder auch hypoxische Hirnschädigungen (beim Erwachsenen z. B. nach einem Kreislaufstillstand mit erfolgreicher Reanimation) stellen Krankheitsbilder dar, bei denen Spastik ein häufiges Symptom ist (Platz 2018). Wissel et al. (2013) beschreiben für die ersten 4 Wochen nach einem Insultgeschehen (Frühphase) eine 4–27 %ige Wahrscheinlichkeit, eine Spastik zu entwickeln. Für die postakute Phase (4–12 Wochen nach dem Insult) geben dieselben Autor:innen eine Wahrscheinlichkeit von 19–26,7 % an, und für die chronische Phase (12 Wochen und mehr) ist es in bis zu 42,6 % der Fälle wahrscheinlich, eine Spastik zu

---

B. Taxer (✉)
Universitätsklinik für Neurologie der PMU, Christian-Doppler-Klinik Uniklinikum, Salzburg, Österreich

Studiengang Physiotherapie, Fachhochschule JOANNEUM, Graz, Österreich
e-mail: b.taxer@crcs.at

H. Wandschneider
Studiengang Physiotherapie, Fachhochschule JOANNEUM, Graz, Österreich
e-mail: helmut.wandschneider@fh-joanneum.at

© Der/die Autor(en), exklusiv lizenziert an Springer-Verlag GmbH, DE, ein Teil von Springer Nature 2025
R. Likar et al. (Hrsg.), *Multimodale Schmerztherapie in der Pflege*,
https://doi.org/10.1007/978-3-662-68956-1_29

entwickeln (Wissel et al. 2013). Die Spastik ist bei der Multiplen Sklerose mit einer Prävalenz von 63,2 % eines der häufigsten Beschwerdebilder (Flachenecker et al. 2014), dies trifft auch für Verletzungen des Rückenmarks zu, wo es in 65 % der Fälle dazu kommt (Holtz et al. 2017).

In Bezug auf Schmerz ist es wesentlich, den spastikassoziierten Schmerz von Schmerzen aufgrund der in weiterer Folge beschriebenen Einschränkungen im Zuge von Plus-, Minus- und adaptiven Phänomenen zu unterscheiden (Harrison und Field 2015). Selbstverständlich müssen Schmerzen nach neurologischen Pathologien oder dementsprechendem Geschehen stets aus einer biopsychosozialen Perspektive betrachtet und auch behandelt werden. Psychologische, kognitive, zentrale, periphere und autonome Mechanismen spielen im Verständnis und in der Herangehensweise zu Schmerzen eine wesentliche Rolle bei neurologisch erkrankten Personen und müssen auch nach eingehender Erfassung dieser Determinanten je nach dominantem Schwerpunkt gemanagt werden (Harrison und Field 2015).

29.2 Pathophysiologie

Aktuellen Überlegungen zufolge entwickelt sich die SMD infolge einer Läsion deszendierender motorischer Bahnen (Dietz und Sinkjaer 2007) und ist als eine Adaptation, im Rahmen der Plastizität des ZNS, zu sehen. Die daraus resultierenden plastischen Veränderungen sind vielfältig und betreffen auch das neuromuskuläre System. Es gibt keinen einzelnen pathogenetischen Faktor, der zur Ausbildung einer Spastik führt. Laut Mukherjee und Chakravarty (2010) resultiert die Spastik zum einen aus einer primären Übererregbarkeit des Alpha-Motorneurons und einer Störung der präsynaptischen sowie der reziproken Hemmung, zum anderen aus einer Schädigung supplementär-motorischer Areale, des prämotorischen Kortex und absteigender, hemmender Bahnsysteme (Mukherjee und Chakravarty 2010), (Abb. 29.1).

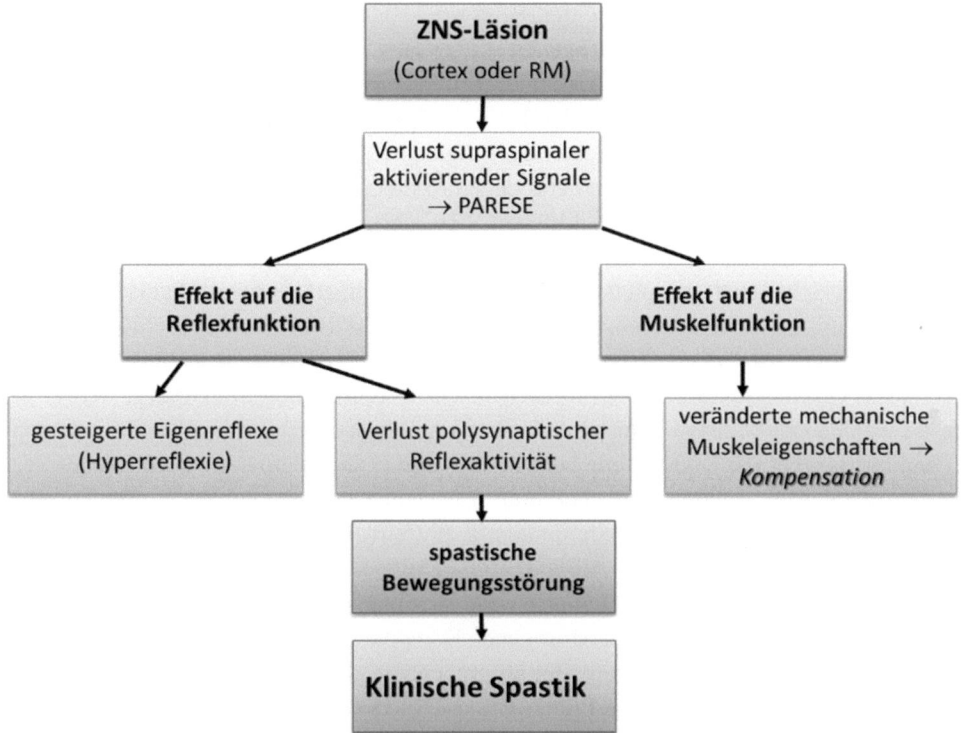

Abb. 29.1 Pathophysiologische Mechanismen des spastischen Syndroms. (In Anlehnung an: „Proprioception and locomotor disorders" von Dietz V., Nature Reviews Neuroscience 3, 2002)

29.3 Begriffsdefinitionen

Unter dem Begriff SMD werden heute nur die Plus-Phänomene des Pyramidenbahnsyndroms („upper motor neuron syndrome", UMNS) verstanden. Die Minus-Phänomene des UMNS wie Parese, verminderte Kontraktions- bzw. Dekontraktionsfähigkeit und schnelle Ermüdbarkeit sind davon abzugrenzen. Ebenso davon abzugrenzen sind sogenannte adaptive Phänomene des UMNS wie z. B. Muskelverkürzungen, Gelenkkontrakturen oder Veränderungen der biomechanischen Eigenschaften des Bindegewebes (Platz 2018).

Laut Dietz und Sinkjaer (2007) entsteht die SMD als Adaptation einer Läsion der deszendierenden motorischen Bahnen (Dietz und Sinkjaer 2007). Die in der Fachliteratur am häufigsten verwendete Definition der Spastik ist jene von Lance (1980). Demnach ist Spastik „eine motorische Störung mit einem gesteigerten geschwindigkeitsabhängigen Widerstand bei passiver Bewegung aufgrund einer Übererregbarkeit der Dehnungsreflexe als Ausdruck einer Schädigung des ersten motorischen Neurons" (Feldman et al. 1980). Dieser Ansatz, Spastik mit gesteigertem Widerstand bei passiver Muskeldehnung gleichzusetzen, wird heute kritisch betrachtet (Pandyan 2010). Bei Spastik muss zwischen einer neurogenen und einer nicht neurogenen Komponente unterschieden werden. Zu den neurogenen Komponenten wird ein fehlregulierter spinaler Reflexkreis gezählt. Biomechanische und strukturelle Veränderungen der Muskulatur und des Bindegewebes, die sich im Laufe von Wochen nach einer Schädigung des zentralen Nervensystems entwickeln können, werden zu den nicht neurogenen Komponenten gezählt. Diese nicht neurogenen Komponenten, die zu einer erhöhten Viskosität des Muskels und/oder des Bindegewebes führen können, sind bei der Erhebung der Spastik funktionell relevant. Bei der Testung der Spastizität, beispielsweise mittels der Modified Ashworth Scale (MAS), ist nicht eindeutig zu differenzieren, ob tatsächlich nur die aktive (= neurogene) Komponente (= Muskulatur) und/oder passive (= nicht neurogene) Komponenten (Muskel-Sehnen-Komplex, Gelenkstrukturen oder biomechanische Eigenschaften des Bindegewebes) getestet werden (Platz 2018). Hinsichtlich des Verteilungsmusters unterscheidet man zwischen fokaler (betrifft 1 oder 2 eng benachbarte Bewegungssegmente), multifokaler, segmentaler (eine Extremität mit mehreren Bewegungssegmenten, z. B. Paraspastik), generalisierter Spastik (alle 4 Extremitäten, z. B. Tetraspastik) und Hemispastik (Wissel et al. 2009).

Ein spastische Muskeltonuserhöhung wirkt sich häufig negativ auf die Lebensqualität aus (Hsieh et al. 2021). Neben der neurogenen Komponente der Spastik (erhöhter Muskeltonus) sind es vor allem nicht neurogene Komponenten und adaptive Phänomene, die eine Einschränkung von Aktivität und Partizipation z. B. in den Aktivitäten des täglichen Lebens („activities of daily living", ADL) und auf die Lebensqualität („quality of live", QoL) zur Folge haben (Brainin et al. 2011).

29.4 Assessments

Zur Objektivierung und Quantifizierung der Funktionsstörung Spastik werden im klinischen Setting häufig die Ashworth-Skala (AS) (Ashworth 1964), die Modifizierte Ashworth-Skala (MAS) (Bohannon und Smith 1987) sowie die Modifizierte Tardieu-Skala (MTS) (Aloraini et al. 2015) verwendet. Diese klinischen Skalen sind jedoch kritisch zu betrachten, da diese Spastik lediglich als Widerstand bei passiver Bewegung interpretieren und dies den Bias impliziert, dass auch nicht neurogene Komponenten (s. oben) diesen Widerstand bedingen können und damit aktive neurogene Komponenten (= Muskel) gemessen werden (Pandyan 2010).

Den genannten Assessments gemein ist jedoch auch die Tatsache, dass diese lediglich die Spastik auf Struktur und Funktionsebene erfassen und darstellen, die eventuell daraus resultierenden Einschränkungen auf Aktivitäts- und Partizipationseben jedoch nicht. Daher empfehlen Wissel et al. (2009), zusätzliche Messverfahren anzuwenden, die mittels objektiver bzw. subjektiver Messverfahren die aus der Spastik resultierenden Beeinträchtigungen auf Aktivitäts- und Partizipationsebene erfassen können (Wissel et al. 2009). Hierzu zählen u. a. Messverfahren zur Objektivierung der aktiven und passiven Gelenkbeweglichkeit („range of motion", ROM), zur Erhebung der gesundheitsbezogenen Lebensqualität („health-related quality of life measures", HRQL), der 10 m-Gehtest (10 m Walking Test, 10TWT) oder das Goal Attainment Scaling (GAS) (Ertzgaard et al. 2018; Mullins et al. 2016; Peters et al. 2013; Wissel et al. 2009).

Neben den oben beschriebenen klinischen Assessments gibt es auch neurophysiologische und biomechanisch technisch-apparative Verfahren zur Spastikmessung (Platz 2018). Hierzu zählen z. B. der Wartenberg Pendulum Test (Syczewska et al. 2009) oder elektrophysiologische Verfahren, bei denen die Spastik als Reaktion des neuromuskulären Systems auf einen Stimulus quantifiziert wird: Hoffmann (H)-Reflex, Tendon (T)-Reflex oder Stretch (S)-Reflex (Voerman et al. 2005).

29.5 Therapie

Die Spastik stellt auf Basis der bisherigen Ausführungen nachvollziehbar ein therapierelevantes, behandlungswürdiges Symptom dar. Vice versa muss eine Reduktion der Spastik nicht zwingend eine Verbesserung der Aktivität und Partizipation der Patient:innen implizieren. Oftmals ermöglicht erst das Vorhandensein einer Spastik die Aktivitätsausführung (Platz 2018), somit ist nicht jede Spastik behandlungswürdig. Eine Streckspastik in der unteren Extremität kann bei fehlender selektiver Muskelinnervation (= hochgradige Parese) die Aktivität „Stehen" erst ermöglichen. Für diese Differenzierung benötigt es ein stringentes, klares Clinical Reasoning (CR) des interprofessionellen Teams. Jene Therapieansätze, welche nach einer Schädigung des ZNS die aktive motorische Funktion fördern, zeigen eine geringere Entwicklung einer SMD (Platz et al. 2009).

Wissel et al. (2015) beschreiben sogenannte Triggerfaktoren, die eine spastikverstärkende Wirkung haben. Dazu zählen Schmerzen, Entzündungen/Infekte, Immobilität, Stuhl- und/oder Harndrang, Dekubitusulzera oder auch Thrombosen (Wissel et al. 2015). Weiters konnte diese Forscher:innengruppe aufzeigen, dass höhergradige Paresen und ausgeprägte Sensibilitätsstörungen das Risiko für die Entwicklung einer Spastik nach Insult zusätzlich erhöhen (Wissel et al. 2015).

Meistens ist nicht eine einzige Maßnahme in der Behandlung der Spastik sinnvoll bzw. erfolgversprechend, vielmehr steht der interprofessionelle Ansatz im Vordergrund und kann somit die pathologische Tonuserhöhung nachhaltig senken. Die Zusammenarbeit eines multiprofessionellen Teams bestehend aus Ärzten und Ärztinnen, Gesundheits- und Krankenpfleger:innen, Therapeut:innen, sowie die Miteinbeziehung der Angehörigen und der Betroffenen selbst führen langfristig zu einer Verbesserung der Grundproblematik (Jöbges 2010).

Obwohl ein kausaler Zusammenhang von spastischer Bewegungsstörung und Schmerzentstehung nach wie vor kontrovers diskutiert wird (Pizzi et al. 2005a), wird ein gemeinsames Auftreten in der Klinik häufig beobachtet (Wissel et al. 2016). Demzufolge spielt die Linderung von Schmerzen, die auch infolge von Muskeldysbalancen bei Spastizität und biomechanischen Veränderungen von Weichteilen und Gelenken entstehen können, eine wichtige Rolle in der physiotherapeutischen Behandlung (Koog et al. 2010). Grundsätzlich sollen durch Physiotherapie die verminderte Inhibition auf das Alpha-Motoneuron verbessert und der spastisch erhöhte Tonus gesenkt werden. Adaptationen im Muskel müssen vermieden bzw. reduziert werden. Dies dient jedoch nur der Vorbereitung zur Erarbeitung funktioneller Ziele wie Gehen, Greifen, Schmerzreduktion und Pflegeerleichterung.

Aktive Behandlungsmaßnahmen sind den passiven Interventionen vorzuziehen (Platz 2018). Bei den aktiven Ansätzen sind unter anderem die Behandlung nach dem Bobath-Konzept, welches aber keine Überlegenheit gegenüber anderen Therapiemaßnahmen aufweist (Díaz-Arribas et al. 2020), das Kraft- und Ausdauertraining (Mehrholz et al. 2011; Pak und Patten 2008) oder das repetitive Arm-Basis-Training für schwere Armparesen (Platz 2018) zu nennen. Auch die Constraint-Induced Movement Therapy (CIMT, „Forced Use"-Therapie) (Mehrholz et al. 2011), die Spiegeltherapie (Michielsen et al. 2011; Yun et al. 2011) oder die gerätegestützte aktive oder passive repetitive Bewegung der Extremitäten (Hesse et al. 2008) können die Spastik positiv beeinflussen. Die gerätegestützte Lokomotionstherapie auf dem Laufband, z. B. mit dem Lokomat® oder mit einem elektromechanischem Gangtrainer z. B. Loko Help®, zeigt eine Verbesserung der Gangfunktion, ohne die Spastik negativ zu beeinflussen (Husemann et al. 2007).

Bei den passiven Interventionen, die einen positiven Effekt auf die Spastik haben können, sind u. a. allgemeine passive Bewegung (Ada et al. 2006), die lokale Kühlung (Kryotherapie) (Allison und Abraham 2001; Price et al. 1993) und die funktionelle Elektrostimulation (FES) der fußhebenden Muskulatur (Burridge et al. 1997) zur erwähnen. Sowohl transkutane elektrische Nervenstimulation (TENS) als auch funktionelle Elektrostimulation (FES) haben bei einer Querschnittsläsion einen passageren positiven Effekt auf die Spastik (Sivaramakrishnan et al. 2018). Zusätzlich können auch Hilfsmittel zu einer Tonusreduktion beitragen. So sind Splints und Orthesen häufig ein wichtiges Tool in der Therapie (Jöbges 2010). Schienen, Splints, Casts und Orthesen können die Spastik im Sinne einer Tonus- und Haltungsregulierung positiv beeinflussen und weisen parallel auch eine sehr gute Evidenz zur Kontrakturprophylaxe und damit zum Erhalt der Funktionsfähigkeit auf (Gracies et al. 2000; Pizzi et al. 2005b). Die momentane Evidenz spricht dafür, diese Interventionen mit einer anderen Behandlungsmethode, z. B. Botulinumtoxin, zu kombinieren (Platz 2018). Ganzkörpervibration („whole body vibration", WBV) als adjuvante Therapieform hat zudem einen positiven Effekt auf die Spastik bei Kindern mit hemiparetischer Zerebralparese (Tekin und Kavlak 2021).

29.6 Medikamentöse Therapie

Neben der Ätiologie der SMD (spinal oder zerebral) entscheidet auch die Lokalisation der Spastizität (generalisiert, segmental, multifokal oder fokal) über die Auswahl der Pharmakotherapie. Es kann zwischen der oralen antispastischen Therapie mittels z. B. Baclofen oder Tizanidin, der Therapie mit Botulinumtoxin A (BoNT A) und der intrathekalen Baclofenpumpentherapie unterschieden werden. Diese Maßnahmen sollten aber nur dann eingesetzt werden, wenn eine funktionslimitierende Spastik durch therapeutisch-physikalische Maßnahmen nicht positiv beeinflussbar ist. Die orale Antispastiktherapie steht als Indikation bei multifokaler oder generalisierter Spastik im Vordergrund wie z. B. einer Hemi- oder Paraspastik. Die Therapie mit Botulinumtoxin ist primär bei einer fokalen Spastik indiziert. Eine schwere spinale wie auch supraspinale Spastik kann mit der intrathekalen Baclofentherapie behandelt werden. Bei einer schweren SMD können, wenn alle anderen Therapieansätze nicht das gewünschte Ergebnis geliefert haben, auch operative Verfahren wie eine Rhizotomie in Betracht gezogen werden (Platz 2018).

Im Weiteren werden sowohl klinisch bereits routinemäßig durchgeführte Behandlungsmethoden beschrieben und deren Evidenz dargestellt als auch möglicherweise zukünftige Möglichkeiten zur Beeinflussung von Schmerzen. Dabei wird unterteilt in dominant „passive" Methoden, d. h. Interventionen ohne aktive Beteiligung seitens der Betroffenen, und „aktive" Anwendungen unter direkten Einbezug der Patient:innen.

29.7 Passive Interventionen

Eine im muskuloskelettalen (MSK) Rahmen häufig eingesetzte Methode zur Modulation nozizeptiver Aktivität mit dem möglichen Resultat einer Reduktion der Schmerzwahrnehmung stellt die transkutane elektrische Nervenstimulation (TENS) dar (Nasb et al. 2021). Ursprünglich auf Basis der Hypothese zum Gate-Control-Mechanismus (Melzack und Wall 1965) entwickelt, wird aktuell versucht, spezifische Anwendungsmöglichkeiten inklusive deren Wirkmechanismen zu diskutieren und damit die TENS differenzierter einzusetzen (Sluka et al. 2013).

Zur Behandlung von Schmerzen im Rahmen einer Spastizität empfiehlt eine spanische Übersichtsarbeit die Anwendung von TENS und argumentiert berechtigterweise mit einer hohen Praktikabilität, d. h. einfachen Anwendung, niedrigen Kosten und einem sehr geringen Auftreten unerwünschter Wirkungen. Hinzuzufügen ist jedoch, dass die Autor:innen auch anführen, dass die Vergleichbarkeit der inkludierten Studien erschwert sei und auch technisch durchwegs unterschiedliche Stimulationsformen angewandt wurden. Außerdem geht nicht hervor, ob es sich bei der Indikation um spastikinduzierte Schmerzen handelt oder um Schmerzen aufgrund der bereits dargestellten adaptiven Phänomene wie Kontrakturen oder Hypertonus der Muskulatur (Fernández-Tenorio et al. 2019).

Eine in den letzten Jahren äußerst populäre Anwendung, ebenfalls im Zuge spezifischer und unspezifscher, akuter und persistierender Schmerzsyndrome ist „Dry Needling". Es handelt sich dabei um eine gezielte perkutane Stimulation myofaszialer Strukturen durch feine Nadeln zur Linderung muskuloskelettaler Schmerzsyndrome (Dommerholt 2018). Die Wirkmechanismen werden auf lokaler Ebene diskutiert (Beeinflussung von Hypoxie und Minderdurchblutung) bis hin zu peripheren und zentralnervös sensibilisierenden Effekten (Cagnie et al. 2013; Navarro-Santana et al. 2020). Die tatsächlichen klinischen Effekte auf MSK-bedingte Beschwerden sind vielversprechend, aber aktuell noch auf ein kurzfristiges Outcome limitiert (Gattie et al. 2017). Unter einer größeren Anzahl von Studien beschreiben Valencia-Chulián et al. (2020), dass sich Dry Needling positiv auf Spastizität, Schmerzen und Bewegungsausmaß der betroffenen Extremitäten auswirken kann (Valencia-Chulián et al. 2020). Allerdings ist auch hier wiederum eine hohe Heterogenität zwischen den Studien in Bezug auf Stichprobengröße, Kontrollgruppen, behandelte Muskeln und Ergebnismessungen gegeben (Valencia-Chulián et al. 2020). Diese Ergebnisse in der Behandlung von Symptomen nach Schlaganfall sind daher noch mit Vorsicht zu genießen. Grund dafür sind die geringe Anzahl eingeschlossener Studien und die Tatsache, dass diese Studiendesigns unterschiedliche Vergleichsgruppen aufweisen. Es werden mehr kontrollierte Untersuchungen benötigt, um Aspekte der in der Literatur gefundenen Verzerrungen abzudecken, insbesondere die Verblindung der Teilnehmer:innen und des Personals (Núñez-Cortés et al. 2020). Mäßige Belege deuten auf eine positive Wirkung von Dry Needling auf die Spastizität (Muskeltonus) der unteren Extremitäten bei Patient:innen nach einem Schlaganfall hin. Die Auswirkungen auf die damit verbundenen Schmerzen und die motorischen Funktionen sind jedoch aufgrund der bereits genannten Gründe nicht schlüssig (Fernández-de-Las-Peñas et al. 2021).

Die Anwendung von Kinesiotape, ebenfalls im letzten Jahrzehnt eine häufig angewandte Intervention im Rahmen muskuloskelettaler Beschwerden, wird auf Basis der aktuellen Literatur mit moderatem Evidenzlevel empfohlen. Dies steht aktuell noch in krassem Gegensatz zu muskuloskelettalen Beschwerdebildern, wo man sich in der Empfehlung zur Anwendung deutlicher zurückhaltend zeigt (Luz Júnior et al. 2019; Nelson 2016; Sheng et al. 2019). Die derzeitigen Erkenntnisse im Rahmen zentralneurologischer Syndrome deuten darauf hin, dass kinesiologisches Taping zur Verbesserung der Funktion der oberen Gliedmaßen bei Patient:innen mit Schlaganfall in Bezug auf die Schmerzintensität, die Schultersubluxation, die allgemeine Behinderung, die Funktion der oberen Extremitäten und das Bewegungsausmaß empfohlen werden kann, allerdings werden noch weitere, qualitativ hochwertige Studien benötigt (Wang et al. 2019; Wang et al. 2022).

Die extrakorporale Stoßwellentherapie (ESWT) entspricht einer Ultraschallbehandlung mit einem ca. 1000-fach verstärkten Ausmaß (Wang 2012) und funktioniert somit ebenfalls auf dem physikalischen Prinzip von Schallwellen, welche in bestimmten Frequenzen auf schmerzhafte Bereich appliziert werden. Eine positive Wirkung auf die Spastik wurde mittels Kombination aus ESWT und der Anwendung von Botulinumtoxin festgestellt. Die im vorliegenden Systematic Review berücksichtigten Parameter inkludierten Spastik, Schmerzen und Funktion bei Patient:innen nach Schlaganfall, Multipler Sklerose und Zerebralparese. Diese Aspekte konnten durch die Kombination der beiden Anwendungen verbessert werden (Mihai et al. 2022). In einer weiteren Übersichtsarbeit zeigt der Einsatz der Stoßwellentherapie, die unabhängig von Botulinumtoxin angewandt wurde, ebenfalls eine Verbesserung der motorischen Funktion, der motorischen Beeinträchtigung, der Schmerzen und der funktionellen Unabhängigkeit (Jia et al. 2020). Eine tatsächlich langfristige Wirksamkeit konnte in Bezug auf die Linderung der Spastik der unteren Gliedmaßen nach einem Schlaganfall, eine verringerte Schmerzintensität und einen vergrößerten Bewegungsumfang inklusive Verbesserung der motorischen Funktionen bei Patient:innen nach einem Schlaganfall beschrieben werden (Dymarek et al. 2020; Mihai et al. 2020).

Aus logischen Überlegungen heraus scheint eine Massageanwendung ebenfalls sinnvoll zu sein, um sowohl die Tonussituation als auch damit assoziierte Schmerzen zu beeinflussen. Dabei weist aktuell eine systematische Übersichtsarbeit tatsächlich auf positive Effekte im Rahmen von Multipler Sklerose hin. Massage wirkt hierbei nicht nur auf Schmerz und Spastizität, sondern auch auf Fatigue, Depression und Angst. Interessanterweise scheint es Unterschiede in der Art der Massageanwendung zu geben. Während die klassische schwedische Massage vor allem Schmerz und Fatigue positiv beeinflusst, erzielen Techniken aus der Reflexologie bei Angst und Depression Verbesserungen (Heidari et al. 2022).

Auch wenn neurodynamische Techniken mit der Idee, die Mechanosensitivität des neuralen Bindegewebes zu reduzieren, schon vor Jahren Einzug in die Neurorehabilitation gefunden haben, um funktionelle Verbesserungen zu erzielen (Kern 2010), sind die Ergebnisse eines aktuellen systematischen Reviews weniger überzeugend. Es besteht eine sehr geringe Sicherheit der Belege dafür, dass neurale Mobilisationen im Vergleich zu Kontrollmaßnahmen die Schmerzintensität und Spastizität verbessern können. Weitere Forschung mit hoher methodischer Qualität ist erforderlich, um eine Empfehlung für oder gegen den Einsatz derartiger Techniken in dieser Patient:innengruppe auszusprechen (González-Matilla et al. 2022).

29.8 Aktive Interventionen

Die Constraint-Induce-Movement Therapy (CIMT), auch bekannt als Forced-Use-Anwendung, weist in einer ebenfalls groß angelegten Übersichtsarbeit in Kombination mit Botolinumtoxin keinen statistisch relevanten Mehrwert im Rahmen der Behandlung von Spastizität und möglichen Schmerzen auf. Die Autor:innen schließen aus ihrer Recherche, dass die Wirksamkeit der Kombination im Vergleich zu konventionellen Therapiemaßnahmen zur Verbesserung der Spastik nach einem Schlaganfall noch mit langfristigen, multizentrischen, rigoros angelegten RCTs mit einer guten Stichprobengröße untersucht werden muss. Die Kombinationsanwendung ist jedoch vielversprechend, um die Erholung der motorischen Funktionen und die Aktivitäten des täglichen Lebens (ADL) zu verbessern; das könnte sich wiederum multifaktoriell positiv auf die Schmerzwahrnehmung auswirken (Nasb et al. 2021).

Eine möglicherweise vielversprechende Intervention könnte die Spiegeltherapie mit der Indikation Spastizität und Schmerz sein. Während sie bereits seit vielen Jahren im Rahmen persistierender Schmerzsyndrome wie „complex regional pain syndrome" Typ 1 (CRPS Typ 1), Rücken-, oder Phantomschmerzen im Rahmen eines graduiert gesteigerten motorischen Programms („graded motor imagery") angewandt wird (Bowering et al. 2013; Limakatso et al. 2016; Moseley et al. 2012; Walz et al. 2013), weisen Daten einer Übersichtsarbeit inklusive Metaanalyse im Zuge der Anwendung von Spiegeltherapie und deren Effekte auf Spastizität und sensorische Beeinträchtigung darauf hin, dass diese ebenso wirksam sei wie andere Bewegungstherapien oder konventionelles Training. Es kommt dabei auch nur zur Verbesserung der Spastik bei Schlaganfallüberlebenden, während keine der untersuchten Interventionen positive Auswirkungen auf die sensorischen Beeinträchtigungen hatte (Muñoz-Gómez et al. 2023).

Zusätzlich soll hier auch auf die schmerzlindernden Effekte von Training und allgemeiner Übungstherapie hingewiesen werden. Akute und anhaltende Schmerzsyndrome wie Kopfschmerz, Rückenschmerz, Schmerz aufgrund von Arthrose oder Fibromyalgie profitieren langfristig von gezieltem Training mit den Aspekten Ausdauer, Kraft und Beweglichkeit (Andersen et al. 2017; Belavy et al. 2021; Leung et al. 2016; Nijs et al. 2015). Aus klinischer Sicht wird daher auch an dieser Stelle die Empfehlung ausgesprochen, im Rahmen der Neurorehabilitation und daher im Zuge der Behandlung von Spastizität und Schmerz ein individuelles Trainingsprogramm unter Berücksichtigung der bestehenden Beeinträchtigungen zu integrieren und die multifaktoriellen Aspekte, welche Schmerz aus biopsychosozialer Sichtweise heraus beeinflussen, zu beachten.

29.9 Zusammenfassung

- Der spastikassoziierte Schmerz ist von Schmerzen als sekundäre Folge von Plus-, Minus- und adaptiven Phänomenen zu unterscheiden.
- Das biopsychosoziale Verständnis der Schmerzproblematik der Betroffenen ist auch hier zu beachten, wie unter anderem Depressionen, Ängste oder das soziale Umfeld.
- Allgemein werden zur Behandlung von Spastizität Kombinationstherapien aus pharmakologischen Interventionen und vorzugsweise aktiven Bewegungstherapien vorgeschlagen.
- In der Literatur werden viele Interventionen beschrieben. Die beschriebene Unterscheidung von spastikassoziierten Schmerzen zu weiteren sekundären Phänomenen wird im Zuge der wissenschaftlichen Untersuchungen jedoch nicht immer transparent dargestellt.
- Physiotherapie trägt mittels einer breiten Palette an bewegungs- und trainingstherapeutischen Interventionen zur Verbesserung der Spastizität und damit verbundenen Schmerzen bei. Vereinzelt können individuell auch passive Interventionen wie TENS, Dry Needling, manuelle Therapie und/oder Stoßwellentherapie eingesetzt werden.

Literatur

Ada L, O'Dwyer N, O'Neill E (2006) Relation between spasticity, weakness and contracture of the elbow flexors and upper limb activity after stroke: an observational study. Disabil Rehabil 28:891–897. https://doi.org/10.1080/09638280500535165

Allison SC, Abraham LD (2001) Sensitivity of qualitative and quantitative spasticity measures to clinical treatment with cryotherapy. Int J Rehabil Res 24:15–24. https://doi.org/10.1097/00004356-200103000-00003

Aloraini SM, Gäverth J, Yeung E, MacKay-Lyons M (2015) Assessment of spasticity after stroke using clinical measures: a systematic review. Disabil Rehabil 37:2313–2323. https://doi.org/10.3109/09638288.2015.1014933

Andersen CH, Jensen RH, Dalager T et al (2017) Effect of resistance training on headache symptoms in adults: Secondary analysis of a RCT. Musculoskelet Sci Pract 32:38–43. https://doi.org/10.1016/j.msksp.2017.08.003

Ashworth B (1964) Preliminary Trial of Carisoprodol in Multiple Sclerosis. Practitioner 192:540–542

Belavy DL, Van Oosterwijck J, Clarkson M et al (2021) Pain sensitivity is reduced by exercise training: Evidence from a systematic review and meta-analysis. Neurosci & Biobehav Rev 120:100–108. https://doi.org/10.1016/j.neubiorev.2020.11.012

Bohannon RW, Smith MB (1987) Interrater reliability of a modified Ashworth scale of muscle spasticity. Phys Ther 67:206–207. https://doi.org/10.1093/ptj/67.2.206

Bowering KJ, O'Connell NE, Tabor A et al (2013) The effects of graded motor imagery and its components on chronic pain: a systematic review and meta-analysis. J Pain 14:3–13. https://doi.org/10.1016/j.jpain.2012.09.007

Brainin M, Norrving B, Sunnerhagen KS et al (2011) Poststroke chronic disease management: towards improved identification and interventions for poststroke spasticity-related complications. Int J Stroke 6:42–46. https://doi.org/10.1111/j.1747-4949.2010.00539.x

Burridge JH, Taylor PN, Hagan SA et al (1997) The effects of common peroneal stimulation on the effort and speed of walking: a randomized controlled trial with chronic hemiplegic patients. Clin Rehabil 11:201–210. https://doi.org/10.1177/026921559701100303

Cagnie B, Dewitte V, Barbe T et al (2013) Physiologic effects of dry needling. Curr Pain Headache Rep 17:348. https://doi.org/10.1007/s11916-013-0348-5

Díaz-Arribas MJ, Martín-Casas P, Cano-de-la-Cuerda R, Plaza-Manzano G (2020) Effectiveness of the Bobath concept in the treatment of stroke: a systematic review. Disabil Rehabil 42:1636–1649. https://doi.org/10.1080/09638288.2019.1590865

Dietz V, Sinkjaer T (2007) Spastic movement disorder: impaired reflex function and altered muscle mechanics. Lancet Neurol 6:725–733. https://doi.org/10.1016/S1474-4422(07)70193-X

Dommerholt J, Penas CF de las (2018) Trigger Point Dry Needling (E-Book). Elsevier Health Sciences, Amsterdam

Dymarek R, Ptaszkowski K, Ptaszkowska L et al (2020) Shock Waves as a Treatment Modality for Spasticity Reduction and Recovery Improvement in Post-Stroke Adults – Current Evidence and Qualitative Systematic Review. Clin Interv Aging 15:9–28. https://doi.org/10.2147/CIA.S221032

Ertzgaard P, Alwin J, Sörbo A et al (2018) Evaluation of a self-administered transcutaneous electrical stimulation concept for the treatment of spasticity: a randomized placebo-controlled trial. Eur J Phys Rehabil Med 54:507–517. https://doi.org/10.23736/S1973-9087.17.04791-8

Feldman RG, Young RR, Koella WP (1980) Spasticity, disordered motor control. Symposia Specialists; Distributed by Year Book Medical Publishers, Miami, FL/Chicago

Fernández-de-Las-Peñas C, Pérez-Bellmunt A, Llurda-Almuzara L et al (2021) Is Dry Needling Effective for the Management of Spasticity, Pain, and Motor Function in Post-Stroke Patients? A Systematic Review and Meta-Analysis. Pain Med 22:131–141. https://doi.org/10.1093/pm/pnaa392

Fernández-Tenorio E, Serrano-Muñoz D, Avendaño-Coy J, Gómez-Soriano J (2019) Transcutaneous electrical nerve stimulation for spasticity: A systematic review. Neurologia (Engl Ed) 34:451–460. https://doi.org/10.1016/j.nrl.2016.06.009

Flachenecker P, Henze T, Zettl UK (2014) Spasticity in patients with multiple sclerosis--clinical characteristics, treatment and quality of life. Acta Neurol Scand 129:154–162. https://doi.org/10.1111/ane.12202

Gattie E, Cleland JA, Snodgrass S (2017) The Effectiveness of Trigger Point Dry Needling for Musculoskeletal Conditions by Physical Therapists: A Systematic Review and Meta-analysis. J Orthop Sports Phys Ther 47:133–149. https://doi.org/10.2519/jospt.2017.7096

González-Matilla R, Abuín-Porras V, Casuso-Holgado MJ et al (2022) Effects of neural mobilization in disorders associated with chronic secondary musculoskeletal pain: A systematic review and meta-analysis. Complement Ther Clin Pract 49:101618. https://doi.org/10.1016/j.ctcp.2022.101618

Gracies JM, Marosszeky JE, Renton R et al (2000) Short-term effects of dynamic lycra splints on upper limb in hemiplegic patients. Arch Phys Med Rehabil 81:1547–1555. https://doi.org/10.1053/apmr.2000.16346

Harrison RA, Field TS (2015) Post stroke pain: identification, assessment, and therapy. Cerebrovasc Dis 39:190–201. https://doi.org/10.1159/000375397

Heidari Z, Shahrbanian S, Chiu C (2022) Massage therapy as a complementary and alternative approach for people with multiple sclerosis: a systematic review. Disabil Rehabil 44:5758–5769. https://doi.org/10.1080/09638288.2021.1949051

Hesse S, Werner C, Pohl M et al (2008) Mechanical arm trainer for the treatment of the severely affected arm after a stroke: a single-blinded randomized trial in two centers. Am J Phys Med Rehabil 87:779–788. https://doi.org/10.1097/PHM.0b013e318186b4bc

Holtz KA, Lipson R, Noonan VK et al (2017) Prevalence and Effect of Problematic Spasticity After Traumatic Spinal Cord Injury. Arch Phys Med Rehabil 98:1132–1138. https://doi.org/10.1016/j.apmr.2016.09.124

Hsieh H-C, Liao R-D, Yang T-H et al (2021) The clinical effect of Kinesio taping and modified constraint-induced movement therapy on upper extremity function and spasticity in patients with stroke: a randomized controlled pilot study. Eur J Phys Rehabil Med 57:511–519. https://doi.org/10.23736/S1973-9087.21.06542-4

Husemann B, Müller F, Krewer C et al (2007) Effects of locomotion training with assistance of a robot-driven gait orthosis in hemiparetic patients after stroke: a randomized controlled pilot study. Stroke 38:349–354. https://doi.org/10.1161/01.STR.0000254607.48765.cb

Jia G, Ma J, Wang S et al (2020) Long-term Effects of Extracorporeal Shock Wave Therapy on Post-stroke Spasticity: A Meta-analysis of Randomized Controlled Trials. J Stroke Cerebrovasc Dis 29:104591. https://doi.org/10.1016/j.jstrokecerebrovasdis.2019.104591

Jöbges M (2010) Therapeutische Maßnahmen zur Tonusreduktion. neuroreha 2:126–132. https://doi.org/10.1055/s-0030-1265124

Kern N (2010) Integration der Neurodynamik in die Neurorehabilitation „INN". pt Z Physiother 62, Seite 59–64

Koog YH, Jin SS, Yoon K, Min B-I (2010) Interventions for hemiplegic shoulder pain: systematic review of randomised controlled trials. Disabil Rehabil 32:282–291. https://doi.org/10.3109/09638280903127685

Leung A, Gregory NS, Allen L-AH, Sluka KA (2016) Regular physical activity prevents chronic pain by altering resident muscle macrophage phenotype and increasing interleukin-10 in mice. PAIN 157:70–79. https://doi.org/10.1097/j.pain.0000000000000312

Limakatso K, Corten L, Parker R (2016) The effects of graded motor imagery and its components on phantom limb pain and disability in upper and lower limb amputees: a systematic review protocol. Syst Rev 5:145. https://doi.org/10.1186/s13643-016-0322-5

Luz Júnior MAD, Almeida MOD, Santos RS et al (2019) Effectiveness of Kinesio Taping in Patients With Chronic Nonspecific Low Back Pain: A Systematic Review With Meta-analysis. Spine (Phila Pa 1976) 44:68–78. https://doi.org/10.1097/BRS.0000000000002756

Mehrholz J, Ada L, Dean C et al (2011) Neuroreha nach Schlaganfall. Stuttgart: Thieme

Melzack R, Wall PD (1965) Pain mechanisms: a new theory. Science 150:971–979

Michielsen ME, Selles RW, van der Geest JN et al (2011) Motor recovery and cortical reorganization after mirror therapy in chronic stroke patients: a phase II randomized controlled trial. Neurorehabil Neural Repair 25:223–233. https://doi.org/10.1177/1545968310385127

Mihai EE, Dumitru L, Mihai IV, Berteanu M (2020) Long-Term Efficacy of Extracorporeal Shock Wave Therapy on Lower Limb Post-Stroke Spasticity: A Systematic Review and Meta-Analysis of Randomized Controlled Trials. J Clin Med 10:86. https://doi.org/10.3390/jcm10010086

Mihai EE, Popescu MN, Iliescu AN, Berteanu M (2022) A systematic review on extracorporeal shock wave therapy and botulinum toxin for spasticity treatment: a comparison on efficacy. Eur J Phys Rehabil Med 58:565–574. https://doi.org/10.23736/S1973-9087.22.07136-2

Mitrovic N (2023) Das spastische Syndrom. Schmerz Nachr 2, 115–121

Moseley GL, Butler DS, Beames T (2012) The graded motor imagery handbook. Noigroup Publ, Adelaide

Mukherjee A, Chakravarty A (2010) Spasticity mechanisms – for the clinician. Front Neurol 1:149. https://doi.org/10.3389/fneur.2010.00149

Mullins D, Winter A, Fini N et al (2016) Frequency and characteristics of goal attainment following BoNT-A injection for management of spasticity. Disabil Rehabil 38:1927–1933. https://doi.org/10.3109/09638288.2015.1107781

Muñoz-Gómez E, Inglés M, Aguilar-Rodríguez M et al (2023) Effects of mirror therapy on spasticity and sensory impairment after stroke: Systematic review and meta-analysis. PM R. https://doi.org/10.1002/pmrj.12964

Nasb M, Shah SZA, Chen H et al (2021) Constraint-Induced Movement Therapy Combined With Botulinum Toxin for Post-stroke Spasticity: A Systematic Review and Meta-Analysis. Cureus 13:e17645. https://doi.org/10.7759/cureus.17645

Navarro-Santana MJ, Sanchez-Infante J, Fernández-de-Las-Peñas C et al (2020) Effectiveness of Dry Needling for Myofascial Trigger Points Associated with Neck Pain Symptoms: An Updated Systematic Review and Meta-Analysis. J Clin Med 9:3300. https://doi.org/10.3390/jcm9103300

Nelson NL (2016) Kinesio taping for chronic low back pain: A systematic review. J Bodyw Mov Ther 20:672–681. https://doi.org/10.1016/j.jbmt.2016.04.018

Nijs J, Lluch Girbés E, Lundberg M et al (2015) Exercise therapy for chronic musculoskeletal pain: Innovation by altering pain memories. Man Ther 20:216–220. https://doi.org/10.1016/j.math.2014.07.004

Núñez-Cortés R, Cruz-Montecinos C, Latorre-García R et al (2020) Effectiveness of Dry Needling in the Management of Spasticity in Patients Post Stroke. J Stroke Cerebrovasc Dis 29:105236. https://doi.org/10.1016/j.jstrokecerebrovasdis.2020.105236

Pak S, Patten C (2008) Strengthening to Promote Functional Recovery Poststroke: An Evidence-Based Review. Topics in Stroke Rehabilit 15:177–199. https://doi.org/10.1310/tsr1503-177

Pandyan AD (2010) Spastik: Überlegungen zu klinisch relevanten Definitionen und Messungen. neuroreha 2:106–110. https://doi.org/10.1055/s-0030-1265121

Peters DM, Fritz SL, Krotish DE (2013) Assessing the reliability and validity of a shorter walk test compared with the 10-Meter Walk Test for measurements of gait speed in healthy, older adults. J Geriatr Phys Ther 36:24–30. https://doi.org/10.1519/JPT.0b013e318248e20d

Pizzi A, Carlucci G, Falsini C et al (2005a) Evaluation of upper-limb spasticity after stroke: A clinical and neurophysiologic study. Arch Phys Med Rehabil 86:410–415. https://doi.org/10.1016/j.apmr.2004.10.022

Pizzi A, Carlucci G, Falsini C et al (2005b) Application of a volar static splint in poststroke spasticity of the upper limb. Arch Phys Med Rehabil 86:1855–1859. https://doi.org/10.1016/j.apmr.2005.03.032

Platz T (2018) Therapie des spastischen Syndroms, S2k-Leitlinie. Berlin: Deutsche Gesellschaft für Neurologie

Platz T, van Kaick S, Mehrholz J et al (2009) Best conventional therapy versus modular impairment-oriented training for arm paresis after stroke: a single-blind, multicenter randomized controlled trial. Neurorehabil Neural Repair 23:706–716. https://doi.org/10.1177/1545968309335974

Price R, Lehmann JF, Boswell-Bessette S et al (1993) Influence of cryotherapy on spasticity at the human ankle. Arch Phys Med Rehabil 74:300–304

Sheng Y, Duan Z, Qu Q et al (2019) Kinesio taping in treatment of chronic non-specific low back pain: a systematic review and meta-analysis. J Rehabil Med 51:734–740. https://doi.org/10.2340/16501977-2605

Sivaramakrishnan A, Solomon JM, Manikandan N (2018) Comparison of transcutaneous electrical nerve stimulation (TENS) and functional electrical stimulation (FES) for spasticity in spinal cord injury – A pilot randomized cross-over trial. J Spinal Cord Med 41:397–406. https://doi.org/10.1080/10790268.2017.1390930

Sluka KA, Bjordal JM, Marchand S, Rakel BA (2013) What Makes Transcutaneous Electrical Nerve Stimulation Work? Making Sense of the Mixed Results in the Clinical Literature. Phys Ther 93:1397–1402. https://doi.org/10.2522/ptj.20120281

Syczewska M, Lebiedowska MK, Pandyan AD (2009) Quantifying repeatability of the Wartenberg pendulum test parameters in children with spasticity. J Neurosci Methods 178:340–344. https://doi.org/10.1016/j.jneumeth.2008.12.031

Tekin F, Kavlak E (2021) Short and Long-Term Effects of Whole-Body Vibration on Spasticity and Motor Performance in Children With Hemiparetic Cerebral Palsy. Percept Mot Skills 128:1107–1129. https://doi.org/10.1177/0031512521991095

Valencia-Chulián R, Heredia-Rizo AM, Moral-Munoz JA et al (2020) Dry needling for the management of spasticity, pain, and range of movement in adults after stroke: A systematic review. Complement Ther Med 52:102515. https://doi.org/10.1016/j.ctim.2020.102515

Voerman GE, Gregoric M, Hermens HJ (2005) Neurophysiological methods for the assessment of spasticity: the Hoffmann reflex, the tendon reflex, and the stretch reflex. Disabil Rehabil 27:33–68. https://doi.org/10.1080/09638280400014600

Walz AD, Usichenko T, Moseley GL, Lotze M (2013) Graded Motor Imagery and the Impact on Pain Processing in a Case of CRPS. The Clinical Journal of Pain 29:276–279. https://doi.org/10.1097/AJP.0b013e318250f4e8

Wang C-J (2012) Extracorporeal shockwave therapy in musculoskeletal disorders. J Orthop Surg Res 7:11. https://doi.org/10.1186/1749-799X-7-11

Wang M, Pei Z-W, Xiong B-D et al (2019) Use of Kinesio taping in lower-extremity rehabilitation of post-stroke patients: A systematic review and meta-analysis. Complement Ther Clin Pract 35:22–32. https://doi.org/10.1016/j.ctcp.2019.01.008

Wang Y, Li X, Sun C, Xu R (2022) Effectiveness of kinesiology taping on the functions of upper limbs in patients with stroke: a meta-analysis of randomized trial. Neurol Sci 43:4145–4156. https://doi.org/10.1007/s10072-022-06010-1

Wissel J, Ward AB, Erztgaard P et al (2009) European consensus table on the use of botulinum toxin type A in adult spasticity. J Rehabil Med 41:13–25. https://doi.org/10.2340/16501977-0303

Wissel J, Manack A, Brainin M (2013) Toward an epidemiology of poststroke spasticity. Neurology 80:S13–S19. https://doi.org/10.1212/WNL.0b013e3182762448

Wissel J, Verrier M, Simpson DM et al (2015) Post-stroke spasticity: predictors of early development and considerations for therapeutic intervention. PM R 7:60–67. https://doi.org/10.1016/j.pmrj.2014.08.946

Wissel J, Ganapathy V, Ward AB et al (2016) OnabotulinumtoxinA Improves Pain in Patients With Post-Stroke Spasticity: Findings From a Randomized, Double-Blind, Placebo-Controlled Trial. J Pain Symptom Manage 52:17–26. https://doi.org/10.1016/j.jpainsymman.2016.01.007

Yun GJ, Chun MH, Park JY, Kim BR (2011) The Synergic Effects of Mirror Therapy and Neuromuscular Electrical Stimulation for Hand Function in Stroke Patients. Ann Rehabil Med 35:316–321. https://doi.org/10.5535/arm.2011.35.3.316

Elektromagnetfeldtherapie: Welchem System darf man vertrauen?

Wolf A. Kafka

30.1 Gesundheit als Funktionszustand komplex vernetzter molekularer Interaktionen

Gesundheit ist ein Zustand des körperlichen, seelischen, sozialen und somit auch des psychischen und geistigen Wohlbefindens. Gemäß der englischen Wortbedeutung „wellbeing" handelt es sich um einen über Anamnese, Laborparameter, genetisch oder anderweitig definierte Marker objektiv beschreibbaren Zustand. Er ist unter anderem gekennzeichnet durch eine altersgerechte körperliche und geistige Leistungsfähigkeit.

Physikalisch-chemisch gesehen, basiert Gesundheit auf im Organismus zeitlich und räumlich hoch selektiv und sensitiv vernetzten Regulationsprozessen. Sie regulieren unter anderem die Umsetzung der in organischen Stoffen ruhenden Energie nach von der Natur vorgegebenen Gesetzmäßigkeiten in Strukturen, Arbeit und Wärme. Der durch Signalstoffe, über Adhäsionsmoleküle und das genetische Material vermittelten Bildung und Aktivierung von Proteinen kommt hierbei eine besondere Rolle zu. Die Gesundheit reflektiert somit den momentanen Zustand einer naturgegebenen – sich mit der Evolution ständig fortentwickelnden – vornehmlich auf Lebenserhalt ausgerichteten Anpassung an innere und äußere Gegebenheiten.

Lebens-, Arbeits- und Umweltbedingungen – insbesondere falsche Ernährung, mangelnde Bewegung und sozialer Stress – können diese Regulationen jedoch überfordern und so zu häufig durch Vorboten wie Unwohlsein, Schmerz, Angst und Depression angekündigten, nachhaltigen gesundheitlichen Störungen führen.

Es ist das einheitliche Ziel therapeutischer Maßnahmen, solche Störungen möglichst umfassend und schonend zu kompensieren. Sei es der Einsatz von Medikamenten,

W. A. Kafka (✉)
Kottgeisering, Deutschland

physikalisch-therapeutischen, psychologischen oder sonstiger Maßnahmen – sie zielen alle ab auf die Unterstützung und Stärkung der Selbsterhaltungsmechanismen.

30.2 Symptomorientierte Interventionen sind problematisch

Aus naheliegenden praktischen und methodischen Gründen orientieren sich therapeutische Maßnahmen, trotz ausgereifter Diagnostik, jedoch meist an den durch solche Überlastungen induzierten Symptomen, nicht aber an deren eigentlichen Ursachen. Sie erfolgen häufig also erst innerhalb der Sequenz von möglicherweise durch zusätzliche – oft kostenintensive – Folgestörungen verdeckte und verschleppte, auch durch Multimedikation zusätzlich geförderte Krankheitsentwicklungen.

Demgegenüber von Vorteil wären also Maßnahmen, die solche Störungen möglichst ursachennah, schonend und breit gestreut bereits in deren Anfangsstadien kompensieren oder – im Sinne einer Prävention – deren Aufkommen gar nicht erst zulassen.

30.3 Das Konzept der (modernen) Elektromagnetfeldtherapie und der Begriff „elektromagnetische Wirkstoffeigenschaften"

Die Prävention gehört zu den vordergründigen Zielen der modernen Elektromagnetfeldtherapie, einer physikalischen Therapie, die durch nicht-invasive Applikation pulsierender elektromagnetischer Felder (PEMF) auf die Erhaltung der körperlichen Regulationsprozesse ausgerichtet ist. Komplementär zu jeder weiteren Art von therapeutischen Maßnahmen zielt sie ab auf eine breitest mögliche Unterstützung der diesen Selbsterhaltungsmechanismen zugrunde liegenden molekularen Interaktionen.

Um die zugrunde liegenden Mechanismen zu verstehen, müssen wir uns gedanklich auf die Ebene der in unvorstellbarer Größenordnung gleichzeitig in unserem Körper ablaufenden physikalisch-chemischen Interaktionen zwischen kleinsten Bausteinen in unserem Körper, den Elektronen, Atomen, Molekülen und Ionen, im Folgenden vereinfachend auf die molekulare Ebene begeben. Das Zustandekommen dieser Interaktionen bedarf der Zufuhr von einer für jede Art der beteiligten Bausteine speziellen Energie, der Aktivierungsenergie. Sie ist vergleichbar mit der vorbereitenden körperlichen Arbeit beim Schlittenfahrten, also der Arbeit, um die jeweiligen Schlitten zunächst auf den Berg hinauf zu befördern. Die nach einer erfolgreichen Aktivierung freiwerdende Energie (Reaktionsenergie) bleibt davon unberührt. Im Beispiel unseres Schlittens entscheidet darüber die Steilheit und Länge der Abfahrt. Die elektromagnetisch zugeführten Energiemengen übernehmen also lediglich Steuerungsfunktionen.

Im Falle molekularer Interaktionen ist die Form dieser Energie elektromagnetischer Natur (Gray und Riedel 2011). Ihre Übertragung verändert Elektronenkonfigurationen und damit die Reaktionsbereitschaft der jeweils an den Interaktionen teilnehmenden

30 Elektromagnetfeldtherapie: Welchem System darf man vertrauen?

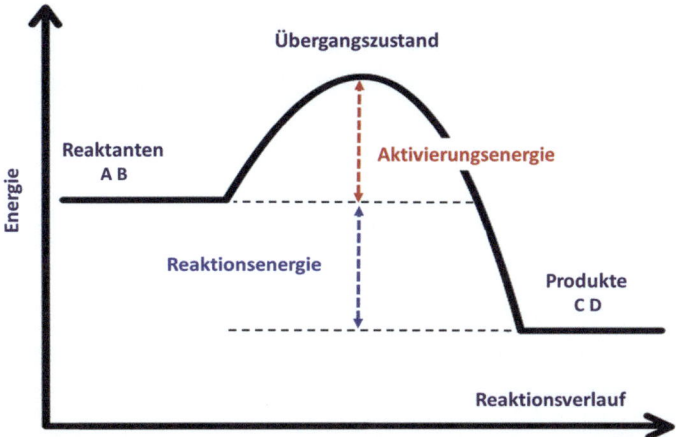

Abb. 30.1 Aktivierungsenergie und Reaktionsablauf physikalisch-chemischer Interaktionen. Jeder physikalisch-chemischen Interaktion gehen Aktivierungen voraus. Sie werden eingeleitet durch Änderungen der Elektronenkonfiguration und bedürfen der Zufuhr von elektromagnetischer Energie (Aktivierungsenergie). Die bei der Interaktion freigesetzte Energie (Reaktionsenergie) ist davon unabhängig. Die elektromagnetische Feldwirkung wirkt hier also nur steuernd

molekularen Bausteine. Je nach Art der Bauteile erfordert deren Aktivierung ein entsprechend breit angepasstes Spektrum an unterschiedlichen Energiemengen. Damit ergibt sich das so einfach wie logische biologische Wirkkonzept: Je breiter das Band der applizierten Feldenergien, umso breiter die Chancen der Anregung und damit der biologischen Wirkung. Durch die so erhöhten Reaktionswahrscheinlichkeiten könnte eine geeignete – durch ihren Zeit-Intensitäts-Verlauf gekennzeichnete – Form der elektromagnetischen Stimulation ein Zuviel oder Zuwenig an Stoffkonzentrationen ausgleichend, sogar zur Reduktion von Arzneimittelgaben beitragen (Abb. 30.1).

Sensorische Wahrnehmungen beweisen dass externe elektromagnetische Felder tatsächlich zu physiologischen Wirkungen führen: Abhängig von deren jeweiligen zeitlichen Intensitätsänderungen führen beispielsweise elektromagnetische Felder im Infrarotbereich zur Wahrnehmung von Wärme, im höherfrequenten Bereich des sichtbaren Lichts zur Farberkennung, bei noch höheren Änderungen im UV-Bereich zur Beeinflussung chemischer Bindungen (Sonnenbrand, UV-Sterilisation) und schließlich bei extrem hohen zeitlichen Veränderungen – man spricht hier von Strahlungen, in Bereichen der Röntgen-, Radioaktiv (Gamma)- und kosmischen Strahlung zur ionisierenden Zerstörung molekularer Bindungen. Grob, aber nicht allgemeingültig formuliert: Je höher deren Frequenz[1] umso effizienter, aber auch risikoreicher ist deren biologische Wirkung. Nichtsdestoweniger

---

[1] Im Bereich der Elektromagnetfeldtherapie sind Angaben lediglich zur Frequenz und Intensität unzureichend. Entsprechend der obigen physikalisch-chemischen Grundmechanismen lassen sich die angestrebten Ziele nur mit geeignet abgestimmtem Zeit-Intensitäts-Verläufen (Pulsformationen) der applizierten elektromagnetischen Felder erreichen.

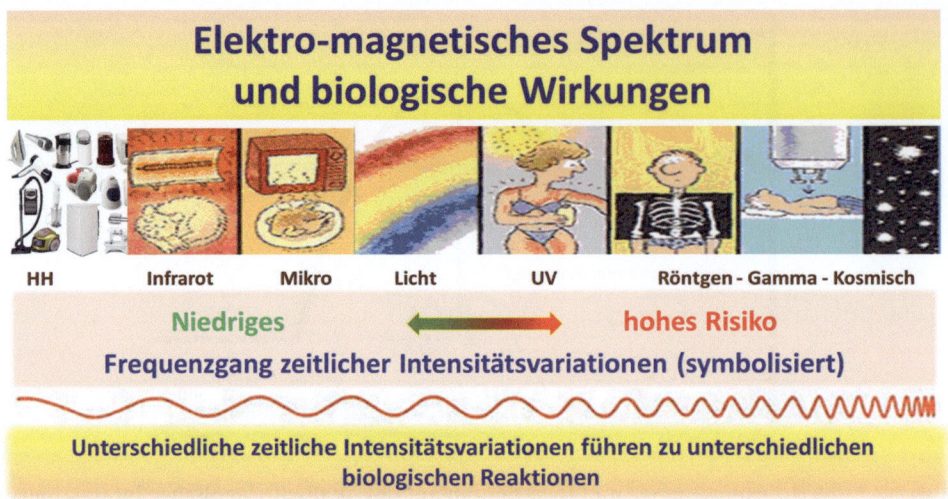

Abb. 30.2 Das Bild zeigt das elektromagnetische Spektrum und seine biologischen Wirkungen. Es illustriert verschiedene Bereiche des Spektrums, von Haushaltsgeräten (HH) über Infrarot, Mikrowellen, sichtbares Licht, UV-Strahlung bis hin zu Röntgen-, Gamma- und kosmischer Strahlung. Das Risiko einer biologischen Schädigung wird durch den grünen- roten Pfeil angedeutet. Der sinusförmige Kurvenverlauf symbolisiert die zeitlichen Intensitätsvariationen, die zu unterschiedlichen biologischen Reaktionen führen können

bewirken im schmalen Frequenzbereich des sichtbaren Lichts von 500–800 nm selbst geringste Frequenzunterschiede signifikant unterschiedliche Farbempfindungen (Abb. 30.2).

Verglichen mit der Charakterisierung von Wirkstoffeigenschaften von Arzneimitteln durch deren physikalische und chemische Eigenschaften lassen sich „elektromagnetische Wirkstoff"-Eigenschaften (Abb. 30.4), also die zeitlichen Intensitätsverläufe der jeweils applizierten elektromagnetischen Pulse, nach bekannten Formalismen zur mathematischen Simulation von Funktionsverläufen durch hinsichtlich Frequenz und Amplitude geeignet überlagerte Sinus- und Kosinus-Komponenten beschreiben (s. Handbücher der Mathematik: Fourier-Analyse). Je breiter das Spektrum, also je größer die Anzahl von Sinus- und Cos-Komponenten, umso größer die Anregungswahrscheinlichkeit von unterschiedlichen molekularen Bausteinen und damit umso breiter auch die zu erwartende biologische Wirkung (Abb. 30.5).

30.4 Statische und zeitlich veränderliche magnetische Felder

Statische Magnetfelder haben ihren Ursprung in gleichförmig bewegten Ladungen, wie z. B. in Permanentmagneten oder Gleichstrom durchflossenen Leitern. Sie äußern sich durch Kraftwirkungen auf Magnete, magnetisierbare Körper und bewegte elektrische Ladungen.

Veränderliche magnetische Felder entstehen als Folge zeitlicher Änderungen von Ladungsbewegungen und damit als Folge der von diesen Ladungen herrührenden elektrischen Feldänderungen.

Unabhängig davon induziert aber auch jede Änderung eines magnetischen Feldes ein elektrisches Feld (Gesetze von Faraday). Im gegenseitigen Wechsel entfernen sie sich als elektromagnetische Felder (oder Wellen bzw. bei sehr hohen Wechselraten als Strahlen) mit Lichtgeschwindigkeit vom Ort ihres Entstehens.

Im Gegensatz zu elektromagnetischen Feldern durchdringen permanente Magnetfelder organisches Material weitgehend ungestört – und übertragen dementsprechend nur geringe Energiemengen. Es ist bis heute noch offen, inwieweit sich die durch elektromagnetische Wechselfelder induzierten Wirkungen auf die elektrischen und/oder die magnetischen Feldanteile aufteilen lassen (Meschede 2015). So könnte die biologische Wirkung aus dem Zusammenwirken der das organisches Gewebe weitgehend ungedämpft durchdringenden – zunächst als eine Art Träger fungierenden magnetischen Komponente – und der bei ihrer zeitlichen Veränderung induzierten elektrischen Komponente zustande kommen. In diesem Sinne versteht sich auch die Definition des hier verwendeten hinsichtlich ihres Zeit-Intensitäts-Verlauf speziell geformter elektromagnetischer Pulse beruhenden Begriffs „Elektromagnetfeldtherapie".

Sie ist als Erweiterung der sich vorwiegend auf Berichte aus dem Altertum stützende – zunächst auf die vereinheitlichte Wirkung von Permanentmagneten beschränkte – volkstümlich definierte und teils auch weiterhin benannte „Magnetfeldtherapie" zu sehen.

30.5 Elektromagnetfeldtherapie: Ausführungs- und Anwendungsformen

Die ganz- oder teilkörperliche Applikation magnetischer und elektromagnetischer Felder hat sich wegen ihrer einfachen, patientenfreundlichen, nicht-invasiven und schmerzfreien, insbesondere alters- und symptomunabhängigen Anwendungsform als „(Elektro-)Magnetfeldtherapie" inzwischen einen festen Standplatz im Gesundheitswesen gesichert (Vallbona und Richards 1999). Ungeachtet der vorausgehend beschriebenen Differenzierung zwischen statischen und veränderlichen, also elektromagnetischen Feldern wird sie zur Erhaltung und Wiederherstellung von Leistungsfähigkeit, Wohlempfinden, Lebensqualität und Lebensfreude in allen Lebensabschnitten eingesetzt, sowohl in der privaten Heimanwendung, im Sport als auch in der medizinischen Pflege und klinischen Praxis (Saliev et al. 2018).

Gemeint ist hierbei die körperliche Beaufschlagung (Befeldung) mit im Zeit- und Intensitätsverlauf unveränderlichen (statischen) oder niederfrequenten, also langsam veränderlichen, elektromagnetischen Feldern (Abb. 30.3). Weil Letztere oft in gepulster Form (mit Pulswiederholungsraten im Bereich von 1 bis ca. 1000 Hz) appliziert werden, spricht man hier auch von pulsierenden elektromagnetischen Feldern („pulsed electro magnetic fields", PEMF, bzw. bezogen auf die in neueren Entwicklungen angestrebte Aktivierung von molekularen Prozessen PEMA, mit A für Aktivierung). Herkömmliche, auch heute noch in der Therapie eingesetzte Systeme arbeiten häufig mit sinus-, bogen-, sägezahn- oder trapezförmig gepulsten (magnetischen) Feldintensitäten von bis zu mehreren Millitesla und Wiederholungsraten von 0,001 bis etwa 1000 Hz. Die häufige Verwendung von

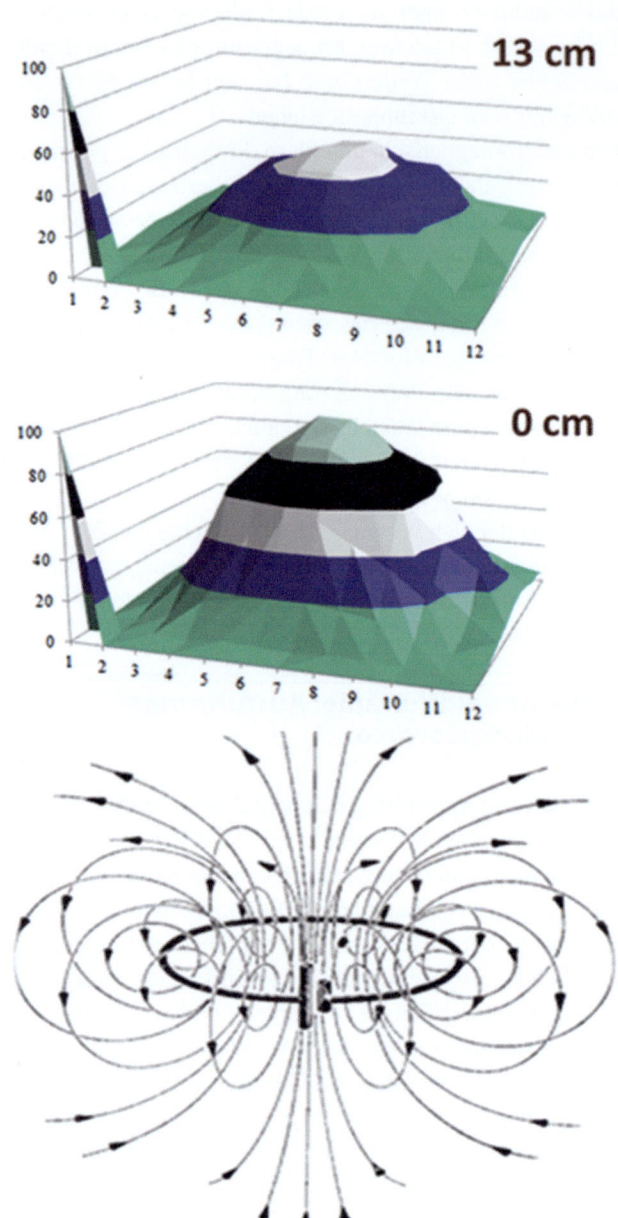

Abb. 30.3 3-D-Feldverteilung (magnetische Flussdichte) um eine ringförmige Luftspule. Die Feldintensität ist stark abhängig vom Abstand zur Spulenoberfläche, im schematischen Beispiel jeweils im senkrechten Abstand von 0 und 13 cm. Feldapplikatoren enthalten üblicherweise mehrere geeignet verdrahtete Flach-Spulen

50 oder 60 Hz sollte allerdings nicht als Hinweis für deren besondere Wirksamkeit interpretiert werden. Diese Frequenzen und Formen verdanken ihre Beliebtheit vielmehr ihrer bevorzugten Verwendung in elektrotechnischen Labors aufgrund ihrer leichten technischen Umsetzbarkeit (Markov 2007). Moderne Systeme arbeiten auf Basis elektromagnetischer Feldgleichungen („Maxwellsche Gleichungen" siehe Handbücher der Physik) mit komplex auf möglichst breitgestreute Aktivierung ausgerichteten Pulsformen (wie z.B. im System „KOUD-PEMA", Centropix Global 2021).

Je nach Hersteller kommen auch statische Felder zur Anwendung (Saliev et al. 2018). Statische Magnetfelder (Permanentmagnete) gibt es u. a. in Form von Pflastern, Einlegesohlen, Armbändern. Elektromagnetische Felder werden in wenigen Fällen über in verschiedene Applikatorformen eingearbeitete bewegte Permanentmagnete generiert. Die dabei zur Anwendung kommenden Feldstärken liegen – angepasst an die jeweils gültigen Grenzwerte (NISV, 26. BImSchV, DIN VDE 0100-710, International Commission on Non-Ionizing Radiation Protection 1998) – üblicherweise im Bereich von bis zu 1000 Mikrotesla. Zum Vergleich, das statische Erdfeld in Europa liegt ca. 50 Mikrotesla.

Je nach Zweckbestimmung kommen die Geräte entweder als Wellness-[2] oder als Medizinprodukte zum Einsatz. Der Unterschied beruht auf gesetzlicher Regelung (§ 3 Medizinprodukte-Gesetz, MPG, s. auch Abschn. 30.8 bei elektromagnetischen Befeldungen).

Elektrosmog, ein umgangssprachlicher Ausdruck für die stark umstrittenen täglichen Belastungen des Menschen und der Umwelt durch sämtliche technisch erzeugte (künstlichen) elektrische, magnetische, also auch hochfrequente und ionisierende elektromagnetische Felder, derzeit insbesondere im Mikrowellen- (speziell G5) oder Terahertz- (Personenscanner) Bereich, sind nicht Gegenstand der vorliegenden Abhandlung.

Ebenfalls nicht einbezogen wird die Stimulation mit starken Magnetfeldern, wie sie mit durchflossenen Spulen von bis zu 1500 A (~ 1 - 8 Tesla) erzeugt werden (McClintock et al. 2018). Beispielsweise führen kurzzeitige transkranielle Stimulationen mit hohen magnetischen Flussdichten (Pulsdauer 200–600 µs, bis zu 3 Tesla) über tangential am Schädel angelegte Magnetspulen zu elektrischen Potenzialänderungen und damit zur Auslösung von Aktionspotenzialen in der schädelnahen Hirnrinde.

Ungeachtet des physikalischen Hintergrunds werden die Geräte vielfach mit unterschiedlichsten Namensgebungen angeboten: Magnetfeldresonanz-, Frequenz-, Gefäß-, Quanten-, Pulsierende Signaltherapie etc.

Obwohl die nicht-invasiv genutzte magnetische bzw. elektromagnetische Behandlungsform wie jede andere medizinische Maßnahme körpereigene Erhaltungsregulationen unterstützt, wird diese der Alternativ- bzw. der Komplementärmedizin zugeordnet, einer Sammelbezeichnung für Behandlungsmethoden, die sich als alternative Ergänzung zu wissenschaftlich begründeten Methoden der (Schul-)Medizin verstehen (Köbberling 2022).

---

[2] Wellness, oft auch „well-being" lässt sich durch einen nur 5 Fragen umfassenden Fragebogen zum Wohlbefinden, dem WHO-Five Well-Being Index, definieren.

30.6 Biologische Wirkungen elektromagnetischer Felder

Die Anzahl von Publikationen zur biologischen Wirkung statischer und niederfrequent pulsierender elektromagnetischer Felder ist umfangreich und weiter stark im Wachsen. Neben den Referenzen in dieser Abhandlung sei hier auf das umfangreiche, meist Peer Reviewed[3] Material in der National Library of Medicine (https://pubmed.ncbi.nlm.nih.gov/?db=PubMed&orig_db=PubMed&term=pmf+therapy), der Internet-Informationsplattform EMF-Portal der Rheinisch-Westfälischen Technischen Hochschule Aachen und des Bundesamts für Strahlenschutz (https://www.emf-portal.org/de), (https://www.bfs.de), des Bundesinstituts für Arzneimittel und Medizinprodukte (BfArM) (https://www.dimdi.de/dynamic/de/das-dimdi/), der Cochrane Bibliothek (https://www.cochranelibrary.com/cdsr/reviews/topics) (Cochrane 2004; Cecchi 2020), aber auch auf die zahlreichen Patentanmeldungen verwiesen (https://patents.google.com/).

Hier sei aber eigens erwähnt, dass die besonders seitens der Pflege und der medizinischen Betreuung angefragten Studienergebnisse wegen der darin bestehenden Ausschlusskriterien (Alter, Gender, Krankheiten, Medikation etc.) nur in wenigen Fällen konform sind mit den individuellen Gegebenheiten. Besonders im Falle der Pflege wäre es also ratsam, entweder auf Ergebnisse validierter Befragungen zum Wohlbefinden zuzugreifen oder - zur Sammlung eigener Erfahrungen - die häufig gegebene individuelle „Nutzung auf Probe" anzustreben.

30.7 Einige Beispiele zu elektromagnetfeldtherapeutischen Anwendungen, insbesondere in der Pflege

(Angaben der National Library of Medicine.)

Eine kleine stichprobenartige Auswahl von Peer Reviewed Publikationen geben einen Hinweis auf ein breites Spektrum magnetfeldtherapeutischer Wirkungen:

- Reduktion polyneuropathologischer **Schmerzzustände als Folge von oxidativem Stress nach Chemotherapie, Knie-Osteoarthritis und Verletzungen** (Mert 2017; Gabrys 2004; Hedén und Pilla 2008; Khooshideh et al. 2017; Battisti et al. 2004; Rokyta und Fricová 2012; Ryang et al. 2014), im Widerspruch dazu Menini et al. (2016) und Beaulieu et al. (2016).

---

[3] Ein Peer Review ist ein Verfahren zur Qualitätssicherung einer wissenschaftlichen Arbeit durch unabhängige Gutachter aus dem gleichen Fachgebiet. Die Autoren der begutachteten Arbeit müssen dabei etwaige Kritik ernst nehmen und entdeckte Fehler korrigieren oder darlegen, weshalb die Kommentare der Gutachter unzutreffend sind, bevor die Studie publiziert werden kann. Nachteil, abgesehen von Fake Journals: Bei grenzüberschreitender Wissenschaftsthematik (z. B. Naturwissenschaften-Medizin) mangelt es oft an der notwendigen fachübergreifenden Kompetenz der meist medizinischen Gutachter und wegen des großen auf deren Aussagen gesetzten Vertrauens folglich mit negativen Auswirkungen für die Krankenversicherten (s. auch Abschn. 30.9).

- **Stärkung körpereigener Abwehrmechanismen** mit verbesserter Immunität und Protektion gegen chemische Stressfaktoren (Wojcik-Piotrowicz et al. 2017; Guerriero und Ricevuti 2016).
- Protektion gegen **chemische Stressfaktoren** insbesondere der Reduktion chemisch (durch das teratogene Medikament Cyclophosphamid) induzierter Missbildungen in der Ontogenese von warmblütigen Wirbeltierembryonen am Model von Hühnereiern (Jelínek et al. 2002).
- Verbesserung **orthopädischer Krankheitsbilder,** insbesondere im Rehabilitationswesen mit Reduktion lumbalgisch initiierter, chronischer Rücken- und Bewegungsschmerzen und deren Folgeerscheinungen: Schlaflosigkeit, Angst Depression (Klasen et al. 2006; Bernatzky et al. 2009a, b).
- Beschleunigte, auch diabetisch bedingte **Wund-** (Callaghan et al. 2008; Patruno et al. 2018) und **Knochenheilung, Rückenschmerzen** (Assiotis et al. 2012; Furlan et al. 2010; Krath et al. 2017; Ryaby 1998; Schmidt-Rohlfing et al. 2011; Pieber et al. 2007), dazu im Widerspruch ein Cochrane Report von Griffin et al. (2011).
- Einfluss auf die **Schlafqualität** unwahrscheinlich nach Hong et al. (2001) oder sogar störend bei Dauerbefeldung nach Bagheri Hosseinabadi et al. (2019).
- Verbesserung des **Wohlbefindens und der Lebensqualität**, insbesondere in der Pflege, der Geriatrie, der Palliativmedizin und Behandlungen von Multipler Sklerose (Bistolfi 2007; Guerriero und Ricevuti 2016).
- **Leistungssteigerung** im Spitzensport durch verzögertes Auftreten von Muskelkater, Reduktion von Erschöpfungszuständen, Bildung energiereicher Verbindungen, insbesondere von Adenosintriphosphat (ATP) und Bis-2,3-Phosphoglycerat (BPG) in humanen Erythrozyten (Spodaryk 2001, 2002, Spodaryk und Kafka 2004).
- Verbesserung der **Hämoglobin-Sauerstoff-Affinität** bei gesunden Erwachsenen (Kafka und Spodaryk 2003):
  - **Erhöhung von Zellreplikations- und Proliferationsraten und Beeinflussung der Aktivität von Proteinen** in definierten Stammzellen des humanen Knochenmarks als Ansatz zur Behandlung von Knochenleiden, z. B. Osteoporose und Frakturen (Kafka et al. 2005).
  - Bildung in Form differenzieller **(up- und down-regulierter) Genexpression von Proteinen** definierter Stammzellen humaner Knochen- und Knorpelzellen als Ansatz zur Behandlung von Knochenleiden (Walther et al. 2007).
- **Beeinflussung der Aktivität unterschiedlicher Wachstumsfaktoren:** epidermaler Wachstumsfaktor (EGF), insulinähnlicher Wachstumsfaktor 2 (IGF-2), Fibroblastenwachstumsfaktor (FGF), Nervenwachstumsfaktor (NGF), transformierender Wachstumsfaktor Beta (TGF-β) und den Knochenmorphogenese-proteinen 2 und 4 (BMP-2, BMP-4) (Ruoff 2008; Sylvester et al. 2005).
- **Reduzierte Medikation – Krebs** (Moiseeva und Kunin 2018; Vadalà et al. 2016; Ruiz-Gómez et al. 2002; Cheng et al. 2017).

- **Funktionszustand der Mikrozirkulation und verbesserte Anpassung an die von sich ändernden Stoffwechselbedürfnissen abhängige Strömung** von Blutzellen, Blutplasma und Signalstoffen in den kleinsten Blutgefäßen sowie der Aktivierung des Stoffaustauschs (Klopp 2008). Hierzu (s. auch unten) sei allerdings angemerkt, dass sich (abgesehen von methodischen Mängeln, siehe Abschnitt 30.9) diese Befunde – trotz Nutzung identischer Stimulations- und Analysesysteme – weder durch Schuhfried et al. (2005) noch durch Gschwandtner et al. (2008) bestätigen ließen.

Bezogen auf die unterschiedlichen Arten der durch die elektromagnetischen Felder induzierten Wirkungen, insbesondere die simultanen Up- und Down-Regulationen in der Genexpression, kann, trotz der obigen Einschränkungen zur Individualität der Reizparameter, im Allgemeinen davon ausgegangen werden, dass die elektromagnetischen Signale unterschiedliche molekulare Prozesse aktivieren. Selbst wenn sich einige der Befunde erst als Folge funktioneller Überlappungen von primär unterschiedlich aktivierten molekularen Mechanismen einstellen und des Weiteren noch offen ist, inwieweit sich die dabei induzierten biologischen Wirkungen tatsächlich den spektralen Komponenten der applizierten Stimulationssignale zuordnen lassen, liefern die vorliegenden Befunde eine Bestätigung dafür, dass die Breite der biologisch induzierbaren Wirkungen im Sinne des hier dargestellten Konzepts mit der spektralen Breite der Stimulationssignale einhergeht.

30.8 Relative Kontraindikationen

Die Inbetriebnahme von magnetfeldtherapeutischen Vorrichtungen, insbesondere bei deren Einstufung als Medizinprodukt, setzt sowohl einen sicheren Einsatz (z. B. die Konformität zur Gerätetechnik, CE-, GSE-, ISO-Standards, elektromagnetische Verträglichkeit, Einhaltung von Grenzwerten; International Commission on Non-Ionizing Radiation Protection 1998) als auch einen Wirksamkeitsnachweis voraus (z. B. im Rahmen einer der nachfolgend beschriebenen Studienprotokolle gemäß Richtlinie 93/42 EWG Anhang II Vollständiges Qualitätssicherheitssystem).

Ihr Einsatz unterliegt ferner bestimmten Ein- und Ausschlusskriterien. So sollten Personen mit elektronischen Implantaten (Herzschrittmacher, Cochleaimplantate, Chips etc.) nur nach fachkompetenter ärztlicher Prüfung behandelt werden.

30 Elektromagnetfeldtherapie: Welchem System darf man vertrauen?

Zur Vermeidung von Abstoßungsreaktionen nach frischen Fremdkörpertransplantationen erscheint es weiters ratsam, eine elektromagnetische Behandlung erst nach medizinisch diagnostizierter Normalisierung der immunologischen Abwehrreaktionen zu beginnen. Wärmeentwicklungen durch Induzierte Ströme in metallischen Implantaten (sie wirken als Antennen) sowie durch im Wechselfeld ausgelöste Um-Magnetisierungen sind jedoch nicht zu befürchten (Implantate bestehen aus nicht magnetisierbarem Material). Gegebenenfalls sollte aber dennoch die individuelle elektromagnetische Verträglichkeit zwischen elektronischen Implantaten und dem jeweiligen Behandlungssystem überprüft werden.

Grundsätzlich sollte die Elektromagnetfeldtherapie keinesfalls eine fachgerechte ärztliche Behandlung ersetzen. Eine ärztliche Beratung zur Magnetfeldtherapie sollte aber nur von in diesem Bereich fachübergreifend kompetenten medizinischen Fachkreisen eingeholt werden (vgl. Abb. 30.4 und Abb. 30.5).

Pharmazie:
Physikalisch-chemische Eigenschaften des **Arzneimittels**
Wirkstoff:

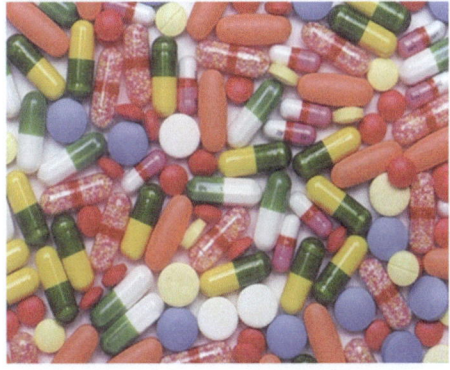

Magnetfeldtherapie:
Zeit-Intensitätsverteilung des applizierten elektro-magnetischen Feldes
„Elektro-Magnetikament", Laborjargon
Signal:

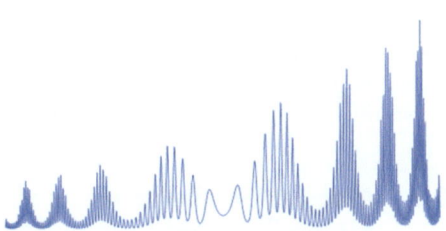

Abb. 30.4 Die Zeit-Intensitäts-Verläufe (Signalformen) elektromagnetischer Stimulationen sind ihrem Wesen nach den Wirkstoffen von Arzneimitteln gleichzusetzen. Dementsprechend lassen sich die mit unterschiedlichen Stimulationsformen induzierten biologischen Wirkungen nicht aufeinander übertragen (s. auch Abb. 30.5).

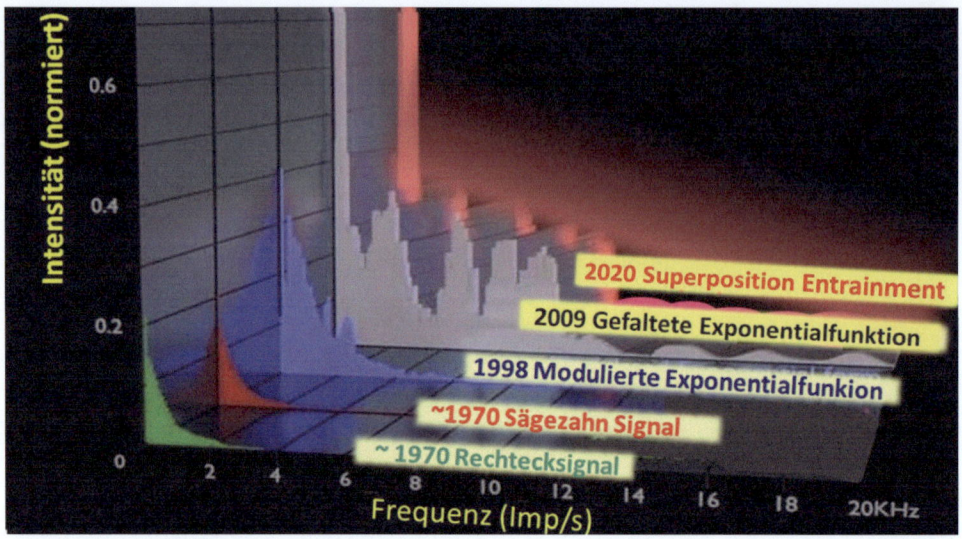

Abb. 30.5 Spektrale Zusammensetzung und Wirkbreite. Gemessen an Anzahl und Größe der in einem Stimulationssignal enthaltenden Sinus- und Kosinus-Komponenten zeigt die Fourier-Analyse die deutliche Überlegenheit der gefalteten Exponentialform (Kafka Jahreszahl 2007 bitte ersetzen durch 2011) und deren Superposition, womit, nach einer neueren Patentschrift (Centropix Global 2021) eine Anregung höherer, auch zeitgesteuerter Körperfunktionen (z. B. Entrainment) erreicht wird. Die Darstellung verdeutlicht insbesondere, dass Beschreibungen zur biologischen Wirkung elektromagnetischer Felder lediglich durch Angaben zur Frequenz und Intensität – selbst in vielen Peer Reviews zu finden – völlig unzureichend sind. Sie zeugen nicht nur von mangelnder Fachkompetenz, sondern sind möglicherweise sogar die Ursache für vielfach vorgetragene, aber eigentlich nicht vorhandene Widersprüchlichkeiten magnetfeldtherapeutischer Befunde (s. Abschn. „Das Konzept der (modernen) Elektromagnetfeldtherapie und der Begriff ‚elektromagnetische Wirkstoffeigenschaften' und „Wissenschaftliche Dokumentation").

30.9 Magnetfeldtherapie: Ja, aber welches System? Einige Entscheidungshilfen

Wegen der eingangs erwähnten systemspezifisch unterschiedlichen Stimulationseigenschaften lässt sich aus den Befunden keine allgemeine therapeutische Anwendbarkeit ableiten. Daher ist selbst bei individuell streng eingegrenzten Therapiewünschen eine gründliche und kritische Auseinandersetzung mit den jeweils zu Verfügung gestellten Unterlagen erforderlich. Bei der Komplexität des zugrunde liegenden physiologisch-physikalischen Hintergrunds und der Vielzahl der derzeit auf dem Markt erhältlichen Behandlungssysteme darf allerdings davon ausgegangen werden, dass auf diesem Gebiet nicht einschlägig bewanderte Interessenten – selbst Angehörige medizinischer Fachkreise – hierbei überfordert sein dürften.

Als eine wertfreie, neutrale Hilfe bei der Entscheidung für das eine oder andere System bietet sich die Prüfung auf Erfüllung folgender Kriterien an:

Technische Angaben: Sind die Angaben zur Gerätetechnik – insbesondere zum zeitlichen Intensitätsverlauf – beschrieben und ausreichend quantifiziert? Herkömmliche, und heute noch in der Therapie eingesetzte, Systeme arbeiten häufig mit zeitlich gepulsten sinus-, bogen-, sägezahn-, oder trapezförmig verlaufenden (magnetischen) Feldintensitäten von bis zu mehreren Millitesla und Wiederholungsraten von 0,001–1000 Hz. Die bislang häufigste Verwendung von 50 oder 60 Hz sollte allerdings nicht als Hinweis für deren besondere Wirksamkeit interpretiert werden. Diese Frequenzen und Formen verdanken ihre Beliebtheit vielmehr ihrer bevorzugten Verwendung in elektrotechnischen Labors aufgrund ihrer leichten technischen Umsetzbarkeit. Moderne Entwicklungen basieren auf der Applikation komplex zusammengesetzter Signalformen mit – gegenüber den herkömmlichen Systemen – einer um ein Vielfaches breiteren spektralen Zusammensetzung (Abb. 30.5).

Sicherheitsstandard: Sind die Sicherheitsverordnungen, wie z. B. die Konformität zur Gerätetechnik (CE-, GSE-, ISO-Standards usw.) angegeben und dokumentiert?

Wirknachweise und Werbeaussagen: Beruhen die behaupteten Wirkungen tatsächlich auf Untersuchungen mit dem ausgewählten Behandlungssystem oder, wie häufig und irreführend geäußert, auf mit völlig anderen Stimulationsformen erzielten Befunden?

Bedienungsanleitung, Hotlines: Sind die Inhalte von Bedienungsanleitungen, Anwenderhinweisen, Schulungen, Hotlines usw. wissenschaftlich belegt? Dies betrifft vornehmlich die Angaben zur Dauer, Häufigkeit und Intensitätseinstellung bei der Behandlung medizinisch eindeutig definierter Indikationen. Oft wird hier unter Vorgabe wissenschaftlich belegter Fakten auf sogenannte Erfahrungswerte Bezug genommen. Abgesehen davon, dass Erfahrungswerte grundsätzlich keiner wissenschaftlichen Überprüfung gleichzusetzen sind (s. unten), sind derartige Angaben aber auch schon deshalb untauglich und letztlich widersinnig, als den Nutzern durch Empfehlung bereits von vornherein jede andere Wahl von Einstellungen abgenommen wurde. Es ist somit keinesfalls auszuschließen, dass andere als die jeweils vorgeschlagenen Einstellungen nicht doch zu besseren Therapieergebnissen geführt hätten. – Wenn auch in solchen Fällen eher eine Entscheidung gegen dieses System zu treffen wäre, sei immerhin festgehalten, dass hier nicht die Tauglichkeit des Systems kritisiert werden sollte, sondern die Beratung durch vielfach selbsternannte, mit wissenschaftlicher Denkweise wenig vertraute und/oder vom Hersteller für die Verbreitung von Wunschvorstellungen bezahlte „Experten".

Wissenschaftliche Dokumentation: Wurden die vorgestellten Untersuchungen nach wissenschaftlichen Standards („Studien") durchgeführt, aus denen insbesondere eindeutig hervorgeht, dass die beobachteten und bewerteten Wirkungen ausschließlich auf den jeweils applizierten Reiz zurückzuführen sind? Im Einzelnen geht es hier um die Prüfung des Untersuchungsprotokolls auf möglichst verblindet und multizentrisch durchgeführte Untersuchungen an einer hinreichend großen, randomisiert auf Kontrolle, Placebo- und Verum-Gruppen verteilten Population von Probanden und der vergleichend und quantifiziert durch (im Bereich von 0,5 oder besser 0,01 liegenden) Signifikanzwerte dargestellten Resultate. Eine besondere Rolle kommt hier der genauen Beschreibung der Reizform zu. Fehlt diese, oder ist sie – wie leider bei den meisten Arbeiten – nur durch

Angaben zur Pulshäufigkeit und Intensität beschrieben, dann ist sie für eine Bewertung ungeeignet. Sogenannte **Case Reports** (Fallbeschreibungen) erfüllen – ähnlich wie die oben erwähnten Erfahrungswerte – nicht die Bedingungen wissenschaftlicher Eindeutigkeit. Sie dienen allenfalls als mögliche Arbeitshypothesen für weitere Untersuchungsplanungen.

Falls die obigen Bedingungen, insbesondere die genaue Beschreibung der elektromagnetischen Form der Stimulation erfüllt sind, kann auf eine detaillierte Prüfung von Untersuchungsparametern und Ergebnissen verzichtet werden (s. oben: Fußnote 2 zu Abschn. „Einige Beispiele zu elektromagnetfeldtherapeutischen Anwendungen"). Im Bereich der Magnetfeldtherapie erfüllen viele der selbst in **Peer Reviewed** Fachorganen publizierten Arbeiten leider nicht diese Anforderungen (s. Abb. 30.4 und 30.5).

Publikationsorte: Publikationen in der Tagespresse, im Eigenverlag erstellte Broschüren und Bücher, selbst mit ISBN-Nummer, sind zur Überprüfung der Wissenschaftlichkeit weniger bis nicht geeignet. Stehen jedoch nur derartige Publikationen zur Verfügung, sollte ersatzweise durch Intuition geprüft werden, ob die gewählten Untersuchungsmethoden die beschriebenen Wirksamkeiten überhaupt zulassen. So könnten die oben erwähnten Einflüsse auf den Funktionszustand der Mikrozirkulation (Klopp 2008) angesichts der im Mikrometerbereich durchgeführten Untersuchungen beispielsweise die Frage nach der Zuverlässigkeit der entsprechenden **„Vorher-Nachher"**-Dokumentationen insofern aufwerfen, als die beschriebene Methodik eine Wiederfindung nicht zulässt, insbesondere nicht in diesen Dimensionen. Dies gilt umso mehr, wenn, wie beschrieben, die Nachbeobachtungen erst nach mehreren Tagen oder gar Wochen erfolgten, innerhalb derer üblicherweise mit histologisch-morphologischen Veränderungen zwar zu rechnen ist, diese jedoch in den Bildern der Nachbeobachtungen nicht erkennbar sind. Schliesslich unterbinden allein schon die fehlenden zeitlichen Angaben zwischen Beginn der Befeldung und mikroskopischer Aufzeichnung jegliche Bewertungen von kausalen Zusammenhängen zwischen Befeldung und Wirkung.

Zusatzgeräte bzw. -applikationen: In den Angebotssortimenten vieler Hersteller finden sich immer häufiger Zusatzgeräte, mit deren Hilfe sich unter Beiziehung anderweitig ermittelter Referenzwerte angeblich individuell optimal abgestimmte Reizbedingungen unmittelbar „vor Ort" ermitteln lassen. Häufig handelt es hierbei etwa um in Finger- oder Ohrenklipps eingebaute Sensorsysteme, mit denen sich über die Messung von beispielsweise Widerständen oder Lichtabsorptionen gewisse physiologische Parameter (Hautfeuchte, Pulsabstand usw.) erfassen lassen. Ein derartiges Vorhaben setzt voraus, dass solche „Referenzwerte" einen wissenschaftlich abgesicherten, von der elektromagnetischen Behandlung abhängigen, insbesondere einen für die zu behandelnde Person zutreffenden gesundheitlichen Zustand reflektieren. Hinzu kommt, dass die Vor-Ort-Messwerterhebungen, anders als häufig bei Gerätedemonstrationen z. B. auf Messen oder dergleichen, unter ebensolchen standardisierten Untersuchungsbedingungen durchgeführt werden müssen. Ohne strenge Einhaltung dieser Vorgaben sind solche Aussagen grundsätzlich als wertlos und unseriös einzustufen. Offensichtlich soll damit der Interessent von einer üblicherweise sensorisch nicht wahrnehmbaren Wirkung eines applizierten elektromagnetischen Feldes überzeugt werden.

Ansonsten gelten auch oben die im Abschn. „Bedienungsanleitung" angemerkten Hinweise:

Preisverleihungen, Siegerurkunden, Patentierungen oder Zertifizierung als Medizinprodukt ersetzen keine wissenschaftlichen Wirknachweise. Siegerurkunden, Preisverleihungen, Medaillen und sonstige Auszeichnungen sind nicht selten käuflich und werden auch oft ohne Prüfung auf therapeutisch sinnvolle Verwendung verliehen. ISO-Zertifizierungen bestätigen vornehmlich die technische Erfüllung medizinischer Sicherheitsstandards. – Wie die Praxis immer wieder zeigt, dienen derartige Zertifikate vielmehr dazu um den Interessenten bzw. den potenziellen Käufer von der Wirksamkeit eines Produktes zu überzeugen. Eine Klassifizierung als Medizinprodukt darf keinesfall mit einer gegenüber einem Wellnessprodukt besseren Wirkung gleichgesetzt werden. Der Unterschied basiert lediglich auf einer rein rechtlichen Grundlage zur Wirksamkeitsbeschreibung. Im Gegensatz zur Wellenessgeräten ist diese bei Medizinprodukten wesentlich enger ausgelegt d.h. meist nur auf jeweils einen einzelnen Zielparameter wie z.B Muskelstimulation, oder Knochenheilung etc. beschränkt. Bei Wellnessgeräten dürfen keine Heilaussagen getätigt werden.

30.10 Schlussfolgerung und Ausblick

Zusammenfassend zeigt sich, dass das seitens der Hersteller vielfach proklamierte Interesse zur Förderung medizinisch wissenschaftlicher Erkenntnisse häufig nur als ein dem Marketing dienendes Argument anzusehen ist, um die zur Wirksamkeit der Produkte vorgelegten Dokumente seriöser erscheinen zu lassen.

Es bleibt zu hoffen, dass sich künftig von Herstellern und Vertreibern unabhängige wissenschaftliche Institutionen stärker als bisher auf kompetent fachübergreifender Basis mit den gesundheitlichen Wirkungen elektromagnetischer Felder befassen. Der dafür notwendige wissenschaftliche und technische Hintergrund ist gegeben (Bhavsar et al. 2020, Cecchi 2020, Kafka 2011, Panda 2019, Centropix Global 2021).

Mit diesen Vorgaben und gerade, weil die nicht-invasive Anwendung eine für den Arzt einfache und den Patienten angenehme und praktisch nebenwirkungsfreie Therapieoption darstellt, kann die moderne Elektromagnetfeldtherapie als prospektiver neuer Ansatz gelten, der effizient und kostensenkend zur Verbesserung des allgemeinen Wohlbefindens und des Gesundheitswesens beiträgt, sowohl in der privaten Heimanwendung als auch in Einrichtungen der medizinischen Praxis und Pflege.

Literatur

Assiotis A, Sachinis NP, Chalidis BE (2012) Pulsed electromagnetic fields for the treatment of tibial delayed unions and nonunions. A prospective clinical study and review of the literature. J Orthop Surg Res 7:24. Published 2012 Jun 8. https://doi.org/10.1186/1749-799X-7-24

Bagheri Hosseinabadi M, Khanjani N, Ebrahimi MH, Haji B, Abdolahfard M (2019) The effect of chronic exposure to extremely low-frequency electromagnetic fields on sleep quality, stress, depression, and anxiety. Electromagn Biol Med 38(1):96–101. https://doi.org/10.1080/15368378.2018.1545665

Battisti E, Piazza E, Rigato M et al (2004) Efficacy and safety of a musically modulated electromagnetic field (TAMMEF) in patients affected by knee osteoarthritis. Clin Exp Rheumatol 22(5):568–572

Bernatzky G, Kullich W, Aglas F, Ausserwinkler M, Likar R, Pipam W, Schwann H, Kafka W (2009a) Elektromagnetische Felder bei Patienten mit chronischen Rückenschmerzen (low-back pain): Eine doppelblinde randomisierte Duo-Center-Studie. Schweiz Z Ganzheitsmed 21(3):149–156

Bernatzky G, Kullich W, Aglas F, Ausserwinkler M, Likar R, Pipam W, Schwann H, Kafka W (2009b) Mise en oeuvre de champs électro-magnétiques chez le patient souffrant de lombalgie chronique (low-back pain): étude bicentrique randomisée en double aveugle. Z Ganzheitsmed 21(3):149–156

Bhavsar MB, Han Z, DeCoster T, Leppik L, Costa Oliveira KM, Barker JH (2020) Electrical stimulation-based bone fracture treatment, if it works so well why do not more surgeons use it? Eur J Trauma Emerg Surg 46(2):245–264. https://doi.org/10.1007/s00068-019-01127-z

Bodewein L, Schmiedchen K, Dechent D et al (2019) Systematic review on the biological effects of electric, magnetic and electromagnetic fields in the intermediate frequency range (300 Hz to 1 MHz). Environ Res 171:247–259. https://doi.org/10.1016/j.envres.2019.01.015

Beaulieu K, Beland P, Pinard M et al (2016) Effect of pulsed electromagnetic field therapy on experimental pain: A double-blind, randomized study in healthy young adults. Electromagn Biol Med 35(3):237–244. https://doi.org/10.3109/15368378.2015.1075409

Bistolfi (2007) Extremely low-frequency pulsed magnetic fields and multiple sclerosis: effects on neurotransmission alone or also on immunomodulation? Building a working hypothesis. Neuroradiol J 20(6):676–693. https://doi.org/10.1177/197140090702000612

Callaghan MJ, Chang EI, Seiser N et al (2008) Pulsed electromagnetic fields accelerate normal and diabetic wound healing by increasing endogenous FGF-2 release. Plast Reconstr Surg 121(1):130–141. https://doi.org/10.1097/01.prs.0000293761.27219.84

Cecchi F (2020) Are non-invasive brain stimulation techniques effective in the treatment of chronic pain? A Cochrane Review Summary with commentary. J Rehabil Med 52(44):jrm00039. Published 2020 Apr 14. https://doi.org/10.2340/16501977-2663

Cheng Y, Qu Z, Fu X, Jiang Q, Fei J (2017) Hydroxytyrosol contributes to cell proliferation and inhibits apoptosis in pulsed electromagnetic fields treated human umbilical vein endothelial cells in vitro. Mol Med Rep 16(6):8826–8832. https://doi.org/10.3892/mmr.2017.7701

Centropix Global (2021) EU Patent registered Patentschrift DE 10 2020 117 033 B3 2021.09.16 Deutsches Patent- und Markenamt, Aktenzeichen: https://doi.org/10.2020/117033.5

Cochrane A (2004) Effectiveness and Efficiency: Random Reflections on Health Services BMJ 2004; 328 https://doi.org/10.1136/bmj.328.7438.529 (Published 26 February 2004, Letzter Zugriff 14.03.2025

Furlan AD, Yazdi F, Tsertsvadze A et al (2010) Complementary and alternative therapies for back pain II. Evid Rep Technol Assess (Full Rep) 194:1–764

Gabrys (2004) Pulsierende Magnetfeldtherapie bei zytostatisch bedingter Polyneuropathie. Dtsch Z Onkol 36:154–156

Gray HB, Riedel H (2011) Elektronen und chemische Bindung. De Gruyter Lehrbuch. ISBN 3110035022

Griffin XL, Costa ML, Parsons N, Smith N (2011) Electromagnetic field stimulation for treating delayed union or non-union of long bone fractures in adults. Cochrane Database Syst Rev. (4):CD008471. Published 2011 Apr 13. https://doi.org/10.1002/14651858.CD008471.pub2

Gschwandtner M Al-Awami, Haumer M, Maric S, Mlekusch W, Willfort A, Ehringer H, Minar E (2008) Effect of electromagnetic fields (Bemer 3000®) on microcirculation in ulcers and adjacent skin. Department of Medical Angiology Vienna General Hospital, Medical University of Vienna, Vienna

Guerriero F, Ricevuti G (2016) Extremely low frequency electromagnetic fields stimulation modulates autoimmunity and immune responses: a possible immuno-modulatory therapeutic effect in neurodegenerative diseases. Neural Regen Res 11(12):1888–1895. https://doi.org/10.4103/1673-5374.195277

Hedén P, Pilla AA (2008) Effects of pulsed electromagnetic fields on postoperative pain: a double-blind randomized pilot study in breast augmentation patients. Aesthetic Plast Surg 32(4):660–666. https://doi.org/10.1007/s00266-008-9169-z

Hong SC, Kurokawa Y, Kabuto M, Ohtsuka R (2001) Chronic exposure to ELF magnetic fields during night sleep with electric sheet: effects on diurnal melatonin rhythms in men. Bioelectromagnetics 22(2):138–143. https://doi.org/10.1002/1521-186x(200102)22:2<138:aid-bem1017>3.0.co;2-g

International Commission on Non-Ionizing Radiation Protection (1998) Guidelines for limiting exposure to time-varying electric, magnetic, and electromagnetic fields (up to 300 GHz). Health Phys 74(4):494–522

Jelínek R, Bláha J, Jaroslav D (2002) The electromagnetic BEMER 3000 signal modifies response to teratogens. In: Kafka WA (Hrsg) 3rd Int. World Congress Bio-Electro-Magnetic Energy Regulation. Emphyspace, Bad-Windsheim, S 3

Kafka WA (2011) EUROPÄISCHE PATENTSCHRIFT Vorrichtung zur Magnetfeldtherapie EP2 050 481B1; 15.06.2011 Patentblatt 2011/24, Anmeldenummer: 07020322.9

Kafka WA, Ohloff G, Schneider D, Vareschi (1973) Olfactory discrimination of two enantiomers of 4-methyl hexanoic acid by the migratory locust and the Honeybee. J comp Physiol 87:277–284

Kafka WA, Spodaryk K (2003) Effects of extremely weak BEMER 3000 type pulsed electromagnetic fields on red blood metabolism and hemoglobin oxygen affinity. Fizoterapia 11(3):24–31

Kafka WA, Preißinger M (2002) Verbesserte Wundheilung durch gekoppelte, BEMER 3000 typisch gepulste, Elektromagnetfeld- und LED-Licht-Therapie am Beispiel vergleichender Untersuchungen an standardisierten Wunden nach Ovariektomie bei Katzen (felidae). In: Ganster E (Hrsg) Österreichische Gesellschaft der Tierärzte (ÖGT) Kleintiertage-Dermatologie 2.–3. März 2002, Salzburg Congress

Kafka WA, Schütze N, Walther M (2005) Einsatz extrem niederfrequent (BEMER typisch) gepulster schwacher elektromagnetischer Felder im Bereich der Orthopädie (Application of extreme low frequent (BEMER type) pulsed electromagnetic fields in orthopedics). Orthopädische Prax 41(1):23–25

Khooshideh M, Latifi Rostami SS, Sheikh M, Ghorbani Yekta B, Shahriari A (2017) Pulsed electromagnetic fields for postsurgical pain management in women undergoing cesarean section: a randomized, double-blind, Placebo-controlled Trial. Clin J Pain 33(2):142–147. https://doi.org/10.1097/AJP.0000000000000376

Klasen BW, Brüggert J, Hasenbring M (2006) Der Beitrag kognitiver Schmerzverarbeitung zur Depressivität bei Rückenschmerzpatienten. Eine pfadanalytische Untersuchung an Patienten aus der primärärztlichen Versorgung. Der Schmerz. Springer, Berlin/Heidelberg, S 1432–2129

Klopp R (2008) Mikrozirkulation – Im Fokus der Forschung Mediquant Verlag AG in Schlissa 19b FL Triesen ISBN 978-3-033-01464-0 (wegen möglicher Interessenskollision etc.). https://www.psiram.science/de/index.php/Bemer.

Köbberling J (2022) Der Begriff „Wissenschaft" im Zusammenhang mit Medizin. In: Wirkung ohne Wirksamkeit. Springer, Berlin, Heidelberg. https://doi.org/10.1007/978-3-662-65564-1_1. Letzter Zugriff 13.03.2025

Krath A, Klüter T, Stukenberg M et al (2017) Electromagnetic transduction therapy in non-specific low back pain: a prospective randomised controlled trial. J Orthop 14(3):410–415. Published 2017 Jun 29. https://doi.org/10.1016/j.jor.2017.06.016

Markov MS. Magnetic field therapy (2007) A review. Electromagn Biol Med 26(1):1–23. https://doi.org/10.1080/15368370600925342

McClintock SM, Reti IM, Carpenter LL et al (2018) Consensus recommendations for the clinical application of repetitive transcranial magnetic stimulation (rTMS) in the treatment of depressionConsensus recommendations for the clinical application of repetitive transcranial magnetic stimulation (rTMS) in the treatment of depression. J Clin Psychiatry 79(1):16cs10905. https://doi.org/10.4088/JCP.16cs10905

Menini M, Bevilacqua M, Setti P, Tealdo T, Pesce P, Pera P (2016) Effects of pulsed electromagnetic fields on swelling and pain after implant surgery: a double-blind, randomized study. Int J Oral Maxillofac Surg 45(3):346–353. https://doi.org/10.1016/j.ijom.2015.10.011

Mert FT (2017) Pulsed magnetic field treatment as antineuropathic pain therapy. Rev Neurosci 28(7):751–758. https://doi.org/10.1515/revneuro-2017-0003

Meschede D (2015) Gerthsen Physik. Springer Spektrum, Berlin/Heidelberg. ISBN 978-3-662-45977-5

Moiseeva NS, Kunin AA (2018) Clinical and laboratory evaluation of microstructural changes in the physical, mechanical, and chemical properties of dental filling materials under the influence of an electromagnetic field. EPMA J 9(1):47–58. Published 2018 Feb 21. https://doi.org/10.1007/s13167-018-0126-x

Panda S (2019) The peer review process: yesterday, today, and tomorrow. Indian J Dermatol Venereol Leprol 85:239–245

Patruno A, Ferrone A, Costantini E et al (2018) Extremely low-frequency electromagnetic fields accelerate wound healing modulating MMP-9 and inflammatory cytokines. Cell Prolif 51(2):e12432. https://doi.org/10.1111/cpr.12432

Pieber K, Schuhfried O, Fialka-Moser V (2007) Magnetfeldtherapie-Ergebnisse hinsichtlich evidence-based medicine [Pulsed electromagnetic fields (PEMF) – results in evidence-based medicine]. Wien Med Wochenschr 157(1–2):34–36. https://doi.org/10.1007/s10354-006-0369-3

Quittan M, Schuhfried O, Wiesinger GF, Fialka-Moser V (2000) Klinische Wirksamkeiten der Magnetfeldtherapie – eine Literaturübersicht. Acta Medica Austriaca 3:61–68

Rokyta R, Fricová J (2012) Neurostimulation methods in the treatment of chronic pain. Physiol Res 61(Suppl 2):S23–S31

Ruiz-Gómez MJ, de la Peña L, Prieto-Barcia MI, Pastor JM, Gil L, Martínez-Morillo M (2002) Influence of 1 and 25 Hz, 1.5 mT magnetic fields on antitumor drug potency in a human adenocarcinoma cell line. Bioelectromagnetics 23(8):578–585. https://doi.org/10.1002/bem.10054

Ruoff G (2008) Effekte elektromagnetischer Felder auf Expressionsmuster von Wachstumsfaktoren. Ein Review. Schweiz Z Ganzheitsmed 20(6):347–353

Ryaby JT (1998) Clinical effects of electromagnetic and electric fields on fracture healing. Clin Orthop Relat Res (355 Suppl):205–S215. https://doi.org/10.1097/00003086-199810001-00021

Ryang We S, Koog YH, Jeong KI, Wi H (2014) Effects of pulsed electromagnetic field on knee osteoarthritis: a systematic review Brown A. Double-blind under review. Nat Nanotechnol 9(11):871–872. https://doi.org/10.1038/nnano.2014.265. Rheumatology (Oxford). 2013; 52(5):815–824. https://doi.org/10.1093/rheumatology/kes063

Saliev T, Begimbetova D, Masoud AR, Matkarimov B (2018) Biological effects of non-ionizing electromagnetic fields: two sides of a coin. Prog Biophys Mol Biol 141(2019):25–36. https://doi.org/10.1016/j.pbiomolbio.2018.07.009

Schmidt-Rohlfing B, Silny J, Gavenis K, Heussen N (2011) Elektromagnetische Felder, elektrischer Strom und Knochenheilung: was ist gesichert? [Electromagnetic fields, electric current and bone healing – what is the evidence?]. Z Orthop Unfall 149(3):265–270. https://doi.org/10.1055/s-0030-1250518

Schuhfried O, Vacariu G, Rochowanski H, Serek M, Fialka-Moser V (2005) The effects of low-dosed and high-dosed low-frequency electromagnetic fields on microcirculation and skin temperature in healthy subjects. Int J Sports Med 26(10):886–890. https://doi.org/10.1055/s-2005-837451

Spodaryk K (2001) Red blood metabolism and haemoglobin oxygen affinity: effect of electromagnetic field on healthy adults. In: Kafka WA (Hrsg) 2nd Int World Congress Bio-ElectroMagnetic-Energy-Regulation. Emphyspace 2:15–19

Spodaryk K (2002) The effect of extremely weak electromagnetic field treatments upon signs and symptoms of delayed onset of muscle soreness: a placebo controlled clinical double-blind study. Med Sportiva 6:19–25

Spodaryk K, Kafka WA (2004) the influence of extremely weak pulsed electromagnetic field typed BEMER 3000 on ratings of perceived exertion at ventilatory threshold. In: Marincek C, Burger H (Hrsg) Rehabilitation Sciences in the New Millennium Challenge for Multidisciplinary Research. 8th Congress of EFRR, Ljubljana. Medimont International Proceedings, S 279–283

Sylvester PW, Shah SJ, Haynie DT, Briski KP (2005) Effects of ultra-wideband electromagnetic pulses on pre-neoplastic mammary epithelial cell proliferation. Cell Prolif 38(3):153–163. https://doi.org/10.1111/j.1365-2184.2005.00340

Vadalà M, Morales-Medina JC, Vallelunga A, Palmieri B, Laurino C, Iannitti T (2016) Mechanisms and therapeutic effectiveness of pulsed electromagnetic field therapy in oncology. Cancer Med 5(11):3128–3139. https://doi.org/10.1002/cam4.861

Vallbona C, Richards T (1999) Evolution of magnetic therapy from alternative to traditional medicine. Phys Med Rehabil Clin N Am 10(3):729–754

Walther M, Meyer F, Kafka WA, Schütze N (2007) Effects of weak, low frequency pulsed electromagnetic fields (BEMER type) on gene expression of human mesenchymal stem cells and chondrocytes: an in vitro study. Electromagnetic Biology and Medicine, Manuscript ID: 257936

Wilbacher I (2009) Pulsed Electromagnetic Energy. Für den Inhalt verantwortlich: Hauptverband der österreichischen Sozialversicherungsträger, A-1031 Wien, E-mail: ewg@hvb.sozvers.at

Wojcik-Piotrowicz K, Kaszuba-Zwoinska J, Rokita E, Nowak B, Thor P (2017) Changes in U937 cell viability induced by stress factors – possible role of calmodulin. J Physiol Pharmacol 68(4):629–636

Humor trotz(t) Schmerzen

Eine positive Bewältigungsstrategie durch die Kraft des Humors

Werner Gruber

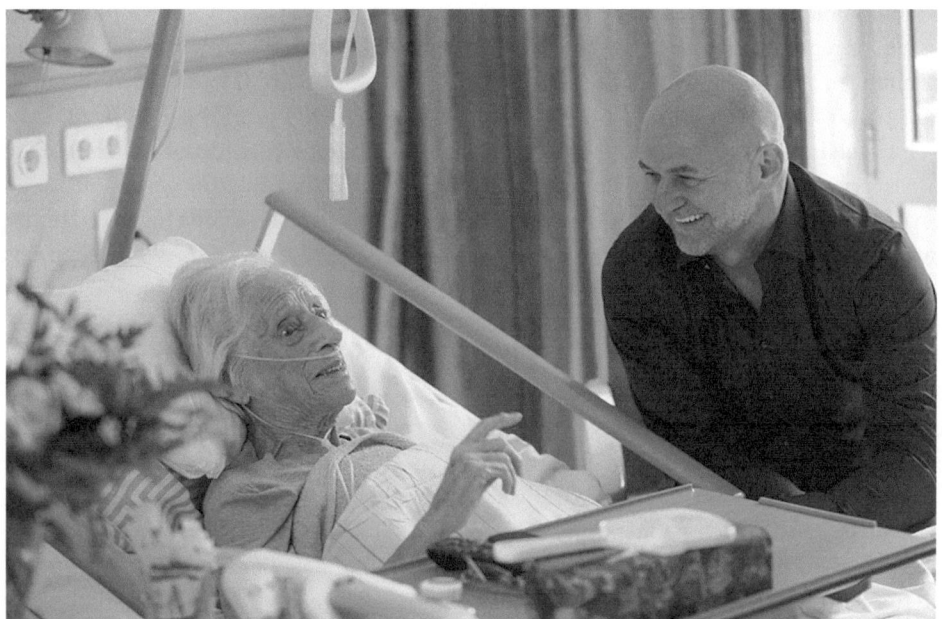

31.1 Was ist eigentlich Humor?

Wir alle wissen, dass es unterschiedliche Formen von Humor gibt. So verschieden wir Menschen sind, so differenziert ist auch unser Verständnis von Humor geprägt. Schon im frühen Kindesalter durften wir die Erfahrung machen, dass es neben dem sozial ver-

---

W. Gruber (✉)
Salzburg, Österreich

© Der/die Autor(en), exklusiv lizenziert an Springer-Verlag GmbH, DE, ein Teil von Springer Nature 2025
R. Likar et al. (Hrsg.), *Multimodale Schmerztherapie in der Pflege*,
https://doi.org/10.1007/978-3-662-68956-1_31

bindenden auch das ausgrenzende Lachen gibt, und welche Kräfte diesen Formen innewohnen. Alle wurden ausgelacht, die irgendwie anders waren als wir. Auf diese Weise fanden wir unsere Zugehörigkeit in der Gesellschaft, und das Andere, das Unbekannte, das Bedrohliche konnten wir so auf Distanz halten. Und wir genossen schon als Kinder die unbeschwerte und befreiende Art des Lachens.

Eine eigene Wissenschaft, die Gelotologie (die Lehre vom Lachen), beschäftigt sich mit den körperlichen und psychischen Aspekten des Lachens. Es ist eine der ältesten Fähigkeiten des Menschen, älter noch als das Sprechen. Jeder kann es, jeder liebt es, und wenn jemand damit beginnt, machen wir alle mit. Heiterkeit wird oft mit einem gelungenen Leben in Verbindung gebracht. Thomas Holtbernd macht 3 unterschiedliche Ebenen aus, auf denen Humor seine Wirkung ausbreitet: die emotionale, die kognitive und die kommunikative Ebene. Humor kann Hemmungen lösen und verdrängte Gefühle reaktivieren, er regt die Kreativität an und provoziert einen Perspektivenwechsel, und er kann Beziehungen festigen und ein Klima der Gleichwertigkeit fördern (Holtbernd 2002).

Lachen öffnet Türen, nimmt Ängste, erzeugt Sympathien und ermöglicht oft überraschend neue Lösungen. Das macht den Humor für uns alle so wichtig. Er ist eine Strategie, um das private und berufliche Leben erfolgreicher und glücklicher zu gestalten. Einen Sinn für Humor zu haben, bedeutet vor allem, dass man Vertrauen in den eigenen Humor gewinnt. Schließlich ist alles in uns darauf ausgelegt, glücklich zu sein. Wir können uns zwar ständig über die Unzulänglichkeiten des Alltags ärgern, wir sind aber nicht dazu verpflichtet. „Humor ist die Fähigkeit und Bereitschaft, auf bestimmte Dinge heiter und gelassen zu reagieren!" Diese oder ähnliche Definitionen des Humors werden Sie in den gängigen Nachschlagewerken finden. Man könnte aber auch sagen: „Humor ist die Kunst, sich selbst und seine Probleme nicht so wichtig zu nehmen." Egal welche Erklärung Ihnen besser zusagt, entscheidend ist, was er mit Ihnen macht.

Ich möchte Sie zu einem kleinen Selbstversuch einladen (er dauert nur wenige Minuten): Machen Sie es sich bequem und schließen Sie nun Ihre Augen (für ca. 20 s), dabei ziehen Sie ihre beiden Mundwinkel ganz nach oben und lächeln einfach in sich hinein. Wie fühlt sich das an? Was spüren Sie? Entstehen vor Ihrem inneren Auge fröhliche Bilder? Wie ist Ihre Atmung? Wahrscheinlich ergeht es Ihnen im Moment wie vielen anderen. Sie fühlen sich entspannt? Vielleicht empfinden Sie jetzt eine innere Wärme, oder Sie spüren eine leichte Heiterkeit aufkommen? Sie denken gerade an eine lustige Begegnung? Die Atmung ist tief und regelmäßig? Die meisten Menschen fühlen sich nach dieser kurzen Übung wohl und können sich diesen Zustand auch für einen längeren Zeitraum vorstellen. Und weil Sie jetzt gerade entspannt sind, lade ich Sie zu einer weiteren kleinen Übung ein: Schließen Sie bitte wieder Ihre Augen, ziehen beide Mundwinkel nach oben und lächeln Sie nochmals in sich hinein (wieder ca. 20 s). Nun versuchen Sie, dabei an etwas Unangenehmes oder Belastendes zu denken. Was fällt Ihnen auf? Es geht nicht? Ihre Mundwinkel ziehen automatisch nach unten? Sie merken einen kleinen inneren Kampf? Wer gewinnt, das Lächeln oder das Unangenehme? Oder gehören Sie zu den glücklichen Menschen, denen es gelingt, die Mundwinkel oben zu behalten und festzustellen, dass das Belastende die Schwere verliert?

Was Sie bei dieser Übung jetzt erlebt haben, dafür sind Spiegelneuronen in unserem Gehirn verantwortlich, darüber sind sich Gelotologen einig. Es handelt sich also um ganz natürliche körperliche Reflexe. Diese wenigen Sekunden der gehobenen Mundwinkel reichen schon aus, um unser sogenanntes „inneres Humornetzwerk" zu aktivieren und Lebensfreude aufkommen zu lassen. Wir fühlen uns entspannt, alles in unserem Körper ist im Fluss. Tatsächlich stammt das Wort „Humor" vom lateinischen Begriff *„umor (umoris)"*, was so viel bedeutet wie „Feuchtigkeit, im Fluss sein". Schon in der Antike unter Hippokrates wurde den 4 Grundelementen Blut, Schleim, gelbe Galle und schwarze Galle eine große Bedeutung für die Gesundheit und den Charakter beigemessen (Holtbernd 2002). Sind die Grundflüssigkeiten in einem ausgeglichenen Verhältnis, ist der Mensch gesund. Aber wehe, wenn einem ständig die Galle hochkommt. Vielleicht sind Sie mit dieser Erklärung von Humor einverstanden, wenn ich behaupte, dass Humor ein „Seeleninstallateur" ist, der aufgestaute Gefühle wieder zum „Fließen" bringt? Humor ist also viel mehr als Komödie oder Witz, Humor ist eine Lebenseinstellung. Der Begriff „Humor" ist übrigens einer der meistverwendeten in Partnerbörsen. Viele, die einen Partner suchen, wünschen sich einen „humorvollen" Menschen an ihrer Seite. Paartherapeuten bestätigen, dass gemeinsames Lachen für eine gelingende Partnerschaft enorm wichtig ist. Es „fließt" quasi positive Energie zwischen den Liebenden. Seien wir doch ehrlich, was erzählen wir unserer besten Freundin, unserem besten Freund, wenn wir gerade jemanden kennengelernt haben: „Stell dir vor, jetzt habe ich mir gerade jemanden *angelacht!*" Oder behaupten Sie lieber, dass Sie sich jemanden angeraunzt, angeernstet oder angewusst haben? Humor ist also ein fantastischer Beziehungsstifter.

Auch die Wirtschaft hat längst erkannt, dass überall dort, wo Humor ist, auch die „Kohle fließt". Fällt Ihnen spontan ein Werbespot ein? Wenn ja, wird es vermutlich einer sein, der ein Produkt mit lustigen Statements anpreist. Humor ist auch in der Werbung mittlerweile ein Erfolgsgarant geworden. Mit Humor kann man sehr gut Spannungen abbauen, persönlichen Seelenmüll entsorgen und die Gefahr des „Ausbrennens" vermindern. Humor und Lachen haben eine teamfördernde, stressmindernde und konfliktlösende Wirkung und können das physische und psychische Wohlbefinden enorm steigern. Mit einer humorvollen Haltung können wir generell mit Belastungen, Ängsten und Konflikten besser umgehen. Gegen Humor und Lachen sind Tragödien weitgehend machtlos.

Humor ist ein wichtiger Gegenpol zu tragischen Momenten. „Humor ist, wenn man trotzdem lacht!" Dieses altbekannte Sprichwort beschreibt sehr gut jene Lebenseinstellung, die viel mehr ist als nur immer gut gelaunt zu sein. Zahlreiche Forschungsergebnisse belegen eine positive Wirkung des Humors auf unsere Gesundheit und unser Wohlbefinden. Dabei geht es vor allem um eine grundlegende Einstellung, den Schwierigkeiten des Alltags mit einer heiteren Gelassenheit zu begegnen. Humor bedeutet viel mehr als immer nur lustig zu sein. Humor heißt auch, die Erinnerung an die Kraft des Lachens und die damit empfundene Lebensfreude zu wecken und wach zu halten. Daraus kann eine heilsame Distanz zu belastenden Situationen erwachsen und eine entspannte Leichtigkeit entstehen, die uns den Blick auf die positiven und wohltuenden Aspekte des Lebens lenken hilft. Insgeheim spüren wir alle unseren ureigensten Daseinsgrund, nämlich das Leben zu lieben, zu tanzen und vor allem glücklich zu sein.

31.2 Scherzen gegen Schmerzen

Dr. Madan Kataria, indischer Arzt und Gründer der Lach-Yoga-Bewegung, ist davon überzeugt, dass stressbedingte Krankheiten in der heutigen Zeit immer mehr im Vormarsch sind. Erkrankungen wie Bluthochdruck, Herzleiden, Angstzustände, Erkältungskrankheiten, Erkrankungen des Magen-Darm-Traktes, Allergien, Menstruationsbeschwerden, Migräne und sogar Krebserkrankungen würden seiner Meinung nach durch Stress verursacht. Um dem zu entkommen, flüchten sich immer mehr Menschen in Alkohol- oder Drogenkonsum (Kataria 2002). Durch die Errungenschaften der modernen Medizin haben wir es dennoch geschafft, die durchschnittliche Lebenserwartung zu steigern. Allerdings, so die Gelotologen, sinken im Gegenzug dazu immer mehr die Zufriedenheit und Lebensfreude, wir lachen immer weniger.

Die Begründerin der modernen Hospizbewegung, Cicely Saunders, hat in den 1960er-Jahren das Konzept des völligen Schmerzes oder Leids definiert, das sogenannte Total-Pain-Konzept. Inhaltlich beschreibt dieses Konzept 4 verschiedene Ebenen oder Qualitäten von Leid und Schmerz. Mit der körperlichen Dimension sind Patienten und medizinisches Fachpersonal bestens vertraut. Schwieriger wird es da schon mit der seelischen Dimension, obwohl der Psyche heute ein größerer Stellenwert zuerkannt wird. Zumindest ansatzweise teilt man das Wissen von Therapeuten und Psychiatern, dass die Seele auch körperliche Beschwerden auslösen kann. Dass Schmerz auch eine soziale Dimension haben kann, merkt man oft am Verlust einer sozialen Rolle im Verlauf einer schweren Erkrankung, also all dessen, was einen Menschen bisher gefühlt ausgemacht hat. Dazu zählen beispielsweise der Verlust der Berufstätigkeit, der Verlust der Rolle in der Familie oder die Unfähigkeit, sein soziales Leben mit Freunden aufrecht zu erhalten. Bei der spirituellen Dimension erkennen wir oft das Leid von Betroffenen am Zweifel nach Sinn (Palliare e.V. Förderverein 2023).

Was Gelotologen mit der Lach-Yoga-Bewegung verbindet, ist der gemeinsame Ansatz, mithilfe von Humor die Selbstheilungskräfte von Patienten zu stärken. Dabei ist es wichtig, die Betroffenen in ihrer Situation wahr- und ernst zu nehmen. Dass Schmerzen eine ernste Sache sind, schließt eine heitere Gelassenheit nicht aus. Humor ist in unserer Vorstellung sehr eng mit einer positiven Einstellung zum Leben verknüpft. Körperliche Schmerzen zu empfinden, bedeutet meist, in einer Zwangslage zu sein, die die Außenwelt uninteressant erscheinen lässt. Betroffene können sich oft nur mehr auf den Schmerz fokussieren. Die Gedanken kreisen permanent um das eigene Leid. In solchen Situationen kann ein Perspektivenwechsel eine wichtige Rolle spielen. Wenn es gelingt, den Blickwinkel des Leidenden zu verändern, vom Negativen zum Positiven zu lenken, vom „Was geht nicht mehr" zum „Was ist aber noch möglich" umzuformen, den spielerischen Umgang mit Realitäten zu wecken, dann wird es vielleicht möglich, den Schmerz zu schwächen und in den Hintergrund zu drängen. Humor fungiert als eine Art Rettungshubschrauber, der uns erst mal aus der Gefahrenzone bringen kann. Humor ist nicht geeignet, Schlimmes weniger schlimm zu machen. Mit seiner Hilfe können wir aber

Begleitumstände von Schmerzen erträglicher machen. Schon der Schauspieler und Schriftsteller Heinz Erhardt bemerkte einst: „Schmerzen werden erst, nachdem sie nachgelassen, angenehm".

Aus Erfahrungen der Lachforschung wissen wir heute, dass Lachen Endorphine freisetzt. Die auch als Glückshormone bezeichneten Endorphine spielen eine wichtige Rolle in der Schmerzverarbeitung und helfen dem Organismus bei der Bewältigung von physischem und psychischem Stress. Lachen löst verkrampfte Muskeln in Schultern und Nacken, fördert die Durchblutung und beugt so Herz- und Kreislaufbeschwerden vor. Es soll auch vor Schmerzen schützen, fanden Forscher der Universität Oxford nach mehreren Experimenten mit Menschen, deren Schmerzempfindlichkeit sie testeten, heraus. Demnach setzt das Lachen, vor allem in Gemeinschaft, Endorphine frei und erhöht die Reizschwelle für Schmerzempfinden (focus.de 2014). Gemeinsames Lachen trägt also dazu bei, die negativen Auswirkungen von Stress zu beseitigen und unser Immunsystem zu stärken. Aus präventivem Blickwinkel hilft es uns, eine dauerhaft gute Gesundheit zu erhalten.

Der amerikanische Journalist Norman Cousins gilt als Begründer der Gelotologie. Er litt an ankylotischer Spondylitis, einer unheilbaren Krankheit der Wirbelsäule. Enorme Schmerzen prägten seinen Alltag, und der modernen Medizin gelang es nicht, ihm zu helfen. Er experimentierte mit der heilenden Kraft des Lachens und drängte so seine Symptome zurück. Seine Schmerzen verschwanden fast völlig, und er wurde wieder gesund (Kataria 2002). In der Folge entdeckten Wissenschaftler (Mediziner, Immunologen, Psychiater, Stressforscher etc.) auf der ganzen Welt, welche Wirkung das Lachen auf verschiedene Systeme des Körpers hat. Trotz dieser nachgewiesenen Vorteile lachen die Menschen heute immer weniger. Natürlich gibt es keinen Ersatz für die moderne Medizin, denn sie kann Menschen in der Tat vor Leid, schweren Krankheitsverläufen und manchmal vor dem frühzeitigen Tod bewahren. Humor und Lachen als Ergänzung zu den medizinischen Errungenschaften unserer Zeit sollten aber langsam in unser Bewusstsein dringen, denn sie können unser Immunsystem stärken, bei der Abwehr von vielen Erkrankungen helfen und so eine Menge Kosten im Gesundheitssystem einsparen.

31.3 „Wer (bis) zuletzt lacht, …" Humor in der letzten Lebensphase

Humor und Lachen sind ebenso weit verbreitete Phänomene unseres Lebens wie Kummer und Not. Humor tritt in Zeiten des Glücks und in Zeiten der Trauer gleichermaßen auf (Vera M. Robinson 2002). Er kann ein Ventil und eine Kraftquelle in der Trauer sein, um Unerträgliches aushalten zu können. In meiner mehr als 2 Jahrzehnte langen Erfahrung in einem stationären Hospiz habe ich oft die Bestätigung erhalten, dass Tragik und Komödie sehr nahe beieinander liegen, dass das eine ohne das andere gar nicht existieren könne. Und heute weiß ich mit Bestimmtheit, dass nicht die Hoffnung, sondern der Humor zuletzt stirbt. Zu den traurigsten Situationen und Momenten benötigt es unbedingt einen Gegenpol.

Schon ein Lächeln kann bewirken, dass die Angst ihre Macht über uns verliert. Ich möchte Ihnen ein persönliches Erlebnis aus dem Hospiz erzählen, das verdeutlichen hilft, welche immense Kraft Humor in besonders belastenden Augenblicken entfalten kann:

In einer ersten Teamsitzung am Morgen wurde ich von meinen Kolleg:innen auf eine neue Patientin vorbereitet. Man sagte mir, dass es sich bei ihr um eine alleinstehende Dame handle, die wegen ihrer rasch fortschreitenden Tumorerkrankung sehr verzweifelt sei. Sie habe sich innerlich zurückgezogen und reagiere auf Kontaktversuche durch das medizinische Personal mürrisch und wirke unnahbar. Dieses Briefing durch meine Kolleg:innen war für mich nicht gerade ermutigend, zumal ich der Patientin noch einen Besuch abstatten musste, um mit ihr die Aufnahmeformalitäten für das Hospiz zu erledigen. Ich näherte mich also ihrem Zimmer, klopfte ganz vorsichtig und betrat in Erwartung auf eine schlimme Begegnung den Raum. Ich begrüßte die Patientin (leiser als sonst) und brachte mein Anliegen vor. Aber gleich darauf fügte ich hinzu: „Wenn es Ihnen gerade nicht passen sollte, kein Problem, ich komme gerne ein andermal, weil Sie laufen mir ja eh nicht dav …". Es war tatsächlich passiert, und keine Chance, die Worte wieder zurückzuholen. Nun befürchtete ich das Allerschlimmste. Aber genau in diesem Moment geschah etwas völlig Unerwartetes: Die Patientin begann schallend zu lachen und sagte plötzlich: „Wissen Sie, womit ich gerade beschäftigt war, als Sie das Zimmer betraten? Ich las gerade das Horoskop der Tageszeitung, und da stand geschrieben: ‚Sie sollten mehr für Ihre Gesundheit tun, probieren Sie es mal mit einer Kampfsportart!'". Daraufhin ballte sie ihre Fäuste, lächelte mich an und meinte: „Wollen Sie mit mir raufen?" Nach einigen kurzen Augenblicken begannen wir beide herzhaft zu lachen. Das Eis war gebrochen. Von diesem Moment an entwickelte sich zwischen der Patientin und mir ein inniges Vertrauensverhältnis, und in der Folge hatten wir einige tiefgreifende Gespräche.

Warum ich diese Geschichte erzähle? Weil ich zeigen möchte, dass Humor überall lauern kann und oft dort auftaucht, wo man ihn am wenigsten erwarten würde, und schon gar nicht in so einer außergewöhnlichen und bedrückenden Situation. Es war die Patientin, die die Gelegenheit ergriff, eine sehr unangenehme Situation mit einer humorvollen Bemerkung zu entschärfen und der Begegnung eine unerwartete Wendung zu geben, ein Perspektivenwechsel zum richtigen Zeitpunkt. Und dieses gemeinsame Lachen schuf ein Band des Vertrauens.

Walter Müller, ein bekannter Salzburger Literat, Trauerredner und Freund, meinte mal bei einer Begegnung im Hospiz: „Lachen, auch wenn es um das Sterben geht, ist tausendmal besser als Trübsal blasen!" Genau dieser Satz offenbart die wundersame Stärke von Humor in belastenden Momenten. Wir können das Sterben nicht verhindern. Ängste spielen in der letzten Lebensphase eine wesentliche Rolle. Auch diese Ängste können wir nicht vermeiden, aber wir können diesen Ängsten zumindest den Humor entgegensetzen, damit sie etwas an Macht über uns verlieren.

Im palliativen Setting braucht es immer wieder eine heilsame Distanz zu den Dingen und einen wachen Geist, der sich schnell neu orientieren kann. Diese achtsame Präsenz schafft Entschleunigung und Flexibilität und eröffnet somit den Blick auf die schönen und heilsamen Kräfte. Der bekannte bayerische Kabarettist Karl Valentin schrieb: „Jedes Ding hat drei Seiten, eine positive, eine negative und eine komische!" Diese komische Seite können wir wahrnehmen, wenn es uns gelingt, in belastenden Situationen in den Moment einzutauchen, den Geist leer zu machen, das Beurteilen zu reduzieren und zu akzeptieren, was gerade ist. Eines ist nämlich sicher, dass gewissermaßen nichts sicher ist.

Humor heißt, sich immer wieder an die unterstützende Kraft von Lachen und Freude zu erinnern, sie wertzuschätzen und einzusetzen. Daraus kann auch in schwierigen Momenten eine entspannte Leichtigkeit entstehen. Von dieser Leichtigkeit können alle Beteiligten in hohem Maße profitieren. Schwer kranke Menschen, die an Schmerzen leiden und Ängste haben, fühlen sich entlastet und getröstet. Humor erleichtert die Kommunikation mit Angehörigen und Pflegenden. Angehörige erfahren angesichts des Leids Entlastung, wenn sie mit den Patienten gemeinsam lachen können, da dies hilft, ihre Scham- und Schuldgefühle abzubauen. Für das medizinische Personal hilft das Lachen, Kraft im besonders anstrengenden Arbeitsalltag zu schöpfen (Korp 2014).

Es kann grundsätzlich sehr hilfreich sein, nicht nur die belastenden, sondern auch die positiven und kraftspendenden Ressourcen im Auge zu behalten. Schwerkranke Menschen und deren Angehörige brauchen ihren Humor nicht zu verlieren, im Gegenteil, Humor kann als Kraftquelle gerade in schwierigen Lebenssituationen entdeckt und bewahrt werden. Lachen und Humor können in dieser belastenden Zeit für psychische und körperliche Entspannung und Stärkung sorgen.

Eine besondere Rolle in der letzten Lebensphase spielt der sogenannte schwarze Humor. Diese besondere Form des Humors gibt Unaussprechlichem eine Sprache, bricht mit Tabus und hilft Betroffenen und Helfern, nicht im Leid zu versinken und die Würde zu behalten. Der schwarze Humor erfüllt im Angesicht von schwerer Krankheit und Tod eine Ventilfunktion. Er hilft, emotionale Spannungen abzubauen und Leichtigkeit entstehen zu lassen. Dort, wo Menschen schwer krank sind, wo der Tod ein großes Thema ist, dort fühlt sich der schwarze Humor zu Hause, auf onkologischen und internen Stationen, in Hospizen, auf Unfallchirurgien, in Pflegeheimen etc. Für Außenstehende ist diese Humorform oft schwer nachzuvollziehen. Ein Erlebnis im Hospiz hat mir besonders verdeutlicht, wie schwarzer Humor einen spannungsgeladenen Moment entschärfen kann:

In unsere Einrichtung kam ein Mann um die 60. Er hatte eine weit fortgeschrittene Tumorerkrankung. Allen Beteiligten war bewusst, dass er nur mehr eine sehr beschränkte Lebenserwartung hatte. Bei der Aufnahme fielen uns sofort seine langen ungepflegten Haare auf. Am nächsten Tag besuchte ich den Patienten in seinem Zimmer. Ich bemerkte sofort seine neue Frisur, einen modernen Kurzhaarschnitt. Ich stellte ihm eine besonders intelligente Frage: „Waren Sie beim Friseur?", darauf der Patient: „Nein, das war meine Frau. Sie möchte eine schöne Leich'". Mir blieb das Lachen förmlich im Hals stecken. Als dies der Patient bemerkte, prustete er lauthals los. Und das war für mich das Zeichen, dass ich entspannen konnte. In der Folge entwickelte sich ein sehr vertrauensvolles Gespräch, bei dem mir der Patient auch seine Ängste anvertraute. Vier Tage nach dieser Begegnung ist er verstorben.

Sterben ist natürlich nicht lustig. Viele Menschen haben Angst, allein gelassen zu werden, haben Angst vor Schmerzen, vor geistigem und körperlichem Verfall, vor dem Abschiednehmen. Gerade in diesen Momenten kann es für alle Betroffenen sehr hilfreich sein, die Perspektive von den belastenden Umständen auf die positiven und kraftspendenden Ressourcen zu lenken, um zumindest zeitweise für Entlastung zu sorgen.

Für das medizinische und pflegerische Personal ist der Humor ein unverzichtbares Handlungsinstrument, das helfen kann, die eigene Hilflosigkeit und das Scheitern besser annehmen zu können. H.-A. Korp meint, dass Humor für das Pflegepersonal sogar die zweitwichtigste Ressource im Pflegealltag ist, direkt nach dem Rückhalt im Team. Um den Fokus besser auf diese kräftigenden und entlastenden Augenblicke zu lenken, habe ich auf unserer Station vor einigen Jahren ein Humortagebuch eingerichtet. Ich habe begonnen, heitere Momente und lustige Aussprüche von Patient:innen, Angehörigen und Kolleg:innen aufzuschreiben. Wie oft bleiben wir doch in unseren Erinnerungen an den tragischen Momenten hängen. Das Humortagebuch hat uns geholfen, diese Perspektive ein kleines Stück zu „ver-rücken". Seither achten auch meine Kolleg:innen vermehrt auf diese fröhlichen und wohltuenden Augenblicke und befüllen fleißig unser Tagebuch, das uns schon in so manchen schwierigen Teambesprechungen ein wenig erheitern konnte. Hier einige Auszüge aus dem Humorbuch der Hospizeinrichtung:

☺ *Eine Patientin über das Sterben: „Einige tun sich ganz leicht, aber manche plagen sich dabei zu Tode!"*
☺ *Ein Patient auf die Frage „Wie geht's?": „Geradeaus."*
☺ *Ein Patient, nachdem seine Gattin eine Unterschrift von ihm wollte: „Bevor i net g'storben bin, unterschreib i gar nix!"*
☺ *Eine 85-jährige Patientin: „Ich sag ihnen ganz ehrlich, ich möchte mal nicht alt werden!"*
☺ *Die Ärztin erklärt zaghaft einem kleinen Mädchen, dass ihre Oma im Sterben liegt. Darauf das Mädchen: „Ach das macht nichts, wir haben schon so viele Fotos von der Oma!"*
☺ *Eine Patientin zur Ärztin: „Was habe ich denn eigentlich?", die Ärztin: „Sie haben Krebs!" – „Und wie lange habe ich den noch?" – „Bis an Ihr Lebensende!" – „Was, so lange kann man Krebs haben?"*
☺ *Eine Patientin nach einem kleinen Missgeschick: „Meine Blase ist schließlich auch schon 95 Jahre alt!"*

31.4 Die 5-Ü-Regel

Aufgrund meiner langjährigen Hospizarbeit kann ich versichern, dass noch nie jemand das Leben lebendig verlassen hat ☺. Wir alle haben nur dieses eine Leben zur Verfügung. Zu meinen schlimmsten Erfahrungen in meiner Arbeit zählen Situationen, in denen mir Patient:innen mitteilen: „Ach, hätte ich doch …", wenn ihnen bewusst wird, dass sie viele

Chancen auf Glück und Zufriedenheit in ihrem Leben verpasst haben. In solchen Momenten relativieren sich viele meiner Probleme und Problemchen, und es wird mir klar, dass es höchst an der Zeit ist, das Leben und vor allem mich selbst nicht allzu ernst zu nehmen, dass ich mich eiligst darauf besinnen sollte, den Dingen des Alltags wieder die komischen Seiten abzugewinnen, das Absurde zuzulassen. Aus der Humorforschung wissen wir, dass wir zumindest zufriedener sind, wenn wir regelmäßig und herzhaft lachen. Oft reicht auch schon ein kleines Lächeln, um Wohlbehagen und Selbstzufriedenheit zu erlangen. Humor ist Teil unseres Lebens, auch in Krisenzeiten und im Angesicht von Stress und Gefahr. Obwohl wir das alles wissen, wird der Humor nicht immer ernst genommen. Wir sollten dafür sorgen, dass er vermehrt als Kommunikationsmittel und Bewältigungsmechanismus genutzt wird (Abb. 31.1).

Wie also kann man den Sinn für Humor schärfen und eine humorvollere Einstellung lernen? Vera M. Robinson beschreibt 4 Phasen, die man durchlaufen sollte, um dem Humor mehr Platz im Leben einzuräumen. Zunächst ist es wichtig, das Wesen des Humors zu verstehen. (Wenn Sie bis hierher gelesen haben, tun Sie das mit ziemlicher Sicherheit schon.) In einer 2. Phase geht es darum, die positive Kraft des Humors zu akzeptieren, für Humor von anderen offen zu sein und sich damit wohlzufühlen. In einer 3. Phase vollzieht sich dann ein innerer Wandel, der Sinn für Humor wird vertieft. Man erkennt, dass Humor nicht nur für uns selbst gesund und heilsam ist, sondern auch unser privates und berufliches Umfeld davon profitiert. In der 4. und letzten Phase geht es um die praktische Umsetzung des Gelernten. Diese Phase verändert vieles im Leben zum Positiven. Wir können nun humorvolle Situationen bewusst für unsere Zwecke nutzen oder auch gezielt herbeiführen. Wir sind nun in der Lage, humorunterstützt zu intervenieren, zu kommunizieren, zu informieren und zu instruieren (Robinson 2002).

Humor ist also ein Tool für alle Lebensbereiche. Wenn Sie die heilsame und stärkende Kraft des Humors kennenlernen und für sich verwenden möchten, dann braucht es viel Mut, die persönliche Komfortzone zu verlassen. Geben Sie sich selbst die Erlaubnis, das

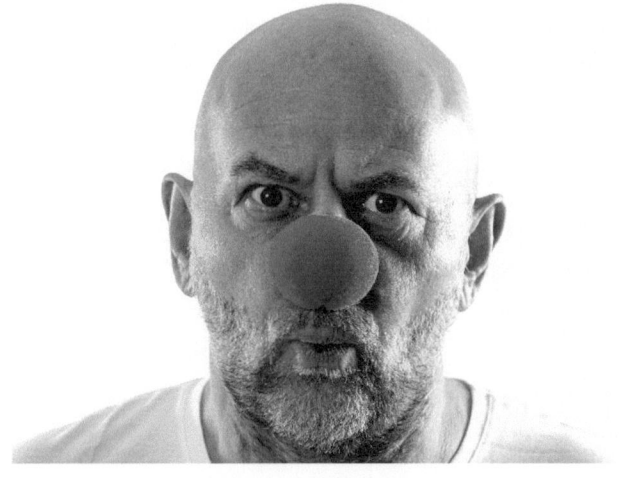

Abb. 31.1 Wir können den Humor gezielt herbeiführen. (Foto Klaus Huber)

Abb. 31.2 Seien Sie offen für das Absurde in Ihrem Umfeld. (Foto Werner Gruber)

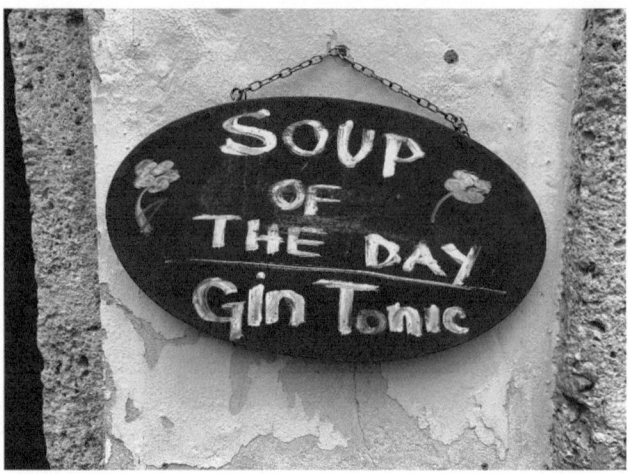

zu tun, was Ihnen gut tut, und versuchen Sie, mal nicht die Erwartungen der anderen zu erfüllen. Sie können auf Ihren Humor vertrauen. Nehmen Sie sich mal selbst nicht allzu ernst, das erledigen ohnehin die anderen. Beginnen Sie, über sich selbst zu lachen, schließlich sind wir alle nicht perfekt, und das macht uns menschlich und liebenswert. Verhalten Sie sich humorvoll, probieren Sie es in Ihrem Umfeld aus. Wenn Sie den Humor wohlwollend einsetzen, werden Sie niemanden verletzen. Das einzige Risiko, das Sie eingehen, ist, dass Sie keine Resonanz vom Gegenüber bekommen. Dann können Sie immer noch sagen: „Es tut mir leid, wissen Sie, ich habe nämlich einen Vogel!" Öffnen Sie Ihre Augen und seien Sie offen für das Absurde in Ihrem Umfeld und schätzen Sie den Humor von anderen (Abb. 31.2). Und wenn Sie ein Lächeln aussenden, dann wird es höchstwahrscheinlich erwidert.

Zählen Sie zu den Menschen, die sich durch regelmäßige körperliche Aktivitäten (Joggen, Wandern, Radfahren, Fitnessstudio etc.) fit halten, dann kennen Sie wahrscheinlich dieses Phänomen: Nach längeren Pausen, erzwungen oder freiwillig, fällt der Wiedereinstieg in die körperliche Ertüchtigung oft gar nicht so leicht. Nach zähem Wiederbeginn wird es von Mal zu Mal leichter. Dieses Phänomen lässt sich auch auf den Humor umlegen. Deswegen stelle ich Ihnen nun die 5-Ü-Regel vor: *Ü*ben, *Ü*ben, *Ü*ben, *Ü*ben und *Ü*ben! Und Sie erahnen es vielleicht schon: Durch regelmäßiges Üben wird auch Ihre humorvolle Kraft stärker, probieren Sie es aus. Ich möchte Ihnen nun zum Abschluss einige Übungen vorschlagen, die Ihren Sinn für Humor schärfen und Ihnen im besten Fall zu einem glücklicheren Leben verhelfen können. Welche Sie ausprobieren wollen und in welcher Frequenz, das liegt ganz allein bei Ihnen. Aber ich versichere Ihnen, wenn Sie die 5-Ü-Regel konstant umsetzen, wird sich Ihr Leben zum Positiven verändern.

☺ *In sich hineinlächeln*: Erinnern Sie sich noch an die Übung, die ich Ihnen ganz zu Beginn vorgeschlagen habe? Diese können Sie jederzeit machen (auch jetzt!).
☺ *Das Strahlen der Augen*: Bringen Sie Ihre Augen zum Strahlen. Setzen Sie Ihr schönstes Strahlen auf und achten Sie darauf, was Ihre Mundwinkel machen. Wenn Sie das 30 bis 60 Sekunden durchhalten, wird Ihr Gehirn Glückshormone ausschütten. Genießen Sie den Moment (Schinzilarz und Friedli 2013).
☺ *Morgenprogrammierung*: Wenn Sie morgen früh munter werden, denken Sie an zwei Dinge, auf die Sie sich an diesem Tag freuen. Sie geben dem Tag eine Chance, dass er ein guter werden kann („self fulfilling prophecy").
☺ *Der Morgenspiegel*: Wenn Sie am frühen Morgen Ihr Spiegelbild anblicken, ist das oft der einzige Moment, an dem Sie Ihr eigenes Gesicht sehen. Probieren Sie verschiedene Gesten aus, spielen Sie mit ihrer Mimik. Welches Gesicht gefällt Ihnen am besten? Setzen Sie dieses auf, wenn Sie zur Arbeit gehen. Dieses Gesicht dürfen Kolleg:innen oder Kund:innen schließlich einen ganzen Tag betrachten.
☺ *Mein Ärger in 20 Jahren*: Wenn Sie sich über irgendetwas ärgern müssen (kommt öfter vor, als man denkt), dann versuchen Sie sich vorzustellen, wie Sie in 20 Jahren an diese Situation denken. Sie werden staunen, wie schnell der Ärger verfliegt.
☺ *Die Supermarktschlange*: Kennen Sie diese Situation, wenn Sie an einem Freitagnachmittag in den Supermarkt einkaufen gehen und dann vor langen Schlangen an der Kasse stehen? Sie suchen sich die vermeintlich schnellere aus, und es ist immer die langsamere? Die Übung besteht darin, dass Sie beim nächsten Mal ganz bewusst die längere Schlange wählen und dann beobachten, welche lustigen Situationen sich vor den Kassen abspielen. Sie werden feststellen, dass Sie in diesen Momenten entschleunigen, dass das Beobachten von lustigen Alltagssituationen viel besser ist, als sich zu ärgern, und Sie werden vielleicht bemerken, dass Sie die schnellere Schlange gewählt haben.
☺ *Lächeln unter Menschenmassen*: Versuchen Sie mal, in bewegten Fußgängerzonen oder Einkaufszentren für 2 min lächelnd durch die Menschenmenge zu gehen. Auch wenn Ihnen diese Zeit lang erscheinen möge, Sie werden wunderbar heitere Momente erleben, die Ihre Stimmung sofort aufhellen.
☺ *Ein Kompliment*: Machen Sie jeden Tag einem Menschen (für Fortgeschrittene: auch fremden Menschen) ein ernst gemeintes Kompliment, frei nach dem Motto: „Wer andere glücklich macht, macht sich selbst glücklich!"

Es gibt noch unzählige weitere Übungen, Sie werden sie entdecken. Überfordern Sie sich nicht. Sie werden es nicht schaffen, 24 Stunden am Tag und 7 Tage in der Woche fröhlich zu sein. Vielleicht gelingen Ihnen heitere Momente aber immer öfter (5-Ü-Regel!). Wenn es Ihnen einmal nicht so gut geht, versuchen Sie, sich positive Erlebnisse in Erinnerung zu rufen. Die unbekümmerte Art von Kindern kann Sie auf positive Gedanken bringen, verbringen Sie Zeit mit ihnen. Treffen Sie fröhliche Menschen und lassen Sie sich von deren guter Laune anstecken. Sind um uns beschwingte und lachende Menschen, verbessert sich auch unsere eigene Stimmung. Meiden Sie emotional belastende Personen und ärgern Sie sich nicht selbst. Sind sie mal positiv und heiter gestimmt, dann schreiben Sie Ihre Gedanken in ein Gute-Laune- oder Motivationstagebuch. Dieses Büchlein kann ein treuer Gefährte auch in Krisenzeiten werden. Und nicht vergessen: Ein Lächeln, das du aussendest, kehrt zu dir zurück!

31.5 Fazit

Humor verkörpert eine Strategie, die wir definitiv kultivieren und effektiver nutzen lernen sollten. Er lässt uns überleben und schwierige Situationen meistern, er eröffnet uns überraschend neue Lösungsansätze, er sorgt für emotionale Entlastung, er hilft uns, ein gesundes und heilsames Gleichgewicht herzustellen, und er erinnert uns an unseren elementarsten Lebenssinn, nämlich glücklich zu sein. Eine stimmige Humorhaltung kann eine gekonnte Resilienz möglich machen. Und genau so eine Haltung kann erarbeitet und eingerichtet werden, sodass sie die Grundlage für eine gelungene Bewältigung des Lebens darstellt. Wenn uns das gelingt, dann können viele Krisensituationen wahrlich mit einem Lächeln bewältigt werden. Mit Humor kann man Distanz zu Problemen herstellen und oftmals einen kleinen Ausstieg aus dem Alltäglichen bieten, denn das erleichtert vieles.

„Was die Seife für den Körper, das ist das Lachen für die Seele", heißt es so schön in einem jüdischen Sprichwort. Guter Humor ist viel mehr als Witz oder Komödie, Humor ist eine Lebenseinstellung!

Literatur

Focus.de (2014). https://www.focus.de/archiv/gesundheit/30-07-2014/. Zugegriffen am 17.02.2023
Holtbernd T (2002) Der Humor-Faktor. Mit Lachen und Humor das Leben erfolgreich meistern. Junfermann, Paderborn
Kataria M (2002) Lachen ohne Grund. Eine das Leben verändernde Erfahrung. vianova, Petersberg
Korp H-A (2014) Am Ende ist nicht Schluss mit lustig. Humor angesichts von Sterben und Tod. Gütersloher Verlagshaus, Gütersloh
Palliare e.V. Förderverein (2023) zugunsten schwerstkranker Patienten der Palliativmedizin Sana Klinikum Offenbach. https://palliare.org/2015/09/14/total-pain-konzept-nach-cicely-saunders/. Zugegriffen am 17.02.2023
Robinson VM (2002) Praxishandbuch Therapeutischer Humor. Grundlagen und Anwendungen für Gesundheits- und Pflegeberufe. Verlag Hans Huber, Bern
Schinzilarz C, Friedli C (2013) Humor in Coaching, Beratung und Training. Beltz, Basel
Valentin Karl (o.J.) 11 Zitate von Karl Valentin, die dein Leben bereichern. Mit Vergnügen. München (mitvergnuegen.com)

Schmerztherapie mit Laser

Viktor Sadil

32.1 Einleitung

Obwohl Albert Einstein bereits 1917 das Prinzip der stimulierten Emission formulierte, sollte es noch 41 Jahre dauern, bis Shalow und Townes ein erstes Patent für die Beschreibung der stimulierten Emission im sichtbaren Lichtbereich erhielten. Die weitere technische Entwicklung schritt dann rascher voran, bereits 2 Jahre später wurde 1960 der erste Festkörperlaser (Rubinlaser mit Xenonblitzlampe), 1961 der erste kontinuierlich arbeitende Gaslaser (He-Neon) und der erste Festkörperlaser im Infrarotbereich (Neodym-YAG), 1962 der erste Halbleiterlaser (Gallium-Arsen) und der UV-Laser (Argon) und 1964 der CO_2-Laser entwickelt.

Da die Fototherapie, die Therapie mit Licht, eine lange Tradition hatte – bereits Hippokrates behandelte Hautkrankheiten mit Sonnenlicht –, dauerte es nicht lange, bis die neue Technik in der Medizin eingeführt wurde. 1963 wurde eine verbesserte Epithelisation von schlecht heilenden Wunden nach Laserbestrahlung beschrieben, und 1969 wurde in der ehemaligen Sowjetunion systematisch mit der Biostimulation verschiedener Gewebestrukturen durch Inyuschin begonnen, während in Europa und in den USA überwiegend die fotothermischen Effekte des Lasers in der Chirurgie, Augenheilkunde, Dermatologie und Onkologie verwendet wurden. Erst in den späten 70er-Jahren wurde hier der sogenannte Low-Level-Laser auch in verschiedenen anderen Therapiebereichen, unter anderem zur Schmerzbehandlung, eingesetzt.

V. Sadil (✉)
Gesundheitseinrichtung Bad Schallerbach, Versicherungsanstalt öffentlich Bediensteter, Eisenbahnen und Bergbau, Bad Schallerbach, Österreich
e-mail: viktor.sadil@liwest.at

Laser sind heute aus vielen Bereichen nicht mehr wegzudenken und werden zur Erzeugung extremer Hitze für Kernfusionsexperimente genauso verwendet wie zum Schweißen oder Bohren, zum Schneiden verschiedener Materialien, zur Materialprüfung, zur Entfernungsmessung, zur Übertragung von Telefongesprächen oder in CD- bzw. DVD-Laufwerken sowie in Laserdruckern.

32.2 Definition

Laser ist das Akronym für „**L**ight **A**mplification by **S**timulated **E**mission of **R**adiation" (Lichtverstärkung durch stimulierte Aussendung von Strahlung). Licht ausstrahlen können einmal die sogenannten Temperaturstrahler (Sonne, Kerze, Glühlampe), bei anderen Lichtquellen ist es die Strahlung elektrisch angeregter Atome (Neonröhren, Xenonlampen). Diese Lichtquellen strahlen das Licht in alle Raumrichtungen ab und umfassen alle Wellenlängen des optischen Bereiches (UV [ultraviolett] → IR [infrarot], Wellenlänge 100 nm–1 mm).

Zu einer **spontanen Emission** von Licht kommt es, wenn ein Atom einer Strahlung ausgesetzt wird, und ein Elektron, das sich in einer inneren Bahn befindet, auf ein höheres Energieniveau angehoben wird und damit in eine äußere Bahn wechselt. Nach einer für jedes Atom typischen Zeit fällt dieses „angeregte" Elektron wieder in den Grundzustand zurück (es kehrt zur inneren Bahn zurück), dabei wird ein Photon, ein Lichtquant, emittiert.

Zu einer **stimulierten Emission** von Licht kommt es, wenn sich mehr Atome im angeregten Zustand als im Grundzustand befinden (man nennt diesen Zustand Inversion). Um das zu erreichen, benötigt man eine sogenannte Pumpquelle, beim Festkörperlaser z. B. eine Xenon-Blitzlampe. Die durch die Blitzlampe angeregten Atome des Lasermediums (z. B. ein Rubin oder He-Neon) in einem zylinderförmigen Resonator senden beim Zurückfallen in den Grundzustand Photonen aus, einige dieser Photonen bewegen sich dabei in der Längsachse des Resonators. An den Enden des Resonators befinden sich Spiegel, die Photonen werden hin und her reflektiert, es entsteht eine stehende Welle. Ist die Intensität der Welle ausreichend hoch, verlassen einige Photonen den Resonator durch den an einem Ende teilweise lichtdurchlässigen Spiegel.

Im Gegensatz zum sichtbaren Licht (und der spontanen Emission) ist diese Strahlung **monochromatisch** (je nach Lasermedium wird eine Strahlung ganz bestimmter Wellenlänge ausgesendet, s. Tab. 32.1) und sowohl **zeitlich** als auch **räumlich kohärent** (jedes Photon befindet sich in derselben Schwingungsphase). Ein Laserstrahl weist daher nur eine **geringe Streuung** auf, lässt sich aber gut fokussieren oder auch auffächern.

Das Lasermedium kann **fest** (Rubinlaser), **gasförmig** (He-Neon-, CO_2-Laser, Excimer-Laser) oder **flüssig** (Farbstoff-Laser, Dye-Laser) sein. In der Schmerztherapie werden meistens **Halbleiter-Laser** (Dioden-Laser) verwendet, die Strahlung wird hier mithilfe elektronischer Bauteile erzeugt. Am häufigsten finden sich rote Laser (Wellenlänge z. B. 660 nm), in jüngerer Zeit kommen zunehmend auch blaue Laser zum Einsatz (Wellenlänge z. B. 405 nm). Laser können **kontinuierlich** (CW-Laser, Continuous-Wave-Laser) oder **gepulst** Strahlung aussenden.

Tab 32.1 Wellenlängen verschiedener Laser

Lasermedium	Wellenlänge (nm)
Argon-Fluorid (UV)	193
Krypton-Fluorid (UV)	248
Xenon-Chlorid (UV)	308
Stickstoff (UV)	337
Argon (blau)	488
Argon (grün)	514
Helium-Neon (grün)	543
Helium-Neon (rot)	633
Rhodamin 6G	570–650
Rubin (CrAlO3, rot)	694
Nd:YAG (nIR)	1064
CO_2 (fIR)	10.600

32.3 Biophysikalische Grundlagen

Das Wichtigste vorweg: Low-Level-Laser (LLL) und Medium-Level-Laser (MLL), wie sie für die Schmerztherapie verwendet werden, haben keine **fotothermischen Effekte**. Die Bezeichnungen LLL und MLL mit den „alten" maximalen Leistungswerten sind etwas irreführend, da es inzwischen (Flächen-)Laser gibt, die mit einer hohen Leistung bis 1000 mW arbeiten, durch verschiedene technische Vorrichtungen aber trotzdem nur Laserklasse 2 (s. unten) sind. In den letzten Jahren hat sich im englischsprachigen Raum der Ausdruck „photobiomodulation" an der Stelle von „low-level laser therapy" durchgesetzt.

Die größte Gefahr ist eine Schädigung der Netzhaut der Augen, vor allem, wenn optische Instrumente wie Linsen verwendet werden und man direkt in den Laserstrahl blickt. Demgegenüber ist diffuses Streulicht meistens ungefährlich.

Streulicht entsteht unter anderem durch **Reflexion** der Laserstrahlung an Grenzflächen verschiedener Dichte, also z. B. beim Auftreffen auf glänzende Oberflächen oder beim Bestrahlen der Haut (4–7 % bei senkrechtem, 30–50 % bei schrägem Auftreffen). Zu einer Verstärkung der Reflexion kann es bei feuchter oder fettiger Haut, bei starker Behaarung oder bei interstitiellen Ödemen kommen.

Die biologische Wirkung hängt von der Verteilung der Strahlung im Gewebe ab. Beim Eindringen der Laserstrahlung in ein dichteres Medium kommt es, neben der Reflexion, auch zu einer Ablenkung des Laserstrahls von der Einstrahlungsrichtung (**Brechung**) und zur **Streuung**.

Die Brechung wird verstärkt durch Cremes oder Gele, die auf die Haut aufgetragen werden, verringert wird sie durch Aufsetzen der Applikatorspitze auf die Haut, eventuell unter leichtem Druck. Eine Streuung erfolgt auf das 2- bis 5-Fache der Austrittsfläche, Diodenlaser haben dabei eine geringere Streuung. Folge der Streuung ist eine breitere Verteilung der Energie und Reduktion der flächenbezogenen Energie.

Die optische Eindringtiefe in die Gewebe (**Transmission**) hängt ab von der Wellenlänge, von der Leistung und vom Gewebe mit seinen optischen Barrieren (Pigmente, interstitielle Flüssigkeit). So ist z. B. die Transmission in Granulationsgewebe 2,5-mal größer als in normale Haut.

Bei einer Wellenlänge zwischen 760 und 800 nm z. B. können 65 % der eingestrahlten Energiedichte in der Oberhaut und 21 % im Unterhautfettgewebe wirksam werden. Bei 10 mW Leistung beträgt die **direkte Tiefenwirkung** 1 cm, die **indirekte Tiefenwirkung** (durch interzelluaren Energietransfer der darüberliegenden stimulierten Zellen) 5 cm. In der Schmerztherapie werden meist rote Laser mit einer Wellenlänge von 635–690 nm verwendet, neuere Entwicklungen sind blaue Laser mit einer Wellenlänge von z. B. 405 nm.

An den reaktionsfähigen Chromoproteinen der Zellen bzw. der Mitochondrien (Zytochrome, Flavoproteine, Porphyrine, Katalasen, Peroxidasen u. a.) werden die Photonen **absorbiert**, die absorbierenden Moleküle ändern ihre Konfiguration und setzen Energie frei, die den Stoffwechsel anregt.

32.4 Wirkmechanismen

Die Wirkungen der Laserstrahlung kann man einteilen in folgende Mechanismen (Bossert und Vogedes 2014; Brakutt und Günther 2017):

- **Zelluläre Wirkmechanismen**: Dazu gehören eine über die Mitochondrien ausgelöste Stimulierung des Zellstoffwechsels, eine Erhöhung der Synthese des „Brennstoffes" Adenintriphosphat (ATP) um 150–400 % und eine Stimulation verschiedener Enzyme vor allem der Atmungskette (Flavin-Dehydrogenase, Zytochrome, Zytochromoxidase). Das aktiviert den Energiestoffwechsel und sowohl die DNA- als auch die RNA-Synthese, steigert die Mitoserate, und neue Zellen werden gebildet.
- **Entzündungshemmende Wirkmechanismen**: Hier sind vor allem die Erhöhung der arteriellen Mikrozirkulation, die lokale Anreicherung von Phagozyten und damit eine Anregung der Phagozytose, die verbesserte Elimination von Gewebenekrosen, diversen Mediatoren und Mikroorganismen, die Senkung der Prostaglandinsynthese, die Verringerung der Freisetzung von freien Radikalen, die Verringerung der Mastzellendegranulation und die Steigerung der Immunglobulinsynthese zu nennen.
- **Antiödematöse Wirkmechanismen**: Sie hängen eng mit den entzündungshemmenden Wirkmechanismen zusammen. Durch die verringerte Prostaglandinsynthese wird das lokale interstitielle Ödem reduziert bzw. seine Entstehung verzögert, die Verringerung der Mastzellendegranulation und der vasoaktiven Amine normalisiert die bei Gewebetraumen erhöhte Gefäßpermeabilität, und die verbesserte Mikrozirkulation fördert die Resorption. Zusätzlich werden Wirkungen auf die kapilläre Lymphdrainage diskutiert (hier ist eine Kombination der Lasertherapie mit einer manuellen Lymphdrainage/komplexen physikalischen Entstauungstherapie denkbar).

- **Zirkulatorische Wirkmechanismen**: Durch die Bestrahlung werden lokal Neuropeptide freigesetzt (Substanz P, CGRP), die eine lokale Vasodilatation (z. B. beim Raynaud-Syndrom) unterstützen. Die Erhöhung der Mikrozirkulation ist auch Folge einer Dilatation des präkapillaren Sphinkters, und durch die Bestrahlung normalisieren sich die rheologischen Eigenschaften des Blutes, u. a. wird die Strömungsgeschwindigkeit gesteigert. Diskutiert wird auch eine Verbesserung der Sauerstoffbindungskapazität der Erythrozyten. Neben einer fibrinolytischen Wirkung werden Rekanalisierungs- und Vaskularisationsprozesse nach Gewebezerstörung aktiviert und die Lymphzirkulation verbessert.
- **Gewebereparative Wirkmechanismen**: Antiphlogistische, zirkulatorische und antiödematöse Wirkmechanismen verbessern zusammen mit einer Aktivierung des Wachstumshormons, einer Stimulierung der Fibroblasten und der Verbesserung der Phagozytose durch verstärkt einwandernde Leukozyten die Reparaturprozesse nach einer Gewebetraumatisierung.
- **Analgetische Wirkmechanismen**: Neben den entzündungshemmenden und abschwellenden Wirkmechanismen sind es eine Anhebung der Schmerzschwelle, die reflektorische Auslösung einer Muskelrelaxation und die Erhöhung der Produktion und Freisetzung von Schmerzmodulatoren (Enkephaline), die zu einer Schmerzverringerung bei Laserbestrahlung beitragen. So führt die Steigerung der ATP-Synthese zu einer Steigerung der Ionenpumpenaktivität in den Nervenfasern und zu einer Stabilisierung des Ruhemembranpotenzials dieser Zellen.

32.5 Anwendung in der Schmerztherapie

Der Laser kann einmal zur Akupunktur eingesetzt werden. Ähnlich wie bei der Nadelakupunktur kann auch mit der Laser-Akupunktur eine gestörte energetische Balance ausgeglichen werden. Zum einen ist dafür die fotoenergetische Reaktionsbasis mit Erhöhung der ATP-Reserve, gesteigertem Zellstoffwechsel und vermehrter Substratsynthese verantwortlich, zum anderen werden kutiviszerale und kutizerebrale Reaktionen in Gang gesetzt (neurophysiologische Reaktionsbasis), und auf der biochemisch-humoralen Reaktionsbasis kommt es zu erhöhter Transmitter-, Mediatoren-, Modulatoren- und Enzymaktivität.

Eines der ersten medizinischen Einsatzgebiete für den Laser war die Behandlung von großflächigen und schlecht abheilenden Wunden. Neben einer Aktivierung der Fibroblasten kommt es zu einer erhöhten Zugfestigkeit der Wundränder und zu einer Steigerung der Elastizität der Gewebeschichten. Diverse Wundabdeckungen mit Folien, Hydrogelen oder Schaumstoffen sind kein Hindernis für eine Laserbehandlung, die Hersteller haben Listen mit den Korrekturberechnungen für die natürlich längere Bestrahlungszeit.

Der klinischen Anwendbarkeit des Lasers in der Behandlung diverser Schmerzzustände sind auf der Basis der verschiedenen Wirkmechanismen unter Beachtung der biophysikalischen Grundlagen eigentlich keine Grenzen gesetzt. Neben Weichteilverletzungen und Wundbehandlungen eignen sich viele Tendopathien, Periarthropathien und Arthropathien für einen Therapieversuch mit Laser. Vor allem die eher oberflächlichen Zustände wie eine Bursitis trochanterica, die Periarthropathia humeroscapularis, die Bursitis subacromialis-deltoidea, die Epicondylitis humeroradialis und -ulnaris oder das Patellaspitzensyndrom sind mit guter empirischer Wirkung beliebte Indikationen für eine Laserbehandlung. Auch Narbenkontrakuten, z. B. nach Verbrennungen, reagieren gut auf eine Lasertherapie.

Im neurologischen Bereich können Polyneuropathien, Neuralgien, Kopfschmerzen und periphere Neuropathien mit Laser behandelt werden. Gute Ergebnisse lassen sich bei verschiedenen Gefäßerkrankungen erzielen, unter anderem beim Morbus Raynaud und beim Ulcus cruris. Im HNO-Bereich sprechen vor allem der Tinnitus, der Herpes simplex und eine Stomatitis sowie die Otitis externa, Rhinitis und Sinusitis empirisch gut auf eine Laserbehandlung an. Bei verschiedenen Hauterkrankungen ist unter Beachtung der Kontraindikationen ein Therapieversuch immer indiziert, unter anderem bei der Psoriasis, diversen Ekzemen, bei der Neurodermitis, einer Urtikaria, bei Akne, bei Herpes zoster bzw. postherpetischen Schmerzen und bei einer Hyperhidrose. Verschiedene Entzündungen wie eine Vulvovaginitis, Balanitis oder Urethritis sowie Kondylome reagieren häufig positiv auf eine Laserbestrahlung. Bei onkologischen Patienten scheint eine Laserbehandlung die für den Patienten mit Chemotherapie äußerst unangenehme Schleimhautentzündung (Mukositis, Stomatitis) zu verhindern bzw. rasch zu bessern. Aus dem geburtshilflichen Bereich reagiert eine Entzündung der Mamillen ausgezeichnet auf eine Laserbehandlung.

Die Dosierung hängt u. a. von der Indikation ab, es gibt allerdings in der Literatur oft nur wenig konkrete Hinweise auf eine „optimale" Dosierung, empirische und individuelle Behandlungsprotokolle dominieren. Dadurch sind die einzelnen Studien auch nur schwer miteinander vergleichbar.

Seit einigen Jahren wird zunehmend auch der sogenannte **Hämo-Laser** eingesetzt (Abb. 32.1).

Als wichtige Wirkungen werden hier eine Verbesserung der rheologischen Eigenschaften des Blutes und eine Verbesserung der Sauerstoffbindungskapazität der roten Blutkörperchen genannt (Kulova und Burduli 2014; Wang et al. 2016). Das macht die Hämo-Laser-Behandlung, aber nicht nur diese (Vetrici et al. 2021; Moskvin et al. 2021), ganz aktuell zur Behandlung nach einer COVID-19-Erkrankung bzw. bei Long-COVID-Patienten interessant. Gute Wirkung hat der Hämo-Laser unter anderem auch bei verschiedenen rheumatologischen Erkrankungen (z. B. bei der Sklerodermie und der juvenilen rheumatoiden Arthritis [Chiran et al. 2013, 2014]), bei der Polyneuropathie (da Silva Leal et al. 2020), bei der peripheren arteriellen Verschlusskrankheit, bei venösen Ulzera (Konchugova et al. 2020), bei COPD (de Souza et al. 2020), beim Diabetes mellitus (Kazemi Khoo und Ansari 2015) und zur Immunmodulation (Ailioaie und Litscher 2020).

Viele moderne Geräte berechnen die Bestrahlungszeit automatisch. Die Leistung (Watt) wird als Energie (Joule) pro Zeiteinheit (s) angegeben:

$$1 \text{mW} = 0{,}001 \text{J}/\text{s}.$$

32 Schmerztherapie mit Laser

Abb. 32.1 Hämo-Laser.
(© Mit freundlicher Genehmigung der Fa. Heltschl)

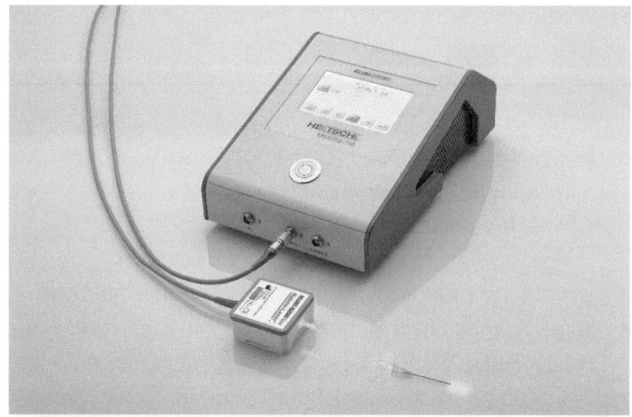

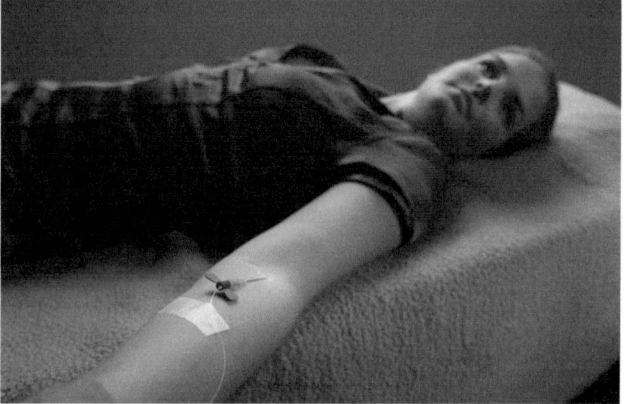

Ein Lasergerät mit 5 mW Leistung liefert 1/200 J/s, d. h., man muss das Gerät (unter der Voraussetzung, es ist ein CW-Laser) 200 s emittieren lassen, um 1 J zu erhalten.

Ein weiterer wichtiger Parameter ist die Energiedichte, angegeben in J/cm². Die Bestrahlungszeit t errechnet sich aus:

$$t = \left(\text{Energiedichte} \times cm^2\right) / \text{Leistung}$$

32.6 Nebenwirkungen und Kontraindikationen

Nebenwirkungen kommen nur selten vor (1–5 %) und sind meist nur gering ausgeprägt. Beschrieben werden:

- Erytheme,
- Schwindel, Müdigkeit (daher Nachruhe, Vorsicht im Straßenverkehr oder beim Bedienen von Maschinen),

- verstärktes Schwitzen,
- Hyperpigmentierung,
- Parästhesien,
- Gewebereizung, lokale und fortgeleitete Schmerzen,
- Netzhautschäden.

Absolute Kontraindikationen sind:

- gesteigerte Photosensibilität, z. B. Lichtdermatosen,
- akute Schübe chronischer Hauterkrankungen wie Lupus erythematodes, Ekzeme usw.,
- Hautschäden nach UV-Bestrahlung oder Radiatio,
- 3–6 Monate nach einer Chemotherapie, Behandlung mit Immunsuppressiva oder Kortison (wegen der erhöhten Photosensibilität),
- Malignome und Präkanzerosen,
- offene Fontanellen und Epiphysenfugen,
- unbehandelte Epilepsie,
- dekompensierte Herzinsuffizienz,
- akuter fieberhafter Infekt,
- Gravidität ab dem 6. Monat,
- Thrombose und Thrombophlebitis,
- Bestrahlung des Auges und des Orbitarandes.

Relative Kontraindikationen sind:

- Schrittmacherpatienten (bei Thoraxbehandlung und älteren Schrittmachermodellen),
- Kopfbehandlung bei therapeutisch eingestellter Epilepsie,
- Herzrhythmusstörungen, koronare Herzkrankheit (Thoraxbehandlung),
- Hyperthyreose (Hals- und Nackenbehandlung),
- Dysmenorrhö (Unterbauch, Lendenwirbelsäule),
- unbekannter Nävus,
- Gravidität vor dem 6. Monat (unterer Thorax, Abdomen, LWS),
- großflächige Hämatome (u. U. verstärkte Blutungsneigung),
- Erysipel, Phlegmone,
- endokrine Organe.

32.7 Evidence-Base

In den letzten Jahren wurden deutlich weniger negative Studien als früher publiziert. Das mag zum einen am Publikationsbias liegen, negative Ergebnisse werden nicht mehr publiziert. Auf der anderen Seite könnte es aber auch an einem genaueren Studiendesign liegen, häufiger als früher finden sich jetzt genaue Angaben hinsichtlich Wellenlängen, Bestrahlungsdauer, Leistung und Energiedichte.

Zahlreicher sind die systematischen Reviews und Metaanalysen geworden. Yousefi-Nooraie et al. (2008), einer der wenigen negativen Reviews, untersuchten 7 RCTs (randomisiert kontrollierte Studien) zur Laseranwendung beim subakuten und chronischen Kreuzschmerz. 3 Studien fanden eine zwar statistisch signifikante, aber klinisch nicht relevante Verbesserung der Schmerzen gegenüber der Placebobehandlung. 3 Studien zeigten, dass eine Kombination der Laserbehandlung mit einer Bewegungstherapie keine Vorteile gegenüber einer alleinigen Bewegungstherapie bringt. Rankin et al. (2017) haben in einem anderen negativen systematischen Review die Lasertherapie beim Karpaltunnelsyndrom untersucht (22 RCTs). Sie konnten keinerlei signifikanten Vorteil einer Laserbehandlung feststellen, sieht man von einer kurzfristigen Verbesserung der Griffkraft ab.

Page et al. (2014) untersuchten verschiedene Modalitäten bei der Frozen Shoulder. Eine placebokontrollierte Studie zeigte bei 16 von 20 Patienten eine Schmerzlinderung durch eine Laserbehandlung, im Gegensatz dazu war der Schmerz nur bei 2 von 20 Patienten durch die Placebobehandlung besser.

Mehrere systematische Reviews und Metaanalysen wurden von einer Arbeitsgruppe der norwegischen Universität Bergen durchgeführt. Man untersuchte dort die Wirkung einer Laserbehandlung auf den Tennisellenbogen (Bjordal et al., 18 RCTs, klinisch relevante Schmerzlinderung für 3–8 Wochen nach der Behandlung), auf Nackenschmerzen (Chow et al., 16 RCTs, bis 22 Wochen anhaltende Reduktion der Schmerzen zwischen 10,04 und 29,68 auf einer VAS), auf degenerative Veränderungen der Sehnen in der Schulter (Haslerud et al., 17 RCTs, klinisch relevante Schmerzlinderung und raschere Wiederherstellung) und bei Arthrosen des Kniegelenks (Stausholm et al. (2019), 22 RCTs, statistisch signifikante und klinisch relevante Schmerzlinderung).

Studien mit **negativem Ergebnis** bzw. mit **klinisch nicht relevantem positivem Ergebnis** stammen von:

- Meireles et al. (2010) bei der rheumatoiden Arthritis,
- Stein et al. (2018) nach koronarer Bypass-Operation,
- Fidelix et al. (2018) beim Sjögren-Syndrom,
- Choi et al. (2019) beim Tinnitus,
- Turgay et al. (2020) beim Tennisellenbogen,
- Sæbø et al. (2021) bei der distalen Radiusfraktur,
- Ferreira et al. (2021) beim Tinnitus.

Folgende Autoren haben Studien mit **positivem Ergebnis** publiziert:

- Farkhutdinov (2007) bei Asthma bronchiale (Hämo-Laser),
- Burduli und Aleksandrova (2009) bei arterieller Hypertonie (Hämo-Laser),
- Fusakul et al. (2014) beim Karpaltunnelsyndrom,
- Kheshie et al. (2014) bei Kniegelenkarthrosen,

- Konstantinovic et al. (2014) bei radikulären Nackenschmerzen,
- Kulova und Burduli (2014) bei der rheumatoiden Arthritis (Hämo-Laser),
- Alayat et al. (2017) beim chronischen Nackenschmerz,
- Alfredo et al. (2020) bei subakromialen Impingement,
- Ismaylov et al. (2020) bei der dilatativen Kardiomyopathie (Hämo-Laser),
- Khaleel Ahmed et al. (2020) bei Aphthen,
- Abdelbasset et al. (2020) bei unspezifischen chronischen Kreuzschmerzen,
- Cronshaw et al. (2020) bei chemotherapieinduzierter oraler Mukositis,
- Vetrici et al. (2021) bei COVID-19.

32.8 Laserklassifizierung und Sicherheitsvorschriften

Die Laser werden im Continuous-Wave-Betrieb nach ihrer potenziellen biologischen Schädlichkeit bei unsachgemäßer Anwendung (Augen!) in verschiedene Klassen eingeteilt:

- Klasse 1: < 1 mW Leistung, bei bestimmungsgemäßem Betrieb keine Gefährdung, Laserquelle „eigensicher" (z. B. CD-Player durch Schutzgehäuse bzw. geringe Leistung); keine Kennzeichnungspflicht, Hinweis in der Betriebsanleitung des Gerätes.
- Klasse 2 (nur für sichtbare Laser mit einer Wellenlänge von 400–700 nm): maximal 2,5 mW/cm^2, entspricht 1 mW Leistung („Grenzwert der zugänglichen Strahlung" GZS) bei 7 mm Pupillendurchmesser (z. B. Laser-Pointer), Expositionszeit < 250 ms (Schutz durch reflektorischen Lidschluss); durch verschiedene technische Vorrichtungen können auch Laser höherer Leistung (1000 mW) der Klasse 2 unterliegen.
- Klasse 1M & 2M (M für „Magnifying"): Wie Laserklasse 1 bzw. 2, optische Instrumente (Lupen, Ferngläser) zur Betrachtung des Strahls dürfen nicht verwendet werden; Laserquelle nicht „eigensicher" (z. B. Scanner an der Supermarktkasse). Keine Gefährdung der Augen, solange der Strahlungsquerschnitt nicht durch optische Vorrichtungen (Linsen) verkleinert wird.
- Klasse 3R: Laser bis 5 mW und aufgeweitetem Strahl, nicht mehr als 2,5 mW/cm^2 können in die Pupille eintreten. Verwendung nur durch im Gebrauch unterwiesene Personen.
- Klasse 3B: Leistungsbegrenzung bei kontinuierlichen Lasern (CW) und Infrarot-Lasern 500 mW; gepulste Laser: Leistungsbegrenzung abhängig von der Impulslänge. Das Auge ist gefährdet, potenzielle Gefährdung der Haut, Streulicht ist meist ungefährlich;
- Klasse 4: Alle anderen Laser. Bei jeder Exposition der Augen oder der Haut ist mit Schädigungen zu rechnen, auch Streustrahlung ist gefährlich, und es besteht Brandgefahr.

Für das Betreiben von Lasergeräten gibt es zahlreiche Vorschriften und Sicherheitshinweise.

Bei Inbetriebnahme eines Lasers der Klasse 3B, 3R oder 4 muss ein Laserschutzbeauftragter (LSB) ernannt werden, der eine Teilnahme an einem anerkannten Laserschutzkurs (ÖNorm 1960825-8, ÖNorm S 1100-1, IEC TR 60825-14) (Deutschland: DIN EN 60825-1:2015, Schweiz: SN EN 60825-1:2014) nachweisen muss. Solche Kurse bieten sowohl die AUVA als auch die Firmen, die entsprechende Lasergeräte vertreiben, an.

Zu den Aufgaben eines LSB gehören unter anderem:

- Abgrenzung und Kennzeichnung des Laserbereichs,
- Gefahrenanalyse und Festlegung der Schutzmaßnahmen,
- Schulung des mit dem Laser arbeitenden Personals (1 × jährlich),
- Verwahrung des Schlüssels zur Inbetriebnahme des Lasergerätes,
- Sicherstellung der Verwendung geeigneter Schutzbrillen für Therapeuten und Patienten.

Auf der Webseite der AUVA (http://www.auva.at) finden sich zahlreiche allgemeine Hinweise über den Gebrauch von und den Umgang mit Lasern, unter anderem auch die Broschüre M 140 Sicherheit kompakt „Lasersicherheit in der Medizin" (https://www.auva.at/cdscontent/load?contentid=10008.544591&version=1602074911) oder das Merkblatt M 080 Sicherheit kompakt „Grundlagen der Lasersicherheit".

32.9 Klinische Beispiele

Fall 1: Die 78-jährige Patientin hatte nach einer Kreissägenverletzung der rechten Hand Schmerzen sowie Dysästhesien im 4. und 5. Finger. Außerdem war der 5. Finger stark geschwollen. Sie wurde im Laufe von 2,5 Wochen insgesamt 8 × bestrahlt (Behandlungsfläche 5 × 15 cm, 2 J/cm^2) und war nach der Behandlungsserie bis auf geringe Restdysästhesien beschwerdefrei (Abb. 32.2).

Fall 2: Die 51-jährige Patientin erlitt eine Luxation des Interphalangealgelenks der rechten Hand und entwickelte im Anschluss daran ein CRPS I (komplexes regionales Schmerzsyndrom >Typ I) mit Schmerzen, bläulich-livider Verfärbung und Schwellung der rechten Hand, vermehrter Schweißneigung, Überwärmung und verstärktem Haarwachstum. Nach 12 × Laserbehandlung (6 × 5 cm, 15 min, 2 J/cm^2) in 3 Wochen war sie schmerzfrei, die Hand abgeschwollen und der Fingerkuppen-Hohlhand-Abstand von 8 cm auf 2 cm verbessert.

Abb. 32.2 Fall 1: Oben vor, unten nach 8 Laserbehandlungen

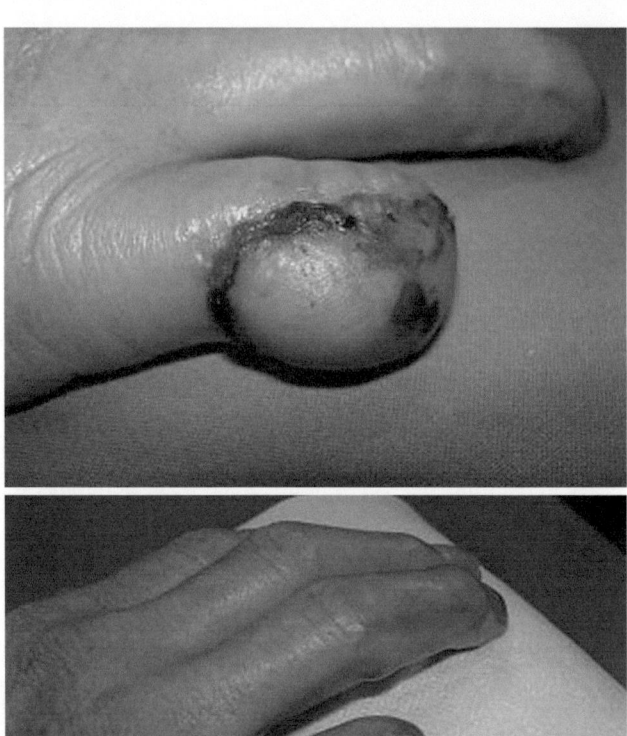

Literatur

Abdelbasset WK et al (2020) A randomized comparative study between high-intensity and low-level laser therapy in the treatment of chronic nonspecific low back pain. Evid Based Complement Alternat Med 28(2020):1350281. https://doi.org/10.1155/2020/1350281. PMID: 33178306

Ailioaie LM, Litscher G (2020) Curcumin and photobiomodulation in chronic viral hepatitis and hepatocellular carcinoma. Int J Mol Sci 21(19):7150

Alayat MS, Elsoudany AM, Ali ME (2017) Efficacy of multiwave locked system laser on pain and function with chronic neck pain: a randomized placebo-controlled trial. Photomed Laser Surg 35(8):450–455

Alfredo PP et al (2020) Efficacy of low-level laser therapy combined with exercise for subacromial impingement syndrome: a randomized controlled trial. Clin Rehabil. https://doi.org/10.1177/0269215520980984. Epub ahead of print. PMID: 33307783

Bjordal JM et al (2008) A systematic review with procedural assessments and meta-analysis of low-level laser therapy in lateral elbow tendinopathy (tennis elbow). BMC Musculoskelet Disord 29(9):75

Bossert FP, Vogedes K (2014) Elektrotherapie, Licht- und Strahlentherapie – Grundlagen für Physiotherapeuten und Masseure, 3. Aufl. Elsevier, München.

Brakutt A, Günther P (2017) Elektro-, Ultraschall-, Licht- und Strahlentherapie. In: Kolster BC, Gesing V, Heller A, Winkelmann C (Hrsg) Handbuch Physiotherapie – Umfassend, aktuell, evidenzbasiert, praxisnah, 1. Aufl. KVM, Berlin.

Burduli NM, Aleksandrova OM (2009) Effect of intravenous laser blood irradiation on endothelial dysfunction in patients with hypertensive disease. Klein Med (Mosk) 87(6):22–25

Chiran DA et al (2013) Intravenous laser blood irradiation increases efficacy of etanercept in selected subtypes of juvenile idiopathic arthritis: an innovative clinical research approach. Evid Based Complement Alternat Med 2013:168134. https://doi.org/10.1155/2013/168134. Epub 2013 Aug 7. PMID: 23990845

Chiran DA et al (2014) Intravenous laser blood irradiation and tocilizumab in a patient with juvenile arthritis. Case Rep Med 2014:923496. https://doi.org/10.1155/2014/923496. Epub 2014 Mar 4. PMID: 24715926

Choi JE et al (2019) A preliminary study on the efficacy and safety of low level laser therapy in the management of cochlear tinnitus: a single blind randomized clinical trial. Int Tinnitus J 23(1):52–57

Chow RT et al (2009) Efficacy of low-level laser therapy in the management of neck pain: a systematic review and meta-analysis of randomised placebo or active-treatment controlled trials. Lancet 374(9705):1897–1908

Cronshaw M et al (2020) Photobiomodulation and oral mucositis: a systematic review. Dent J 8(3):87–105

Farkhutdinov UR (2007) Intravascular laser irradiation of blood in the treatment of patients with bronchial asthma. Ter Arkh 79(3):44–8

Farkhutdinov UR (2021) Intravascular laser irradiation of blood in the treatment of patients with bronchial asthma. Ter Arkh 79(3):44–48

Ferreira MC et al (2021) Effects of low-level laser therapy as a therapeutic strategy for patients with tinnitus: a systematic review. J Speech Lang Hear Res 64(1):279–298. https://doi.org/10.1044/2020_JSLHR-20-00066. Epub 2020 Dec 29. PMID: 33375822

Fidelix T et al (2018) Low-level laser therapy for xerostomia in primary Sjögren´s syndrome: a randomized trial. Clin Rheumatol 37(3):729–736

Fusakul Y et al (2014) Low-level laser therapy with a wrist splint to treat carpal tunnel syndrome: a double-blinded randomized controlled trial. Lasers Med Sci 29(3):1279–1287

Ismaylov IS et al (2020) The combined use of kinesio- and laser therapy in the regional hemodynamic disorders correction in dilated cardiomyopathy. Vopr Kurortol Fizioter Lech Fiz Kult. 97(5):13–21

Haslerud S et al (2015) The efficacy of low-level laser therapy for shoulder tendinopathy: a systematic review and meta-analysis of randomized controlled trials. Physiother Res Int 20(2):108–125

Kazemi Khoo N, Ansari F (2015) Blue or red: which intravascular laser light has more effects in diabetic patients? Lasers Med Sci 30(1):363–366

Khaleel Ahmed M et al (2020) Low-level laser therapy and topical medications for treating aphthous ulcers: a systematic review. J Multidiscip Healthc 18(13):1595–1605

Kheshie AR, Alayat MS, Ali MM (2014) High-intensity versus low-level laser therapy in the treatment of patients with knee osteoarthritis: a randomized controlled trial. Lasers Med Sci 29(4):1371–1376

Konchugova TV et al (2020) The effectiveness of combined laser therapy in patients with trophic leg ulcer and chronic venous insufficiency (Article in Russian). Vopr Kurortol Fizioter Lech Fiz Kult 97(5):45–51

Konstantinovic LM et al (2010) Low-level laser therapy for acute neck pain with radiculopathy: a double-blind placebo-controlled randomized study. Pain Med 11(8):1169–1178

Kulova LA, Burduli NM (2014) The influence of intravenous laser therapy on the endothelial function and the state of microcirculation in the patients presenting with rheumatoid arthritis. Vopr Kurortol Fizioter Lech Fiz Kult 3:9–12

Meireles SM et al (2010) Assessment of the effectiveness of low-level laser therapy on the hands of patients with rheumatoid arthritis: a randomized double-blind controlled trial. Clin Rheumatol 29(5):501–509

Moskvin S, Askhadulin E, Kochetkov A (2021) Low-level laser therapy in prevention oft he development of endothelial dysfunction and clinical experience of treament and rehabilitation of COVID-19 patients. Rehabil Res Pract 26(2021):6626932. https://doi.org/10.1155/2021/6626932. PMID: 33542837

Page MJ et al (2014) Electrotherapy modalities for adhesive capsulitis (frozen shoulder). Cochrane Database Syst Rev 10

Rankin IA et al (2017) Low-level laser therapy for carpal tunnel syndrome. Cochrane Database Syst Rev 8

Sæbø H et al (2021) treatment of distal radius fracture during immobilization with an orthopedic cast: double-blinded randomized controlled trial of photobiomodulation therapy. Photobiomodul Photomed Laser Surg. https://doi.org/10.1989/photob.2020.4964. Epub ahead of print. PMID: 33751924

da Silva Leal MV et al (2020) Effect of Modified Laser Transcutaneous Irradiation on Pain and Quality of Life in Patients with Diabetic Neuropathy. Photobiomodul Photomed Laser Surg 38(3):138–144

de Souza GHM et al (2020) Acute effects of photobiomodulation therapy applied to respiratory muscles of chronic pulmonary disease patients: a double-blind, randomized, placebo-controlled crossover trial. Lasers Med Sci 35(5):1055–1063

Stausholm MB et al (2019) Efficacy of low-level laser therapy on pain and disability in knee osteoarthritis: systematic review and meta-analysis of randomised placebo-controlled trials. BMJ Open 9(10):e031142. https://doi.org/10.1136/bmjopen-2019-031142

Stein C et al (2018) Acute effects of low-level laser therapy on patients´ functional capacity in the postoperative period of coronary artery bypass graft surgery: a randomized, crossover, placebo-controlled trial. Photomed Laser Surg 36(3):122–129

Turgay T, Karadeniz PG, Sever GB (2020) Comparison of low level laser therapy and extracorporeal shock wave in treatment of chronic lateral epicondylitis. Acta Orthop Traumatol Turc 54(6):591–595

Vetrici MA et al (2021) Evaluation of adjunctive photobiomodulation (PBMT) für COVID-19 pneumonia via clinical status and pulmonary severity indices in a preliminary trial. Inflamm Res 19(14):965–979

Wang H et al (2016) The hematologic effects of low intensity 650 nm laser irradiation on hypercholesterolemia rabbits. Am J Transl Res 8(5):2293–2300

Yousefi-Nooraie R et al (2008) Low level laser therapy for nonspecific low-back pain. Cochrane Database Syst Rev 2

Stärkung der inneren Achtsamkeit

33

M. E. Harrer

33.1 Was ist Achtsamkeit?

Wenn Sie wissen wollen, was Achtsamkeit ist, lade ich Sie ein, sich auf ein kleines Experiment einzulassen: Sie können, während Sie Ihre Augen auf diese Zeilen gerichtet haben, ein paar Augenblicke innehalten und ganz bewusst Ihren Körper wahrnehmen. Sie können nachspüren, wo Ihr Körper den Boden oder die Unterlage berührt, vielleicht den rechten oder den linken Fuß, Ihr Gesäß oder Ihren Rücken spüren. Sie können auch bewusst wahrnehmen, dass Sie atmen, und beobachten, wo und wie Sie genau spüren, dass Sie einatmen: an der Nasenspitze, dem Weiterwerden des Brustkorbs oder dem Heben der Bauchdecke. Sie können wahrnehmen, wie Sie ausatmen, wie sich Brustkorb oder Bauchdecke senken. Sie können Ihre Aufmerksamkeit auch speziell der kleinen Pause am Ende des Ausatmens schenken, bevor Sie wieder einatmen. Vielleicht bemerken Sie, dass Gedanken auftauchen, Sie können diese dann zum Gegenstand Ihrer Beobachtung machen und feststellen, ob diese Gedanken die Vergangenheit, die Gegenwart oder die Zukunft betreffen. Es können Bilder auftauchen – beispielsweise ein Zen-Mönch. Oder Sätze gehen Ihnen durch den Kopf – wie „ich habe keine Lust" oder „was soll das?". Vielleicht werden Sie sich eines Gefühls bewusst, bemerken Freude oder Ärger.

Achtsamkeit bedeutet somit, ganz bewusst von Moment zu Moment das wahrzunehmen, was gerade da ist. In **innerer Achtsamkeit** werden Körperempfindungen, Gefühle, Stimmungen, Gedanken, innere Bilder und Impulse beobachtet, wie sie entstehen und wieder vergehen. Achtsamkeit bedeutet aber genauer noch Beobachten aus einer ganz

M. E. Harrer (✉)
Facharzt für Psychiatrie und psychotherapeutische Medizin, Psychotherapeut,
Salzburg, Österreich
e-mail: mh@m-harrer.at

© Der/die Autor(en), exklusiv lizenziert an Springer-Verlag GmbH, DE, ein Teil von Springer Nature 2025
R. Likar et al. (Hrsg.), *Multimodale Schmerztherapie in der Pflege*, https://doi.org/10.1007/978-3-662-68956-1_33

bestimmten **Haltung** heraus: wohlwollend zu akzeptieren, nicht zu bewerten, es nicht anders haben zu wollen und verändern zu müssen, also nirgendwohin zu müssen.

33.2 Wozu Achtsamkeit?

Wozu soll ein Mensch des 21. Jahrhunderts etwas üben und praktizieren, was Buddha vor über 2500 Jahren als direkten Weg zur Läuterung der Wesen, zur Überwindung der Besorgnis und zur Linderung von Leid (Nyanaponika 2000) beschrieben hat? Warum soll die Übung von Achtsamkeit gerade in einer Welt, die von Geschwindigkeit, Aktivität, Leistung und Zielen beherrscht wird und warum gerade in belastenden Situationen und warum in helfenden Berufen sinnvoll und hilfreich sein? Welche Räume erschließt der Schlüssel der Achtsamkeit? Worin besteht „Das Wunder der Achtsamkeit" (Thich Nhat Hanh 2024)?

33.3 Achtsamkeit als bewusste Lenkung der Aufmerksamkeit und Weg in die Gegenwart

Achtsamkeit kann in ihrer **ersten Bedeutung** als bewusste Lenkung der Aufmerksamkeit begriffen werden. Achtsamkeitspraxis dient dazu, in **Kontakt mit der Gegenwart** zu kommen und gegenwärtig zu bleiben. Sie ermöglicht ein waches Anwesendsein im Hier und Jetzt. Durch Gegenwärtigkeit öffnet sich das Bewusstsein für den Reichtum und die Fülle der konkret-sinnlich wahrgenommenen äußeren Landschaften, der visuell wahrgenommenen Landschaften, von „Geräuschlandschaften", „Berührungslandschaften", „Geruchs- und Geschmackslandschaften" (Kabat-Zinn 2006), aber auch für die Innenwelt mit all ihren Facetten. Aufmerksamkeit ist also durch einen bestimmten **Fokus** charakterisiert, wobei sie nach **außen** und/oder nach **innen** gerichtet sein kann.

Auf der Zeitachse wendet sie sich ausschließlich den 3–5 s des **gegenwärtigen Moments** zu. Dies verhilft auch dazu, weniger Zeit und Energie mit einem meist unproduktiven Nachsinnen über Vergangenes oder mit Fantasien über Zukünftiges oder Erwünschtes, das (noch) nicht da ist, zu verbringen. Von einem emotionalen Gefangensein in der Vorstellung ungelöster Szenen eines „Dort und Damals" führt Achtsamkeit in das lebendige „Hier und Jetzt".

33.4 Innere Achtsamkeit als Instrument der Selbsterforschung und Weg zur Einsicht

Innere Achtsamkeit ermöglicht zu erkennen, wie Wahrnehmungen der Außen- und Innenwelt, Bewertungen, Gefühle und Reaktionen auf äußere und innere Reize entstehen. Achtsamkeit ermöglicht, zwischen einem Reiz und der automatisierten Reaktion einen Moment innezuhalten, einen Moment des bewussten Beobachtens, des Erlebens und eines aktiven Nicht-Tuns. Vergegenwärtigen, Beobachten und Gewinnen von Einsicht können helfen, aus Automatismen, aus „alltäglichen Trancen" (Wolinsky 1993), aus einengenden und unter Umständen destruktiven Mustern auszusteigen. Achtsamkeit hilft zu erkennen, wie wir unsere Wahrnehmung organisieren, welchen Ausschnitten der Welt wir uns zuwenden und wie wir unsere Wirklichkeit mittels Fokussierung der Aufmerksamkeit und mittels Interpretation und Bewertungen des Wahrgenommenen konstruieren. Ein Bewusstsein darüber eröffnet Wahlmöglichkeiten. Wenn man sich auch Konflikten, Problemen und Schwierigem in Achtsamkeit offen, freundlich und akzeptierend zuwendet, verliert bisher Ungeliebtes und Ausgestoßenes oft an Bedrohlichkeit und Macht, kann enttabuisiert, eingebunden und integriert werden. In den 1970er-Jahren hat Ron Kurtz mit der **HAKOMI-Methode** einen Weg beschrieben, wie innere Achtsamkeit eine „assistierte Selbsterforschung" ermöglicht und in den psychotherapeutischen Prozess integriert werden kann (Weiss et al. 2019).

33.5 Achtsamkeit als innere Haltung und Weg zur Selbstakzeptanz

Aufmerksamkeit ist durch ihren Fokus und durch eine bestimmte **Qualität** charakterisiert. Und das ist die **zweite Bedeutung** von Achtsamkeit: die einer inneren Haltung, die unvoreingenommen, offen, liebevoll zugewandt, achtungsvoll, interessiert und erkundend bemerkt, ohne zu bewerten, und studiert, ohne einzugreifen. Sie ist eine Bereitschaft zum aktiven Nicht-Tun und steuert damit den sonst üblichen Automatismen entgegen. Dem liegt die Überzeugung zugrunde, dass alles, was existiert, eine Daseinsberechtigung hat, die es zu achten gilt. Diese Achtung ist der **Beziehungsaspekt** von Achtsamkeit. Das Wahrgenommene wird in dieser achtungsvollen Haltung weniger in Kategorien von „gut" und „schlecht", von „brauchbar" oder „unbrauchbar" eingeteilt. Es wird vielmehr in seinem So-Sein „*wahr*-genommen", achtungsvoll akzeptiert und primär sein gelassen. Dieses unvoreingenommene Betrachten im „Anfängergeist" mit dieser Beziehungsqualität kann sich in einer Wiederbelebung des Wunderns und Staunens, als Berührtsein oder auch als Ergriffenheit und Liebe äußern. Diese lebensbejahenden Fähigkeiten, die positive Gestimmtheit und die Akzeptanz haben nicht nur Einfluss auf das intrapersonelle Erleben, sondern wirken sich auch in den Beziehungen zu Mitmenschen positiv aus (Altner 2007, S. 154).

Wenn man sich aus einer freundlichen und wohlwollenden Haltung der Achtsamkeit eigenen leidenden und vermeintlich ungenügenden Anteilen zuwendet, entsteht **Selbstmitgefühl**. Selbstmitgefühl zu kultivieren und sich im Leiden – als unvermeidbare conditio humana – mit anderen Menschen verbunden zu fühlen, wirkt einer Selbstverurteilung und -abwertung, Scham und Isolation, aber auch der Identifikation mit dem Leidhaften und Schmerzvollen entgegen (Neff 2012).

Akzeptanz kann aber keinesfalls bedeuten, zu resignieren, destruktive Vorgänge gutzuheißen oder zu billigen, oder ebenso wenig, dass eine engagierte wie auch kämpferische

Auseinandersetzung unterbleibt, wo sie nötig ist. Die Akzeptanz gilt zuallererst dem Wahrgenommenen. Wie damit verfahren wird, ist der nächste Schritt (Anderssen-Reuster 2011, S. 2).

33.6 Achtsamkeit als Bewusstseinszustand und zur Stärkung des „inneren Beobachters"

Achtsam sein führt zu einem **Bewusstseinszustand**, der sich vom Alltagsbewusstsein deutlich unterscheidet. Dies ist die **dritte Bedeutung** von Achtsamkeit. Achtsamkeit kann also auch als Zustand verstanden werden, in dem ein **„innerer Beobachter"** aktiv ist und gestärkt wird. Die Tätigkeit des Beobachtens selbst rückt in den Vordergrund, während das Beobachtete in den Hintergrund tritt bzw. in seinem Kommen und Gehen als vorübergehend, vergänglich und weniger wesentlich erkannt wird.

Im Alltagsbewusstsein funktionieren wir gewöhnlich in einem **„Handlungs- oder Tun-Modus"**: Die Gegenwart steht im Dienst eines finalen Ergebnisses. Achtsamkeit hingegen führt in einen **„Sein-Modus"**, einen Zustand, den Menschen mit langjähriger Meditationserfahrung mit Begriffen beschreiben wie (heitere) Gelassenheit, innere Stille oder einem inneren Frieden, der das ganze Wesen durchdringt. Ein Kursteilnehmer hat es einmal als „zu sich nach Hause kommen" bezeichnet (Lehrhaupt 2007, S. 143).

33.7 Welche Auswirkungen kann nun das Üben von Achtsamkeit haben? Wozu üben?

1. **Achtsamkeit zur Stressreduktion (Mindfulness-Based Stress Reduction, MBSR):** Die Methode „Stressbewältigung durch Achtsamkeit" wurde 1979 von Jon Kabat-Zinn (1998, 1999, 2006, 2013) am Klinikum der University of Massachusetts als „Mindfulness-Based Stress Reduction" (MBSR) entwickelt. Das Herzstück dieses Gruppenprogramms ist ein intensives Training von Achtsamkeit. In 8 wöchentlichen Sitzungen von je ca. 2,5 h und einem ganzen „Tag der Achtsamkeit" werden „formelle" Achtsamkeitsübungen unterrichtet (Atemachtsamkeit, Body-Scan, achtsames Yoga und Sitzmeditation) und unter Anleitung von Tonträgern täglich praktiziert. Als Schwerpunktthemen werden mithilfe von Tagebuchaufzeichnungen u. a. angenehme oder unangenehme Erfahrungen und Stress behandelt. Die Teilnehmenden entscheiden sich jede Woche für eine spezielle Routineaktivität wie Geschirrspülen, Duschen oder Essen, die sie zwischen den Gruppensitzungen so achtsam wie möglich ausführen. Diese „informellen" Übungen dienen der Integration von Achtsamkeit in das Alltagsleben (Lehrhaupt 2007, S. 142–147).

Das Programm wird inzwischen in vielen Kliniken in Amerika und seit 1993 in Deutschland etwa bei Schmerzpatienten, chronisch körperlich und psychisch Kranken und bei beruflich belasteten Menschen eingesetzt. Ein systematischer Review achtsamkeitsbasierter Therapien kommt anhand von 209 Studien zum Schluss, dass sie sich bei einer Vielzahl von psychischen Problemen als effektive Behandlung erwiesen haben, insbesondere bei der Reduktion von Angst, Depression und Stress (Khoury et al. 2013).

2. **Achtsamkeit zur Bewältigung von chronischem Schmerz:**
Als Jon Kabat-Zinn begann, MBSR einzusetzen und zu evaluieren, waren Schmerzpatient:innen seine erste Zielgruppe. Ein systematisches Review fand eine geringe Abnahme der Schmerzen, vor allem aber positive Auswirkungen auf Lebensqualität und Depressivität (Hilton et al. 2017).

Bei Schmerzen richtet sich die Aufmerksamkeit unwillkürlich auf den schmerzenden Körperbereich. Solange sie anhalten, bleibt er in der Regel im Fokus. Akute Schmerzen können Handlungsbedarf signalisieren und verschwinden zumeist, wenn der Grund beseitigt ist. Chronische Schmerzen entziehen sich häufig direkter Einflussnahme, fesseln aber wie akuter Schmerz oft die ganze Aufmerksamkeit. Die Fähigkeit, den **Fokus der Aufmerksamkeit** wählen zu können, ihn zu engen oder zu weiten, kann die Bedeutung eines chronischen Schmerzgeschehens relativieren. Wenn ein Mensch mit chronischen Schmerzen z. B. im Rückenbereich lernt, die Aufmerksamkeit auf eine angenehme Empfindung irgendwo anders im Körper zu lenken oder sie im ganzen Körper oder im Raum, der ihn umgibt, zu halten, oder mit aller Aufmerksamkeit einem Musikstück zu lauschen, kann der Schmerz seine normalerweise das gesamte Bewusstsein dominierende Qualität verlieren.

Andererseits können auch die bewusste Fokussierung auf den Schmerz und seine Exploration unter ganz bestimmten Voraussetzungen und Bedingungen sinnvoll und heilsam sein und Veränderungsmöglichkeiten eröffnen. Ein weiterer Weg besteht darin, die Reaktion auf den Schmerz in den Fokus zu nehmen, etwa die mit ihm verbundenen Gedanken und Horrorvorstellungen. Durch das Beobachten gelingt es, auch von ihnen Abstand zu gewinnen und sie als „mentale Konstrukte" zu erkennen, anstatt sie als Realität zu verkennen. Darüber hinaus wirkt Achtsamkeitspraxis bei allen leidvollen Erfahrungen, indem sie im Sinne der Akzeptanz die Beziehung zu all dem verändern kann, was sich nicht verändern lässt.

3. **Achtsamkeit zur Gesundheitsförderung und als Weg zu einem stimmigeren Lebensstil:**
Die Kultivierung einer Beziehung zu sich selbst, die gekennzeichnet ist durch eine wohlwollende und akzeptierende leib-seelische Selbst-Wahrnehmung, ein regelmäßiges „Selbst-Erinnern" statt „Selbst-Vergessen", führt dazu, dem eigenen Körper und der Innenwelt mehr Aufmerksamkeit und Raum zu schenken, „Freundschaft mit dem eigenen Körper [zu] schließen" (Seemann 1998). Dieses achtsame Nach-innen-Hören bei großen aber insbesondere auch den vielen kleinen Entscheidungen des Alltags kann zu einem individuell stimmigeren Lebensstil führen, der von **Selbstfürsorge** und Fürsorge für größere Zusammenhänge bestimmt ist. Achtsamkeit kann als **Lebensform** gesehen werden mit Übergängen zum traditionsreichen Konzept der **Lebenskunst**, das die bewusste Gestaltung des Da-Seins als eine Kunstform begreift (Altner 2007, S. 155 f.).

Der gesundheitsfördernde, **salutogen** wirksame „Sense of Coherence" besteht aus 3 Überzeugungen: der Verstehbarkeit, der Handhabbarkeit und der Bedeutsamkeit bzw. Sinnhaftigkeit einer Herausforderung. Achtsamkeit kann alle 3 Faktoren fördern. Einsicht in eigene Mechanismen, aber auch das unvoreingenommene Beobachten anderer Beteiligter führt zu **Verstehbarkeit**. Innehalten und ruhiges Erwägen der Wahlmöglichkeiten aus einem gewissen Abstand und das Aufsuchen von Ressourcenzuständen fördern die **Handhabbarkeit**. **Sinnhaftigkeit** und **Bedeutsamkeit**, welche die Anstrengung und das Engagement lohnen, zeigen sich oft erst im achtsamen Kontakt und im Verbundensein mit sich selbst und anderen (Antonovsky 1997, S. 36).

4. **Achtsamkeit zur Veränderung der Beziehung zu sich selbst und zu anderen Menschen:**

Das Einüben einer wohlwollend akzeptierenden, nicht-bewertenden Haltung verändert die Beziehung zu sich selbst, zu anderen Menschen und zur Umwelt. Barrieren gegenüber einer Selbstakzeptanz können in Achtsamkeit selbstständig oder assistiert mittels der HAKOMI-Methode erforscht werden. Man kann sich zunächst jener **inneren Bilder** bewusst werden, wie man glaubt, sein zu müssen, oder sich gewahr werden, welche einengenden (negativen) **Glaubenssätze** man über sich hat. In einem nächsten Schritt geht es darum, sie mittels Achtsamkeit zu beobachten, um sich gegebenenfalls langfristig von ihnen zu **distanzieren** bzw. sich nicht mehr mit einzelnen Persönlichkeitsanteilen zu identifizieren („Ich bin so ..."), sich stattdessen von ihnen zu **dis-identifizieren**. So wird beispielsweise „inneren Kritiker:innen" oder „inneren Antreiber:innen" gelassener oder weniger Gehör geschenkt. Der Fokus verschiebt sich von dem, was sein sollte, zu dem, was ist.

Die **„paradoxe Theorie der Veränderung"** besagt, dass „Veränderung geschieht, wenn jemand wird, was er ist. Nicht wenn er versucht, etwas zu werden, das er nicht ist." Es geht also um eine kreativ-dialektische Verbindung der beiden Pole Annehmen und Verändern. Es geht um ein Öffnen für den Augenblick und darum, einen Sinn zu finden in den Tatsachen des Lebens, um ein Entspannen in das Leben hinein. Genau mit dieser Entspannung eröffnet sich ein Raum, in dem Wachstum geschehen kann. Wachstum und Entwicklung können nicht „gemacht" werden, sie geschehen – möglicherweise – gerade auf dem Boden eines akzeptierenden Gewahrseins dessen, was gerade ist (Collande 2007, S. 51).

Über konkrete Auswirkungen von Achtsamkeitspraxis berichteten Teilnehmende an einem Achtsamkeitskurs, der im Rahmen eines Programms zur Reduzierung von Tabakkonsum bei Krankenhauspersonal durchgeführt wurde. Sie gaben nach Abschluss des Kurses an, **weniger gereizt, aufbrausend und aggressiv** zu sein. Stattdessen wurde von größerer **Offenheit und Mitteilungsfreude**, von gewachsenem **Durchsetzungsvermögen** sowie von **inniger gewordenen Beziehungen** zu ihren Kindern berichtet (Altner et al. 2004, S. 585 f.).

5. **Achtsamkeit zur Burn-out-Prophylaxe, zum Erkennen eigener Grenzen und als Hilfe bei der notwendigen Abgrenzung**:
   Wenn Burn-out verstanden wird als Ergebnis eines Ungleichgewichts zwischen **Anforderungen** und den zu deren **Bewältigung** notwendigen Ressourcen, dann wird Achtsamkeit auf beiden Seiten wirksam: Auf der Seite der Anforderungen hilft Achtsamkeit, (äußeren) **Stress** zu bewältigen, etwa mittels MBSR. Sie verhilft aber auch zu Einsichten darüber, wo und wie Anforderungen wirksam werden, die von innen kommen, die wir selbst an uns stellen. Sie verhilft dazu, freundlicher und gütiger mit uns selbst, vor allem auch mit unserer **Begrenztheit** umzugehen und **Grenzen** zu akzeptieren. Zuallererst ermöglicht sie uns aber, unsere Grenzen überhaupt erst wahrzunehmen, bevor sie schon längst überschritten sind und wir körperlich oder seelisch Schaden genommen haben, der nicht mehr zu übergehen ist.

   Auf der Seite der **Ressourcen** fördert Achtsamkeit die Gesundheit, einen positiven Selbst- und Körperbezug und unterstützende und stärkende Beziehungen zu Mitmenschen, beispielsweise im Arbeitsteam oder der Familie. **Destruktive Automatismen** von aggressiven Ausbrüchen bis zu selbstschädigendem süchtigem Verhalten können durch Innehalten, Einsicht und die Eröffnung von Wahlmöglichkeiten unterbrochen werden.

   Abgrenzung z. B. im Sinne von Abschalten nach der Arbeit funktioniert nicht durch Ausblenden von Gedanken an andere, sondern vielmehr durch Umschalten, indem ich gelernt habe, mich an mich selbst zu erinnern. Ich wende die Aufmerksamkeit mir selbst zu, nehme auch meine eigenen **Bedürfnisse** wahr und sorge soweit als möglich für deren Erfüllung durch mich selbst oder andere. Es geht um eine gute Balance zwischen Mitgefühl mit anderen und mir selbst, also darum, sich selbst ebenso wichtig zu nehmen, ebenso zu lieben, wie die anderen auch (Harrer 2013).

6. **Achtsamkeit und Disidentifikation als Weg in transpersonale Räume: Vom „inneren Beobachter" zum „Zeugenbewusstsein":**
   Wer die Aufmerksamkeit in Richtung Wahrnehmung des eigenen Körpers oder psychischer Prozesse lenkt, stößt auf die Frage: Wer beobachtet? Die Antwort darauf erscheint zunächst fast banal: „Ich" eben oder das selbstreflexive Ich, vielleicht auch das Bewusstsein selbst oder Teile davon. Hinter dieser Frage scheint Wesentliches zu stehen, nämlich die zentrale Frage des Mensch-Seins: Wer ist dieses Ich? **Wer bin ich?** HAKOMI-Therapeut:innen benennen diese Instanz als „inneren Beobachter", in spirituellen Traditionen spricht man von einem **zeitlosen oder ewigen „Zeugen"** oder vom **„Zeugenbewusstsein"** (Wilber 1996).

   Vipassana als Form der „Einsichtsmeditation" (Hart 2006) ist eine wesentliche buddhistische Meditationstechnik, bei der das achtsame Beobachten der Daseinsphänomene geübt wird. Sie stärkt das Zeugenbewusstsein und kann in transpersonale Räume führen.

7. **Achtsamkeit zur Veränderung der Gehirnfunktion und Stärkung der Immunabwehr:**
Jedem Menschen steht eine Reihe unterschiedlicher und reproduzierbarer psychophysischer **Zustände** zur Verfügung. Sie sind gekennzeichnet durch ein charakteristisches Muster von Gefühlen, Gedanken, Erinnerungen und sind verbunden mit einer bestimmten Körperhaltung, einem speziellen Spannungsmuster im Körper, einer bestimmten Physiologie und bestimmten Verhaltensbereitschaften. Das wiederholte unbewusst getriggerte oder das bewusste Aufsuchen dieser Zustände führt nicht nur zu vorübergehenden Funktionsveränderungen in Gehirn und Körper, sondern verändert die Gehirnstruktur. Neue Nervenverbindungen werden geknüpft.

In einer der ersten kontrollierten Studien zur Achtsamkeit führte eine 8-wöchige Achtsamkeitsschulung (MBSR) zu einer **Zunahme der Aktivität im linksseitigen Frontallappen**, wobei Aktivitäten dieser Hirnregion mit Angstfreiheit und positiven Affekten in Verbindung gebracht werden. Nach Trainingsende erhielten an der Studie Teilnehmende eine Grippeschutzimpfung, wobei die Achtsamkeitsgruppe eine signifikant **stärkere Immunantwort** zeigte. Jene Teilnehmer:innen, welche die größte Veränderung ihrer Gehirnaktivität aufwiesen, hatten auch die intensivste Reaktion ihres Immunsystems. Die Versuchspersonen erlebten sich als positiver gestimmt und gesundheitlich robuster (Davidson et al. 2003).

Eine weitere „klassische" Untersuchung konnte zeigen, dass die im Kernspinbild durch Abnahme der Schichtdicke nachweisbare **altersbedingte Atrophie** des Gehirns in verschiedenen Hirnregionen in einer Gruppe von Meditierenden im Vergleich zu gleichaltrigen „Nicht-Meditierenden" **ausbleibt**. Dabei korreliert die Verringerung der Atrophie mit dem bei Meditierenden gefundenen individuellen Absinken der Atemfrequenz (Lazar et al. 2005).

Übersichten zu den Auswirkungen einer Achtsamkeitspraxis auf das Gehirn finden sich bei Zeidan (2015) und auf das Immunsystem bei Black und Slavich (2016).

33.8 Übungen zur Achtsamkeit

Achtsamkeit bedarf der Anleitung und Übung. Die folgenden Übungen sind Beispiele der Achtsamkeitspraxis, wie sie in Seminaren und Retreats vermittelt und geübt werden. In der Regel ist es einfacher, sich der Praxis unter fachkundiger Anleitung und in einer Gruppe anzunähern. Die Umsetzung in den Alltag und regelmäßiges Üben kann durch „Auffrischung" in der Gruppe, in Seminaren oder Retreats unterstützt werden.

Die **„Den Atem zählen"** gehört zu den „Klassikern". Bei der Atemachtsamkeit wird der Atem als jederzeit verfügbares Objekt zum Gegenstand der Beobachtung. Das Zählen der Atemzüge hilft, die Aufmerksamkeit beim Atem zu halten bzw. nach dem Abschweifen der Aufmerksamkeit darauf zurückzukommen (Thich Nhat Hanh 1988).

▶ **Den Atem zählen** Im Sitzen oder beim Gehen, wenn Sie einatmen, dann seien Sie sich bewusst: „Ich atme ein – 1." Wenn Sie ausatmen, dann seien Sie sich bewusst: „Ich atme aus – 1." Erinnern Sie sich daran, vom Bauch her zu atmen. Wenn Sie mit dem 2. Einatmen beginnen, seien Sie sich bewusst: „Ich atme ein – 2." Wenn Sie langsam ausatmen, seien Sie sich bewusst: „Ich atme langsam aus – 2." Machen Sie so weiter bis 10. Wenn Sie bei 10 angekommen sind, beginnen Sie wieder mit 1. Immer wenn Sie das Zählen vergessen haben, kehren Sie zu 1 zurück.

Die „**Morgenübung**"stammt aus der Tradition von Gurdjieff (Tart 1996, S. 80–87). Es empfiehlt sich, den Tag damit zu beginnen, darum die Bezeichnung „Morgenübung". Sie lässt sich jedoch auch während des ganzen Tages immer wieder in die alltäglichen, auch beruflichen Tätigkeiten integrieren, sie kostet dabei keine zusätzliche Zeit. Man kann beispielsweise (mit einiger Übung) den eigenen Körper wahrnehmen oder zumindest Teile davon, während man mit jemandem anderen spricht, telefoniert oder als Pflegeperson Patient:innen wäscht.

▶ „**Morgenübung**" Zunächst **spüren**: nacheinander – rechten Fuß, rechten Unterschenkel, rechten Oberschenkel, rechte Hand, Unterarm, Ellenbogen, rechten Oberarm, rechte Schulter, hinüber zur linken Seite, linke Schulter, Oberarm, Ellenbogen, Unterarm, linke Hand, linker Oberschenkel, Unterschenkel, linker Fuß. Dann beide Füße, beide Beine und beide Arme **gleichzeitig** spüren, dazu dann
   hören: Geräusche, Töne. Dann gleichzeitig spüren **und** hören und
   schauen: mit dem Blick eines neugierigen Kindes (*nicht* fixieren, d. h. nicht nur auf einen Punkt schauen).
   Schluss: … im Körper sein, die Empfindungen in Armen und Beinen spüren. Außerdem hören, aktiv hören auf die von Moment zu Moment vorhandenen Klänge, Geräusche **und** aktiv auf die Gegenstände schauen, wahrnehmen wie ein wissbegieriges Kind, *so als ob Du die Dinge zum ersten Mal siehst.*
   … Es geht darum, bewusst achtsam für den Moment zu sein, indem Du fühlst **und** spürst **und** tatsächlich hinhörst **und** Dich umschaust und **gleichzeitig** *die kleine Willensanstrengung auf Dich nimmst, die es braucht, um die Aufmerksamkeit absichtlich geteilt zu halten.* Dies ist ganz wichtig. Nie soll die gesamte Aufmerksamkeit nur ins Hören oder nur ins Sehen gehen, sie soll geteilt bleiben. Bleibe in Verbindung mit den Empfindungen im Körper, in Armen und Beinen und schau und höre aktiv.
   … Dieses Spüren, Schauen und Hören ist der Weg in die Gegenwart, ins *Gegenwärtig-Sein.*

Die **Übung** „Innehalten, Erinnern und Wahrnehmen" dient der Integration von Achtsamkeit in den Alltag.

▶ **Innehalten, Erinnern und Wahrnehmen** Nehmen Sie sich vor, eine der folgenden Tätigkeiten als **Erinnerung** dafür zu nehmen, einen Augenblick innezuhalten und sich an sich selbst zu erinnern und dazu beispielsweise einen Atemzug lang bewusst das Einatmen, das Ausatmen und die Pause dazwischen zu beobachten oder Teile des Körpers oder die Umwelt sinnlich wahrzunehmen:

- Kaffeetrinken (bewusst schmecken und/oder die Wärme spüren),
- Händewaschen (die Temperatur des Wassers bewusst spüren),
- den Computer hochfahren oder auf eine Information warten (den Kontakt mit dem Stuhl spüren oder bewusst atmen),
- auf dem Weg zu Patient:innen (das Gehen, den Kontakt mit dem Boden wahrnehmen),
- bei der Visite (bewusst die Schwelle der Türe zu einem Krankenzimmer überschreiten, den Bodenkontakt oder die Klinke in der Hand spüren),
- beim Waschen von Patient:innen (den Kontakt mit der Haut wahrnehmen).

Setzen Sie sich konkrete Ziele, d. h. legen Sie für sich einen **Zeitraum** (z. B. einen Tag, eine Woche) fest, **welche Tätigkeit** Sie als Erinnerung nutzen wollen und **wie oft** Sie innehalten wollen (jedes Mal, mindestens 1-mal jede Stunde, 2-mal am Tag etc.).

33.9 Weitere Informationen und Weiterbildung zum Thema Achtsamkeit

1. **„Integrale Achtsamkeitspraxis":** Die Website des Autors (M. Harrer) informiert umfassend über das Thema Achtsamkeit, über ihre Wurzeln, Anwendungsgebiete, Praxis, die Integration in den Alltag. Weiterführende Literatur: Harrer & Ebell (2021), Harrer & Weiss (2016), Weiss et al. (2022, 2023) (https://www.achtsamleben.at).
2. **Achtsamkeitsschulung** sowie Weiterbildung zu **achtsamkeitsbasierten Interventionen (MBSR)** werden im Rahmen von MBSR-Verbänden angeboten (Deutschland: https://www.mbsr-verband.de; Österreich: https://mbsr-mbct.at; Schweiz: https://www.mindfulness.swiss). In Amerika organisiert das Center for Mindfulness an der University of Massachusetts Fortbildungen (https://www.ummhealth.org/center-mindfulness). Jon Kabat-Zinn, der Gründer der MBSR, bietet Materialen, Vorträge und Seminare (https://jonkabat-zinn.com).
3. **Thich Nhat Hanh** (*1926 + 2022) war ein vietnamesischer, buddhistischer Mönch und Friedensaktivist, der ein spirituelles Zentrum in **Plum Village**, in der Nähe von Bordeaux, gegründet hat. Es gibt in Europa auch andere Zentren, in denen in Seminaren und Retreats speziell auch Achtsamkeitspraxis vermittelt wird (https://plumvillage.org [englisch], https://intersein.de [deutsche Sangha]).

4. **Selbsterforschung** mithilfe von innerer Achtsamkeit mit der **HAKOMI-Methode** kann man im Kontext von Selbsterfahrung, Psychotherapie oder Psychotherapieausbildung in Seminaren oder bei HAKOMI-Therapeut:innen kennenlernen (https://www.hakomi.de, https://www.hakomi-austria.at).
5. **Mitgefühl und Selbstmitgefühl** zu kultivieren ist ein Nebeneffekt der Achtsamkeitspraxis. Unterschiedliche Programme wie beispielsweise das MSC-Programm betonen diesen Schwerpunkt (https://www.christinebraehler.com, https://www.msc-selbstmitgefuehl.org, https://chrisgermer.com).
6. **Vipassana,** eine zentrale buddhistische Meditationstechnik, wird an vielen Orten der Welt in 10-Tages-Kursen gelehrt (https://www.dhamma.org/de).
7. Im Rahmen von **Zen** werden Zazen (Sitzmeditation), Gehmeditation, Textlesungen und konzentriertes Tätigsein während mehrtägiger Übungsperioden (Sesshins bzw. Retreats) vermittelt und geübt (https://www.benediktushof-holzkirchen.de/).

Literatur

Altner N et al (2004) Stressbewältigung durch Achtsamkeit als Unterstützung bei der Reduzierung des Tabakkonsums bei Krankenhauspersonal – eine kontrollierte Interventionsstudie zur Förderung des rauchfreien Krankenhauses. In: Heidenreich T, Michalak J (Hrsg) Akzeptanz und Achtsamkeit in der Psychotherapie. dgvt, Tübingen

Altner N (2007) Stressbewältigung durch Achtsamkeit als Intervention für Menschen mit chronischen Schmerzen. In: Anderssen-Reuster U (Hrsg) Achtsamkeit in Psychotherapie und Psychosomatik. Schattauer, Stuttgart/New York

Anderssen-Reuster, U (2011) Einleitung: Was ist Achtsamkeit. In: Anderssen-Reuster, U (Hrsg) Achtsamkeit in Psychotherapie und Psychosomatik, 2. Auflage. Schattauer, Stuttgart/New York

Antonovsky A (1997) Salutogenese. Zur Entmystifizierung der Gesundheit. dgvt, Tübingen

Black DS, Slavich GM (2016) Mindfulness meditation and the immune system: a systematic review of randomized controlled trials. Annals of the New York Academy of Sciences 1373(1):13–24. https://doi.org/10.1111/nyas.12998

Collande C (2007) Psychotherapie und Meditation in der Praxis – komplementär oder alternativ. In: Anderssen-Reuster U (Hrsg) Achtsamkeit in Psychotherapie und Psychosomatik. Schattauer, Stuttgart/New York

Davidson R et al (2003) Alterations in brain and immune function produced by mindfulness meditation. Psychosom Med 65(4):564–570. https://doi.org/10.1097/01.PSY.0000077505.67574.E3

Harrer ME (2013) Burnout und Achtsamkeit. Klett-Cotta, Stuttgart

Harrer ME (2018) Hypnose und Achtsamkeit. Zwei Schwestern auf dem Tandem. Carl-Auer, Heidelberg

Harrer ME, Ebell H (2021) Hypnose und Achtsamkeit in der Psychoonkologie. Carl-Auer, Heidelberg

Harrer ME, Weiss H (2016) Wirkfaktoren der Achtsamkeit. Schattauer, Stuttgart

Hart W (2006) Die Kunst des Lebens: Vipassana-Meditation nach S.N. Goenka. dtv, München

Hilton L et al (2017) Mindfulness meditation for chronic pain: systematic review and meta-analysis. Ann Behav Med 51(2):199–213. https://doi.org/10.1007/s12160-016-9844-2

Kabat-Zinn J (1998) Im Alltag Ruhe finden. Herder, Freiburg/Basel/Wien

Kabat-Zinn J (1999) Stressbewältigung durch die Praxis der Achtsamkeit. Arbor, Freiamt
Kabat-Zinn J (2013) Gesund durch Meditation. Das große Buch der Selbstheilung mit MBSR. Vollst. überarb. Neuausg. Knaur, München
Kabat-Zinn J (2006) Zur Besinnung kommen. In: Die Weisheit der Sinne und der Sinn der Achtsamkeit in einer aus den Fugen geratenen Welt. Arbor, Freiamt
Khoury B et al (2013) Mindfulness-based therapy: a comprehensive meta-analysis. Clin Psychol Rev 33(6):763–771. https://doi.org/10.1016/j.cpr.2013.05.005
Lazar SW et al (2005) Meditation experience is associated with increased cortical thickness. NeuroReport 16(17):1893–1897. https://doi.org/10.1097/01.wnr.0000186598.66243.19
Lehrhaupt L (2007) Schulung der Achtsamkeit – eine Einführung in die Stressbewältigung durch Achtsamkeit nach Kabat-Zinn. In: Anderssen-Reuster U (Hrsg) Achtsamkeit in Psychotherapie und Psychosomatik. Schattauer, Stuttgart/New York
Neff KD (2012) Selbstmitgefühl. Wie wir uns mit unseren Schwächen versöhnen und uns selbst der beste Freund werden. Kailash, München
Nyanaponika (2000) Geistestraining durch Achtsamkeit, 8. Aufl. Verlag Beyerlein & Steinschulte, Stammbach
Seemann H (1998) Freundschaft mit dem eigenen Körper schließen. Über den Umgang mit psychosomatischen Schmerzen. Pfeiffer, München
Thich Nhat Hanh (2024) Das Wunder der Achtsamkeit, Neuauflage. Arkana, München
Tart CT (1996) Die innere Kunst der Achtsamkeit. Arbor, Freiamt
Weiss H, Harrer ME, Dietz T (2023) Das Achtsamkeitsbuch. Grundlagen, Übungen, Anwendungen, 11., akt. Aufl. Klett-Cotta, Stuttgart (1. Auflage 2010)
Weiss H, Harrer ME, Dietz T (2022) Das Achtsamkeits-Übungsbuch, 8. Aufl. Klett-Cotta, Stuttgart
Weiss H, Johanson G, Monda L (2019) Hakomi – Achtsamkeitszentrierte Körperpsychotherapie: Theorie und Praxis. Klett-Cotta, Stuttgart
Wilber K (1996) Mut und Gnade. Goldmann, München
Wolinsky S (1993) Die alltägliche Trance. Alf Lüchow, Freiburg im Breisgau
Zeidan F (2015) The neurobiology of mindfulness meditation. In: Brown KW et al (Hrsg) Handbook of mindfulness: theory, research, and practice. Guilford Press, New York, S 171–189

Ergotherapie in der Behandlung von Schmerzpatienten

H. Trabe

34.1 Definition Ergotherapie

Ergotherapie wird von den griechischen Worten „to ergon" und „therapeia" abgeleitet und bedeutet:

to ergon:	Werk, Tat, Handlung, Tatsache; Arbeit, Verrichtung, Unternehmen, Geschäft, das durch die Arbeit Hervorgebrachte
therapeia:	Dienen, Bedienung, Achtungsbezeichnung, Dienstleistung, Wartung, Pflege, Heilung, Putz des Körpers, Dienerschaft, Gefolge

Der ergotherapeutische Dienst umfasst die eigenverantwortliche Behandlung von Kranken und Behinderten nach ärztlicher Anordnung durch handwerkliche und gestalterische Tätigkeiten, das Training der Selbsthilfe und die Herstellung, den Einsatz und die Unterweisung im Gebrauch von Hilfsmitteln einschließlich Schienen zu Zwecken der Prophylaxe, Therapie und Rehabilitation; ohne ärztliche Anordnung die Beratung und Schulungstätigkeit sowohl auf dem Gebiet der Ergonomie als auch auf dem Gebiet des allgemeinen Gelenksschutzes an Gesunden.

(Auszug aus dem Gesetzestext, BGBl. 460/1992)

Ergotherapie beruht auf medizinischer, sozialwissenschaftlicher und handlungsorientierter Grundlage.

H. Trabe (✉)
Ebenthal in Kärnten, Österreich

34.2 Der ganzheitliche Ansatz der Ergotherapie

Ergotherapie verbindet das fachliche, klinisch erprobte und vertiefte Wissen mit einem individualpädagogischen Ansatz. Therapie wird so zur individuellen Behandlung, Beratung und Präventionsschulung der Betroffenen. Bei und durch die Therapie werden alle Potenziale und Ressourcen des Patienten genützt.

Ergotherapeuten unterstützen kranke Menschen, sich im Alltag wieder besser zurechtzufinden. Vom Ergotherapeuten wird die gesamte Persönlichkeit des Patienten berücksichtigt. Der Patient in seiner individuellen Lebenssituation soll wieder handlungsfähig und selbstständig werden. Daher variieren Aufgabenstellungen und Zielsetzungen ergotherapeutischer Behandlung je nach Patient: Sie richten sich nach dessen Fähigkeiten beziehungsweise Defiziten.

Die Motivierung des Patienten bzw. der Patientin ist ein entscheidender Faktor für den Behandlungserfolg. Fortschritte können nur gemeinsam mit ihm/ihr erreicht werden. Daher ist es sinnvoll, mit den Patient:innen die Ziele der therapeutischen Maßnahmen zu entwickeln und zu verfolgen und ihnen die Bedeutung der Maßnahmen verständlich zu machen.

Der Mensch, der in seinem normalen und gesunden Leben schöpferische, funktionelle und kommunikative Tätigkeiten braucht, hat als Kranker nur sehr eingeschränkte Möglichkeiten, seine diesbezüglichen Bedürfnisse zu befriedigen. Er wird unzufrieden, unruhig, und diese schlechte Stimmung beeinflusst alle seine Lebensäußerungen, die geistig/seelischen ebenso wie die körperlichen.

Später gewöhnt er sich eventuell an den durch die Krankheit bedingten Zustand der Inaktivität, er wird passiv und interesselos (Presber und de Néve 1997).

34.3 Grundprinzip der Ergotherapie ist die physische und psychische Aktivierung

In unserer Schmerzambulanz werden hauptsächlich Patienten mit unterschiedlichsten Krankheitsbildern wie dem komplexen regionalen Schmerzsyndrom (CRPS), Multipler Sklerose (MS), amyotropher Lateralsklerose (ALS) und dem Fibromyalgiesyndrom behandelt. Ebenso werden Patienten mit chronischen Schmerzen, mit Tumorerkrankungen, mit Bandscheibenschäden der gesamten Wirbelsäule, mit rheumatischen Erkrankungen und mit Phantomschmerzen betreut. Letztere sowie CRPS-Patienten gehören zu meinem Spezialgebiet.

Unsere Patienten kommen aus allen medizinischen Bereichen und sind jeden Alters. Die ergotherapeutische Aufgabe ist es, Probleme wie Störungen der sensomotorischen Bewegungsabläufe, der höheren Hirnleistungsfunktion, Probleme mit der Bewältigung des Alltags sowie mit der Wiedereingliederung in den Beruf zu erfassen und zu therapieren.

Unter Störungen der sensomotorischen Bewegungsabläufe fallen Defekte der Grobmotorik, der Feinmotorik, der Sensibilität, der Greiffunktionen und der bimanuellen Koordination.

Weiters beinhalten die Störungen der höheren Hirnleistungsfunktionen Probleme mit der allgemeinen Orientierung, mit dem Gedächtnis und der Merkfähigkeit sowie mit der Konzentration und der Aufmerksamkeit als auch mit der Handlungsplanung, dem Handlungsablauf und der Raumerfassung.

Zu Schwierigkeiten bei der Bewältigung des Alltags gehören eine gestörte Mobilität, eine Einschränkung in der Bewältigung von Alltagssituationen, Probleme bei der Handhabung von Alltagsgegenständen, der nicht adäquate Umgang mit Hilfsmitteln wie auch die krankheits- bzw. behindertengerechte Wohnungsadaptierung.

34.4 Diagnostik – Befunderhebung

Um sich ein reales Bild des Patienten und seiner Probleme zu verschaffen, ist einer der wichtigsten Punkte der ergotherapeutischen Arbeit die Erhebung des Ist-Zustandes, das heißt eine genaue Anamnese sowie die Beobachtung, die Inspektion und die Palpation als auch die Einschätzung der Schmerzempfindung. Schmerzart, Schmerzzeiten, schmerzauslösende, -verstärkende oder -lindernde Faktoren sind bei der Befunderhebung ein bedeutendes Kriterium (und sollten auch in anderen Fachrichtungen als Standarduntersuchung noch mehr berücksichtigt werden); ebenso der Muskeltest, die Umfangmessungen, die Untersuchungen der Durchblutung an der Hand und den Fingern, die Messungen des Bewegungsumfangs der Gelenke (aktiv/passiv) sowie die Prüfung der Gesamtfunktionen, der Greiffunktionen und der Gebrauchsbewegungen als auch die Kraftmessung samt der Sensibilitätsuntersuchung. Weiters sollte der/die Ergotherapeut:in die Selbstständigkeit bei Verrichtungen des täglichen Lebens, die Arbeitssituation wie die Arbeitsfähigkeit und die Hobbys und Freizeitaktivitäten des Patienten abklären und die Auswirkung der Verletzungsfolgen auf die persönliche Situation des Patienten einschätzen.

34.5 Weitere diagnostische Verfahren: technische Hilfsmittel

Digitalbild
Um einen Ausgangswert zu haben – als Dokumentation –, kann die digitale Fotografie genutzt werden (siehe Abb. 34.1).

Abb. 34.1 Patient mit CRPS, rechte Hand

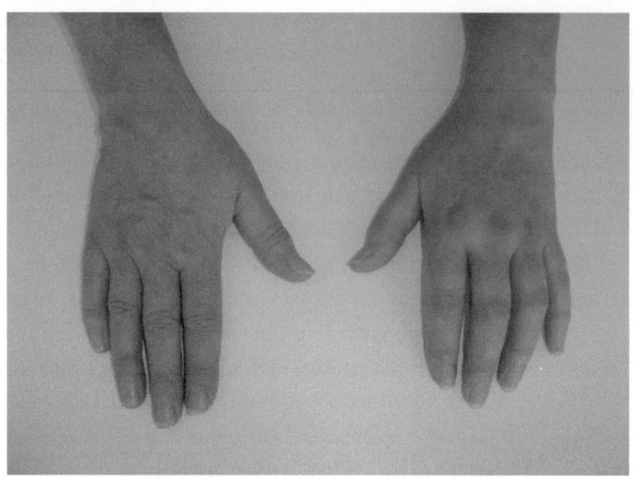

Infrarotaufnahme (Thermografie)
Die Thermografie ist ein bildgebendes Verfahren, das die für das menschliche Auge unsichtbare Wärmestrahlung (Infrarotlicht) eines Objektes oder Körpers mithilfe von Spezialkameras sichtbar macht; es dient zum Erkennen von Temperaturdifferenzen und Durchblutungsverhältnissen (Abb. 34.2).

Neuro-Sensory Analyzer (NSA)
Der NSA ist ein computergesteuertes Gerät, um Fehlfunktionen kleiner Nervenfasern quantitativ beurteilen zu können. Es misst sensorische Schwellenwerte wie zum Beispiel Wärme- und Kälteempfindung oder durch Hitze bzw. Kälte hervorgerufenen Schmerz (siehe Abb. 34.3).

Vibrationstest
Der Vibrationstest ist eine optimale Testmethode, die die quantitative Beurteilung von Fehlfunktionen großer Nervenfasern erlaubt.

Am Ende der Sitzung wird ein Protokoll ausgedruckt.

Angio Experience
Das AngioE-PC-System ist eine nicht-invasive Messmethode zur Erfassung des Gefäßzustandes peripherer Gefäße. Über 4 Druckmanschetten werden die Druckoszillationen an Fingern und Zehen gemessen und deren Amplitude interpretiert (siehe Abb. 34.4).

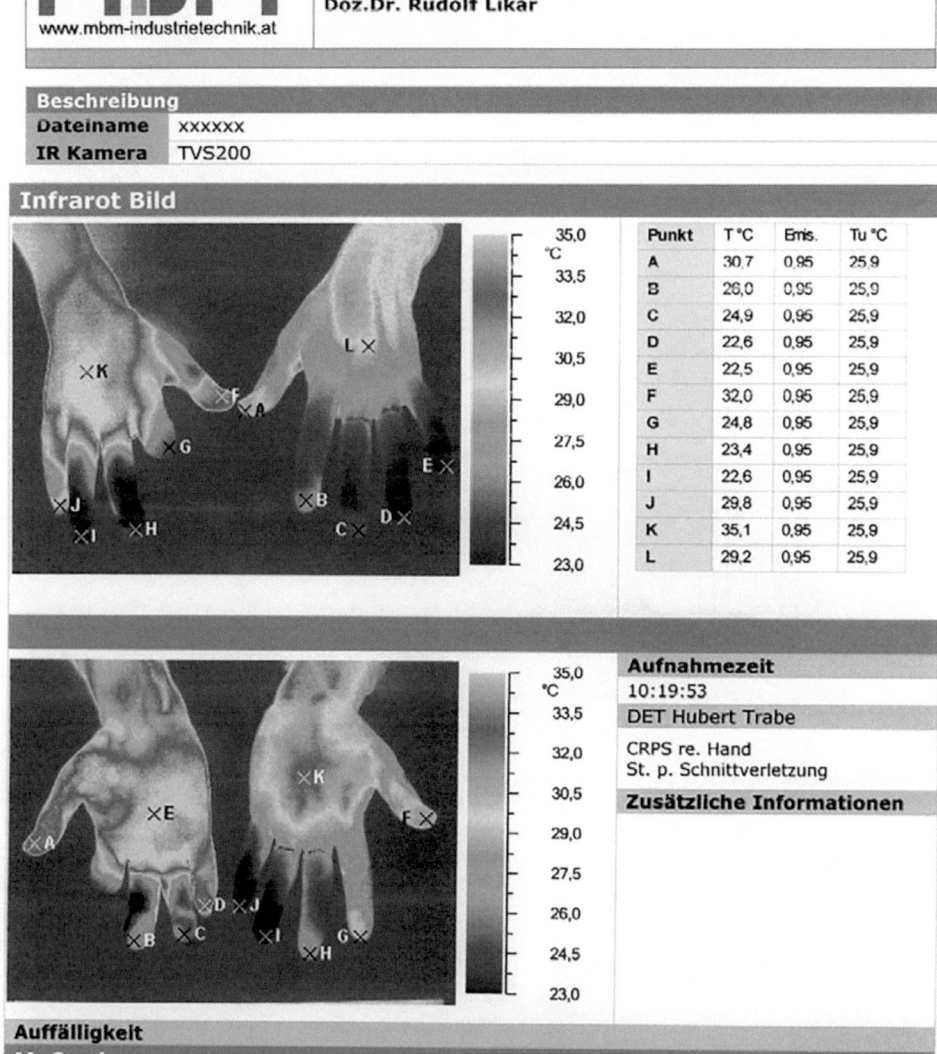

Abb. 34.2 Infrarotaufnahme der Hand mit CRPS

Quantitative Somatosensory Test Report

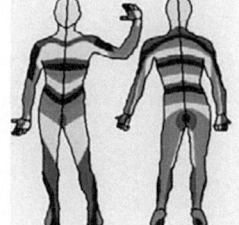

Institute name: LKH Klagenfurt ZISOP
Address: St.Veiterstrasse 47, 9020 Klagenfurt
Tel.: 0463 538 23720   **Fax:**

Patient. Name: KASTRATI DJEVAT   **Arzt:**
I.D.Nummer: *********   **Untersu.** DET Trabe
Report Datum: 7-May-2007
ICD-9   None

HISTORY

Getestete Ableiteort

Test Ergebnisse

Lage L5/Left Foot Dorso-Medial. **Methode** Thermal-Limits. **Test Datum:** 10 Nov 2006.

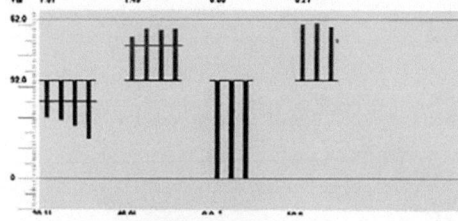

Cold pain (CP) threshold = 0 °C

Heat pain (HP) threshold = 50,2 °C

Gruen = Normal Bereich   Rot = Ausserhalb Norm-Ber.

Evaluation of thermal detection threshold(s) for L5/Left Foot Dorso-Medial reveals: cold sensation (CS) detection threshold is elevated, suggestive of A-Delta sensory nerve fiber impairment; warm sensation (WS) detection threshold is elevated, suggestive of C-fiber sensory nerve impairment.

Lage L5/Right Foot Dorso-Medial. **Methode** Thermal-Limits. **Test Datum:** 10 Nov 2006.

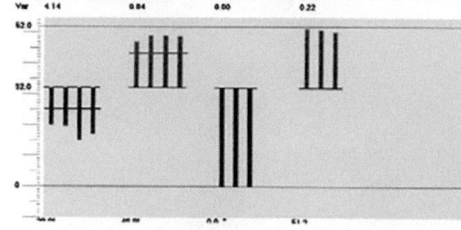

Cold pain (CP) threshold = 0 °C

Heat pain (HP) threshold = 50,7 °C

Gruen = Normal Bereich   Rot = Ausserhalb Norm-Ber.

Evaluation of thermal detection threshold(s) for L5/Right Foot Dorso-Medial reveals: cold sensation (CS) detection threshold is elevated, suggestive of A-Delta sensory nerve fiber impairment; warm sensation (WS) detection threshold is elevated, suggestive of C-fiber sensory nerve impairment.

Bemerkungen

Abb. 34.3   Befund Neuro-Sensory Analyzer (NSA)

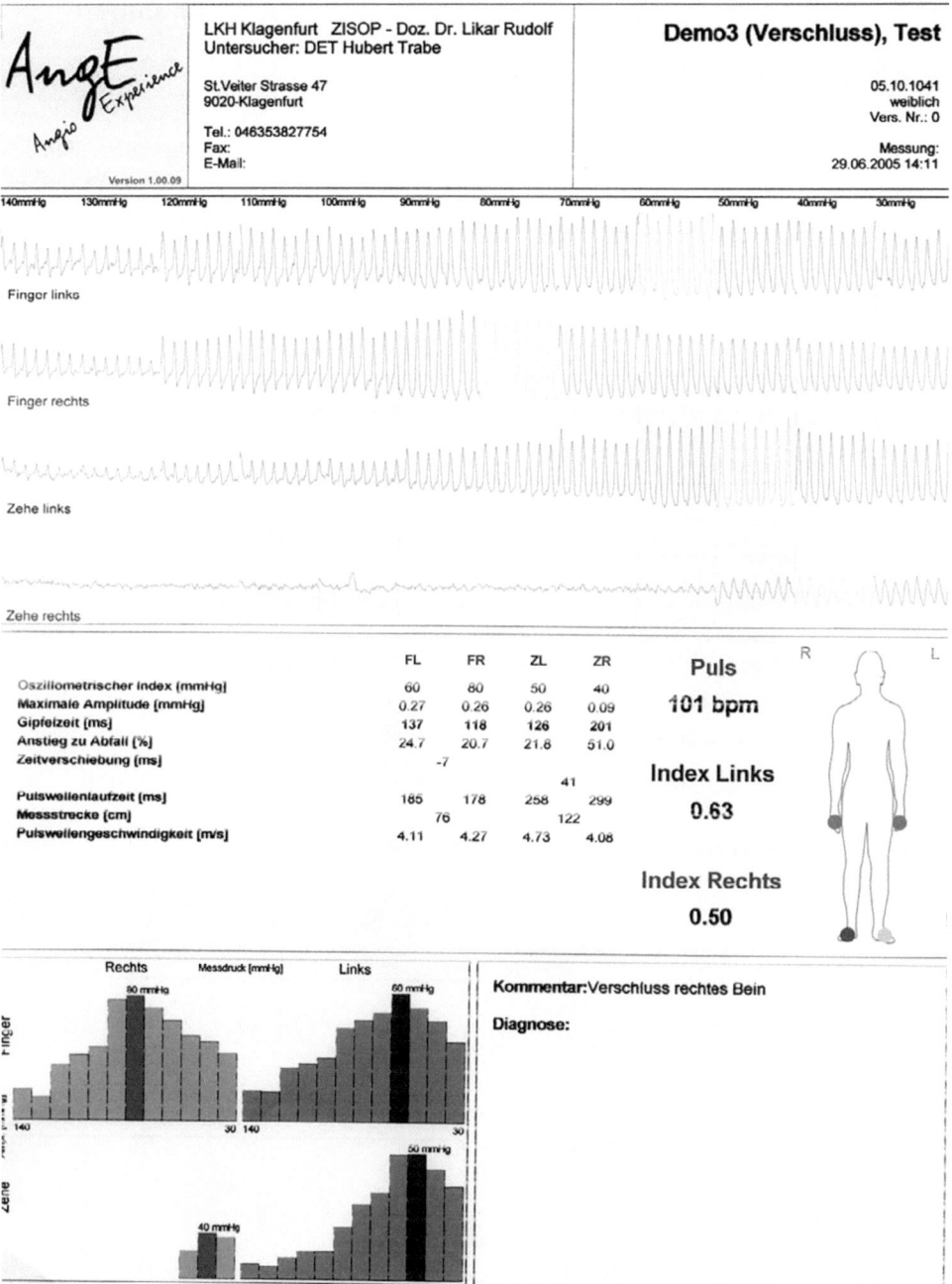

Abb. 34.4 AngioE-Befund

34.6 Therapiemöglichkeiten: ergotherapeutische Maßnahmen

34.6.1 Therapeutische Gespräche

Therapeutische Gespräche sind sehr wichtig, um genügend Informationen über den Patienten und seine Lebensgewohnheiten zu erhalten, weil diese in der Therapie miteingebaut werden.

34.6.2 Funktionelles Training

Mithilfe von kreativen Techniken, Spielen und Alltagsaktivitäten werden Muskelkraft, Gelenkbeweglichkeit, Koordination, Sensibilität gefördert und in gebrauchsfähige Funktionen des Alltags umgesetzt (siehe Abb. 34.5, 34.6).

34.6.3 Hirnleistungstraining

Unter Hirnleistungstraining versteht der/die Ergotherapeut:in das Training kognitiver Leistungsdefizite bezüglich Konzentration, Aufmerksamkeit, Raumsinn und Verarbeitung räumlicher Informationen, Merkfähigkeit und logischem Denken, Planen und Handeln.

Vorwiegend wird es bei Apraxie, beim Neglect und bei Hemianopsie als Therapie eingesetzt (siehe Abb. 34.7).

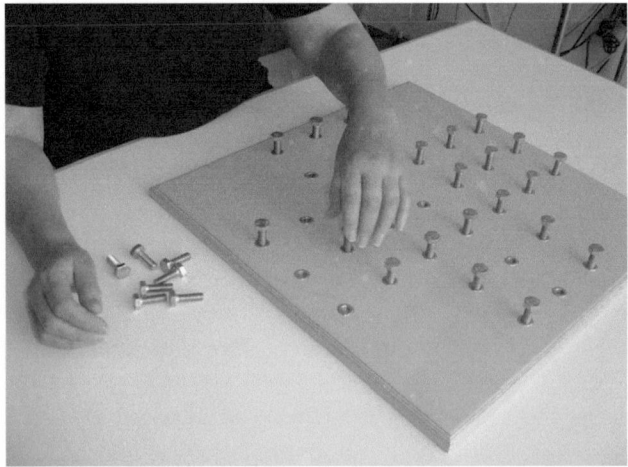

Abb. 34.5 Solitärspiel mit Spitzgriff

Abb. 34.6 Solitärspiel mit Lumbrikalgriff

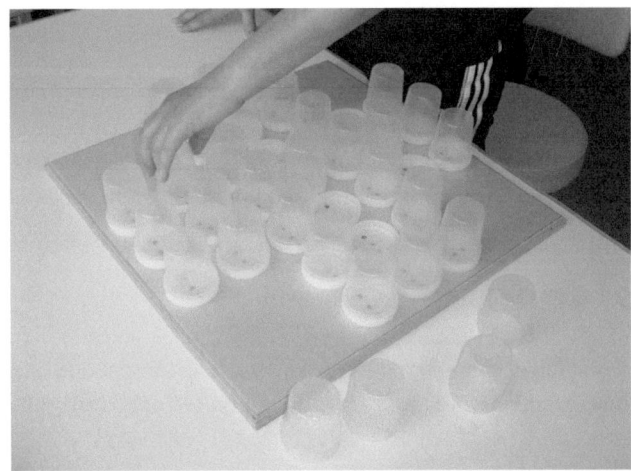

Abb. 34.7 Turm von Harnoi

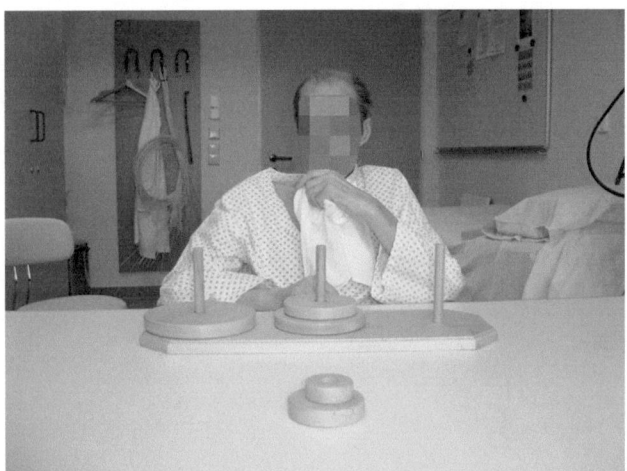

34.6.4 Selbsthilfetraining (ATL) und Hilfsmittelversorgung (Rollstuhl, Rollmobil etc.)

Mit der Hilfsmittelversorgung und dem dazugehörigen Training sowie mit dem Selbsthilfetraining (ATL) sollte der/die Ergotherapeut:in dem Patienten seine größtmögliche Unabhängigkeit von fremder Hilfe im Alltag ermöglichen. Bei Bedarf ist eine Abklärung der Wohnsituation vor Ort durchzuführen.

34.6.5 Schienenversorgung

Die Schienenversorgung lässt sich einteilen in statische Schienen, die zur Prophylaxe und Korrektur von Schonhaltungen und Deformitäten oder Kompensation bei Funktionsausfällen dienen, und in dynamische Schienen, die zur Vergrößerung des Bewegungsumfanges sowie zum Krafttraining eingesetzt werden (siehe Abb. 34.8).

34.6.6 Gelenkschutzberatung

Die Gelenkschutzberatung wird zum Erlernen entlastender, achsengerechter Gelenkbeweglichkeit und zur Vermeidung von Gelenkdeformitäten benötigt.

34.6.7 Rückenschule und Wirbelsäulenberatung

Dies bedeutet eine konsequente Verhaltensveränderung bei allen Tätigkeiten des persönlichen Alltags wie beim Liegen, beim Sitzen, beim Stehen, beim Gehen, beim Heben, beim Tragen und beim Arbeiten.

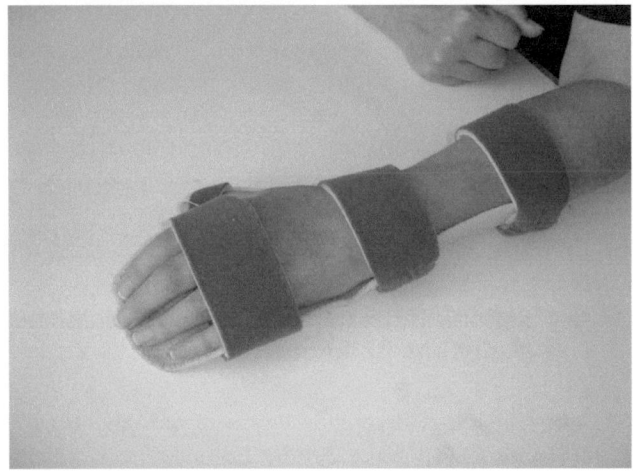

Abb. 34.8 Lagerungsschiene bei CRPS

34.6.8 Wöchentliche Gruppensitzungen gemeinsam mit Psychologen

Einmal wöchentlich wird gemeinsam mit dem Psychologen über das Thema „Schmerz lass nach …" sowohl mit ambulanten als auch stationären Patienten eine Gruppensitzung abgehalten. Ziel dieser Gruppe ist es, Informationen über diverse Krankheitsbilder sowie Behandlungsmethoden und Lösungsstrategien zu erarbeiten. Weiters werden für zu Hause Entspannungstechniken vermittelt.

34.7 Mittel, um die ursprünglichen Funktionen zu erreichen

34.7.1 Handwerkliche Techniken

- Textiles gestalten – wie Seidenmalerei, Weben (siehe Abb. 34.9, 34.10)
- Specksteinbearbeitung
- Arbeiten mit Ton
- Holzbearbeitung

Abb. 34.9 Seidenmalen

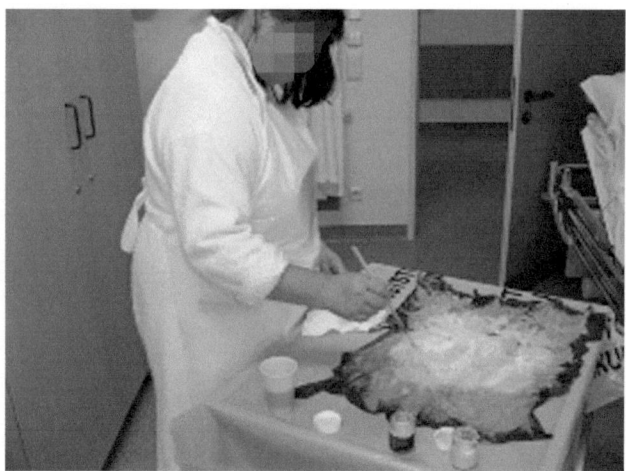

Abb. 34.10 Flechten mit Peddigrohr

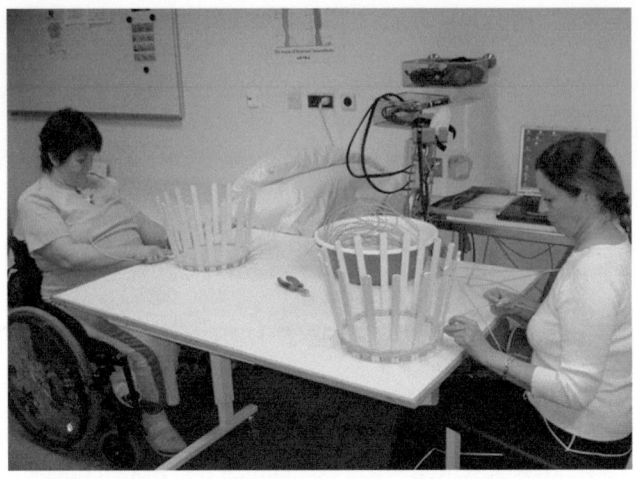

Abb. 34.11 Wanddekoration

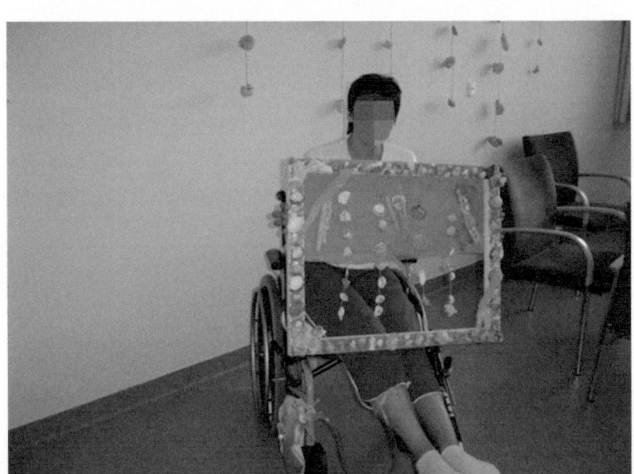

- Lederbearbeitung
- Metallbearbeitung – Drahtbiegearbeiten
- Hinterglasmalerei
- Buchbinden
- künstlerisches Gestalten (siehe Abb. 34.11, 34.12)

Abb. 34.12 Bilderrahmen aus Nudeln

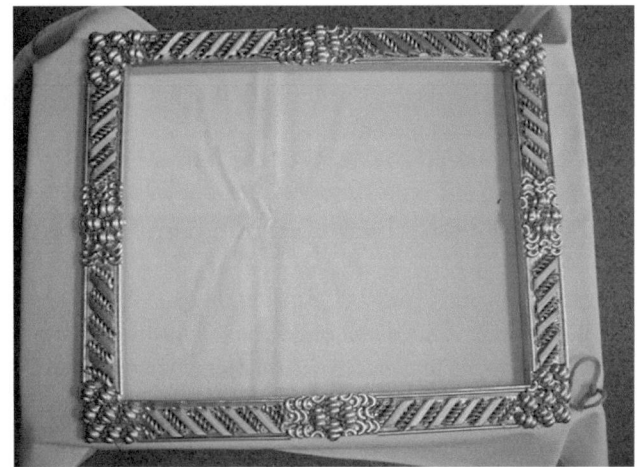

Abb. 34.13 Spiegeltherapie bei Verletzung der linken Hand

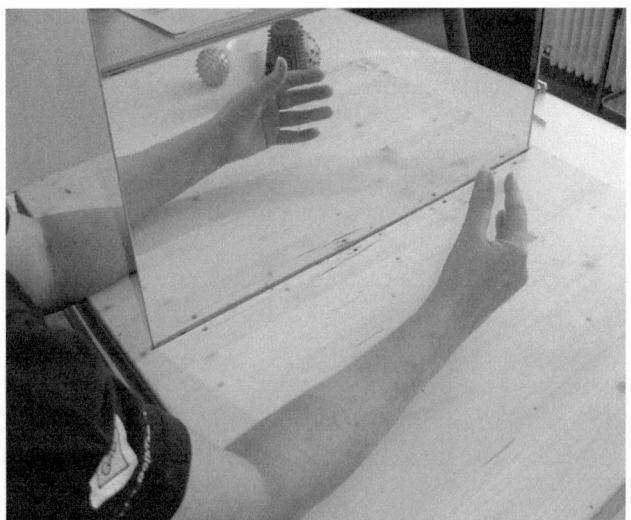

34.7.2 Spiegeltherapie

Durch kognitive Imaginationsstrategien lernt der Patient, sich bestimmte Bewegungen der Hand bewusst vorzustellen, ohne diese auszuführen. Der Spiegel bietet dem Patienten hier die Möglichkeit, eine schmerzfreie Bewegung der betroffenen Seite im Spiegel zu sehen. Diese Techniken scheinen bestimmte Hirnareale zu aktivieren, die einen positiven Einfluss auf das Körperschema und Bewegungsprogramm haben (Abb. 34.13).

34.7.3 Computertraining

Das Computertraining wir vom/von der Ergotherapeut:in eingesetzt, um kognitive Defizite zu trainieren.

34.7.4 Physikalische Maßnahmen und deren Wirkung

Magnetanwendung mittels Permanentmagnet und Magnetfeldtherapie
  Elektromagnetische Felder zeigen ihre primäre Wirkung in den molekularen Bereichen der Organismen. Sie liefern einen energetischen Beitrag zur Aktivierung biochemischer Prozesse (Abb. 34.14).

34.7.5 Lasertherapie

Laserstrahlen stimulieren im Gewebe komplexe Heilprozesse. Sie wirken entzündungshemmend und analgetisch, regenerieren das Gewebe und verbessern die Mikrozirkulation.

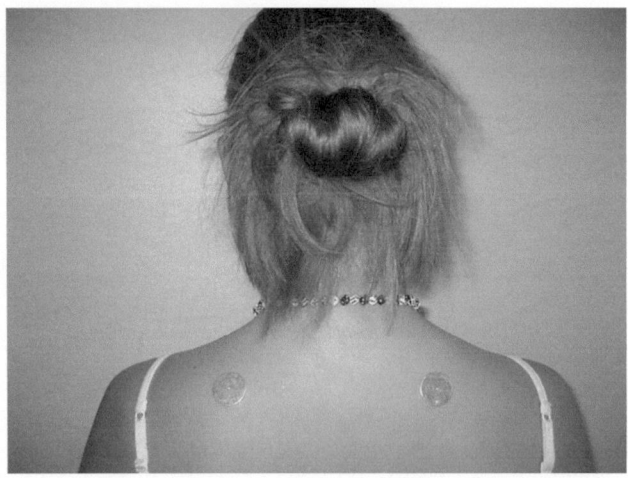

Abb. 34.14 Permanentmagnetanwendung

34.7.6 Paraffinbad

Die Wärme von Paraffin hat eine wohltuende Wirkung. Sie lockert steife Gelenke, verbessert die Durchblutung, spendet trockener Haut Feuchtigkeit und macht sie geschmeidig, entspannt die Muskeln und lindert Schmerzen.

34.7.7 Schröpfen und Schaben

Sowohl vom/von der Ergotherapeuten:in (mit Zusatzausbildung) als auch vom/von der Physiotherapeuten:in wird das Schröpfen und Schaben als eine altbewährte alternative Heilmethode zur Behandlung von chronischen wie auch akuten Beschwerden angewandt (Abb. 34.15).

Die Aufgabe des Therapeuten ist es, das Krankheitsbild korrekt zu interpretieren, um die richtige Wahl der Therapiemöglichkeiten – sowohl der handwerklichen Techniken als auch der physikalischen Maßnahmen – zu treffen.

Trotz aller medizinischen und technischen Hilfsmittel hängt der Erfolg der Therapie zum größten Teil von der Motivation zur Mitarbeit und den unterschiedlichsten Lebensumständen des Patienten ab (Abb. 34.16).

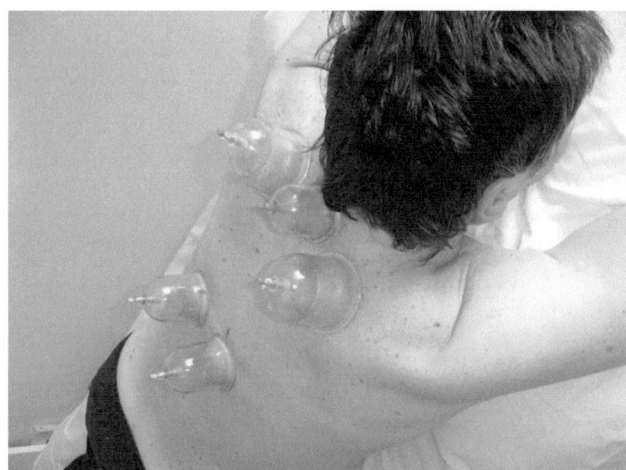

Abb. 34.15 Schröpfen bei Muskelverspannung

BEFUNDERHEBUNG

ERGOTHERAPIE

Name: Kontakte:
Geb.:
Anschrift:

Diagnose / Aufnahmegrund / Erkrankungsgrund:

Erkrankungsbeginn:
Subjektive Beschwerden:

Sozialanamnese / Beruf / Interesse:

Wohnsituation / Pflegesituation:

Hilfsmittel / Sonstiges:

1. <u>Händigkeit</u>: (dominante Hand betroffen)
2. <u>Sichtbefund</u>: (Gelenkstellung/Hautverhältnisse)

3. <u>Greifformen</u>:
    Faustschluss:

    Hakengriff:

    Spitzgriff:

    Interdigitalgriff:

Dreipunktgriff:

4. <u>Kraftmessung</u>:

5. <u>Gelenkmessung</u>:
aktive Extension / Flexion der Langfinger:

	MCP	PIP	DIP
II			
III			
IV			
V			

aktive Bewegung des Daumens:

	IP	MP	Sattelgelenk
Ex./Flex.			
Abd./Add.			
Opp./Rep.			

aktive Bewegung des Handgelenks:

Dorsalflex./Palmarflex.	
Radialabd./Ulnarabd.	

6. <u>Sensibilität</u>:

6.1. *Schmerz*:

Lokalisation und Intensität (Skala 1-10):

Art:

Schmerzzeiten:

Schmerzauslösende, -verstärkende oder lindernde Faktoren:

6.2. *Oberflächensensibilität*:

Oberflächenbeschaffenheit erkennen:
    Berührung:
    Diskriminierung:
    Oberflächenbeschaffenheit:
    Temperatur:

6.3. *Tiefensensibilität*:
    Gelenkstellung:
    Druck, Zug:

7. <u>ADL</u>:

Anziehen:

Essen:

Körperpflege:

Haushalt:

Kommunikation (schreiben, telefonieren, Radio/TV, PC bedienen):

8. <u>Kognition / Psyche</u>:

8.1. *Kognition*:

    Aufmerksamkeit:
    Konzentration:
    Gedächtnis:
    Orientierung:

8.2. *Psyche*:

    Stimmungslage:

Antrieb:
Motivation:

9. <u>Sonst noch Wichtiges</u>:

Therapieziel:

Therapiefrequenz: Behandlungszeitraum:

DET Hubert TRABE

Abb. 34.16 Ergotherapie – Befunderhebung (Dokumentation)

Literatur

Presber W, Déneve W (1997) Ergotherapie: Grundlagen und Techniken. Ullstein, Berlin

Weiterführende Links

www.klinikum.uni-heidelberg.de/Ergotherapie
www.afgib.de/Nichtarztliche_Berufsgruppen/Ergotherapie
www.ergotherapie-dve.de
www.ergotherapie.at

Massage in der Schmerztherapie

A. Wicker

35.1 Einleitung

Die Massage ist eine seit Jahrhunderten bekannte differenzierte Heilmethode, die aber erst in der Mitte des 20. Jahrhunderts in der Schulmedizin Anerkennung in Klinik und Praxis fand. Die Massage ist in ihren verschiedenen Varianten, angefangen bei der sogenannten klassischen Massage über Spezialmassagen bis hin zur Unterwasserdruckstrahlmassage, gerade in der Schmerzlinderung ein oft und gern angewandter Bestandteil in der schulmedizinischen Behandlung geworden. Richtig angewandt und gekonnt durchgeführt, können Massagetechniken einen ausgezeichneten Beitrag in der ganzheitlichen Behandlung von Patienten mit Schmerzen leisten.

Die in der Schmerzbekämpfung am häufigsten angewandten Massageformen können in 3 Gruppen eingeteilt werden:

- die Techniken der klassischen Massage,
- die Spezialmassagen (Bindegewebsmassage und Reflexzonenmassage, Fußreflexzonenmassage, Akupunktmassage, Lymphdrainage, Extensionsmassage),
- die Unterwasserdruckstrahlmassage.

Die Anwendung von Massageformen sollte selten als alleinige Behandlung erfolgen, sondern immer in ein Therapiekonzept integriert werden.

A. Wicker (✉)
Medizinisches Zentrum Bad Vigaun, Bad Vigaun, Österreich

35.2 Wirkungen der Massagebehandlungen

Von den verschiedenen Massageformen und Massagetechniken gehen unterschiedliche Wirkungen aus. Neben den bewusst vom Patienten wahrgenommenen taktilen Reizen wirken sich auch unbewusste Effekte auf das Zentralnervensystem aus. Dadurch wird nicht nur das autonome Nervensystem beeinflusst, sondern auch Mechanismen der Schmerzübertragung und der Schmerzmodulation (Rulffs 1995). Bei jeder physikalischen Behandlung muss immer berücksichtigt werden, dass jede Stimulation der Haut (besonders mit den Händen durchgeführt) mit psychischen Einflüssen verbunden ist, die ausgehend von der Dosierung und der Art der Durchführung sedierend oder stimulierend wirken kann.

Ein wesentliches Ziel in der Anwendung von Massagetechniken ist die Linderung von Schmerzen, die in der Muskulatur oder aber auch in inneren Organen lokalisiert sind. Es kommen hier muskeltonussenkende, entkrampfende, durchblutungsfördernde, reflexanregende oder entstauende Massagegriffe zur Anwendung.

Durch besondere Massagegriffe sind von bestimmten Arealen der Körperoberfläche aus zielgerichtete Einflussnahmen auf innere Organe möglich. Dies führt nicht nur zu einer zumeist spasmolytisch bedingten Schmerzlinderung, sondern kann auch als Reflexzonentherapie zur Normalisierung gestörter Organfunktionen ausgenützt werden.

Bei den meisten Massagetechniken, die in der Schmerzbehandlung angewendet werden, kommt es zu einer lokalen Hyperämie durch eine Erweiterung der peripheren Strombahn. Es ergibt sich dadurch nicht nur ein vermehrter Abtransport von Stoffwechselprodukten, sondern es findet auch eine vermehrte Zufuhr von nährenden und immunmodulierenden Stoffen in das Gewebe hinein statt.

Weiters kommt es zu einer allgemeinen Stoffwechselwirkung, zur Verbesserung der Sauerstoffausnutzung, zur Steigerung des Gewebeturgors und generell zu einer Verbesserung der Ernährungssituation des Organismus. Durch die dadurch erfolgte Entlastung der Gewebe von Stoffwechselend- und Stoffwechselzwischenprodukten, die ja in vielen Fällen Reizstoffe sind und insbesondere die Schmerzsensoren anregen, tritt eine Schmerzlinderung ein.

Neben der genannten schmerzsenkenden Wirkung fördern Massagereize im Sinne der „Gate-Control-Theorie" den Einstrom anderweitiger mechanischer Reize in die diese Afferenzen verarbeitenden Hirnareale.

35.3 Klassische Massage

Steht das Ziel Schmerzlinderung im Vordergrund, so kommen vor allem 3 Grifftechniken der klassischen Massage zum Einsatz:

Streichungen: Die Griffe können einhändig oder beidhändig mit der Handinnenfläche oder den Fingerkuppen ausgeführt werden. Die Richtung der Streichungen wird durch die Muskeltopografie und den Verlauf der Abflussbahnen bestimmt, ist also vorwiegend in

Richtung Herz orientiert. Bei Streichungen steht die beruhigende, Spannung vermindernde und vegetativ glättende Wirkung im Vordergrund.

Reibungen: Reibungen, auch bekannt unter dem Namen Friktionen, sind intensiv wirkende, eher kleinflächige, kreisförmige Bewegungen, die mit der Kuppe des Zeigefingers oder des Mittelfingers ausgeführt werden. Sie wirken örtlich stark durchblutungsfördernd und schmerzlindernd durch die Erzeugung eines Gegenschmerzes (Counter Irritation und Gate-Control-Theorie). Außerdem bewirken Friktionen eine vermehrte Wachaktivität im Gegensatz zu der beruhigenden Wirkung der Streichungen (Muschinsky 1992).

Klopfungen: Klopfungen sind senkrecht auf den Körper treffende Schlagbewegungen, die entweder mit der Hohlhand oder der ulnaren Handkante ausgeführt werden. Werden die Klopfungen mit niederer oder mittlerer Intensität ausgeführt, wirken sie durchblutungsfördernd und schmerzlindernd und sind besonders bei großflächigen Verspannungen, aber auch bei der Behandlung spastischer Muskulatur angezeigt.

Vibrationen: Vibrationen werden vom Patienten meistens als sehr angenehm empfunden. Es sind örtliche Zitterbewegungen, die ohne Fortbewegung mit der flachen Hand einhändig oder beidhändig ausgeführt werden. Die Vibrationen wirken detonisierend, entspannend und beruhigend und können auch am bettlägerigen Patienten mit chronischen Schmerzzuständen durchgeführt werden. Die rhythmische Schüttelung von locker gehaltenen Extremitäten hat denselben Effekt wie Vibrationen.

Prinzipiell muss betont werden, dass die oben genannten Grifftechniken nicht isoliert betrachtet oder angewandt werden sollten, sondern dass erst ihre sinnvolle Kombination, eventuell unter Einsatz zusätzlicher Dehn- oder Manipulativtechniken, die Kunst der Massage und den optimalen Schmerzlinderungseffekt ausmacht.

35.4 Spezialmassagen

35.4.1 Bindegewebsmassage, Reflexzonenmassage

Die Bindegewebsmassage geht auf die deutsche Krankengymnastin Dick zurück, die durch spezifische Grifftechniken reflektorisch veränderte Zonen im Bindegewebe beeinflussen konnte (Schiltenwolf und Henningsen 2006). Die Bindegewebsmassage ist eine Form der Reflexzonenmassage. Durch den Einsatz der Fingerkuppen in variierenden Techniken und auch in etwas unterschiedlicher Ausprägung ist beiden Massagearten gemeinsam eine intensive mechanische Beeinflussung von Haut, Unterhaut und den Faszien. Es gelingt mit beiden Techniken, durch die Behandlung organspezifischer Zonen sowohl auf Funktionsstörungen der segmental zugeordneten Eingeweideorgane einzuwirken, als auch eine vegetative Gesamtumschaltung herbeizuführen. Wir wissen heute, dass das Bindegewebe nicht nur „verbindende" Funktionen aufweist, sondern auch direkte Verbindungen zum Immunsystem ermöglicht und zu einer positiven Stimulierung dieses für die Funktion des Organismus so wichtigen Systems beiträgt. Da bei jeder dieser zwei Massageformen selbst eine starke Stimulierung von Nozizeptoren erfolgt, sind sie nicht angenehm, sondern eher schmerzhaft in der Anwendung. Der Effekt stellt sich dann aber als vegetativ glättend und schmerzlindernd ein.

35.5 Fußreflexzonenmassage

Eine Sonderform der Reflexzonentherapie stellt die Fußreflexzonenmassage dar. Die Wirkprinzipien sind die gleichen wie bei den bereits beschriebenen Reflexzonenmassagen. Über eine empirisch entwickelte „Landkarte" an den Fußsohlen, an der verschiedenen Fußsohlenbereichen Organe zugeordnet werden, kann durch Massagetechniken an diesen Fußreflexzonen ein Reflexgeschehen ausgelöst werden, das ebenfalls zur Stoffwechsel-Normalisierung und zur Verminderung einer Schmerzsymptomatik beitragen kann.

35.6 Akupunktmassage

Diese Spezialform einer Massage verwendet als Basis die Prinzipien der Akupunktur nach der Meridianlehre. Durch richtige Strichführung mit speziellen Stiften wird hier der Energiestrom aktiviert und gefördert. Auch diese Sonderform der Massage kann in der Therapie von Schmerzen eingesetzt werden.

35.7 Lymphdrainage

Die manuelle Lymphdrainage setzt auch am Bindegewebe an, das nach Pischinger als komplettes Organ zu sehen ist. Ziel der manuellen Lymphdrainage ist es, Stoffwechselprodukte aus dem Bindegewebe abzutransportieren, die Stoffwechselsituation zu verbessern und den Stauungsdruck im Gewebe zu verbessern. Die manuelle Lymphdrainage wirkt in erster Linie mechanisch auf das Lymphgefäßsystem, verwendet ganz spezielle, zarte Grifftechniken und regt die Eigenperistaltik und damit die Flussgeschwindigkeit in diesem System an. Diese mechanischen Reize haben aber auch eine direkte Wirkung auf das Vegetativum, insbesondere auf den Sympathikus (Kasseroller und Brenner 2007). Bei richtig angewandter manueller Lymphdrainage treten eine Entspannung und Schmerzlinderung ein. Die manuelle Lymphdrainage kann auch bei akuten Schmerzzuständen eingesetzt werden, wenn keine Kontraindikationen dem entgegenstehen.

35.8 Extensionsmassage

Bei Verspannungen mit Schmerzen im Schulter-Nacken-Bereich kann sehr effizient die Extensionsmassage eingesetzt werden. Durch die massierenden Hände wird ein dehnender Zug in Längsrichtung der Wirbelsäule ausgeübt. In Verbindung mit Vibrationen kann diese Traktionsmassage der Halswirbelsäule umgehend zur Verbesserung der Schmerzsymptomatik führen. Diese Massageform kann sowohl am sitzenden als auch am liegenden Patienten angewendet werden.

35.9 Unterwasserdruckstrahlmassage

Die Unterwasserdruckstrahlmassage ist eine großflächige Behandlung der Haut und der Muskulatur in Spezialbadewannen. Mithilfe eines regulierbaren Düsendruckstrahls können unter Ausnützung der Wirkfaktoren des Wassers (Auftrieb, Widerstand, hydrostatischer Druck, Temperatur und Wasserzusammensetzung) positive Wirkungen auf den Organismus erzielt werden.

Der Unterwasserdruckstrahlmassage liegt technisch ein Wasserumwälzverfahren zugrunde. Durch ein Pumpenaggregat mit einer Leistung von 5–6 Atmosphären wird das erforderliche Wasser aus der Wanne angesaugt und über ein Druckregelventil durch einen Schlauch gepresst. Der Wasserstrahl wird unter der Wasseroberfläche auf den im Wasser liegenden Patienten gerichtet. Der Anstellwinkel des Wasserstrahls zur Körperoberfläche ist variabel. Er sollte zwischen 45 und 90 Grad liegen. Der Abstand der Düsenöffnung zum Körper ist im Allgemeinen handbreit (um die 10 cm). Die Behandlungszeit liegt bei 10–20 min. Nach der Behandlung ist eine Ruhezeit von einer halben Stunde notwendig. Schon bei Anwendungen mit geringen Druckwerten lassen sich schonende und schmerzlose Auflockerungen in auch tieferen Gewebeschichten erzielen.

Die Wirkung dieser Massageform ist deshalb so intensiv, weil die Muskulatur im warmen Wasser gut gelockert wird. Diese Muskellockerung kann noch dadurch gesteigert werden, dass der Patient vor der Behandlung bereits 5 min im warmen Wasser ruht. Durch die entspannende Wirkung des Wassers wird beim Patienten auch die Angst vor Schmerzen und den therapeutischen Mobilisierungen der Gelenke reduziert. Angst stört immer den Rhythmus eines Bewegungsablaufs und verzögert dadurch auch den Heilungsprozess (Wicker 2007).

35.9.1 Indikationen

Bewährt hat sich die Unterwasserdruckstrahlmassage besonders zur Behandlung von schmerzhaften Muskelverspannungen, Muskelkater, Muskelkontrakturen, spastischen Paresen und bei degenerativ und operativ bedingten Schmerzzuständen, die nicht akut sind.

35.9.2 Kontraindikationen

Vorsicht bei der Unterwasserdruckstrahlmassage ist geboten und eine Behandlung sollte nur nach Absprache mit dem Arzt und fehlenden anderen Möglichkeiten bei folgenden Diagnosen in Betracht gezogen werden:

Herzinsuffizienz, fixierte essenzielle renale Hypertonie, infektiöse und nässende Hauterkrankungen, schwere arterielle Verschlusserkrankungen, ausgeprägte Varikose, Thrombose und Phlebitis.

35.10 Kontraindikationen der Massagebehandlungen

35.10.1 Allgemeine Kontraindikationen

Nicht angezeigt sind Massagebehandlungen bei fieberhaften Erkrankungen und akuten Verletzungen und Entzündungsprozessen. Weiters sind eine Lymphangitis, Phlebitis, frische Thrombose, eine Osteomyelitis und eine aktive Myositis nicht mit Massagen zu behandeln. Ebenso sind Massagetechniken nicht erlaubt bei pathologischer Blutungsneigung, nach inneren Blutungen und bei unklaren abdominellen Erkrankungen.

Bei malignen Tumoren ist die Massage immer dann kontraindiziert, wenn die Gefahr besteht, dass die Verbreitung von Tumorzellen über direkte mechanische Stimulierung auf dem Blut- oder Lymphweg gefördert werden könnte.

35.10.2 Lokale Kontraindikationen

Nicht behandelt werden soll im Bereich von Entzündungsprozessen einzelner Gelenke und noch nicht konsolidierter Frakturen. Frische Ulzera sollten ebenfalls nicht direkt im Massagegebiet liegen. Infektiöse Hauterkrankungen stellen absolute Tabuzonen für den Masseur dar.

Während einer Schwangerschaft sollten Massagen im Bereich des Rumpfes normalerweise nicht durchgeführt werden. Ist während der Schwangerschaft wegen Rückenbeschwerden eine Massagebehandlung angezeigt, so wird diese immer nach Rücksprache mit dem Arzt üblicherweise in Seitenlage oder an der sitzenden Patientin durchgeführt.

35.11 Zusammenfassung

Im Rahmen der in den letzten Jahren zunehmend mehr an Bedeutung gewinnenden Behandlung des kranken Menschen in seiner „Ganzheit" nach dem biopsychosozialen Modell gewinnen Therapiemodalitäten der physikalischen Medizin, zu denen die verschiedenen Formen der Massage gehören, zunehmend an Bedeutung. Zur Behandlung von

Schmerzen, besonders bei pflegebedürftigen und chronisch kranken Menschen, aber auch im Akutkrankenhaus, bieten sich Massagetechniken, immer eingebunden in ein Gesamttherapiekonzept, als ein effektives Therapiemittel an. Richtig indiziert und angewandt hat dieses „Medikament" Massage keinerlei negative Nebenwirkungen. Die manuellen und verbalen Interaktionen des Therapeuten mit dem Patienten erschließen über einen körpertherapeutischen Weg den Zugang in die Seele des Patienten (Häfner 2005).

Massageanwendungen erfordern neben einem theoretischen Basiswissen besonders aber praktische Fertigkeiten. Massieren sollte daher immer wieder praktisch geübt werden, denn nur wenn Massage auch praktisch mit hoher Qualität angeboten werden kann, bringt sie letztlich auch den gewünschten Erfolg am Patienten.

In diesem kurzen Artikel konnten nur einige Prinzipien der Massage aufgezeigt werden, und ich hoffe, dass Interesse geweckt wurde, sich mehr mit dieser Materie auseinanderzusetzen und diese Therapieform zum Wohle des Patienten qualitativ hochwertig einzusetzen.

Für alle in diesem Beitrag angeführten Massageformen werden an verschiedenen Institutionen Kurse zum Erlernen und zur Vertiefung dieser Techniken angeboten, die es wert sind, daran teilzunehmen, um die Behandlung dann am Patienten umsetzen zu können.

Literatur

Häfner S (2005) Psychotherapie und Massage als Zugangswege zum Patienten bei Georg Groddeck. Z Physik Med Rehabilitationsmed Kurortmed 15:39–43

Kasseroller R, Brenner E (2007) Kompendium der Lymphangiologie, 4. Aufl. Thieme, Stuttgart, S 1–5

Muschinsky B (1992) Massagelehre in Theorie und Praxis. Klassische Massage, Bindegewebsmassage und Unterwasserdruckstrahlmassage, 3. Aufl. Gustav Fischer, Stuttgart, S 42–43

Rullfs W (1995) Zielsetzungen der Massagebehandlung. In: Schmidt KL, Drexel H, Jochheim KA (Hrsg) Lehrbuch der Physikalischen Medizin und Rehabilitation. Gustav Fischer, Stuttgart, S 85

Schiltenwolf M, Henningsen P (2006) Muskuloskelettale Schmerzen. Diagnostizieren und Therapieren nach biopsychosozialem Konzept. Deutscher Ärzteverlag, Köln, S 251–252

Wicker A (2007) Aquatic rehabilitation. In: Frontera W, Herring S A, Micheli LJ, Silver JK (Hrsg) . Clinical sports medicine – medical management and rehabilitation, Saunders-Elsevier, S 261–265

Einfluss der Ernährung auf Alterungsprozesse und Erkrankungen sowie Anti-Aging-Empfehlungen

36

Werner Kullich

36.1 Ernährung im höheren Lebensalter

Die Verlängerung der gesunden Lebensdauer (longevity) durch die Verlangsamung der Alterungsrate ist der effizienteste Weg, verschiedene chronische Erkrankungen zu bekämpfen (Vaiserman und Lushchak 2017). Eingriffe in das Altern wie Ernährung und Medikamente, sogenannte „Anti-Aging"-Interventionen, können die Lebensdauervariabilität beeinflussen (Bartke et al. 2019).

Studien vom Altern bzw. von Veränderungen der Länge des Lebens analysieren meist durch Mittelwertvergleiche der Lebensdauer. Es gibt ein großes Interesse an der Analyse von Biomarkern für das Altern. Doch die Interpretation ist oft sehr schwierig. Unter intrazellulärem Stress induziert Fox01 (Forkhead box protein 01) – ein Transkriptionsfaktor, der in der Gluconeogenese und Glykogenolyse eine Rolle spielt und als Langlebigkeitsgen angesehen wird – eine Peroxisom-Proliferator-aktivierte Rezeptor (PPAR)-induzierte Veränderung in der gealterten Leber. PPAR (Peroxisom-Proliferator-aktivierter Rezeptor), ein Schlüsselfaktor der Lipogenesetranskription, ist in alter Leber erhöht (Bartke et al. 2019). Es konnte in dieser Studie gezeigt werden, dass der Verlust von Fox01 eine Verminderung der PPAR-Expression und Fettakkumulation der Leber bewirkt, was hier wiederum einen positiven Aspekt und ein vermindertes Risiko einer Leberverfettung im Alter darstellt.

Ein Geschlechtsdimorphismus in der Antwort auf Interventionen zur Verlängerung des Lebens ist nicht überraschend. In einem großen Datenset von ITP-Studien ging eine erhöhte Lebensdauer mit einer reduzierten Varianz bei Männern, nicht jedoch bei Frauen,

W. Kullich (✉)
LBIAR, Ludwig Boltzmann Institut, Saalfelden, Österreich
e-mail: werner.kullich@a1.net

© Der/die Autor(en), exklusiv lizenziert an Springer-Verlag GmbH, DE, ein Teil von Springer Nature 2025
R. Likar et al. (Hrsg.), *Multimodale Schmerztherapie in der Pflege*,
https://doi.org/10.1007/978-3-662-68956-1_36

einher. Die Daten lassen darauf schließen, dass verschiedene Aspekte von Alterung einschließlich Lebensdauer, aber auch verschiedene Anti-Aging-Maßnahmen nicht aufgrund von Daten verschiedenen Geschlechts vorhersehbar sind (Austad und Bartke 2015).

Bei älteren Menschen lassen bestimmte Funktionen und der Geschmackssinn nach. Durst wird vermindert gespürt. Durch fehlende Zähne oder mangelhaften Zahnersatz können alte Menschen oft nicht mehr richtig kauen. Salz wird weniger intensiv, aber Saures und Bitterstoffe intensiver wahrgenommen (Seib 2003). Oft bestehen gastrointestinale Beschwerden, und die Nahrungsstoffe werden nicht mehr so effizient resorbiert. Eine ausgewogene Ernährung, die den Bedarf an allen Makro- und Mikronährstoffen deckt, ist die wesentliche Voraussetzung für ein gesundes Altern. Ernährungsbedingte Erkrankungen wie Unter-/Übergewicht, Hypertonie, Herz-Kreislauf-Erkrankungen, Diabetes, Gicht, Verstopfung und Divertikulitis lassen sich durch eine altersgerechte Ernährung vermeiden; an Antioxidanzien reiche Nahrungsmittel können den Alterungsprozess bremsen.

36.2 Alterungsprozess – Radikale – Ernährungsweise

Optimales Altern ist definiert als langes Leben, aber mit guter Gesundheit und Lebensqualität (Seals et al. 2016).

Derzeit versucht man in der Forschung, die Gesundheit zu verbessern durch Verlangsamung biologischer Prozesse, die einer Alterung unterliegen. Das sind zum Beispiel Dysfunktionen der Mitochondrien, verbesserte Proteostase und verbesserte Funktion bzw. Erhalt der Stammzellen, Einfluss auf einen deregulierten Energiehaushalt der Zelle, Stressabwehr sowohl gegen entzündlichen als auch oxidativen Stress (Fontana et al. 2014; Niedernhofer et al. 2017).

Altern kann insofern manipuliert werden, als man den Beginn von altersassoziierten chronischen Erkrankungen, die einen Risikofaktor für das Altern darstellen, verzögern kann (Austad 2015).

Richtige Ernährung und guter Lebensstil sind Voraussetzungen für ein physiologisches Altern. Ein Fehlverhalten bei der Ernährung kann den Alterungsprozess beschleunigen. Im Mittelpunkt der exogenen Einflüsse auf Alterungsmechanismen steht die Produktion Freier Radikale. Durch Radikale vermittelte strukturelle Schäden an Membranen, Proteinen und Nukleinsäuren verursachen Funktionseinbußen auf zellulärer Ebene und vermindern die Lebensfähigkeit des Organismus im Alter.

Hohe Erwartungen wurden von vielen Autoren auf Antioxidanzien (Coenzym Q10, Quercetin, Melatonin, Vitamine A, C, E etc.) gesetzt (Wojcik et al. 2010).

Induktoren der Autophagie wie z. B. Spermidin können seneszente Zellen angreifen und entfernen (Kirkland und Tchkonia 2017).

Hauptursache für oxidativen Stress kann qualitative Fehlernährung sein. Ernährungsformen, die mit hoher Lebenserwartung verbunden sind, sind jene mit hohem Anteil an pflanzlichen Stoffen. Eine derartige Kostform führt Antioxidanzien zu, die das körpereigene enzymatische antioxidative Abwehrsystem ergänzen, welches bekanntlich auch auf die Zufuhr von Mineralien und Spurenelementen angewiesen ist. Eine gesunde Ernährung mit ausreichender Zufuhr an Mikronährstoffen, die antioxidative Effekte besitzen, insbesondere in Verbindung mit ausreichender Bewegung, ist ein idealer Lebensstil im Alter, der eine positive Wirkung auf das Gefäßsystem besitzt und gleichzeitig systemisch antiinflammatorische Effekte hat (Esposito et al. 2004). Bereits 1956 sprach Harman vom Alterungsprozess als Folge akkumulierter oxidativer Schäden durch die Einwirkung freier Radikale auf den Organismus.

Das Problem ist, dass Medikamente mit protektiver Wirkung auf den Alterungsprozess nicht für die Behandlung altersbezogener Beschwerden in Abwesenheit von dafür zugelassenen Erkrankungen angewendet werden können. Mehrere neue Medikamente, die von der gerontologischen Forschung abstammen, sind in der Entwicklungs-Pipeline (Le Couteur et al. 2012). Substanzen mit potenten Anti-Aging-Eigenschaften werden von der FDA und anderen Zulassungsbehörden nicht berücksichtigt, da das Alter keine klinische Krankheit ist. Es gibt daher große Debatten dazu, dass der Alterungsprozess üblicherweise mit vielen typischen klinischen Zuständen verknüpft ist (z. B. Sarkopenie, Osteoporose, Atherosklerose, Bluthochdruck, Schlaganfall, Atrophie von Hirngewebe etc.) (Zhavoronkov und Moskalev 2016).

36.3 Mediterrane Ernährung und Lebensstil als Prävention im Alter und bei Erkrankungen

Untersuchungen deuten darauf hin, dass die mediterrane und teilweise auch die asiatische Ernährungsweise mit einer relativen Langlebigkeit der Bevölkerung korrelieren. Die speziell durch diese Ernährungsweise aufgenommenen antioxidanzienreichen Nahrungsmittel senken die oxidativen Belastungen durch freie Radikale, denen der Organismus ausgesetzt ist (Grune 2002a, b; Colombo et al. 2005). Die mediterrane Diät beruht weitgehend auf Pflanzenbasis, verwendet Olivenöl mit einer idealen Fettsäurekombination (reich an Omega-3-Fettsäuren, arm an Arachidonsäure) und neben Milchprodukten Geflügel und vor allem Fisch als tierischer Proteinquelle. Es gibt genügend Hinweise für den protektiven Effekt einer an Obst, Gemüse, Nüssen, Vollkornprodukten und Hülsenfrüchten reichen Ernährung (Ströhle et al. 2006). Sowohl in Hinblick auf kardiovaskuläre Risikofaktoren wie auch endotheliale Faktoren (C-reaktives Protein, Selektine), aber auch auf die Insulinkonzentration erwies sich diese Ernährung als risikosenkend (Fung et al. 2001; Lopez-Garcia et al. 2004). Ebenso besteht eine entsprechende Assoziation zu Diabetes mellitus Typ 2 und zum Gesamtmortalitätsrisiko.

36.4 Oxidativer Stress im Gehirn

Verschiedene neuronale und nicht neuronale Erkrankungen werden kausal mit oxidativem Stress in Verbindung gebracht. Das Gehirn ist besonders anfällig gegenüber Oxidationen, vor allem aufgrund des hohen Sauerstoffumsatzes. Alterungsprozesse sowie altersassoziierte Veränderungen und verschiedene Erkrankungen des ZNS (Morbus Alzheimer, Morbus Parkinson, Schlaganfall) sind mit einer erhöhten oxidativen Last verbunden. Eine Reihe von Neurotoxinen kann oxidativen Stress direkt verursachen. Dazu zählt die Aminosäure Glutamat sowie verbreitete Neuropharmaka wie Haloperidol, welche die Peroxidation von Membranlipiden und damit oxidativen Nervenzelltod induzieren können. Eine glutamathaltiges Ernährung ist insbesondere im Alter zu vermeiden! Salze der Glutaminsäure (sogenannte Glutamate) werden insbesondere in Großküchen, Restaurants und in Fertigprodukten viel zu häufig als Geschmacksverstärker eingesetzt.

Bestimmte Nahrungsmittel und Inhaltsstoffe können Kopfschmerzen (Migräne) bei anfälligen Personen auslösen. Glutamat und Koffeinentzug hatten die stärkste Evidenz zur Auslösung von Attacken. Auch Histamin, Gluten und Alkohol können Kopfschmerz in Subgruppen herbeiführen (Martin und Vij 2016a, part 1).

Die Initiierung einer Kopfschmerz-/Migräneattacke kann nach dem Konsum verschiedener Nahrungsmittel auftreten. Diese sollten identifiziert und eliminiert werden (Finocchi und Sivori 2012). Spezielle diätetische Empfehlungen können helfen, die Kopfschmerzfrequenz zu mindern (Martin und Vij 2016b, part 2).

Jeder Kopfschmerzpatient[1] hat spezielle Trigger, meist in der Ernährung. Das können sein: Käse, Schokolade, Zitrusfrüchte, Alkohol, Kaffee, Tomaten, Rotwein etc. (Fukui et al. 2008).

36.5 Einfluss der Ernährung auf den Immunstatus

Die modulierende Wirkung ausgewählter Ernährung auf Parameter der Immunantwort ist heute ohne Zweifel gesichert. Die Immunmodulation über die Ernährung (= Immunonutrition) wird wahrscheinlich über antioxidative Mechanismen vermittelt. Immunaktive Wirkungen sind bislang verschiedensten Bestandteilen einer vollwertigen Ernährung zugeschrieben worden, nämlich Glutamin, Arginin, Zystein, Lysin, Tryptophan, die Aminosäuren Valin, Leukin und Isoleukin; weiters Betakarotinoide, Glutathion, Vitamine, Selen und Zink, Omega-3-Fettsäuren, Nukleoside und Nukleotide sowie verschiedenste sekundäre Pflanzeninhaltsstoffe. Die heute angenommenen Wirkungsmechanismen betreffen sowohl Teile des für die Immunreaktion zuständigen Abwehrsystems und Mediatorsysteme wie inflammatorische Zytokine und Eikosanoide als auch den Radikalmetabolismus. Da im Alter durch verschiedene Krankheiten die körpereigenen Antioxidationsmechanismen überfordert werden, kann sich die Zufuhr von antioxidativen Nahrungsfaktoren als günstig erweisen, um die körpereigenen antioxidativen Schutzsysteme zu unterstützen (Gaßmann 2002).

Die mediterrane Diät ist vermutlich das weltweit häufigste Diätvorbild dank einer Nahrungskombination, die hauptsächlich reich an Antioxidanzien und

---

[1] Gemeint sind stets beide Geschlechter. Aus Gründen der Lesbarkeit wird auf die Nennung beider Formen verzichtet.

entzündungshemmenden Lebensmitteln ist. Viele Studien haben protektive Effekte bei der Reduzierung von oxidativen und entzündlichen Prozessen sowie Vermeidung von DNA-Schäden, Überleben von Zellen, Einfluss auf Tumor- und Metastasenbildung nachgewiesen.

Ernährung, körperliche Inaktivität, sitzende Lebensweise und Adipositas sind nach Rauchen die Hauptrisikofaktoren für die Krebsentstehung. Es wird angenommen, dass Veränderungen der Ernährungsgewohnheiten die Krebsentstehung um 30–50 % reduzieren können (Vineis und Wild 2014) (s. auch Abschn. 36.7 „Präventives Potenzial der Ernährung auf Krebsraten").

36.6 Gesundheit durch Polyphenole?

Früchte, im Speziellen Beeren, sind eine reiche Quelle an verschiedenen pflanzlichen Stoffen und Nahrungsinhaltsstoffen, welche ihre physiologischen Effekte als antioxidative und entzündungshemmende Mittel bewirken. Beeren wie Heidelbeeren, Himbeeren und Erdbeeren sind eine reiche Quelle verschiedener Polyphenole einschließlich Anthozyane, Quercetin und verschiedene Phenolsäuren (Burton-Freeman et al. 2016; Su et al. 2017; Basu et al. 2018).

Polyphenole zählen zu den am weitesten verbreiteten sekundären Pflanzeninhaltsstoffen in Obst und Gemüse. Da Phenole potenzielle Antioxidanzien sind und die Oxidation von LDL als ursächlicher Prozess der Arteriosklerose gilt, erscheint eine Wirkung dieser pflanzlichen Nahrungsinhaltsstoffe auf die Gesundheit sowie Entzündungsmechanismen logisch. Polyphenole besitzen auch antimikrobielle Eigenschaften. So hemmen verschiedene Hydroxyzimtsäuren das Wachstum gramnegativer Bakterien; eine antivirale Wirkung konnte ebenfalls nachgewiesen werden. Auch Flavonoide des grünen Tees und von Zitrusöl wirken antimikrobiell. Quercetin aus Äpfeln wirkt antiviral, immunsuppressiv und entzündungshemmend. Phenolische Komponenten wie die Phenolsäuren Tyrosol, Hydroxytyrosol, Hydroxyzimtsäuren und andere, vorkommend in Olivenöl, aber auch teilweise im Wein, können eine starke Hemmung von Entzündungsreaktionen bewirken (De Souza et al. 2017). Es gibt zahlreiche Hinweise auf schützende Eigenschaften in Bezug auf Herz-Kreislauf-Erkrankungen und Krebsbildung. Die entzündungshemmenden Effekte können zum längeren Erhalt eines funktionsfähigen Knorpels beitragen, womit die Entstehung intensiver Gelenkschmerzen bei arthrotischen Veränderungen deutlich verlangsamt wird.

Studien an Früchten und Polyphenolen der letzten Jahre zeigen eine verbesserte Evidenz der Wirkung von Nutrazeutika, Nahrungsergänzungsmitteln aus Früchten auf Gelenkbeschwerden. Entsprechend ihrer Struktur/Aufbau (Phenole, Flavonoide sowie Anthocyanine, Flavonole und Tannine) werden die protektiven Effekte von Beeren auf Entzündungen erklärt (Basu et al. 2018).

Je dunkler die Beeren sind, desto höher ist der Anthocyaningehalt, z. B. Heidelbeeren (Basu et al. 2010).

Tab. 36.1 Aufstellung des Vorkommens der Polyphenole in der Nahrung

Phenolsäuren	Vorkommen
Hydroxyzimtsäuren (z. B. Kaffeesäure etc.)	Schalen, Blätter, Kaffee, Olivenöl, Weizenvollkorn, Wein
Hydroxybenzolsäuren (Gallussäure, Ellagsäure, Vanillinsäure, Gentisinsäure etc.)	Kaffee, Wein, Walnüsse, Tee, Kohl
Flavonoide	
Flavonole (Quercetin, Rutin, Kampferol etc.)	Salat, Zwiebel, Rotwein
Flavone (Apigenin, Luteolin)	Sellerie, Paprika, Chicorée
Flavonole/Katechine (Katechin, Epicatechin, Epi-/Gallocatechine)	Rotwein, Äpfel, Tee
Isoflavonoide, Isoflavone	Sojabohnen, Mungbohne
Anthozyane (Malvidin, Zyanidin)	Blaue Trauben, Kirschen

Es ist empfehlenswert, viel dunkle Fruchtsäfte (Johannisbeere, Aronia etc.) und schwarzen bzw. grünen Tee reichlich zu sich zu nehmen. Eine Aufstellung des Vorkommens der Polyphenole in der Nahrung gibt Tab. 36.1 wieder.

Eine Analyse des Heidelbeerextraktes mittels HPLC erbrachte über 40 Phenolkomponenten mit den Hauptphenolen Chlorogensäure Malvidin, Peonidin und Cyanidin, welche synergistische antiarthritische Effekte haben dürften (Figueira et al. 2016).

Der Phenolgehalt von Feigen ist niedriger als jener von Beeren, ebenso der von Olivenöl (Russo et al. 2014; Saibandith et al. 2017), trotzdem ist ein gesundheitsfördernder Effekt anzunehmen.

Granatäpfel haben höhere antioxidative Potenz als andere Früchte – dies ist zurückzuführen auf ihren hohen Phenolsäuregehalt (Kalaycioglu und Erim 2017).

36.7 Präventives Potenzial der Ernährung auf Krebserkrankungen

Es gibt eine erdrückende Beweislast, dass Lebensstilfaktoren einschließlich Ernährung Auswirkungen auf das Krebsrisiko haben. Trotz einer allgemein übereinstimmenden Ansicht bezüglich einer gesunden Ernährung (World Cancer Research Fund International 2018) ist die Evidenzlage zur Ernährung und Diät bei der Krebsvorsorge zwischen Gesundheitspersonal und der breiten Bevölkerung nicht einheitlich (Niederdeppe und Levy 2007).

Ernährung ist einer der wenigen ubiquitären, modifizierbaren Risikofaktoren für Krebs.

Der Mehrheit der Bevölkerung ist bewusst, dass Lifestyle einschließlich Ernährung mit der Auslösung von Krebs in Verbindung zu setzten ist, aber fast die Hälfte ist sich bezüglich der erforderlichen Maßnahmen im Unklaren (Cotugna et al. 1992). Dies lässt annehmen, dass das Bewusstsein um spezifische umsetzbare Diätempfehlungen verbessert werden muss. Die Wissensvermittlung („knowledge translation") bezüglich Ernährungsrichtlinien und Krebsprävention muss intensiviert werden. Damit könnten präventive Verhaltensmaßnahmen gefördert werden (Grunfeld et al. 2018).

Die Einhaltung von „Guidelines" zur Krebsprävention kann zu signifikanter Reduktion von Inzidenz und Mortalität von Tumorerkrankungen führen (Hastert et al. 2014).

Die Nahrungsaufnahme verändert sich häufig bei der Krebsbehandlung. Es sollen Mangelernährung, Langzeitnahrungsdefizite und Veränderung der Körperzusammensetzung verhindert werden, da oft die Ernährungsinterventionen während der Krebsbehandlung nicht zufriedenstellend sind (Ryan et al. 2016).

Sekundäre Pflanzenstoffe können durch Abwechslung in der Auswahl pflanzlicher Lebensmittel ein vielfältiges Zusammenspiel von antikanzerogenen Substanzen bewirken. Bestimmte Inhaltsstoffe verschiedener Gemüsesorten, Früchte- und Getreidearten haben im Tier und in vitro eine vorbeugende Wirkung gegen verschiedene Krebsarten (Stangl 2001). Die Ernährung kann krebshemmend über verschiedene Wege wirken. Nahrungsinhaltsstoffe können in den Zellzyklus sowie in den Mechanismus des programmierten Zelltods eingreifen. Dazu kommen auch Effekte auf die Verständigung von Zellen untereinander, das Gefäßwachstum bei Metastasen, die Immunabwehr und den Schutz des genetischen Materials. Karotinoide scheinen die Kommunikation und damit die gegenseitige Wachstumskontrolle der Zellen zu beeinflussen. Die Schutzwirkung der Ernährung ist natürlich auch begrenzt, aber In-vitro-Studien zufolge entfalten Omega-3Fettsäuren, Flavonoide und Selen eine antiangiogenetische Wirkung. Isothiocyanate (Senföle) aus Kreuzblütlern sowie Terpene aus Limonen stimulieren die Bildung von Entgiftungsenzymen. Zahlreiche sekundäre Pflanzenstoffe wirken antioxidativ als Auslöscher (Quencher) oder Fänger (Scavenger) von Radikalen. Dies sind vor allem Karotinoide und Polyphenole. Beide sind große Gruppen von Verbindungen, die in zahlreichen Obst- und Gemüsearten enthalten sind.

Mehrere Studien zeigen einheitlich, dass es Unterschiede bei der Krebsinzidenz zwischen mediterranen und nicht mediterranen Ländern gibt. Es wird angenommen, dass diese Unterschiede das Ergebnis von mehreren Faktoren ist, die mit Ernährung, körperlicher Bewegung, Lebensqualität und höherer Exposition von Sonnenbestrahlung zu tun haben (Gerber und Hoffman 2015).

Die positive Beziehung mit vorteilhaften Effekten von Mittelmeerdiät und Krebs beruht auf dem hohen Gehalt an Antioxidanzien und entzündungshemmenden Nahrungsstoffen. Früchte und Gemüse haben einen hohen Gehalt an Karotinoiden und den Vitaminen C und E, Folsäure und Flavonoiden, die alle bekannt für ihre antiinflammatorische Kapazität sind, und ermöglichen den Schutz vor DNA-Schäden (Pérez-Jiménez et al. 2015).

Bei Untersuchung einer vollständigen mediterranen Diät ohne Bezug auf ein einzelnes Lebensmittel ergibt sich ein vorteilhafter Effekt auf verschiedene Erkrankungen, Krebs mit eingeschlossen. Dieses mediterrane Ernährungsmuster produziert nach Tosti et al. (Tosti et al. 2018) folgende positiven Effekte:

- Verringerung von Fetten,
- Entzündungshemmung, antioxidative und gerinnungshemmende Effekte,
- Modulation von krebsanfälligen Mediatoren (Hormone und Wachstumsfaktoren),

- durch Veränderungen des Aminosäuregehaltes Reduktion der Hormonstimulation und anderen extra- und intrazellulären Pathways, die beim Krebs involviert sind,
- Veränderungen der Darmflora durch eine modifizierte Produktion von Bakterienmetaboliten.

Mediterrane Diät ist ein protektiver Faktor für die Verringerung der Brustkrebsinzidenz, sie kann Östrogen reduzieren und andere Geschlechtshormone erhöhen und neutralisiert die Bildung freier Radikale, schützt vor oxidativem Stress und DNA-Schäden (Turati et al. 2018). Das Brustkrebsrisiko ist im Vergleich zu mediterraner Diät ca. 7-mal höher bei bevorzugtem Verzehr von gebratenem, nicht geschmortem Fleisch (Toklu und Nogay 2018).

Mediterranes Essen hat durch die faserreiche Kost, Kalzium und Knoblauch eine reduzierende Wirkung auf kolorektale Krebsarten. So kann die mediterrane Diät 1/5 der distalen Darmkrebs- und ¼ der Rektumkrebsarten reduzieren (Castelló et al. 2018).

Auch beim Prostatakarzinom ist eine hohe faserreiche Ernährung mit Gemüse, grünem Tee und Tomaten sehr vorteilhaft. Kenfield et al. (2015) bestätigen einen starken Zusammenhang zwischen dem Ernährungsmuster und dem Prostatakrebsrisiko. Eine hohe Adhärenz zu mediterraner Ernährung ist klar invers mit einer niedrigen Inzidenz von Prostatakrebs assoziiert (Schneider et al. 2019), aber auch einer günstigeren Mortalitätsrate bei Patienten mit Prostatakarzinom ohne Metastasen (Kenfield et al. 2015). Da mediterrane Ernährung durch Aufnahme von frischem Obst und Gemüse die negativen Effekte von Helicobacter pylori reduzieren kann, gibt es einen inversen Trend zwischen mediterraner Diät und Magenkrebsrisiko (Praud et al. 2014).

Auch bei der Gallenblase und den ausführenden Gallenblasengängen war die mediterrane Ernährung invers mit dem Krebsrisiko assoziiert (Rosato et al. 2015).

Es muss aber immer berücksichtigt werden, welche Qualität die mediterranen Lebensmittel haben und wie viele Rückstände von Schadstoffen sich in der Nahrung befinden; bei Fleisch ist die krebsfördernde Menge an Hormonen zu beachten.

36.8 Nährstoffempfehlungen bei krebsbedingter Müdigkeit

Die krebsbezogene Müdigkeit (Fatigue) befällt die Mehrheit aller Krebspatienten.

Ein eventueller Mangel an Mikronährstoffen sollte bei Krebspatienten mit Müdigkeit genau untersucht werden. Verminderte Aufnahme von Mikronährstoffen mit antioxidativen Eigenschaften erhöhen das Risiko für krebsbedingte Müdigkeit (van Dijk et al. 2018).

Protein- oder Aminosäurensupplementation könnte für Krebspatienten günstig sein. So sind Sojaproteine starke Inhibitoren der Metalloproteinase MMP-9, die in die Tumorgenese und die krebsassoziierte Depression involviert ist (Lima et al. 2017).

Die Aminosäure Carnitin ist häufig bei Krebspatienten im Defizit. Carnitin ist ein Co-Faktor der Produktion von Acetyl-CoA in den Mitochondrien und für die Energieproduktion wichtig; es beeinflusst den Appetit und die Müdigkeit bei Krebspatienten.

Krebspatienten verwenden häufig pflanzliche Supplemente, um ihre Symptome zu behandeln. Ginseng kann Entzündungsparameter, die mit Müdigkeit einhergehen, verbessern (Park et al. 2015). Auch Barton et al. (2010) konnten einen Vorteil von Ginseng bei der krebsbedingten Müdigkeit nachweisen, andere Studien zeigten jedoch keine Wirkung von Ginseng (Yennurajalingam et al. 2017).

Guarana (Paullinia cupana) ist ein pflanzliches Supplement, das gern als Stimulus und zum Gewichtsverlust genommen wird. Interessanterweise fanden de Oliveira Campos et al. (2011) und Sette et al. (2017), dass Guarana auch die krebsbedingte Müdigkeit verbessern kann.

Bei der Überlegung, dass die Entzündung einer der Hauptgründe für die Müdigkeit bei Krebspatienten ist, kann die Erhöhung der Aufnahme von Omega-3-Fettsäuren (Meeresfisch, Pflanzenöle) sehr hilfreich sein, da die Omega-3-Fettsäure die Entzündungsspiegel senken können (Bower 2014).

Mangel an fettlöslichen Vitaminen (A, D, E, K), speziell Vitamin D, ist häufig bei Pankreaskrebspatienten anzutreffen (Armstrong et al. 2002), die oft unter Müdigkeit leiden, aber auch insbesondere bei übergewichtigen Brustkrebspatientinnen trifft man häufig einen Vitamin D-Mangel an (Peppone et al. 2012).

36.9 Kalorienbewusste, aber nährstoffdichte Kost – kontra Mangelernährung im Alter

Als gesichert gilt die mitochondriale Theorie des Alterns, die besagt, dass eine *kalorienreduzierte Ernährung* durch Herabsetzen des Stoffwechsels die Bildung reaktiver Sauerstoffradikale senkt, die oxidativen Schäden in der Mitochondrien-DNA vermindert und damit Alterungsprozesse verlangsamt (Sanz et al. 2006). Die Ernährungsform von Ovo-Lakto-Vegetariern mit einer Kalorienrestriktion, aber einer den Bedarf deckenden Zufuhr von Mikronährstoffen, kann zu einer Zunahme der Lebenserwartung führen (Gladisch 2007). Eine Reduktion der Aufnahme von Nährstoffen, insbesondere bei Übergewicht, scheint auch günstige Effekte bei einer rheumatoiden Arthritis auf verschiedene Variablen wie artikulären Schmerz, Steifigkeit und Entzündungsaktivität zu besitzen (Hafström et al. 1988). Fasten ist jedoch abzulehnen, da dies eine anerge Reaktion darstellt (Nenonen 1998). Längerfristige Vorteile können nur von einer Umstellung auf bioaktive Ernährung mit hohem Anteil an Antioxidanzien sowie der Reduktion von Übergewicht erwartet werden, wodurch Entzündungen sowie Gelenkbelastung und Schmerz günstig beeinflusst werden können.

Die Proteinbiosynthese im Alter ist gegenüber Jüngeren deutlich vermindert. Daher ist der *Proteinbedarf im Alter höher*; die tägliche Eiweißzufuhr soll bei der Frau mindestens 0,8 g/kg Körpergewicht und beim Mann 1,2 g/kg Körpergewicht betragen (Gladisch 2007). Beachte: Ein Eiweißmangel im Alter beschleunigt den Muskelabbau, damit verbunden sind erhöhte Sturzgefahr und beschleunigte Gebrechlichkeit („frailty") und Immobilität! Im Gegensatz zu Eiweiß soll sich die Zufuhr von Fett und vor allem Kohlenhydraten am unteren Limit orientieren, da die Verschiebung des Verhältnisses von Muskulatur zu Fettgewebe diababetesfördernd ist. Die Muskelmasse bestimmt im Wesentlichen den Ruhenüchternumsatz und ist somit im Alterungsprozess für das Absinken des Energiebedarfs verantwortlich. Der verminderte Energiebedarf ist mit der altersbedingten Inappetenz verbunden, gleichzeitig schränkt die Einnahme von vielen Medikamenten die Geschmackswahrnehmung und damit den Appetit ein. Um den Appetit bei älteren Menschen zu fördern, wird eine vitamin- und mineralstoffreiche Kost empfohlen. Der Bedarf an Mikronährstoffen bei älteren Menschen hat eine große Bedeutung, da er eher steigt. Insbesondere enzymatische, körpereigene Antioxidanzien und Reparaturenzyme sowie Immunreaktionen sind auf die Zufuhr von Mineralien und Spurenelementen angewiesen.

Beachte folgende Empfehlungen:

- Vermeidung von Mangelzuständen.
- Hohe Nährstoffdichte mit viel Obst und Gemüse.
- Kalorienreduktion (wenig Kohlehydrate, wenig Fett!), aber ausreichende Eiweißzufuhr.
- Viel Trinken (Fruchtsäfte, Tee)!
- Reduktion von Übergewicht.
- Verzicht auf tierische Fette beim Kochen.
- Bedarfsgerechte Zufuhr von Mikronährstoffen und Vitaminen.

36.10 B-Vitamine bei Schmerz

Von Vitamin B_6 (Pyritoxin) ist eine hemmende Wirkung auf psychische und physische Schmerzzustände sowie ein positiver Einfluss auf Depressionen bekannt. Patienten mit rheumatoider Arthritis haben erniedrigte B_6-Blutspiegel; für die rheumatoiden Gelenkschmerzen ist diese Tatsache als negativ zu werten, da B_6 Aufgaben im Knochenstoffwechsel besitzt und die Knorpelqualität beeinflussen kann (Miehlke et al. 1985; Bermond 1989). Vitamin B_{12} (Cobalamin) spielt beim Aufbau der Myelinscheide von Nerven eine Rolle. Eine schmerzstillende Wirkung von Vitamin B_{12} ist allgemein bekannt. Auch bei Arthroseschmerzen, die im Alter häufig auftreten, können Kombinationspräparate mit Vitamin B_6 und B_{12} eine Besserung bewirken und helfen, die Dosis nicht-steroidaler Antirheumatika zu reduzieren.

Vitamin B_{12} hilft, Nerven zu regenerieren, die durch ein mechanisches Ereignis (Unfall etc.) geschädigt wurden (Suzuki et al. 2017). Ein weiterer Mechanismus für die schmerzstillende Wirkung von Vitamin B_{12} entsteht durch Interaktionen mit der Prostaglandinsynthese einschließlich den COX-Enzymen (Buesing et al. 2019).

Eine Schmerztherapie mit Vitamin B stellt bezüglich Sicherheit/Nebenwirkungen und Kosten viele andere medikamentösen Behandlungsformen klar in den Schatten!

36.11 Knochenabbau – Vitamin-D-Bedarf – körperliche Aktivität im Freien

Zu wenig berücksichtigt wird auch der im Alter steigende Vitamin-D-Bedarf. Die älteren Menschen gehen weniger ans natürliche Licht, und die Niere kann im Alter weniger Vitamin D in aktives Kalzitriol umbauen. Dies beeinflusst Knochenstoffwechsel, Muskelkraft und neuromuskuläre Koordination, die im Alter besonders bedeutsam ist. Wichtig ist, dass gemeinsam mit adäquater Ernährung im höheren Lebensalter auch die körperliche Aktivität mit regelmäßigen Spaziergängen sowie leichtem Kraft- und Balancetraining einhergehen soll, wodurch die Proteinsynthese gesteigert und Muskelabbau vermindert werden können. Gleichzeitig werden die myokardiale und kardiovaskuläre Funktion gesteigert und einer Dyslipoproteinämie infolge Inaktivität entgegengearbeitet. Regelmäßiger Aufenthalt im Freien hilft, Knochen- und Muskelabbau zu reduzieren!

Während des Sommers kann eine tägliche Sonnenexposition von 20 min ohne Sonnencreme ausreichen, um genügend Vitamin D im Körper zu produzieren. Bei minimaler Sonnenexposition ist eine Supplementation von 15–20 ng Vitamin D pro Tag empfehlenswert (European Food Safety Authority, EFSA 2016).

Darüber hinaus hat natürlich auch eine Vitamin-D-Supplementation positive Effekte auf die Muskelstärke, was wiederum sehr günstig bei der Behandlung der Arthrose ist (Cao et al. 2013).

Ernährungsempfehlungen für osteoporosegefährdete Personen (Tab. 36.2):

Tab. 36.2 Ernährungsempfehlungen

	Nährstoff	*Quelle*	*Funktion*	*Wirkung auf Knochendichte*
Empfehlenswert	Kalzium	Milchprodukte, Mandeln, Dörrpflaumen	Knochenbildung	Erhöhung
	Vitamin D	Sonnenlicht, Eier, Käse, Blattgrün (Salat), Datteln	Erhalt und Bildung des Knochens, Kalziumstoffwechsel, Reduktion von Frakturraten und Gebrechlichkeit im Alter	Erhöhung
	Vitamin K	Bohnen, Soja, Obst, Gemüse, Blattgrün	Synthese von Knochenproteinen (z. B. Osteokalzin)	Erhöhung
	Isoflavone	Obst, Gemüse	Erhalt der Knochendichte	Erhöhung
Zu vermeiden	Natrium	Gesalzenes Essen	Fördert Kalziurie	Verminderung
	Koffein	Kaffee, Energydrinks, Cola	Erhöht das Frakturrisiko	Verminderung

- Kalziumreiche Lebensmittel (fettarmer Käse/Milch).
- Fisch mehrmals in der Woche (enthält Vitamin D!).
- Salzarme Ernährung, da mit Natrium auch Kalzium ausgeschieden wird.
- Kalziumreiches Mineralwasser bevorzugen.
- Wenig Kaffee, er erhöht die Kalziumausscheidung.
- Vitamin-D-Supplementation, wenn nötig (Vitamin-D-Spiegel messen lassen!).

36.11.1 Milchkonsum – positiv oder negativ?

Obwohl der positive Einfluss eines Milchkonsums auf das Osteoporoserisiko von verschiedensten Seiten gelobt wird, ergab eine Metaanalyse von 6 Kohortenstudien keinen Zusammenhang zwischen dem Milchverzehr und dem Risiko für osteoporoseassoziierte Frakturen (Kanis et al. 2005). Die Evidenz für einen risikosenkenden Effekt von Milchprodukten bei Osteoporose ist deshalb derzeit als zu gering zu bewerten. In einer gepoolten Metaanalyse von 10 Studien wurde bestätigt, dass mit der Höhe des Milchkonsums das Darmkrebsrisiko sinkt (Cho et al. 2004). In Hinblick auf Eierstock- und Brustkrebs zeigen Studien keinen das Risiko modifizierenden Einfluss (Parodi 2005; Qin et al. 2005).

Die Rolle von Milchprodukten bei der Krebsentstehung ist unklar. In einer schwedischen Gesundheitsstudie wurde der Konsum von fermentierter und unfermentierter Milch, Käse, Butter etc. untersucht. Butter erbrachte ein verringertes adipositasbezogenes Krebsrisiko bei Frauen. Bei Männern wurde ein erhöhtes Prostatakrebsrisiko bei hohem Käsekonsum gefunden, hingegen verminderte der Käsekonsum bei Frauen das generelle Krebsrisiko. Die Untersuchungen unterstützen nicht-nachteilige oder günstige Effekte von Milchprodukten hinsichtlich der Krebsrisikoperspektive (Nilsson et al. 2020).

36.12 Nahrungsfettsäuren und schmerzhafte Entzündungen

Fettsäuren der Nahrung liefern Energie, sind aber auch Vorläufer der Eikosanoide, die mit den meisten entzündlich schmerzhaften Erkrankungen verbunden sind. Gebildet werden diese Eikosanoide aus Arachidonsäure, daher sollen arachidonsäurehaltige Nahrungsmittel bei schmerzhaften, entzündlichen Erkrankungen gemieden werden. Eine Übersicht über den Arachidonsäuregehalt in Lebensmitteln zeigt Tab. 36.3.

Bei einer Kost ohne Arachidonsäure nimmt diese im Körper ab; es werden vermindert Prostaglandine, die vermehrt bei Entzündungen zu finden sind, gebildet, dadurch bessern sich Entzündungsprozess und Schmerz (Adam et al. 2003). Zusätzlich kann die Supplementierung von Fischölfettsäuren, also eine an Omega-3-Fettsäure reiche Ernährung (Lachs, Makrele, aber auch Soja- und Walnussöl) bei rheumatoider Arthritis mit entzündlichen Schüben den Verbrauch von schmerzstillenden, nicht-steroidalen Antirheumatika senken (Kremer et al. 1995).

Tab. 36.3 Nahrungsfettsäuren

Arachidonsäuregehalt	mg pro 100 g
Schweineschmalz	1700
Schweineleber	870
Eidotter	297
Leberstreichwurst	230
Schweinefleisch	120
Hühnerfleisch	112
Rindfleisch	70
Kalbfleisch	53
Kuhmilch 3,5 % Fett	4
Kuhmilch 1,5 % Fett	2
Alle pflanzlichen Lebensmittel	0

Auch der Nutzen von Fischöl bei der Arthrose wird diskutiert, es gibt mehrere In-vitro- und In-vivo-Studien, die einen dosisabhängigen Rückgang der entzündlichen Zerstörung von Knorpelgewebe in Zusammenhang mit einer Fischölsupplementation sehen (Boe und Vangsness 2015).

Der positive Effekt von Fischöl wird wahrscheinlich verursacht durch: Omega-3-Fettsäuren, antiinflammatorische Moleküle, sogenannte Resolvine – Lipidmediatoren, die aus den Omega-3-Fettsäuren Eicosapentaensäure (EPA) und Docosahexaensäure (DHA) entstehen –, die Konkurrenz an den Rezeptoren von Omega-3-Produkten mit entzündungsanregenden Faktoren, die Reduktion der Genexpression von Zytokinen, COX-2 und knorpeldegradierenden Enzymen, Reduktion der Lymphozytenproliferation und Interferenzen im Signal-Pathway der Entzündung (Castrogiovanni et al. 2016).

Der Verzehr von diesen langkettigen, ungesättigten Omega-3-Fettsäuren beinhaltet aber auch neben der Reduktion der Beschwerden aufgrund schmerzhafter Gelenke antiatherosklerotische Wirkungen und eine Verminderung der Aggregation der Blutplättchen; beide Effekte sind gerade bei älteren Menschen sehr günstig zur Vermeidung von Arteriosklerose und Thrombosen.

36.13 Nahrungsergänzung im Alter sinnvoll?

Eine unkontrollierte Einnahme von Anti-Aging-Medikamenten kann nutzlos oder sogar schädlich sein. So kann die Langzeitaufnahme von Betacarotin, Vitamin A und E mit nachteiligen gesundheitlichen Auswirkungen und erhöhten Krebsraten assoziiert sein, besonders in gut ernährten Populationen (Vaiserman et al. 2016; Bjeiakovic et al. 2013).

Eine ausgewogene Ernährung ist die Basis für die Versorgung mit allen notwendigen Nährstoffen. Nur wenn eine gesunde Ernährung nicht oder nur bedingt möglich ist oder bei krankheitsbedingtem Mangel bzw. Infekten ist eine Nahrungsmittelergänzung anzuordnen (Tab. 36.4).

Tab. 36.4 Durch ungünstige Lebens- bzw. Ernährungsgewohnheiten eventuell entstehender Mangel an wichtigen Nahrungsinhaltsstoffen und die Möglichkeiten, diesen durch Ergänzungsprodukte auszugleichen

Ernährungsgewohnheit	Möglicher Mangel	Ergänzungsprodukte
Wenig Obst	Vitamine, Antioxidanzien, sekundäre Pflanzenstoffe, Ballaststoffe	Ascorbinsäure, Hagebuttensaft, Aroniabeerensaft, schwarze Johannisbeeren, Sanddornsirup, grüner oder schwarzer Tee, mäßig Rotwein
Kein Gemüse	Folsäure, Karotin, Vitamin C, Ballaststoffe, Antioxidanzien, B-Vitamine, Ballaststoffe	Grüner Tee, flavonoid- und polyphenolreiche Ernährung, Karottenprodukte, Obst, Vitaminersatzprodukte
Wenig Vollkornprodukte	Vitamin B_1, B_2, B_6, Magnesium, Ballaststoffe	Vitamin-B-Komplexpräparate, Weizenkeime, Hefeprodukte, Kleie, Leinsamen, Magnesiumpräparate
Kein Fleisch und wenig Milchprodukte (Veganer)	Eisen, Zink, Vitamin B_{12}, Eiweiß, Omega-3-Fettsäuren, Vitamin D	Eisenpräparate, Hefeprodukte, Spurenelemente, Eiweiß
Keine Milchprodukte	Kalzium, Vitamin B_{12}	Kalziumpräparate, Hefeprodukte, Weizenkeimprodukte
Keine Bewegung im Freien	Vitamin D	Sonnenlicht, Vitamin D + Kalziumpräparate
Raucher	Vitamin C und E, Selen	Ascorbinsäure (Vitamin C), Weizenkeimprodukte, Carotin, Selenpräparate
Alkoholismus	Zink, Magnesium, Vitamine, Kalzium	Weizenkeime, Mikronährstoffpräparate mit Zink, Magnesium, Kalzium, Vitamin C

Literatur

Adam O, Wolfram G, Zollner N (2003) Influence of dietary acid intake with different fat intakes on arachidonic acid concentrations in plasma and platelet lipids and eicosanoid biosynthesis in female volunteers. Ann Nutr Metab 47:31–36

Armstrong T, Walters E, Varshney S, Johnson CD (2002) Deficiencies of micronutrients, altered bowel function, and quality of life during late follow-up after pancreaticoduodenectomy for malignancy. Pancreatology 2:528–534. https://doi.org/10.1159/000066095

Austad S (2015) The geroscience hypothesis: is it possible to change the rate of aging? In: Sierra F, Kohanski R (Hrsg) Advances in geroscience. Springer, New York, S 1–36

Austad SN, Bartke A (2015) Sex differences in longevity and in responses to anti-aging interventions: a mini-review. Gerontology 62:40–46. https://doi.org/10.1159/000381472

Bartke A, Evans TR, Musters CJM (2019) Anti-aging interventions affect lifespan variability in sex, strain, diet and drug dependent fashion. Aging (Albany NY) 11(12):4066–4074. https://doi.org/10.18632/aging.102037

Barton DL, Soori GS, Bauer BA, Sloan JA, Johnson PA et al (2010) Pilot study of Panax quinquefolius (American ginseng) to improve cancer-related fatigue: a randomized, double-blind, dose-finding evaluation: NCCTG trial N03CA. Support Care Cancer 18:179–187. https://doi.org/10.1007/s00520-009-0642-2

Basu A, Rhone M, Lyons TJ (2010) Berries: emerging impact on cardiovascular health. Nutr Rev 68(3):168–177. PubMed:2038484

Basu A, Schell J, Scofield RH (2018) Dietary fruits and arthritis. Food Funct 9(1):70–77. https://doi.org/10.1039/c7fo01435j

Bermond P (1989) Analgesic and antiinflammatory properties of vitamins. Int J Vitam Nutr Res 30(Suppl):153–160

Bjeiakovic G, Nikoiova D, Giuud C (2013) Meta-regression analyses, meta-analyses, and trial sequential analyses of the effects of supplementation with beta-carotene, vitamin A and vitamin E singly or in different combinations on all-cause mortality: do we have evidence for lack of harm? PLoS ONE 8(9):e74558

Boe C, Vangsness CT (2015) Fish oil and osteoarthritis: current evidence. Am J Orthop 44:302–305

Bower JE (2014) Cancer-related fatigue-mechanisms, risk factors, and treatments. Nat Rev Clin Oncol 11:597–609. https://doi.org/10.1038/nrclinonc.2014.127

Buesing S, Costa M, Schilling JM, Moeller-Bertram T (2019) Vitamin B_{12} as a treatment for pain. Pain Physician 22:E45–E52

Burton-Freeman BM, Sandhu AK, Edirisinghe I (2016) Red raspberries and their bioactive polyphenols: cardiometabolic and neuronal health links. Adv Nutr 7(1):44–65. PubMed:26773014

Cao Y, Winzenberg T, Nguo K et al (2013) Association between serum levels of 25-hydroxyvitamin D and osteoarthritis: a systematic review. Rheumatology 52:1323–1334

Castelló A, Amiano P, Fernández de Larrea N, Martin V, Alonso MH, Castano-Vinyals G et al (2018) Low adherence to the western and high adherence to the mediterranean dietary pattern could prevent colorectal cancer. Eur J Nutr 58:1–11

Castrogiovanni P, Trovato FM, Loreto C, Nsir H, Szychlinska MA, Musumeci G (2016) Nutraceutical supplements in the management and prevention of osteoarthritis. Int J Mol Sci 2042:1–14. https://doi.org/10.3390/ijms17122042

Cho E, Smith-Warner SA, Spiegelman D, Beeson WL, van den Brandt PA, Colditz GA et al (2004) Dairy foods, calcium, and colorectal cancer: a pooled analysis of 10 cohort studies. J Natl Cancer Inst 96:1015–1022

Colombo C, Muti P, Pala V, Cavalleri A, Venturelli E, Locardi M, Berrino F, Secreto G (2005) Plant-based diet, serum fatty acid profile, and free radicals in postmenopausal women: the diet and androgens (DIANA) randomized trial. Int J Biol Markers 20:169–176

Cotugna N, Subar AF, Heimendinger J, Lahle L (1992) Nutrition and cancer prevention knowledge, beliefs, attitudes, and practice: the 1987 National Health Interview Survey. J Am Diet Assoc 92:963–968

De Souza PAL, Marcadenti A, Portal VL (2017) Effects of olive oil phenolic compounds on inflammation in the prevention and treatment of coronary artery disease. Nutrients 9(10):1087. https://doi.org/10.3390/nu9101087. PMID: 28973999; PMCID: PMC5691704

van Dijk M, Dijk FJ, Hartog A, van Norren K, Verlaan S et al (2018) Reduced dietary intake of micronutrients with antioxidant properties negatively impacts muscle health in aged mice. J Cachexia Sarcopenia Muscle 9(1):146–159. https://doi.org/10.1002/jcsm.12237

Esposito K, Marfella R, Gotola M, Di Palo C, Giugliano F, Giugliano G, D'Armiento M, D'Andrea F, Giugliano D (2004) Effect of an mediterranean-style diet on endothelial dysfunction and markers of vascular inflammation in the metabolic syndrome. A randomized trial. JAMA 292:1440–1446

European Food Safety Authority (EFSA) (2016) Scientific opinion on dietary references values for vitamin D. Panel on dietetic products, nutrition and allergies. EFSA J 14:4547

Figueira ME, Oliveira M, Direito R, Rocha J, Alves P, Serra AT et al (2016) Protective effects of a blueberry extract in acute inflammation and collagen-induced arthritis in the rat. Biomed Pharmacother 83:1191–1202. PubMed:27551767

Finocchi C, Sivori G (2012) Food as trigger and aggravating factor of migraine. Neurol Sci 33(Suppl 1):77–80

Fontana L, Kennedy BK, Longo VD, Seals D, Melov S (2014) Medical research: treat ageing. Nature 511:405–407

Fukui PT, Goncalves TR, Strabelli CG, Lucchino NM, Matos FC, Santos JP et al (2008) Trigger factors in migraine patients. Arq Neuropsiquiatr 66(3a):494–499

Fung TT, Rimm EB, Spiegelman D, Rifai N, Tofler GH, Willett WC et al (2001) Association between dietary patterns and plasma biomarkers of obesity and cardiovascular disease risk. Am J Clin Nutr 73:61–67

Gaßmann B (2002) Ernährung und Immunsystem. Ernährungs-Umschau 49:153–158

Gerber M, Hoffman R (2015) The mediterranean diet: health, science and society. Br J Nutr 113:4–10

Gladisch R (2007) Ernährung im Alter. In: Schwandt P, Parhofer KG (Hrsg) Handbuch der Fettstoffwechselstörungen. Schattauer, Stuttgart, S 942–946

Grune T (2002a) Oxidants and antioxidative defense. Hum Exp Toxicol 21:61–62

Grune T (2002b) Antioxidanzien. In: Biesalski HK, Köhrle J, Schümann K (Hrsg) Vitamine, Spurenelemente und Mineralstoffe. Prävention und Therapie mit Mikronährstoffen. Thieme, Stuttgart, S 50–56

Grunfeld E, Zitzelsberger L, Hayter C, Berman N, Cameron R, Evans WK, Stern H (2018) The role of knowledge translation for cancer control in Canada. In: Chronic Disease in Canada (CDIC). Minister of Health. Government of Canada. https://www.canada.ca/en/public-health/services/reports-publications/health-promotion-chronic-disease-prevention-canada-research-policy-practice/vol-25-no-2-2004/role-knowledge-translation-cancer-control-canada.html. Zugriffsdatum zwischen 2018 und 2020

Hafström I, Ringertz B, Gyllenhammar H, Palmblad J, Harms-Ringdahl M (1988) Effects of fasting on disease activity neutrophil function, fatty acid composition, and leukotriene biosynthesis in patients with rheumatoid arthritis. Arthritis Rheum 31:585–592

Harman D (1956) Aging: a theory based on free radical and radiation biology. J Gerontol 11:298–300

Hastert TA, Beresford SA, Sheppard L, White E (2014) Adherence to the WCRF/AICR cancer prevention recommendations and cancer specific mortality: results from the vitamins and lifestyle (VITAL) study. Cancer Causes Control 25:541–552

Kalaycioglu Z, Erim FB (2017) Total phenolic contents, antioxidant activities, and bioactive ingredients of juices from pomegranate cultivars worldwide. Food Chem 221:496–507. PubMed:27979233

Kanis JA, Johansson H, Oden A, De Laet C, Johnell O, Eisman JA, Mc Closkey E, Mellstrom D, Pols H, Reeve J, Silman A, Tenenhouse A (2005) A meta-analysis of milk intake and fracture risk: low utility for case finding. Osteoporos Int 16:799–804

Kenfield SA, DuPre N, Richman EL, Stampfer MJ, Chan JM, Giovannucci EL (2015) Mediterranean diet and prostate cancer risk and mortality in the health professionals follow-up study. Eur Urol 65:887–894

Kirkland JL, Tchkonia T (2017) Cellular senescence: a translational perspective. BioMedicine. https://doi.org/10.1016/j.ebiom.2017.04013

Kremer JM, Lawrence DA, Petrillo GF, Litts LL, Mullaly PM, Rynes RI et al (1995) Effects of high-dose fish oil on rheumatoid arthritis after stopping nonsteroidal anti-inflammatory drugs. Arthritis Rheum 38:1107–1114

Le Couteur DG, McLachlan AJ, Quinn RJ, Simpson SJ, de Cabo R (2012) Aging biology and novel targets for drug discovery. J Gerontol A Biol Sci Med Sci 67A(2):168–174

Lima A, Oliveira J, Saude F, Mota J, Ferreira RB (2017) Proteins in soy might have a higher role in cancer prevention than previously expected: Soybean protein fractions are more effective MMP-9 inhibitors than non-protein fractions, even in cooked seeds. Nutrients 9. https://doi.org/10.3390/nu9030201

Lopez-Garcia E, Schulze MB, Fung TT, Meigs JB, Rifai N, Manson JE et al (2004) Major dietary patterns are related to plasma concentrations of markers of inflammation and endothelial dysfunction. Am J Clin Nutr 80:1029–1035

Martin VT, Vij B (2016a) Diet and headache: part 1. Headache 56(9):1543–1552

Martin VT, Vij B (2016b) Diet and headache: part 2. Headache 56(9):1553–1562

Miehlke K, Liebelt J, Bonke D (1985) Vitamine der B-Gruppe. Therapiewoche 35:3313–3321

Nenonen MT (1998) Rheumatoid arthritis, fasting, diet and bacteria: myths and enthusiasm. Clin Rheumatol 17:269–270

Niederdeppe J, Levy AG (2007) Fatalistic beliefs about cancer prevention and three prevention behaviors. Cancer Epidemiol Biomarkers Prev 16:998–1003

Niedernhofer LJ, Kirkland JL, Ladiges W (2017) Molecular pathology endpoints useful for aging studies. Ageing Res Rev 35:241–249

Nilsson LM, Winkvist A, Esberg A, Jansson J-H, Wennberg P, van Guelpen B, Johannsond I (2020) Dairy products and cancer risk in a Northern Sweden population. Nutr Cancer 72(3):409–420. https://doi.org/10.1080/01635581.2019.1637441

de Oliveira Campos MP, Riechelmann R, Martins LC, Hassan BJ, Casa FB et al (2011) Guarana (Paullinia cupana) improves fatigue in breast cancer patients undergoing systemic chemotherapy. J Altern Complement Med 17:505–512. https://doi.org/10.1089/acm.2010.0571

Park HJ, Shim HS, Kim JY, Kim JY, Park SK et al (2015) Ginseng purified dry extract, BST204, improved cancer chemotherapy-related fatigue and toxicity in mice. Evid Based Complement Alternat Med 197459. https://doi.org/10.1155/2015/197459

Parodi PW (2005) Dairy product consumption and the risk of breast cancer. J Am Coll Nutr 24(Suppl 6):556S–568S

Peppone LJ, Rickles AS, Janelsins MC, Insalaco MR, Skinner KA (2012) The association between breast cancer prognostic indicators and serum 25-OH vitamin D levels. Ann Surg Oncol 19:2590–2599. https://doi.org/10.1245/s10434-012-2297-3

Pérez-Jiménez J, Elena Diaz-Rubio M, Saura-Calixto F (2015) Contribution of macromolecular antioxidants to dietary antioxidant capacity: a study in the Spanish mediterranean diet. Plant Foods Hum Nutr 70(4). https://doi.org/10.1007/s11130-015-0513-6

Praud D, Bertuccio P, Bosetti C, Turati F, Ferraroni M, La Vecchia C (2014) Adherence to the mediterranean diet and gastric cancer risk in Italy. Int J Cancer 134:2935–2941

Qin LQ, Xu JY, Wang PY, Hashi A, Hoshi K, Sato A (2005) Milk/dairy products consumption, galactose metabolism and ovarian cancer: meta-analysis of epidemiological studies. Eur J Cancer Prev 14:13–19

Rosato V, Polesel J, Bosetti C, Serraino D, Negri E, La Vecchia C (2015) Population atributable risk for pancreatic cancer in Northern Italy. Pancreas 44:216–220

Russo F, Caporaso N, Paduano A, Sacchi R (2014) Phenolic compounds in fresh and dried figs from Cilento (Italy), by considering breba crop and full crop, in comparison to Turkish and Greek dried figs. J Food Sci 79(7):C1278–C1284. PubMed:24888706

Ryan AM, Power DG, Daly L, Cushen SJ, Bhuachalla EN et al (2016) Cancer-associated malnutrition, cachexia and sarcopenia: the skeleton in the hospital closet 40 years later. Proc Nutr Soc 75:199–211. https://doi.org/10.1017/s00296651100419x

Saibandith B, Spencer JPE, Rowland IR, Commane DM (2017) Olive polyphenols and the metabolic syndrome. Molecules 22(7):pii:E1082

Sanz A, Pamplona R, Barja G (2006) Is the mitochondrial free radical theory of aging intact? Antioxid Redox Signal 8:582–599

Schneider L, Su LJ, Arab L, Bensen JT, Farnan L, Fontham ETH et al (2019) Dietary patterns based on the mediterranean diet and DASH diet are inversely associated with high aggressive prostate cancer in PCaP. Ann Epidemiol 29:16–22

Seals DR, Justice JN, LaRocca TJ (2016) Physiological geroscience: targeting function to increase healthspan and achieve optimal longevity. J Physiol 594(8):2001–2024

Seib U (2003) Arbeitsbuch Ernährung und Diätetik für Pflege- und Gesundheitsfachberufe, 3. Aufl. Urban & Fischer, München

Sette CVM, Ribas de Alcantara BB, Schoueri JHM, Cruz FM, Cubero DIG, et al (2017) Purified dry paullinia cupana (PC-18) extract for chemotherapy-induced fatigue: results of two double-blind randomized clinical trials. J Diet Suppl 1–11. https://doi.org/10.1080/19390211.2017.1384781

Stangl GI (2001) Krebserkrankungen und präventives Potenzial der Ernährung. Ernährungsumschau 48:318–323

Ströhle A, Waldmann A, Wolters M, Hahn A (2006) Vegetarische Ernährung: Präventives Potenzial und mögliche Risiken. Wien Klin Wochenschr 118:728–737

Su X, Zhang J, Wang H, Xu J, He J, Liu L, Zhang T, Chen R, Kang J (2017) Phenolic acid profiling, antioxidant and anti-inflammatory activities, and miRNA regulation in the polyphenols of 16 blueberry samples from China. Molecules 22(2):pii:E312

Suzuki K, Tanaka H, Ebara M, Uto K, Matsuoka H, Nishimoto S et al (2017) Electrospunnanofiber sheets incorporating methylcobalamin promote nerve regeneration and functional recovery in a rat sciatic nerve crush injury model. Acta Biomater 53:250–259

Toklu H, Nogay NH (2018) Effects of dietary habits and sedentary lifestyle on breast cancer among women attending the oncology day treatment center at a State University in Turkey. Niger J Clin Pract 21:1576–1584

Tosti V, Bertozzi B, Fontana L (2018) Health benefits of the mediterranean diet: metabolic and molecular mechanisms. J Gerontol Series A Biol Sci Med Sci 73(3):318–326. https://doi.org/10.1093/gerona/glx22

Turati F, Carioli G, Bravi F, Ferraroni M, Serraino D, Montella M et al (2018) Mediterranean diet and breast cancer risk. Nutrients 10:326

Vaiserman A, Lushchak O (2017) Implementation of longevity-promoting supplements and medications in public health practice: achievements, challenges and future perspectives. J Transl Med 15:160. https://doi.org/10.1186/s12967-017-1259-8

Vaiserman AM, Lushchak OV, Koliada AK (2016) Anti-aging pharmacology: promises and pitfalls. Ageing Res Rev 31:9–35

Vineis P, Wild CP (2014) Global cancer patterns: causes and prevention. Lancet 383:549–557

Wojcik M, Burzynska-Pedziwiatr I, Wozniak LA (2010) A review of natural and synthetic antioxidants important for health and longevity. Curr Med Chem 17(28):3262–3288

World Cancer Research Fund International/American Institute for Cancer Research (2018) About the third expert report: diet, nutrition, physical activity and cancer: a global perspective. https://www.wcrf.org/dietandcancer/about

Yennurajalingam S, Tannir NM, Williams JL, Lu Z, Hess KR et al (2017) A Double-Blind, Randomized, Placebo-Controlled Trial of Panax Ginseng for Cancer-Related Fatigue in Patients With Advanced Cancer. J Natl Compr Canc Netw 15:1111–1120. https://doi.org/10.6004/jnccn.2017.0149

Zhavoronkov A, Moskalev A (2016) Editorial: should we treat aging as a disease? Academic, pharmaceutical, healthcare policy, and pension fund perspectives. Front Genet 7:17

Progressive Muskelentspannung nach Jacobson

G. Gatterer

37.1 Einleitung

Entspannungstechniken können nach Vaitl und Petermann (1994) in eher mentale Techniken, wie z. B. das Autogene Training, imaginative Verfahren, z. B. Phantasiereisen, muskuläre Techniken, z. B. Progressive Muskelentspannung nach Jacobson, und Kombinationen aus beiden, z. B. Thai Chi, eingeteilt werden. Auch verschiedenste Verhaltensweisen, wie etwa Laufen oder Saunabesuche, können entspannend wirken. Nicht unerwähnt bleiben sollte der oft missbräuchliche Einsatz von Substanzen zur Entspannung, wie Alkohol, Beruhigungsmittel oder Drogen. Einen guten Überblick zu Entspannungstechniken findet man in Vaitl und Petermann (1993, 2020). Hier werden auch weitere Studien zur Effizienz und zum Einsatz verschiedener Entspannungsverfahren aufgeführt.

Die Progressive Muskelrelaxation (PMR) ist auch als Jacobson-Entspannungstraining oder Tiefenmuskel-Entspannungstraining bekannt. Sie wurde von Edmund Jacobson entwickelt, der sich als Arzt und Wissenschaftler zu Beginn des letzten Jahrhunderts intensiv mit der Funktionsweise der Muskulatur beschäftigte. Dabei fiel ihm auf, dass Anspannungen der Muskulatur häufig im Zusammenhang mit innerer Unruhe, Stress und Angst auftreten.

Zurück geht diese Methode auf die Beobachtung, dass auf eine kurzzeitige Anspannung einer Muskelgruppe mit der Zeit eine vertiefte Entspannung/Ermüdung folgt. Die bewusste Entspannung einzelner Muskelpartien bewirkt eine Aktivierung des Parasympathikus. Der Parasympathikus ist der Anteil des vegetativen Nervensystems, der für die Senkung des Blutdrucks, die Abnahme der Herzfrequenz, Entspannung der Muskulatur und

G. Gatterer (✉)
Praxis für Psychotherapie, Wiener Neudorf, Österreich
e-mail: gerald@gatterer.at

tiefe und langsame Atmung zuständig ist. Die PMR wirkt somit über die Wahrnehmung der Muskelanspannung und -entspannung indirekt auf die Befindlichkeit einer Person. Dabei lernt die Person, die durch nicht abgebauten Stress verspannt gebliebenen Muskeln wieder zu entspannen. Die Technik beruht, wie auch das Autogene Training, auf dem psychophysiologischen Einheitsprinzip: Wenn der Körper sich entspannt, entspannt sich auch die Psyche – und umgekehrt, sowie auf einem Kontrastphänomen, nämlich dass der Körper Wahrnehmungen nicht absolut verarbeitet, sondern immer mit anderen Wahrnehmungen vergleicht. Dadurch entsteht z. B. ein unterschiedliches Wärmeempfinden, je nachdem, ob die Umgebung wärmer oder kälter ist.

Mit der Progressiven Muskelrelaxation soll der Prozess der Anspannung umgekehrt werden, also Stress durch bewusstes Entspannen abgebaut und so schmerzhaften Verspannungen und Kopfschmerzen vorgebeugt werden kann. Wird sie regelmäßig praktiziert, können unter anderem Entspannung und Ausgeglichenheit in Stresssituationen erreicht werden. Bei der Progressiven Muskelrelaxation wird davon ausgegangen, dass eine Verringerung der Muskelanspannung zu einer Reduzierung von Nervosität oder sonstiger emotionaler Anspannung führt. Indem man die Spannungszustände der Muskulatur aktiv minimiert, lässt sich allgemeinen Stressreaktionen vorbeugen.

Die Vorteile der Progressiven Muskelrelaxation gegenüber anderen Verfahren liegen in ihrer für den Übenden, leichten Nachvollziehbarkeit, der Effektivität und in ihrer schnellen und einfachen Erlernbarkeit. Bei regelmäßigem Training ist nach kurzer Zeit eine selbstständige körperliche und psychische Entspannung möglich. Der Nutzen der Progressiven Muskelrelaxation ist bei Beschwerden wie Ängsten, Bluthochdruck und Schmerzen, vor allem Migräne, nachweisbar.

Die Technik liegt in verschiedenen Versionen vor. In diesem Beitrag werden die Langfassung und eine sehr leicht einzusetzende Kurzfassung, die sich auch im Bereich der Verhaltenstherapie bewährt hat, vorgestellt.

37.2 Durchführung

Die PMR ist leicht zu erlernen und ohne großen Aufwand und zusätzliche Utensilien durchführbar. Grundprinzip ist die kurzfristige (etwa 3–5 s) Anspannung der betreffenden Muskelbereiche und daran anschließend deren Entspannung (ca. 15–20 s). Die Aufmerksamkeit sollte diesen Prozess begleiten. Man beginnt bei den Händen und arbeitet gezielt die einzelnen Muskelpartien des Körpers durch.

Am Anfang empfiehlt es sich, etwa 2–3 ×/Tag zu üben, um den Lernprozess zu beschleunigen. In weiterer Folge ist ein gezieltes Üben zur Bewältigung von Stress, Schmerzen oder sonstigen psychischen Beschwerden präventiv, vor Auftreten bzw. auch in der jeweiligen Situation möglich.

Die PMR kann in der Gruppe oder auch einzeln mit Unterstützung eines Therapeuten erlernt werden. Zusätzlich sollte auch zu Hause geübt werden. Eine Unterstützung durch eine Anleitungs-CD oder ein Video aus dem Internet kann den Lernprozess erleichtern, bewirkt jedoch auch eine gewisse Gewöhnung an die Stimme des Trainers und eine suggestive Wirkung. Dadurch kann der Einsatz im Alltag etwas erschwert sein. Ein Erlernen der PMR nur mit Buch und CD wird nur bei Personen empfohlen, die keine Beschwerden aufweisen und PMR als „Wellness-Übung" lernen.

Die Vermittlung erfolgt meist in 4 Abschnitten:

- der Vorbereitungsphase,
- der Lernphase,
- der Anwendungsphase,
- dem gezielten therapeutischen Einsatz bei Krankheitsbildern.

In der **Vorbereitungsphase** werden das Wirkungsprinzip der Übung, die Übungshaltung, der Ablauf und die Übungen erklärt Als Grundhaltung hat sich das entspannte Sitzen bewährt. Die Beine sind dabei leicht geöffnet, die Augen geschlossen, die Arme ruhen entweder auf den Oberschenkeln oder liegen der Lehne auf (nicht hinunterhängen lassen!). Ängstliche Personen können die Augen am Anfang auch geöffnet lassen. Es kann jedoch auch im Liegen, später auch im Stehen (einzelne Übungen) geübt werden.

Folgende Erklärung hat sich aus der Sicht des Autors bewährt:

„Die Progressive Muskelrelaxation ist so wie das Autogene Training ein Entspannungsverfahren, das Ihnen helfen soll, Abstand von Stress und Belastungen zu bekommen. Spannungsaufbau ist ein automatisierter Prozess unseres Körpers, Entspannung leider nicht, und es dauert deshalb oft länger, bis man sich nach einer Aufregung wieder entspannt hat. Deshalb ist es wichtig, sich Methoden anzueignen, die das unterstützen. Die Progressive Muskelentspannung basiert auf einem Kontrastphänomen, nämlich dass unser Körper Reize immer mit anderen Reizen vergleicht, um zu einer Wahrnehmung zu kommen. Er nimmt diese also nicht „objektiv" wahr. So ist z. B. lauwarmes Wasser unterschiedlich warm, je nachdem, ob Sie vorher die Hand in kälteres oder wärmeres Wasser getaucht haben. War es vorher kälteres Wasser, wird das lauwarme Wasser wärmer wahrgenommen, als wenn die Hand vorher in wärmeres Wasser getaucht wurde. Dieses Prinzip gilt auch für unsere Muskeln. Deshalb ist es schwieriger, einfach zu entspannen, da dadurch wieder Spannung durch den inneren Druck, entspannen zu wollen, aufgebaut wird. Einfacher ist es, vorher anzuspannen und danach einfach die automatisierte Erholungsphase bewusst wahrzunehmen. Dieses Prinzip nutzt die Progressive Muskelentspannung".

Die **Lernphase** beinhaltet das gezielte Erlernen der Übungen, wobei der gesamte Block meist in Teilen vermittelt wird. Die Größe der Blöcke richtet sich nach der Fähigkeit des Patienten, die Übungen durchzuführen, die Aufmerksamkeit zu fokussieren, aber auch nach der Schwere der Störung und der Belastbarkeit. Am Anfang ist das Vorsprechen durch den Therapeuten hilfreich, mit Fortdauer der Übungen sollte jedoch die Eigenkompetenz des Übenden verstärkt einbezogen werden. Der Therapeut sollte hierbei den Fokus auf die An- und Entspannung legen und gezielte Anweisungen geben (z. B. Faust schließen und wieder öffnen). Der Übende soll sich auf die Wahrnehmung von An- und Entspannung konzentrieren.

Im Anschluss an die gesamte Übung erfolgt der Prozess des „Zurückholens" aus der tiefen Entspannung. Dieser ist sowohl für den Erfolg der Übung als auch die Integration derselben in den Alltag wichtig, da eine gewisse Müdigkeit entsteht. Meist erfolgt das „Zurückholen" durch „tief einatmen, Arme anwinkeln, sich strecken, ausatmen und dabei die Augen wieder öffnen".

Anschließend wird die Übung nachbesprochen, was gefühlt wurde, ob unangenehme Gefühle aufgetreten sind, welche Erwartungen die Person hatte etc.

In der **Anwendungsphase** sollen die Übungen regelmäßig durchgeführt werden. Die Regelmäßigkeit der Übungen soll zu einer festen Verankerung der erreichten Entspannung und einer Automatisierung des Prozesses der Entspannung führen. Dabei sollen die „Muskeln lernen", sich bereits bei bestimmten Hinweisreizen (z. B. entspanntes Hinsetzen, Schließen der Augen, Anspannen der Hände und Unterarme) automatisch zu entspannen, ohne dass alle Muskelgruppen bewusst und systematisch an- und entspannt werden müssen. Das bedeutet, dass es vielen Personen nach 4 Wochen kontinuierlichen Übens gelingt, den Zustand der tiefen Entspannung bereits nach wenigen Minuten „auf Kommando", z. B. durch Anspannen der Hände, „abzurufen". Mögliche Erweiterungen der Technik sind Gruppentherapien und im späteren Stadium eine Kombination mit Autogenem Training, Imaginationsverfahren wie Fantasiereisen, der Verwendung suggestiver Begriffe aus der Hypnose, zusätzlicher Entspannungsmusik oder der Meditation.

Der **gezielte Einsatz von PMR** bei verschiedenen körperlichen und psychischen Krankheitsbildern sollte unter medizinischer, psychologisch/psychotherapeutischer oder sonstiger Fachaufsicht erfolgen, um negative Effekte zu vermeiden. So kann PMR bei Schlafstörungen, Schmerzen, Angststörungen, zur Stressbewältigung, aber auch bei Depressionen und Belastungsreaktionen eingesetzt werden.

37.3 Die Übungen

Die Progressive Muskelrelaxation (PMR) liegt in verschieden Langversionen und Kurzversionen vor. Die hier dargestellten Versionen haben sich im klinischen Alltag bewährt, können jedoch natürlich durch das Einbeziehen von zusätzlichen Muskelgruppen erweitert bzw. durch deren Weglassen verkürzt werden. Das Grundprinzip der Übung (Anspannung – Entspannung – Aufmerksamkeitslenkung) bleibt jedoch in allen Fällen erhalten.

Die festgelegte Übungsfolge geht üblicherweise von der dominanten Hand aus (Faust machen), dann beide Hände, Unterarm und Oberarm, Schultern und Nacken, manchmal Rücken und Gesicht (Lippen, Zunge, Stirn), Atmung, Bauch, Gesäß, Oberschenkel und Unterschenkel.

37.3.1 Langfassung

Die Langfassung beinhaltet alle von Jacobson in der Originalversion angeführten Muskelgruppen und ist ein sehr umfassendes Programm, welches ca. 1 h Zeit erfordert und im Sitzen durchgeführt wird. Jede Muskelgruppe wird dabei etwa 1–2 min angespannt und dann 3–4 min lockergelassen. Die Aufmerksamkeit begleitet diesen Prozess. Die Übungen, vor allem die Zeit des Anspannens und Entspannens können jedoch individuell angepasst werden. Es sollten keine Schmerzen beim Üben auftreten. Jede Übung wird zuerst mit der dominanten Hand und dann mit der nicht dominanten Hand durchgeführt.

Langfassung – Anweisung
Im Folgenden sind diese Übungen nach Muskelgruppen geordnet angeführt (leicht modifiziert nach Vaitl/Peterman).

1. Armübungen
   a. Auf Sessellehne aufliegende Hand nach oben wölben, sodass die Finger nach oben deuten
   b. Hand nach unten wölben, sodass die Fingerspitzen Richtung Boden weisen
   c. Faust machen
   d. Arme anwinkeln
   e. Handgelenk gegen die Sessellehne drücken
2. Beinübungen
   a. Fußspitze nach oben, sodass Zehenspitze gegen die Decke deutet
   b. Zehenspitzen gegen den Boden drücken
   c. Fuß heben
   d. Ferse gegen den Boden drücken
   e. Fuß gegen den Boden drücken
3. Rumpfbereich
   a. Bauch einziehen
   b. Aufrecht mit Hohlkreuz hinsetzen
   c. Tief einatmen und Luft anhalten
   d. Schultern nach hinten drücken
   e. Arm von der Brust weg nach rechts/links ausstrecken
   f. Schultern heben
4. Nackenübungen
   a. Kopf nach hinten drücken
   b. Kopf zur Brust
   c. Kopf nach rechte
   d. Kopf nach links
5. Augenregion
   a. Augenbrauen nach oben ziehen, Stirn runzeln
   b. Augenbrauen zusammenziehen, sodass vertikale Falten entstehen

c. Augen fest schließen
   d. Ohne Kopfbewegung nach recht, links, oben und untern schauen
6. Visualisierungsübung
   In dieser Übung soll sich der Proband Bewegungen visualisierter Objekte vorstellen. Diese sind mit Mikrobewegungen der Augen assoziiert, auf die sich der Proband konzentrieren soll. z. B. vorbeifahrendes Auto.
7. Sprechwerkzeuge
   a. Backenzähne zusammenbeißen
   b. Mund öffnen
   c. Zähne zeigen
   d. Lippen spitzen (Kussmund)
   e. Zunge nach vorn gegen die Zähne drücken
   f. Zunge nach hinten gegen den Gaumen drücken.

Die Übungen werden dabei vom Therapeuten durch ein ruhiges Vorsprechen unterstützt (s. unten: Kurzübung). Diese Langversion wurde von verschiedenen Autoren (z. B. Bernstein und Borkovec 2000) modifiziert, wobei vor allem die Zeit der Anspannung auf das derzeit übliche Maß von 5–10 s Anspannung und 30–50 s Entspannung verändert wurde.

37.3.2 Kurzfassung

Die Zahl in Klammer ist die Zeit in Sekunden bis zur nächsten Anweisung. Sie kann natürlich individuell angepasst werden, jedoch sollte nicht zu rasch geübt werden.)
Die hier dargestellte Kurzfassung fasst die wesentlichen Bereiche der Übungen zusammen und wird häufig aus Zeitgründen durchgeführt. Sie hat sich in der klinischen Praxis des Autors bewährt und dauert etwa 10–15 min. Die Übungen sollten vorher mit offenen Augen gezeigt werden und werden dann bei geschlossenen Augen des Probande langsam vom Therapeuten vorgesprochen. Jede Übung wird normalerweise 3-mal durchgeführt. Beim ersten Mal wird vorgesprochen, danach sollte es die Person selbst versuchen. Bei Personen, die damit Schwierigkeiten haben, kann auch öfter vorgesprochen werden.

Kurzfassung – Anweisung
„Setzen Sie sich möglichst bequem auf Ihrem Stuhl zurecht und schließen Sie Ihre Augen (2), machen Sie jetzt mit Ihrer rechten Hand eine Faust (1), achten Sie auf die Spannung (5); dann lassen Sie sie wieder ganz locker (15–20) und achten Sie auf die Entspannung in Ihren Fingern. Suchen Sie gedanklich Ihren Daumen (1), den Zeigefinger (1), Mittelfinger (1), Ringfinger (1) und den kleinen Finger (1). Wiederholen Sie nun diese Übung mit beiden Händen. Spannen Sie beide Fäuste fest an und achten Sie auf die Spannung (5) und lassen wieder ganz locker; achten Sie auf die Entspannung in beiden Händen (15–20). Führen Sie diese Übung 3-mal durch.

Winkeln Sie nun ihre Arme an, spüren Sie Ihren Bizeps (5) und lassen Sie Ihre Arme wieder sinken und entspannen Sie (2) und achten auf die Entspannung in Ihren Armen (15–20). Wiederholen Sie nun auch diese Übung 2-mal.

Ziehen Sie nun Ihre Schultern nach oben, aber so, dass sie nicht schmerzen, und achten Sie auf die Spannung (5). Lassen Sie nun Ihre Schultern wieder langsam sinken und achten Sie auf die Entspannung in Ihren Schultern (15–20). Wiederholen Sie auch diese Übung 2-mal selbstständig.

Bewegen Sie nun Ihren Kopf langsam nach vorn bis zur Brust und achten Sie auf die Spannung im Nacken (2), nun langsam zurück, aber nicht überdehnen, und achten Sie auf die Spannung vorn (2), nun langsam nach rechts (2) und nach links (2) und pendeln Sie nun den Kopf in der Mitte ein, wo es am angenehmsten ist, und bleiben Sie in dieser Stellung (15–20). Widerholen Sie auch diese Übung 2-mal.

Atmen Sie nun tief aus (3), tief einatmen (3), Atmung anhalten (5) und ausatmen und so weiteratmen, wie sich Ihre Atmung ergibt (15–20). Lassen Sie den Atem einfach ein- und ausströmen und spüren Sie, wie Ihr Bauch beim Einatmen sich nach außen wölbt und beim Ausatmen wieder zurückgeht. Wiederholen Sie nun auch diese Übung 2-mal.

Drücken Sie nun Ihren Bauch heraus, achten Sie wieder auf die Spannung (5) und lassen Sie ihre Muskeln wieder ganz locker (2). Achten Sie auf die Entspannung in Ihrem Bauch (15–20). Machen Sie auch diese Übung 2-mal selbstständig.

Drücken Sie nun Ihre Fersen gegen den Boden (2), achten Sie auf die Spannung (5) und lassen Sie wieder ganz locker (1) und entspannen Sie (15–20). Machen Sie auch diese Übung 2-mal selbstständig.

Drücken Sie nun Ihre Zehenspitzen gegen den Boden (2), achten Sie auf die Spannung im Unterschenkel (5) und entspannen Sie wieder. Machen Sie auch diese Übung 2-mal selbstständig.

Winkeln Sie nun Ihre Arme an, atmen Sie tief ein, strecken Sie sich, atmen Sie aus und öffnen Sie Ihre Augen wieder (kann auch öfter gemacht werden)."

37.4 Wirkungen und Nebenwirkungen von PMR

Die Wirksamkeit der Progressiven Muskelentspannung ist durch verschiedenste Studien (Vaitl/Petermann) belegt. Primär führt die Technik zu einer Entspannung im Muskelbereich (EMG-Ableitung), einer Senkung der Herz- und Atemfrequenz und einem hypnoseähnlichen Zustand. Ein wesentlicher Faktor in allen Studien war jedoch die „Routine" der Person, sodass nur ein regelmäßiges Üben auch den gewünschten Effekt bringt.

Alle Entspannungsverfahren können bei Menschen mit Angstzuständen diese auch verstärken, dies ist bei der Progressiven Muskelentspannung seltener als beim Autogenen Training oder anderen Entspannungsverfahren, die mehr dazu auffordern, in sich hineinzuhören, kann aber auch hier vorkommen. Kribbeln in den Fingern, Herzklopfen und Muskelzuckungen können als Zeichen einer Hyperventilation auftreten. Seltener treten auch Magenknurren, Gähnen, Frösteln auf, bei Menschen mit niedrigem Blutdruck kann dieser während der Entspannung weiter absinken. Asthmabeschwerden können während Entspannungsübungen zunehmen. Ähnliches gilt für Depersonalisations- und Derealisationsphänomene bei Menschen, die an dissoziativen Störungen oder Psychosen leiden. Entspannungsverfahren helfen, Kopfschmerzen und Migräne vorzubeugen, dennoch gilt: Entspannung kann bei allgemein sehr angespannten Menschen Übelkeit und Kopfschmerzen auslösen, auch der Beginn einer Migräneattacke durch eine Entspannungsübung ist möglich. Bei akuten Migräneattacken können diese durch Entspannungsverfahren verschlimmert werden. Die Progressive Muskelentspannung ist zur Vorbeugung von Kopfschmerzen gut geeignet, während der Migräneattacke kann sie aber zur Verschlimmerung der Beschwerden führen.

In solchen Fällen empfiehlt es sich, die Übungen leicht zu modifizieren, zu verkürzen und dann zu steigern, bzw. es geben sich manche Symptome von allein, da sie Zeichen der inneren Anspannung sind. Sich aufdrängende Gedanken sollte man einfach „durchziehen" lassen.

37.5 Einsatzbereiche von PMR

Die Einsatzbereiche von PMR sind breit gefächert und reichen von Stresskontrolle über Angstbewältigung, der Therapie von Schlafstörungen, Schmerzen, Bluthochdruck bis zu somatoformen Störungen, Persönlichkeitsstörungen und Belastungsreaktionen. Die PMR kommt dort häufig in Verbindung mit anderen Verfahren zum Einsatz (Petermann und Vaitl 2020). Außerdem werden durch PMR die Leistungsfähigkeit verbessert und das vegetative Nervensystem positiv beeinflusst. Vor allem im Rahmen der Verhaltenstherapie kommt das Verfahren oft zum Einsatz, da es rascher erlernt wird als Autogenes Training oder andere meditative Techniken.

Studien belegen die Wirksamkeit besonders im Bereich von Spannungskopfschmerz, Rückenschmerzen und der Migränetherapie (…). Auch nach schweren Erkrankungen, z. B. Herzinfarkt, kann die Methode eingesetzt werden. Manchmal wird sie auch mit Biofeedback kombiniert, um dem Probanden die Wirksamkeit zu zeigen bzw. die Sensibilität der Wahrnehmung zu verbessern.

37.6 Zusammenfassung

Die Progressive Muskelentspannung ist eines der am häufigsten angewandten und am besten untersuchten Entspannungsverfahren. Ihre klinische Effektivität ist für eine Reihe von Störungsbildern belegt, bei vielen anderen Bereichen wie etwa Asthma, Tinnitus, Colon irritabile, koronarer Herzkrankheit, aber auch neurologischen und psychiatrischen Erkrankungen kann sie jedoch ebenfalls nach kritischer Reflexion eingesetzt werden. Der Wirkmechanismus wird durch EMG-Untersuchungen und Veränderungen anderer physiologischer Erregungsparameter bestätigt und kann als unspezifische Entspannungsreaktion zusammengefasst werden. Die genauen Wirkprinzipien sind jedoch nur wenig untersucht. Unterschiede zwischen der Urfassung von Jacobson, den längeren Verfahren und den Kurztechniken sind kaum untersucht. Ebenso sind der Einfluss suggestiver Elemente, z. B. durch das Vorsprechen durch den Therapeuten oder Anleitungs-CDs, intervenierende Variablen. Das Verfahren ist jedoch bei Probanden sehr beliebt, da es leicht erlernt werden kann und rasch Erfolge zeigt.

Literatur

Bernstein DA, Borkovec TD (2000) Entspannungstraining. Handbuch der progressiven Muskelentspannung nach Jacobson. Klett-Cotta, Stuttgart
Petermann F, Vaitl D (Hrsg) (1994) Handbuch der Entspannungsverfahren. Bd 2: Anwendungen. Psychologische Verlags Union, Weinheim
Petermann F, Vaitl D (Hrsg) (2020) Entspannungsverfahren: Das Praxishandbuch. Mit E-Book inside, 6. Aufl. Beltz, Weinheim
Vaitl D, Petermann F (Hrsg) (1993) Handbuch der Entspannungsverfahren. Bd 1: Grundlagen und Methoden. Psychologische Verlags Union, Weinheim

Downloads

https://www.progressive-muskelrelaxation.info/nach-jacobson-download.php
https://www.schmerzmedizin.berlin/progressive-muskelentspannung-nach-jacobson.html
http://www.schmerzakademie.de/pat_serv.php#PMNJ
https://www.schmerzmedizin.berlin/#PMNJ

Craniosacrale Therapie

Inge Schmuck

> *„Ziel des Arztes sollte es sein, Gesundheit zu finden. Ein jeder kann Krankheit finden."*
>
> *(Andrew Taylor Still)*

38.1 Einleitung

Von der Aura des Geheimnisvollen umgeben ist die Craniosacrale Therapie. Das liegt nicht nur an ihrem vermeintlichen heiligen Namen, sondern auch an den feinen, kaum wahrnehmbaren Manipulationen, die der Therapeut im Bereich von Schädel, Wirbelsäule und Kreuzbein vornimmt. Daher die Bezeichnung „craniosacral", abgeleitet von den lateinischen Wörtern für Schädel: Cranium und Kreuzbein: Sacrum.

Durch die subtilen Bewegungen an den Knochen wird ein körpereigener Flüssigkeitsrhythmus – ausgehend vom Gehirnwasser (Liquor) – unterstützt und belebt.

38.2 Der Atem des Lebens

Auf einer tiefen Ebene des physiologischen Funktionierens „atmen" alle Gewebe des Körpers in ihrer eigenen Weise und produzieren rhythmische Wellen, welche die Flüssigkeitssysteme des Körpers durchdringen. Alle lebenden Knochen, Organe, Faszien, Muskeln usw. bestehen teilweise aus Wasser, d. h. wir bestehen zu mehr als 70 % aus Wasser.

Der menschliche Organismus ist ein Zusammenspiel rhythmischer Körperfunktionen unterschiedlichster Art. Der Herzrhythmus zum Beispiel bringt das Blut in Bewegung, die Tätigkeit der Lungen bewirkt ein regelmäßiges Ein- und Ausatmen. Das sind zwei leicht wahrnehmbare Rhythmen. Andere Körperrhythmen dagegen sind weniger offensichtlich. Die Craniosacrale Therapie beschäftigt sich mit dem Rhythmus der Hirnflüssigkeit, die im Schädelinnenraum und entlang der Wirbelsäule pulsiert. Wenn dieser Rhythmus sich mit Fülle und Ausgeglichenheit ausdrückt, so zeigt sich in natürlicher Weise unsere ursprüngliche Gesundheit mit einer Empfindung von Ganzheit, welche automatisch mit Wohlbefinden einhergeht.

38.3 Ursprung der Craniosacralen Therapie

Das Vorhandensein des craniosacralen Rhythmus wurde vor etwa 100 Jahren von Dr. William Sutherland, Schüler des Begründers der Osteopathie Andrew Taylor Still, entdeckt. Er widerlegte die bis dato verbreitete Ansicht vom festen, unbeweglichen Schädel des Erwachsenen. Der Schädel besteht aus sieben, das Gehirn umschließenden Knochen und vielen großen und kleinen Gesichtsknochen, die scharnierartig ineinandergreifen und an den Nahtstellen (Suturen) beweglich sind. Anhand von Untersuchungen mit straff um den Schädel gebundenen Eisenbändern gelangte Dr. W. Sutherland zu der Erkenntnis, dass sich die Schädelknochen bewegen. Beim Erwachsenen beträgt die Beweglichkeit 0,1–1 mm. Er spürte, dass sich das Volumen des Schädels in einer regelmäßigen Frequenz vergrößert und verkleinert. Gleichzeitig beobachtete er, dass der Druck auf die verschiedenen Schädelknochen bestimmte Beschwerden auslösen kann, von Kopfschmerz, Migräne, Tinnitus und Sehstörungen bis hin zu Depressionen. Wird der Bewegungsrhythmus und die damit verbundene Frequenz gestört, wirkt sich das negativ auf das körperliche und psychische Wohlbefinden aus.

Ebenso führt eine Blockierung an den Suturen der Schädelknochen zu Verdrehungen in der Wirbelsäule und am Kreuzbein. Die Folgen davon sind Unbeweglichkeit und Verzerrung im Muskel-Skelett-System, die Rhythmen der Flüssigkeiten sind eingeschränkt.

„Bewegung ist Leben – alles, was lebt, fließt." (Andrew Taylor Still)

Bewegung ist das bedeutendste Kennzeichen und Voraussetzung für das Leben. Sind Bewegung und Beweglichkeit der Gewebe vermindert oder eingeschränkt, sodass Flüssigkeiten (Blut, Lymphe, Liquor etc.) nicht mehr ungehindert fließen können, entsteht eine mehr oder minder ausgeprägte Stauung. Die nervale Versorgung der Gewebe kann dadurch beeinträchtigt werden. Die Folge ist eine Einschränkung der Nährstoff- und Sauerstoffversorgung sowie ein verminderter Abtransport von Stoffwechselprodukten (Metaboliten) im Gewebe. Das Gewebe verliert seine Vitalität – der Körper ist bereit für eine Erkrankung, das Leitsymptom ist der Schmerz.

Hier setzt die Craniosacrale Therapie mit feinsten manuellen Manipulationen ein. Diese subtilen Berührungen mögen im Gegensatz zum Bild des harten Schädels stehen, aber sie stimmen durchaus mit der geringen Beweglichkeit der Knochen und der Feinheit des Hirnflüssigkeitspulses überein.

Ziel der Therapie ist der gesunde, regelmäßige Craniosacralrhythmus. So können die Heilungsprozesse körpereigener Selbstregulierungsmechanismen, wie etwa das Immun- und Hormonsystem oder die Stressverarbeitung, in Gang kommen.

Der Craniosacralrhythmus ist der „Heiler" selbst. Durch das Lösen der Blockierungen leistet der Therapeut nur beistehende Vorarbeit. Er bringt damit den ganzen Körper in Schwingung, Vibration und Resonanz mit diesem Rhythmus und überlässt den Patienten in den darauf folgenden Tagen der „Selbstheilung", wodurch traumatische Verletzungen aus dem Zellgedächtnis entlassen werden können.

38.4 Craniosacrale Therapie und Schmerz

Der Schmerz an sich ist von wichtiger Bedeutung und hat eine lebenserhaltende Aufgabe. Schmerzen machen auf äußere Reize und Erkrankungen im Inneren des Körpers aufmerksam. Schmerz signalisiert eine Gewebeschädigung und unterstreicht die Notwendigkeit einer Ruhigstellung, damit sich das Gewebe regenerieren kann.

Chronischer Schmerz hat scheinbar keine biologische Funktion, er ist eine Bürde, eine Pein, eine Last, eine Qual ...

Chronische Schmerzpatienten wollen „gehört" werden; die innere und äußere Beweglichkeit soll wieder hergestellt werden.

Schmerz entsteht nicht zuletzt aus gespeicherten Erinnerungen in Organen, Geweben oder direkt in den Abschnitten des cranialen Systems, die sich dem bewussten Erinnern des Patienten entzogen und sich auf Körperebene manifestiert haben. Diese „frozen states", „Energiezysten" oder „biokinetischen Kräfte", wie sie in den unterschiedlichen Schulen der Craniosacralen Therapie genannt werden, erzeugen Spannung an bestimmten Stellen des Körpers oder direkt im Zentralnervensystem und bündeln dort viel Energie, die dem Patienten in seiner alltäglichen Lebenssituation nicht zur Verfügung steht.

Bereits bei der Empfängnis erhält der Körper Muster, Formen und Konditionierungen bezüglich unserer Reaktionsweise auf Stress und Trauma. Übersteigt ein physisches oder psychisches Trauma den naturgegebenen Stresslevel, werden diese Ereignisse im Körper eingeschlossen. Dort verbleiben sie, bis der Mensch fähig ist, die nötigen Ressourcen zu nutzen, um Stress und Trauma zu verändern und zu lösen. Solche Stressmuster kreieren Verzerrungen in den normalen rhythmischen Bewegungen der Flüssigkeiten bzw. auf der muskoloskelettalen Körperebene. Dies führt von allgemeinem Unwohlsein über die

Unfähigkeit der Selbstheilungsregulierung bis hin zur Manifestierung einer Erkrankung. Erlittener Schmerz auf seelischer und/oder körperlicher Ebene hinterlässt ebenfalls eine Erlebnisspur in Gehirn und im Gewebe. Wie der Körper auf dieses Ereignis reagiert bzw. abhängig davon, wie seine Konditionierung beschaffen ist, so wird dieses Schmerzerleben von kurzer Dauer sein, oder es wird sich chronifizieren.

Durch die Lösung von Blockaden auf der Körperebene (in der Form und in der Zeit, in der es der Körper des Patienten zulässt; der Therapeut begleitet den Prozess nur mit seinen Händen, seiner Präsenz und seinem Wissen um somatoemotionale Zusammenhänge) wird diese gebundene Energie freigegeben. Schmerz oder „gehaltene" Bewegungsmuster können sich lösen, und ein Zustand von vermehrter innerer und äußerer Beweglichkeit stellt sich ein. Dies geht oft einher mit einem Gefühl von vermehrter Vitalität und besserem Antrieb.

In Bezug auf die Pflege dürften besonders 3 Aspekte von Bedeutung sein, die durch die Behandlung des craniosacralen Systems auftreten.

Dies sind:

1. Die **Berührung** während der gesamten Sitzung für eine bestimmte absehbare Zeit, in einer Form, die meist schmerzfrei ist und als angenehm erlebt wird. Bei jeder Berührung baut sich zwischen dem Körper des Klienten und den Händen des Behandelnden ein Energiefeld auf, das Veränderung und Entspannung des Gewebes bewirken kann.

    Durch die besonderen Techniken der Craniosacralen Therapie werden diese Effekte noch verstärkt.

    Die Patienten berichten von einem tiefen und verlässlichen Gehaltensein, das viele gar nicht kennen oder schon lange nicht mehr erlebt haben und das für manche eine Voraussetzung ist, um überhaupt eine tiefe Entspannung zulassen zu können.

    Besonders für ältere und alleinstehende Menschen, die oft unter einem chronischen Mangel an Berührung leiden, bedeutet dies häufig schon einen Heilungsfaktor an sich.

    Vertrauen und Öffnung gegenüber dem behandelnden System und den behandelnden Personen werden oft leichter, neue Wahrnehmungsweisen können neue Verhaltensweisen ermöglichen.

    Für den Patienten ist dies subjektiv wahrnehmbar durch folgende Punkte:
    - Schmerzminderung durch allgemeine Entspannung und bessere Durchblutung bzw. besonderes bei chronischem Schmerz durch Veränderung der metabolischen Aktivitäten im Zentralnervensystem,
    - Veränderung des Schmerz-Spannungs-Kreislaufes (Ein Schmerz entsteht – dadurch wird die Spannung im Körper erhöht – das führt wiederum zu stärkerem Schmerz. Umgekehrt kann erst eine Spannung im Gewebe auftreten – es folgen Schmerzen – die Spannung steigert sich) Die Angst vor stärkerem Schmerz kann durch Veränderung der Spannungszustände mit craniosacralen Techniken verringert werden,
    - ressourcenvollerer Gesamtzustand, der einen hoffnungsvolleren Blick auf die momentane Situation, den Krankheitsverlauf etc. und eine bessere Kooperation mit dem Patienten ermöglichen kann,

- eine verbesserte Möglichkeit, die Wahrnehmung wieder mehr nach außen zu richten und somit die Fokussierung auf den Schmerz zu unterbrechen und neue Ressourcen wahrnehmen zu können.
2. Die **sehr tiefe Entspannung** des Zentralnervensystems:
   Die Craniosacrale Therapie ist eine stille Arbeit, die viel Einstimmung und Sensibilität erfordert und den Patienten bei den lange dauernden Berührungen ins Zeitlose versinken lässt. Es wird eine tiefe Entspannung empfunden, die eine Wahrnehmung von emotionalem Wohlbefinden mit sich bringt.
3. Die **somatoemotionale Ebene** der Craniosacralen Therapie, die ein Freigeben von traumatischen Einflüssen auf körperlicher und seelischer Ebene ermöglicht.

Im Laufe einer Sitzung können auch Erinnerungen in Form von Bildern oder Emotionen auftauchen, die auf der seelischen Ebene mit diesen Körpererinnerungen verknüpft sind. Dies können sein: Erinnerungen an Unfälle, Verletzungen körperlicher oder seelischer Art, Operationen, eigene Geburtserfahrungen oder schwere Traumata.

Durch das Auftauchen dieser zum Zeitpunkt des Erlebens überwältigenden Eindrücke in das Bewusstsein des Patienten ergibt sich die Möglichkeit – mithilfe verschiedener therapeutischer Techniken und durch das Vorhandensein des stabilen sicheren Rahmens der craniosacralen Sitzung – eine schrittweise Heilung kann ermöglicht werden.

Hilfreich und ganz wichtig hierbei ist die Möglichkeit der tiefen Entspannung des Zentralnervensystems durch die cranialen Techniken, wie z. B. das Setzen von Stillpunkten, um immer wieder einen ressourcevollen Zustand herstellen zu können. Dadurch können der Prozess des Wiedererinnerns gut begleitet, Retraumatisierung effektiv vermieden und die Möglichkeit geschaffen werden, traumatische Inhalte in der subjektiven Wahrnehmung des Patienten zu verändern.

Dieser Prozess kann durch verschiedene therapeutische Techniken, wie z. B. NLP (Neurolinguistisches Programmieren), therapeutischen Dialog, Traumaarbeit nach Peter Levine, Arbeiten mit Ressourcen etc., begleitet werden.

Man spricht an diesem Punkt auch von der „tiefen Stille" (gemeint ist die Ruhe im craniosacralen Rhythmus), in der Heilung auf vielen Ebenen von ganz allein geschehen kann und sich das gesamte System neu ausrichtet. Die „gesunden Anteile" der Person bekommen mehr Raum, und ein tiefgreifender Prozess hin zu mehr seelischer und körperlicher Gesundheit kann beginnen.

Die Craniosacrale Therapie gehört nicht zu den Körpertherapien, die umschulen, umstrukturieren und konditionieren. Es ist die Kontaktaufnahme mit einem dem Körper innewohnenden Rhythmus, einem Instinkt. Es wird der ganze Mensch angesprochen, und die Verbindungen zwischen dem Denken, dem Körper, der Natur und dem Geist werden respektvoll anerkannt.

38.5 Indikationen für craniosakrale Arbeit in der Schmerztherapie

- Stressregulation Kopfschmerzen, Migräne
- Gesichtsschmerzen, Trigeminusneuralgie
- Kiefergelenkdysfunktionen
- chronische Rhinitis
- Tinnitus
- chronische Otitis media
- myofasziale Schmerzsyndrome
- Schulter-Arm-Syndrom
- chronische HWS-Beschwerden
- chronische Rückenschmerzen
- Fibromyalgie
- posttraumatische Schmerzen nach Unfällen, Stürzen, Schleudertrauma
- psychosomatische Schmerzzustände

Die erfolgreiche Behandlung ist abhängig von der fachlichen Kompetenz und der Erfahrung des Therapeuten. Eine ärztliche Abklärung vor der Craniosacralen Therapie ist in jedem Fall erforderlich.

Die Craniosacrale Therapie hat sich besonders bei chronischen Schmerzzuständen bewährt. Dies konnte durch zahlreiche Studien und Fallstudien belegt werden.

38.6 Systematische Übersichtsarbeiten (Reviews)

Eine Metaanalyse zur Wirksamkeit der Craniosacralen Therapie bei chronischen Schmerzen (bisher lediglich als Abstract veröffentlicht). Haller H, Cramer H, Sundberg T, Lauche R, Dobos G. Craniosacral Therapy for chronic pain: a systematic review and meta-analysis of randomized controlled trials.

Randomisiert kontrollierte Studien
Craniosacrale Therapie bei chronischen Nackenschmerzen. Haller H, Lauche R, Cramer H, Rampp T, Saha FJ, Ostermann T, Dobos G. **Craniosacral Therapy for the treatment of chronic neck pain: a randomized sham-controlled trial of efficacy.** Clinical Journal of Pain 2016, 32(5):450–459.

Craniosacrale Therapie für die Behandlung von Patienten mit unspezifischen Rückenschmerzen. Białoszewski D, Bebelski M, Lewandowska M, Słupik A. **Utility of Craniosacral Therapy in Treatment of Patients with Non-specific Low Back Pain.** Preliminary Report. Ortopedia, Traumatologia, Rehabilitacja 2014, 16(6):605–615.

Effekte von Craniosacraler Therapie als Ergänzung zu Standardtherapie bei schwangerschaftsbedingten Schmerzen im Beckengürtel: eine multizentrische,

einfach verblindete, randomisiert kontrollierte Studie. Elden H, Ostgaard HC, Glantz A, Marciniak P, Linner AC, Olsen MF: Effects of craniosacral therapy as adjunct to standard treatment for pelvic girdle pain in pregnant women: a multicenter, single blind, randomized controlled trial. ACTA Obstetricia et Gynecologica Scandinavica 2013, 92(7):775–782.

Ist Craniosacrale Therapie wirksam bei Migräne? Ein Test mittels HIT-6-Fragebogen. Arnadottir TS, Sigurdardottir AK: Is craniosacral therapy effective for migraine? Tested with HIT-6 Questionnaire. Complementary Therapies in Clinical Practice 2013, 19(1):11–14.

Craniosacrale Therapie bei Migräne (lediglich als Abstract veröffentlicht) Mann J, Gaylord S, Faurot K, Suchindran C, Coeytaux R, Wilkinson L, Coble R, Curtis P. **Craniosacral therapy for migraine: a feasibility study**. BMC Complementary and Alternative Medicine 2012, 12(Suppl 1):P111.

Eine randomisiert kontrollierte Studie zur Untersuchung der Wirksamkeit von Craniosacraler Therapie auf Schmerz und Herzfrequenzvariabilität bei Patienten mit Fibromyalgie. Castro-Sanchez AM, Mataran-Penarrocha GA, Sanchez-Labraca N, Quesada-Rubio JM, Granero-Molina J, Moreno-Lorenzo C: A randomized controlled trial investigating the effects of craniosacral therapy on pain and heart rate variability in fibromyalgia patients. Clinical Rehabilitation 2011, 25(1):25–35.

Die Effektivität von CV-4 und therapeutischer Ruheposition auf Patienten mit Spannungskopfschmerzen. Hanten W, Olson S, Hodson J, Imler V, Knab V, Magee J: The effectiveness of CV-4 and resting position techniques on subjects with tension-type headaches. Journal of Manual & Manipulative Therapy 1999, 7(2):64–70.

Qualitative Interviewstudien
Patientenerfahrungen mit Craniosacraler Therapie zur Behandlung chronischer Nackenschmerzen (bisher lediglich als Abstract veröffentlicht) Haller H, Cramer H, Lauche R, Dobos G, Berger B. Patients' experiences of Craniosacral Therapy in the treatment of chronic neck pain: a qualitative analysis of health outcomes. Int Med Research. 2015. 4(1, Suppl.):89.

Erfahrungen mit Craniosacraler Therapie von Frauen mit schwangerschaftsbedingten Schmerzen Elden H, Lundgren I, Robertson E: Effects of craniosacral therapy as experienced by pregnant women with severe pelvic girdle pain: An interview study. Clinical Nursing Studies 2014, 2(3):140–151.

Literatur

Becker R (2007) Leben in Bewegung und Stille des Lebens. Jolandos Verlag, Pähl
Chaitow L (2010) Kraniosakrale Manipulation. Urban und Fischer, München
Dilts R (1993) Identität, Glaubenssysteme und Gesundheit. Junfermann Verlag, Paderborn
Grunwald M (2017) Homo Hapticus. Droemer Verlag, München

King S (1992) Der Körper glaubt, was Sie ihm sagen. Aurum Verlag, Braunschweig
Levine P (1998) Traumaheilung. Synthesis Verlag, Essen
Levine P, Huonker-Jenny R (2002) Schleudertrauma: das unterschätzte Risiko. Rüffer u. Rub, Zürich
Liem T (2019) Praxis der kraniosacralen Osteopathie. Hippokrates, Stuttgart
Sutherland W (2007) Das große Sutherland Kompendium, 2. Aufl. Jolandos Verlag, Pähl
Trowbridge C (2008) Andrew Taylor Still 1828–1917, 4. Aufl. Jolandos Verlag, Pähl
Upledger JE (2017)SomatoEmotionale Praxis der CranioSacralen Therapie, 4. Aufl. Haug, Stuttgart

Biofeedback

Ingrid Pirker-Binder

Jede Affektlage bestimmt die Immunlage
(Viktor Frankl)

39.1 Einleitung

Biofeedback setzt sich zusammen aus dem Wort *bios*, das Leben, und *feedback*, was Rückmeldung bedeutet. Obwohl Biofeedback eine wissenschaftliche Methode ist, die in der Therapie, im Training und besonders im Sport eingesetzt wird, hat doch jeder von uns ein oder zwei Biofeedbackgeräte zu Hause, wie z. B. einen Spiegel, eine Körperfettwaage oder ein Blutdruckmessgerät. In jüngster Zeit sind viele Fitnessarmbänder und spezielle Uhren hinzugekommen, die jederzeit Auskunft über die Befindlichkeit des autonomen Nervensystems geben.

Biofeedback macht es möglich, Energieräuber und belastende Prozesse im Körper am Computerbildschirm darzustellen und wahrzunehmen. Das Wahrnehmen, wie sich Belastung, Anspannung, Stress oder zu lange Aktivierung im Organismus zeigen, unterstützt das Erlernen von selbstregulativen Techniken und Strategien. Es ist nicht schwer, und eigentlich ist jeder für Biofeedback geeignet, denn wir lernen nichts Neues. Unser Körper hat die Fähigkeit, sich selbst zu organisieren, zwischen Belastung und Entlastung schnell zu wechseln. Dabei gibt es nur ein Problem, – wir Menschen hören nicht mehr auf unseren Körper, wir verlernen, uns zu spüren und die Signale im Körper zu erkennen. Demnach

I. Pirker-Binder (✉)
Wien, Österreich
e-mail: office@pirker-binder.at

werden Verspannungen erst bemerkt, wenn der Schmerz so richtig akut ist. Wir brauchen mehr Achtsamkeit denn je in unserem Leben und eine gute Work-Life-Integration. Work-Life-Balance ist schon lange out, denn seit den Zeiten, wo Arbeit überall stattfinden kann, muss sie in unser Leben integriert werden; Arbeitszeiten, Familie und Hobby vermischen sich. In Zeiten wie diesen, mit Homeoffice und flexiblen Arbeitszeiten, braucht der Mensch mehr denn je Selbstmanagementtechniken für den Erhalt seiner Gesundheit, einen besseren Umgang mit Stress und Angst, damit Schmerz und Erschöpfung keine Chance haben.

Biofeedbackgeräte, die in der Therapie oder im Training verwendet werden, geben eine spezifische Rückmeldung über die psychophysiologische Aktivität, die am Computerbildschirm sichtbar ist. Zurückgemeldet werden Atemkurve und -frequenz, Pulsfrequenz, Herzratenvariabilität, Fingertemperatur, Hautleitwert und Muskelspannung. Dabei liegt das Hauptaugenmerk auf Entspannung, Regeneration, Selbstkontrolle und Selbstmanagement. Mithilfe von Neurofeedback werden Hirnwellen gemessen, und mit HEG-Biofeedback (Hämoenzephalografie-Biofeedback; der Klient trägt ein Stirnband; rückgemeldet wird die Blutsauerstoffsättigung im Gehirn) werden Aufmerksamkeit, Konzentration und Ruhe im Kopf trainiert.

Biofeedback hat eine große Bedeutung zur Reduktion von Stress, Schmerzsymptomen und psychosomatischen Beschwerden, wie z. B. Schlafproblemen, Kopfschmerzen, Reizdarm, Angst, Blutdruckentgleisung, Verspannungen und vielem mehr.

Im Bereich der Pflege kann Biofeedbackmessung und -training einerseits zur Burn-out-Prävention des Pflegepersonals als auch auf verschiedenste Weise für Patienten eingesetzt werden, zum Beispiel zur Angstregulation vor und nach Operationen und bei medizinischen Behandlungen, im Schmerzmanagement, Erlernen innerer Ruhe und Entspannung. Angst und Stress blockieren die körpereigenen Selbstheilungskräfte sowie die Regulation und Regeneration des autonomen Nervensystems.

39.2 Das autonome Nervensystem

39.2.1 Messen und verstehen

Das autonome Nervensystem mit seinen 2 Protagonisten Sympathikus und Parasympathikus regelt alle psychophysiologischen Prozesse. Der Sympathikus ist für Aktivierung zuständig, der Parasympathikus für Erholung. Beide drücken sich über die Atmung und Herzfrequenz aus. Einatmen ist Aktivierung, Ausatmen ist Deaktivierung, Loslassen, Erholung und Regeneration.

Bei Stress, Angst oder Schmerzen verändern sich Atmung und Muskelspannung. Die Atmung wird verkrampft, ganz flach, oder es kommt sogar, wie im Schock oder bei Panik, zur Hyperventilation. Die Muskelspannung und Herzfrequenz erhöhen sich. Bei chronischer Anspannung, Unruhe oder Belastung kommt der Körper nicht mehr zur Ruhe – er kann nicht regenerieren, es kommt zu Verschleiß, Erschöpfung, Depression, Schmerzen.

39 Biofeedback

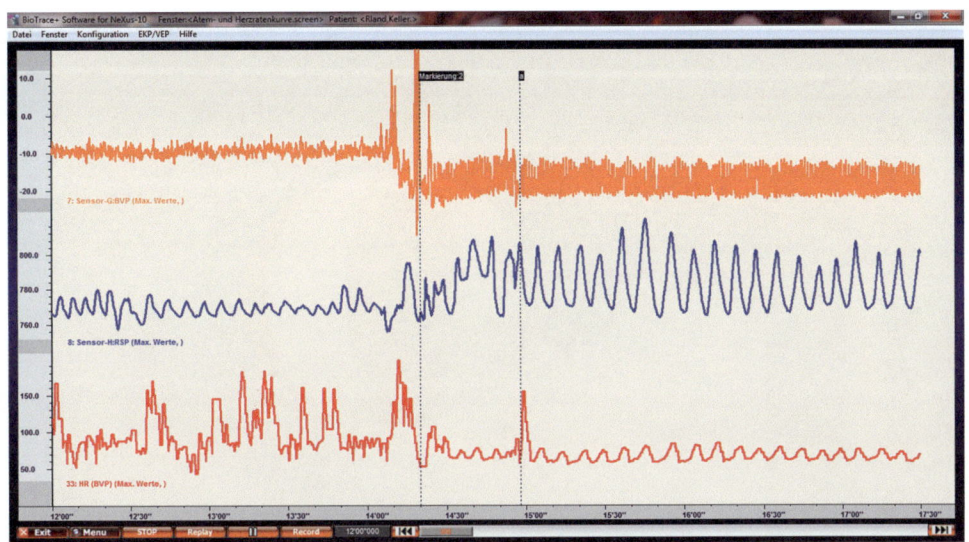

Abb. 39.1 Entspannte Atmung (Puls *orange*, Atmung *blau*, Herzfrequenz *rot*)

Das Ziel sollte also sein, dem Körper das notwendige Wechselspiel zwischen Aktivierung und absoluter Ruhe zu gönnen, um gesund zu bleiben.

Atmung und Herzschlag werden zwar vom autonomen Nervensystem gesteuert, aber indirekt können wir darauf Einfluss nehmen. Atemsensor und Pulssensor messen Atem- und Pulsrhythmik via Bildschirm zurück, wie in Abb. 39.1 sichtbar.

1. Der Klient saß auf einem Stuhl, sehr aufrecht und verkrampft, und versuchte, sich beim Meditieren zu entspannen. Er sagte, dies sei seine bevorzugte Haltung dabei. Ganz deutlich kann man das angestrengte Atmen, die chaotische Herzrate *(rot)* und Puls *(orange)* erkennen.
2. Der Klient wurde dann aufgefordert, sich in den Relaxsessel zu setzen und seine Aufmerksamkeit auf entspanntes Bauchatmen zu lenken. Deutlich erkennbar ist, wie sich die Atmung entspannt und die Herzfrequenz der Schwingung der Atmung folgt.

Zur Aktivierung der Selbstheilungskräfte, Reduzierung von Angst, Panik und Schmerzen ist es notwendig, das autonome Nervensystem zu entlasten und zu beruhigen. Das geschieht durch Loslassen der Gedanken, Entspannen der Muskulatur und richtiges Atmen.

Die Corona-Pandemie hat viele Personen in Angst und Schrecken versetzt. Gerade in Zeiten wie diesen ist es sehr wichtig, auf sich selbst gut zu achten, die Bedürfnisse des Körpers in den Vordergrund zu rücken. Ein positives Selbst- und Stressmanagement legt dafür eine sinnvolle Basis, gute Ernährung stärkt das Immunsystem, und Bewegung hält Körper und Geist fit.

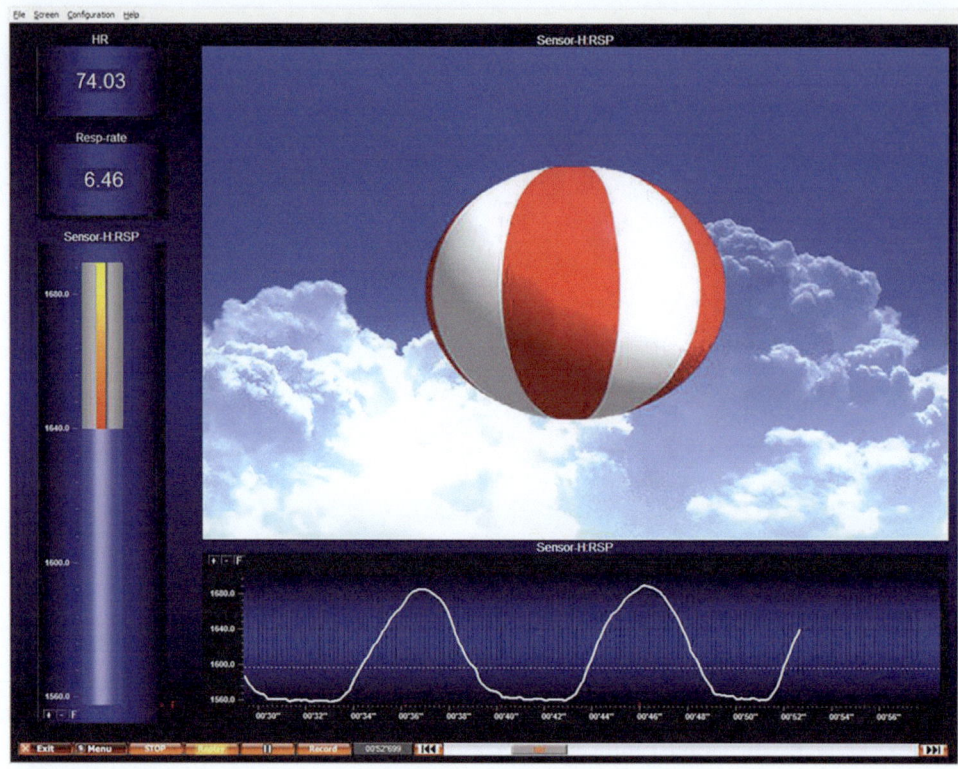

Abb. 39.2 Atemtraining: Das Ziel ist eine ruhige, rhythmische Bauchatmung, beim Einatmen dehnt sich der Ballon aus, beim Ausatmen schrumpft er wieder zusammen

Die Technik des Biofeedback macht es möglich, Einblick in die Arbeitsweise von Sympathikus und Parasympathikus zu erhalten. Abb. 39.2 zeigt deutlich, wie Loslassen und entspannte Bauchatmung den Pulsschlag kräftigen und Atmung und Herzrate in Schwingung versetzen.

Im Wahrnehmungstraining mit Biofeedback lernt man nicht nur, seine Muskulatur zu entspannen und richtiges Zwerchfellatmen (Bauchatmen), sondern kann auch erkennen, wie sehr Gedanken, Gespräche oder Erinnerungen sichtbare Veränderungen herbeiführen. Nervensystem, Willkürmotorik und limbisches System (Sitz der Gefühlswelt) sind miteinander verknüpft und somit auch Denk- und Reaktionsweisen (Pirker-Binder 2008, 2009). Negative Gedanken und Sorgen versetzen den Körper in Stress.

39.2.2 Distanz und Ruhe finden

Visualisierung, Imaginationen und hypnotherapeutische Verfahren sind Therapie- und Trainingsmethoden, die im Biofeedbacktraining weiterführend angewendet werden, um die Selbstwirksamkeit im Alltag zu unterstützen. Zuerst braucht es aber Distanz zur Angst, Panik, Schmerz – und innere Ruhe. 3 Schritte führen dazu:

1. Loslassen
2. Entspannen
3. Training der Regenerations- und Regulationsfähigkeit des autonomen Nervensystems

Schritt 1: Loslassen betrifft die Gedanken, die ständig im Kopf herumkreisen. Für viele Menschen ist es schwer, sich zu erlauben, aus dem ständigen Gedankenkreisen auszusteigen. Innere Bilder können helfen.

Schritt 2 bedeutet, die Muskulatur zu entspannen und jede Art von Aktivierung loszulassen. Der Hautleitwert gibt eine sehr gute Rückmeldung über die Sensibilität des Sympathikus (Abb. 39.3).

Biofeedback macht jeden Trainingsschritt sichtbar und nachvollziehbar.

Schritt 3 ist ein spezielles Training zur Stärkung oder Wiederherstellung der Regenerations- und Regulationsfähigkeit und wird auch *Herzratenvariabilitätstraining* genannt.

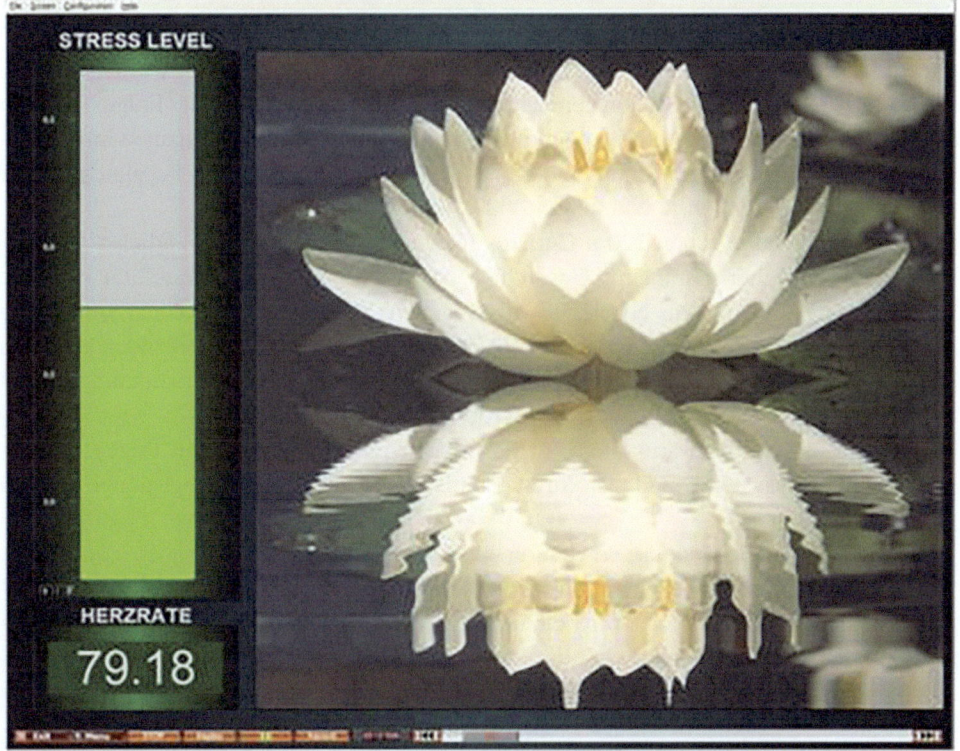

Abb. 39.3 Muskelentspannung: Sinkt die Spannung *(grün)*, öffnet sich die Seerose; entspannt sich der Körper, sinkt auch die Herzrate. (Pirker-Binder 2009, 2016)

39.3 Biofeedback in der Onkologie

Der Köper benötigt einen Zustand der tiefen *Regeneration*, um seine Selbstheilungskräfte zu aktivieren. Gerade der ist aber schwer zugänglich bei der Diagnose Krebs. Sie löst meist Angst und Stress aus. Jede Krebsdiagnose ist ein Trauma, das schwere seelische Belastungen, vor allem Angst vor dem Tod, vor Schmerzen, Hilflosigkeit und Leid impliziert. Stress ist ein Begleiter der Angst und ein Gegner von Gesundheit. Biofeedbackunterstützte Therapie kann ein Mittel der Wahl sein, nicht nur zur Selbstkontrolle von Schmerzen, sondern auch zur Reduktion von Angst.

Wenn der Herzschlag so regelmäßig
wie das Klopfen des Spechts oder
das Tröpflein des Regens auf dem Dach wird,
wird der Patient innerhalb von 4 Tagen sterben.
(Wang Shune, chinesischer Arzt, 220 n. Chr.)

39.4 Herzratenvariabilitäts-Biofeedback

Das Herzratenvariabilitäts-Biofeedback ist eine spezielle Form des Feedbacks zur Diagnostik von Belastung und für ein gezieltes Training. Die ersten Studien wurden von Vaschillo (1983) in der Sowjetunion gemacht. Die Forschung startete mit der Frage, wie man denn die Funktionsfähigkeit des autonomen Nervensystems von Kosmonauten im All einfach und sicher messen und trainieren kann. Beeinflusst von Vaschillo begannen Lehrer (2000) und Gevirtz (Gevirtz und Lehrer 2003), damit zu arbeiten.

Wang Shune hatte schon 220 n Christus festgestellt, dass nur ein möglichst flexibler Herzschlag ein guter Garant für Gesundheit ist. Als Herzfrequenzvariabilität wird die Fähigkeit eines Organismus bezeichnet, die Frequenz (Häufigkeit) des Herzrhythmus zu verändern. Gemessen werden die Zeitabstände zwischen zwei aufeinanderfolgenden Herzschlägen. Je größer diese Variabilität der Zeitabstände ist, desto besser kann sich das Herz den körperlichen und mentalen Anforderungen anpassen. Eine 24-h- oder 3-Tages-Messung kann als Frühwarnsystem für das Herz-Kreislauf-System und Regenerations- und Regulationssystems und als Stress- und Fitnessindikator herangezogen werden (Abb. 39.4).

Zum Erhalt der Gesundheit, Prävention und Therapie von Erschöpfung, aber auch Stärkung der Regulation und Regeneration des Organismus braucht es ein Herzratenvariabilitäts-Biofeedbacktraining. Gestärkt wird dadurch einerseits das Beruhigungssystem des Körpers, der Parasympathikus (Reduktion von stress- und arbeitsbedingten sowie psychosomatischen Beschwerden) und andererseits das Herz-Kreislauf-System mit einem positiven Effekt auf den Blutdruck (Pirker-Binder 2016).

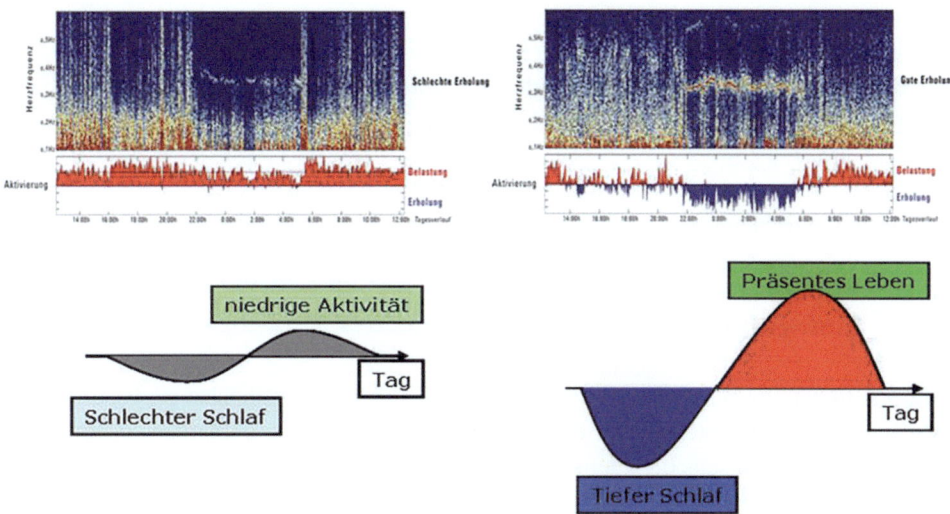

Abb. 39.4 Das linke Bild zeigt eine Belastung *(rot)*, keine Erholung in der Nacht, das rechte Bild zeigt eine gute Erholung *(blau)* in der Nacht und Pausen während des Tages. (Pirker-Binder 2016)

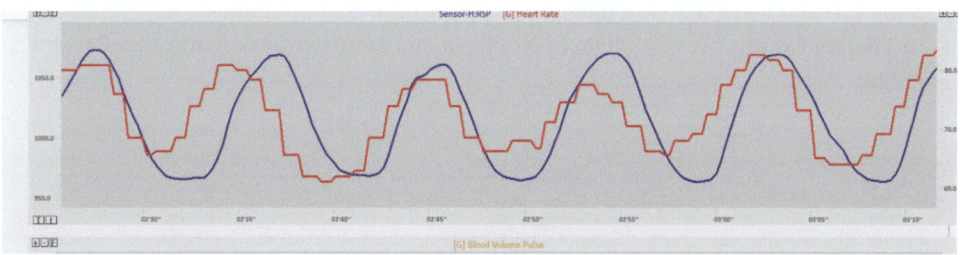

Abb. 39.5 Die Grafik zeigt eine wunderschöne respiratorische Sinusarrhythmie (RSA), ein gemeinsames Schwingen von Atmung *(blau)* und Herzrate *(rot)*, bei einer Atemfrequenz von ungefähr 6 Atemzügen/min

Trainiert wird die respiratorische Sinusarrhythmie (RSA, Abb. 39.5); darunter versteht man die Veränderung der Herzfrequenz durch die Atmung; d. h. beim Einatmen steigt sie an, beim Ausatmen sinkt sie ab. Das Ziel ist eine gemeinsame Schwingung von Atmung und Herzschlag zu erreichen.

Das Herzratenvariabiliätstraining

- stärkt und trainiert die Regeneration, das Erholungssystem (parasympathisches System),
- reduziert Anspannung,
- fördert innere Ruhe,
- stärkt das Herz-Kreislauf-System,
- unterstützt die Blutdruckregulation,

- unterstützt die Selbstheilungskräfte,
- stärkt die Lungenfunktion,
- reduziert stress- und psychosomatisch bedingte Beschwerden,
- fördert Gelassenheit und Gesundheit.

Eine Herzratenvariabilitätsmessung über 24 h oder 3 Tage ist als Diagnostikum für Belastung und in der Diagnostik von Erschöpfung nicht mehr wegzudenken.

39.5 Biofeedback und Kinder

Kinder sind hervorragende Biofeedbacklerner. Sie sind nicht nur höchst suggestibel, sondern auch noch sehr intensiv mit ihrem Körper verbunden. Sie versinken im Spiel und beim Hören von Geschichten ganz ungezwungen in andere Gefühlswelten. Visuelles Feedback beschleunigt ihre somatische Wahrnehmung und hilft ihnen, ihren Schmerz oder ihre Angst zu beeinflussen. Externes Feedback kann von den jungen Patienten in internales Feedback durch begleitende Geschichten und Imaginationen transferiert werden.

In meinem Buch „Biofeedback in der Praxis", Bd. 1, Kinder, gibt es einen Überblick über die Protagonisten der Geschichten, Happy Smilo, Bad Fred und eine Anleitung über mein Therapiekonzept bei kindlichem Kopfschmerz bzw. psychosomatischen Beschwerden (Abb. 39.6).

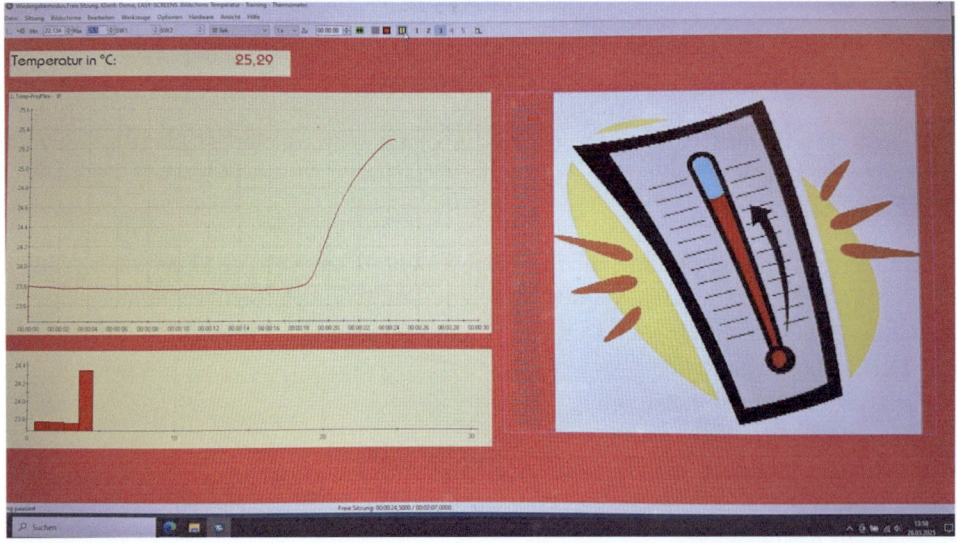

Abb. 39.6 Ein Temperaturtraining mit dem Biofeedback hilft zu entspannen

Die Kinder lernen mit der Technik des Handerwärmungstrainings, über ihre Atmung die Finger zu erwärmen und damit in weiterer Folge ihre Ängste und Schmerzen zu kontrollieren.

Im Biofeedbacktraining bekommt jeder messbare Parameter (z. B. Hautleitwert, Atmung, Fingertemperatur) eine imaginative Darstellung. Der Hautleitwert (Aktivierung) lässt sich mit dem Symptom verknüpfen, zum Beispiel dem Schmerzmonster, die Fingertemperatur mit den Ressourcen. Balooni, der Atemballon, ist mit der Bauchatmung verknüpft und unterstützt Loslassen und Veränderung. Verschiedene andere Kernfiguren, wie die Schmerzblume, der Paradiesvogel Ali, der magische Handschuh begleiten das Training. Jede Geschichte enthält eine therapeutische Vorgabe, den Rest darf das Kind mitgestalten, seine eigene Geschichte erzählen und kreativ darstellen. Die Kinder steigen aktiv in den Prozess ein, lernen, in Distanz zu gehen zu ihrem Schmerz und ihrer Angst. Die Geschichten wirken wie eine heilende Selbsthypnose und haben, gekoppelt mit der Atmung und Muskelentspannung, eine ungeheure Kraft.

Alle Geschichten bauen auf einer Atemübung auf und integrieren ein Handerwärmungstraining. Das Handerwärmungstraining ist eine der ältesten Entspannungsmethoden. Das Atemtraining ist das Tor zum autonomen Nervensystem und der inneren Balance und Ruhe.

Einmal erlernte Techniken sind Fertigkeiten, die sich als individuelle Fähigkeiten etablieren. Sie bleiben ein Leben lang erhalten. Kinder erlernen Selbstregulationstechniken nicht nur schneller als Erwachsene, sie nehmen sie auch schneller in ihr Repertoire der Fähigkeiten auf.

39.6 Zusammenfassung

Biofeedback wird in Training, Therapie, Coaching, im Stress- und Schmerzmanagement zur Stärkung der Selbstwirksamkeit und Selbstheilungskräfte und zur Förderung und zum Erhalt der Gesundheit eingesetzt. Die Biofeedbackmethode ist immer eingebettet in ein individuelles Trainings- oder Therapiekonzept, das genau auf den Klienten abgestimmt sein muss.

Biofeedback ist in der Psychotherapie fest verankert, als Begleitung in der Behandlung von Angststörungen, Traumata, im Schmerzmanagement, im Achtsamkeits- und Konzentrationstraining, in der Stärkung der Selbstwirksamkeit u. v. m.

Biofeedback ist eine wundervolle Methode, um die eigenen Ressourcen zu stärken, Körper und Geist in Einklang zu bringen. Wir können sehr einfach und schnell lernen, mehr Gesundheit und mehr Kontrolle in unser Leben zu bringen. Biofeedback lehrt uns, unsere Ressourcen zu erkennen und wahrzunehmen, Ängste und Stress zu reduzieren und auch mit Schmerzen besser umzugehen, Blutdruck und Migräne zu kontrollieren u. v. m.

Literatur

Ehrmann W (2016) Kohärentes Atmen; Atmung und Herz im Gleichklang. tao.de, Bielefeld
Gevirtz R, Lehrer P (2003) Resonant frequency heart rate biofeedback. In: Schwartz M, Andrasik F (Hrsg) Biofeedback: a practitioners guide. Guilford Press, New York, S 212–244
Lehrer P (2000) Resonant frequency biofeedback training to increase cardiac variability: rationale and manual for training. Appl Psychophysiol Biofeedback 25:177–191
Pirker-Binder I (2004) Biofeedback: Auf dem Weg zu den inneren Ressourcen. Promed Komplimentär 9:14–20
Pirker-Binder I (2005) Schmerzmanagement für Kinder – mit Geschichten helfen. Procare 9:8–12
Pirker-Binder I (2006a) Biofeedback in der Praxis; Band 1 Kinder. Springer, Wien/New York
Pirker-Binder I (2006b) Schmerzmanagement; Selbstregulationstechniken und Biofeedback. Pädiatrie Pädologie 3:20–22
Pirker-Binder I (2008) Biofeedback in der Praxis, Band 2. Erwachsene. Springer, Wien/New York
Pirker-Binder I (2009) Biofeedback in der Pflege. In: Likar R, Bernatzky G, Märkert D, Ilias W (Hrsg) Schmerztherapie in der Pflege. Schulmedizinische und komplementäre Methoden. Springer, Wien/New York
Pirker-Binder IH (2016) Prävention von Erschöpfung in der Arbeitswelt. Betriebliches Gesundheitsmanagement, interdisziplinäre Konzepte, Biofedback. Springer, Berlin/Heidelberg
Vaschillo E et al (2002) Heart Rate Variability biofeedback as a method for assessing baroreflex function: a preliminary study of resonance in the cardiovascular system. Appl Psychophysiol Biofeedback 27:1–27
Vaschillo E et al (2004) Heartbeat synchronizes wth respiratory rhythm only under specific circumstances. Chest 126:1385–1386

Information

www.betriebliche-gesundheit.at
http://blog.stress-out.at/
www.stress-out.at

Stichwortverzeichnis

A
Abgrenzung 419
Achtsame Präsenz 392
Achtsamkeit 413
    Immunabwehr 420
    Übungen 420
    Zeugenbewusstsein 419
Achtsamkeit
    Burn-out-Prophylaxe 419
Akademisierung 23
Aktives Zuhören 172
Akupressur 271, 272
    Angehörigenschulung 284
    Aromatherapie 283
    Distalpunkte 278
    Durchführung 275
    Fernpunkte 278
    Funktionskreis 277
    Handakupressur 283
    Leitbahnen 277
    Lokalpunkte 278
    Meisterpunkte 279
    Meridian 279
    Meridianstreichung 331
    Multiple Sklerose 286
    Selbstakupressur 285
    Wirkung 276
    wissenschaftliche Grundlage 286
Akupunktur 272
    Akupunktmassage 446
    Laser 403
Akut-Schmerz-Modell 42
Akzeptanz 415

Alter, hohes 72. *Siehe Auch*
    Geriatrischer Patient
Alterungsprozess 452
    Gehirn 453
Amiodaron 100
Anästhesiepflege 24
Angio Experience 428
Angst 83, 182, 492
Anlaufschmerz 289
Anordnungsverantwortung 89
Anti-Aging-Intervention 451, 463
Antidepressiva 139
Antikonvulsiva 139
Antioxidanzien 452
Aquatherapie
    Muskellockerung 447
    Unterwasserdruckstrahlmassage 447
Aromapflege 254
    Arthrose 295
    neuropathische Schmerzen 327
Aromatherapie
    Akupressur 283
Arthrose 289
    Ernährung 299
    Pathophysiologie 290
    pflegetherapeutische Methoden 292
    Phytotherapie 297
Arzneimittelinteraktion 95
    geriatrischer Patient 96
    pharmakodynamische 97
    pharmakokinetische 100
Ärztliche Anordnung 89
Ärztliche Aufsicht 88

Atemachtsamkeit 420
Atemfrequenz 493
Atemtraining 490
Ätherische Öle 311, 312, 324
    Atlaszederöl 328
    Jasminöl 313
    Lavendel 312
    Majoranöl 312
    Muskatellersalbei 312
    Rosenöl 312
Ätherische Öle 255
Atlaszederöl 328
Attributionsprozess 204
Auflage, wärmende 313
Augenpflege 258
Ausbildung 23
    Spezielle Schmerzpflege 25

B
Bandscheibenvorfall 320
Basale Stimulation 331
Bedarfsmedikation 90
Behandlungskosten 49
Behinderung 71
Berufsbild 23
    Spezialisierung 91
Bewältigungsstrategie 44
Bewegung 291
    geriatrischer Patient 461
Bewegungsmangel 291
Bewusstsein 415
Beziehungsaspekt 415
Beziehungsaufbau 201, 210
    Supervision 222
Bienenwachskompresse 252, 294
Bilder auslösen 231
Bindegewebsmassage 445
Biofeedback 487
    Handerwärmungstraining 495
    Herzratenvariabilität 492
    pädiatrischer Patient 494
Biografiearbeit, spirituelle 11
Biopsychosoziales Krankheitsmodell 49, 60
Bisphosphonate 140
Bologna-Prozess 23
Burn-out
    Achtsamkeit 419

C
Cajeput-Öl 324
Cannabinoide 140
Capsaicin 298
Case Report 380
CCK (Cholezystokinin) 83
Ceiling-Effekt 134
Change-Talk 175
Chemotherapie 374
Chloroformnarkose 58
Cholezystokinin (CCK) 83
Christentum 17, 56
Chronifizierung
    Ursachen 41
    Zeitpunkt 49
Chronifizierungsgrad 45
Counter Irritation 296, 325, 445
COX-2-Hemmer 109
Craniosacrale Therapie 479
    Indikationen 484

D
Dampfkompresse, heiße 247
Delegation ärztlicher Tätigkeiten 89
Delir 98
Demenz 164
Depolarisierungsschwelle 64
Depression
    Sterbephase 219
Deutsches Netzwerk für Qualitätsentwicklung in der Pflege (DNQP) 27
Diagnostik
    Angio Experience 428
    Ergotherapie 427
    Fremdeinschätzung 120
    kognitive Beeinträchtigungen 161
    KUSS (Kindliche Unbehagens- und Schmerz-Skala) 120
    Neuro-Sensory Analyzer (NSA) 428
    pädiatrischer Patient 119, 120
    Schmerzassessment 153
    Schmerzerfassung 28
    Screening 28
    See-Pain-Konzept 164
    Thermografie 428
    Tumorschmerzen 130
    Vibrationstest 428

Diclofenac 109, 111
Dry Needling 359
Duftkompresse 320
Durchbruchschmerzen 136
Durchführungsverantwortung 90
Dysmenorrhö
    prämenstruelles Syndrom (PMS) 308
    primäre 304
    sekundäre 304

E

Einlassungsfahrlässigkeit 88
Einreibung 331
Einsamkeit 12
Elektromagnetfeldtherapie 368, 378
    Geräteauswahl 378
    Indikationen 374
    Kontraindikationen 376
Emotionale Aspekte 42
Komplementärpflege
    transkutane elektrische Nervenstimulation (TENS) 341
Endoprothese 289
Endorphine
    Freisetzung, endogene 81
    Lachen 391
Energieblockade 276
Engrammbildung 64
Entspannungstechnik 469
    Biofeedback 488
    Craniosacrale Therapie 483
    Muskelentspannung 491
Entzündung
    chronische 291
    Ernährung 462
Epikur 6
Erbrechen
    Migräne 51
    pädiatrischer Patient 127
Erfahrungswerte 379
Ergotherapie 425
    Diagnostik 427
    Hilfsmittel 425
    Therapie 432, 435
Ernährung
    Alterungsprozess 452
    Energiebedarf 460
    Entzündungen 462
    Fettsäuren 462
    geriatrischer Patient 451
    Immunsystem 454
    Mangelernährung, Prophylaxe 459
    Menstruationsbeschwerden 306
    Mikronährstoffe 460
    Milchkonsum 462
    Osteoporose 461
Ernährung;mediterrane 453
Erregungsleitung, gesteigerte 63
Erregungsschwelle 63
Ethernarkose 58
Europäische Länder
    Kompetenzen 24
    Österreich 25
    Schmerzdiplom 25
Europäischen Länder
    Ausbildung 24
European Federation of IASP Chapters (EFIC) 25
European Pain Federation Diploma in Pain Nursing (EDPN) 25
Evidenzbasiertes Handeln 27
Expertenstandard 27
    Ergebniskriterien 29
    Expertenstandard Schmerzmanagement in der Pflege 28
    Implementierung 29
    Prozesskriterien 28
    Strukturkriterien 28
Extensionsmassage 446
Extrakorporale Stoßwellentherapie (ESWT) 360

F

Faraday, Gesetze von 371
Faszien 291
Fentanyl
    Tumorschmerzen 137
Finalphase
    Humor 391
    nach Kübler-Ross 217
Flavonoide 456
Fototherapie 399
Fremdeinschätzung
    Instrumente 164
Freud, Sigmund 12
Friktionen 445

Fröhlichkeit 387
Funktionelles Training 432
Fußbad 315
Fußreflexzonenmassage 446

G
Gate-Control-System 59, 67
Gebärschmerzen
    transkutane elektrische Nervenstimulation
        (TENS) 350
Gegenübertragung 193
Gelassenheit 389, 416
Gelenkersatz, künstlicher 289
Gelenkschmerzen 289
    Arthrose 291
    Flüssigkeitseinlagerung 291
Gelenkschmiere 291
Gelenkschutz 434
Gelotologie 388
Genussmittel 299
Geriatrie
    Alterungsprozess 451, 452
    Anti-Aging-Intervention 451
    Energiebedarf 460
    Leitlinie Schmerzassessment bei älteren
        Menschen in der vollstationären
        Altenhilfe 34
    Proteinbedarf 459
    Verlängerung der Gesundheitszeit 451
Geriatrischer Patient 45, 72
    Arzneimittelinteraktion 96
    Komplementärpflege 72
    Proteinbiosynthese 459
    Unerwünschte Arzneimittelwirkungen
        (UAW) 96
    Verlängerung der Gesundheitszeit 451
Geschichtliche Entwicklung 58
Geschlechtsspezifische Unterschiede 71
Geschmacksverstärker 454
Gesprächsführung, motivierende 169
Gesundheit
    Alterungsprozess 452
    Definition 367
    Humor 389
    Verlängerung der Gesundheitszeit 451
Gide, André 17
Glaube 9, 14, 16
Glutamat 454

Grapefruitöl 325
Gruppentherapieprogramm 48

H
HAKOMI-Methode 415, 419
Halo-Effekt 204
Hämo-Laser 404
Handakupressur 283
Haut
    Stimulation 444
Hautpflege 256
Heilpflanzen 262, 297, 298
    Afrikanische Teufelskralle 298
    Birke 297
    Brennnessel 297
    Capsaicin/Cayennepfeffer 298
    Fenchel 311
    Frauenmantel 310
    Gänsefingerkraut 310
    Hagebutte/Hundsrose 297
    Himbeerblätter 309
    Löwenzahn 297
    Melisse 310
    Menstruationsbeschwerden 309
    Schafgarbe 311
    Weide 298
Heiße Rolle 247
Heiterkeit 388
Herpes zoster 323, 324
Herzfrequenzvariabilität 492, 493
Heublumenkompresse 295
Hilflosigkeit 43
Hilfsmittel 358
    Ergotherapie 425
Hilfsmittelversorgung 433
Hintergrundschmerzwen 136
Hirnleistungsfunktionen, Störungen 427
Hirnleistungstraining 432
Historische Vorstellungen 56
Humor 387
    erlernen 395
    Finalphase 391
    Ressource 393, 394
    schwarzer 393
Hydrolat 323
Hyperalgesie 63, 64
Hyperkaliämie 97
    Handlevitation 238

Hypnose 229
  Ausleitung 239
  Bausteine 237
  Handlevitation 238
  Integrationsphase 239
  Utilisationsphase 238
  Vertiefen 234
Hypochondrie 191
Hyponatriämie 97

I
Ibuprofen
  pädiatrischer Patient 125
  postoperativ 111
Imagination 230, 437
Immunabwehr 420
Immunsystem
  Ernährung 454
Infrarotaufnahme 428
Innerer Beobachter 419
Innerer Frieden 416
Interdisziplinarität 46

J
Johanniskrautextraktpräparat 100
Johanniskrautöl 266, 314
  neuropathische Schmerzen 321
Juckreiz 257
Jugendliche 117
Juristische Aspekte 87

K
Kartoffelwickel 247, 295
Katastrophisieren 43
Kernkompetenzen, pflegerische 87
Kieferakupressur 282
Kind 115. Siehe Auch Pädiatrischer Patient
Kinesiotape 360
Klopfungen 445
Knochenmetastasen 132
Knorpel
  Abbau 291
  Degeneration 291
  Funktionsweise 290

Regeneration 300
  Unterversorgung 291
Knorpelschaden 289
  Arthrose 290
Kognitive Beeinträchtigungen 161
Kohlwickel 294
Kokain 59
Kommunikation
  Affirmationen 172
  aktives Zuhören 172, 211
  Beziehungsaufbau 201
  Change-Talk 175
  Definition 202
  Diagnosemitteilung 214
  die 4 Aspekte 205
  explizite Botschaft 207
  Feedback 212
  Funktionen 203
  Gesprächsführung, motivierende 169
  Humor 388
  Hypnose 231
  implizite Botschaft 207
  Konflikte 215
  nonverbale 202, 208
  NURSE-Modell 199
  OARS 171
  Palliativsituation 212
  Resümee, Zusammenfassung 173
  schwieriger Patient 189
  systemische Aspekte 209
  Transaktionsanalyse 207
  Wahrnehmungsprozesse 204
Komplementärmedizin 245
Komplementärpflege 268
  Akupressur 271
  Aromapflege 253, 324
  Arthrose 292
  ätherische Öle 324
  Elektromagnetfeldtherapie 368, 378
  geriatrischer Patient 72
  Heilpflanzen 262
  Hydrolat 323
  Nebenwirkungsmanagement 256
  neuropathische Schmerzen 319
  Streichung 331
  temperierte Ölkompresse 321
  Wickel 245

Kompresse 246
 Arthrose 292
 Bienenwachskompresse 294
 Heublumenkompresse 295
 Johanniskrautöl 314
 kühle 293
 temperierte 293
 temperierte Ölkompresse 294, 321
 warme 293
 Wirkweise 293
Konditionierung 81
Körnerkissen 313
Körpereigene Abwehr 375
Kortikosteroide 140
Kosten 49
Krebserkrankung
 Biofeedback 492
 Durchbruchschmerzen 136
 Ernährung 456
 Müdigkeit 458
 Tumorschmerzen 129
Krenwickel 252
Kübler-Ross, Sterbephasen nach 217
KUSS (Kindliche Unbehagens- und Schmerz-Skala) 120

L
Lachen 387
Lach-Yoga 390
Lagerungsschiene 434
Laser-Akupunktur 403
Lasertherapie 399, 438
 Indikationen 403, 407
 Kontraindikationen 406
 Sicherheit 408, 409
 Studienergebnisse 406
 Technik 400
 Wellenlängen 401
 Wirkung 402
Lavendelöl 325
Lebensfreude 389
Lebensmittel 299
Lebensstilfaktoren 456
Leidenssehnsucht 14
Leinöl, neuropathische Schmerzen 322
Leinsaat 264

Leitlinie 33
 Behandlung akuter perioperativer und posttraumatischer Schmerzen 34
 Langfassung 33
 Langzeitanwendung von Opioiden bei chronischen nicht-tumorbedingten Schmerzen 35
 Nationale VersorgungsLeitlinie Kreuzschmerz 35
 Österreichische Leitlinie für das Management akuter, subakuter, chronischer und rezidivierender unspezifischer Kreuzschmerzen 36
 Palliativmedizin für Patienten mit einer nicht heilbaren Krebserkrankung 36
 Schmerzassessment bei älteren Menschen in der vollstationären Altenhilfe 34
 Supportive Therapie bei onkologischen PatientInnen 36
Lippenpflege 259
Lumbalgie
 Wintergrünöl 327
Lust 1, 3, 7
Lymphdrainage 446

M
Magnetfeldtherapie 371, 438
Mainz Pain Staging System (MPSS) nach Gerbershagen 45
Maligne Erkrankung 492. *Siehe Auch Krebserkrankung*
Malve-Käsepappel 263
Mangelernährung, Prophylaxe 459
Massage 443
 Bindegewebsmassage 445
 Extensionsmassage 446
 Formen 443, 444
 Fußreflexzonenmassage 446
 klassische 444
 Kontraindikationen 448
 Lymphdrainage 446
 Unterwasserdruckstrahlmassage 447
 Wirkung 444
Meditation 419, 423
Meerrettichwickel 252
Melissenhydrolat 323

Menstruationsbeschwerden 303
    Auflage, wärmende 313
    Fußbad 315
    Kompresse 314
    Körnerkissen 313
    prämenstruelles Syndrom (PMS 308
    Sitzbad 315
    Vollbad 315
    Wärmepflaster 313
    Wickel 314
Mentholcreme 37
Meridianstreichung 331
Metamizol 110
    pädiatrischer Patient 125
Migräne 51
    Ernährung 454
Mindfulness-Based Stress Reduction (MBSR) 416
Mittelmeerdiät 456
Morgensteifigkeit 289
Morphin 58
    pädiatrischer Patient 127
    Schmerzpumpe 142
Motivation 426
Motivational Interviewing 169
Multimodalität 45
Multiple Sklerose 353
    Akupressur 286
Multiprofessionalität
    Palliativsituation 186
Mundschleimhautpflege 258
Muskelabbau 461
Muskelschmerzen,
    Unterwasserdruckstrahlmassage 447

N
Nackenakupressur 282
NADA-Ohrakupressur 273
Nahrungsergänzungsmittel 455, 463
Nahrungsinhaltsstoffe 455
Nalbuphin 126
    pädiatrischer Patient 127
Naproxen
    pädiatrischer Patient 125
Narkose
    Einleitung 111
    pädiatrischer Patient 124

Nebenwirkungsmanagement 156, 256
Nervenblockade, periphere 146
Nervenfasern 59, 62
    Arten 62
Nervenschmerzen 319
    temperierte Ölkompresse 321
Nervensystem, autonomes 488
Neurofeedback 488
Neurolyse 143
Neuro-Sensory Analyzer (NSA) 428
Neurotransmitter 62
Nicht-Opioidanalgetika 106
    pädiatrischer Patient 111
    Substanzen 107
    Tumorschmerzen 134
Nietzsche, Friedrich 2, 4
Nocebo 80
Noceboeffekt 83
Nozizeptoren 62
NSAR 108
Numerische Ratingskala (NRS)
    Zielwerte, postoperative 34

O
Ohrakupressur 273
Ohrdiagnostik 334
Ökonomische Aspekte 49
Öle, ätherische 250
Ölkompresse 250
Onkologie 492. *Siehe Auch Krebserkrankung*
Opioide
    Antiemetikum 135
    Langzeitanwendung 35
    Leitlinie 35
    Obstipation 135
    pädiatrischer Patient 126
    Tumorschmerzen 135
Opioidmechanismus 81
Opioidrotation 135
Orphenadrinzitrat 109
Orthese 358
    Schiene 434
Osteoarthritis 374
Osteopathie 479
Osteoporose 461
Österreich 25

P

pädiatrischer Patient
  Entwicklungsverzögerungen 117
  Jugendliche 117
  Säugling 117
  Schulkindalter 117
  Vorschulalter 117
Pädiatrischer Patient 115
  Biofeedback 494
  KUSS (Kindliche Unbehagens- und Schmerz-Skala) 120
  Neugeborenes 120
  Nicht-Opioidanalgetika Substanzen 111
  Schmerzanamnese 119
  Schmerztherapie 122
Palliativsituation 179
  Kommunikation 212
  Schmerzdimensionen 182
  Schmerzerfassung 185
  Supervision 222
Panik 83
Paracetamol 110
  pädiatrischer Patient 126
Paradoxe Theorie der Veränderung 418
Paraffinbad 439
Parasympathikus 488
Patientenschulung
  Informationsmaterial 30
Peer Review 374
Permanentmagnet 373
Pfefferminzhydrolat 324
Pfefferminzöl 326
Pflanzenheilkunde 295
Pflegequalität 27
Pflegewissenschaft 24
Phantomschmerzen 320
Philosophische Aspekte 2, 6
Physikalische Maßnahmen 438
  Massage 443
Phytotherapie 262, 295, 297
  Menstruationsbeschwerden 309
Piritramid 126
  pädiatrischer Patient 127
Placebo 77
Placeboanalgesie 80
Placeboeffekt 78, 81

Polymedikation 96
Polyphenole 455
Positionspapier Perioperatives Schmerzmanagement 34
Prämenstruelles Syndrom (PMS 308
Primacy-Effekt 204
Professionalisierung 26
Professionalität 23
  Personen mit kognitiven Einschränkungen 162
Progressive Muskelrelaxation (PMR) nach Jacobson 469
  anwenden 473
  erlernen 471
  Indikationen 476
  Wirkung 475
Projektion 193
Psyche 390
Psychiatrische Komorbidität 44
Psychische Aspekte 67
Psychoanalyse 3
Psychoedukation 49
Psychohygiene 226
Psychologische Aspekte 3
  Gegenübertragung 193
  Projektion 193
  schwieriger Patient 189
  Übertragung 193
Psychosoziale Aspekte 41
Pyramidenbahnsyndrom 355

Q

Qualitätsmanagement 27
Quarkwickel 249
Querschnittslähmung 353

R

Rapportbildung 237
Raumbeduftung 320
Realitätsflucht 11
Rechtliche Aspekte 87
Reflexzonentherapie 444
Reibungen 445
Reiz-Reaktions-Modell 59
Reizweiterleitung 62

Religiöse Aspekte 9
Religiosität 9, 13, 17, 18
Ressourcen 419
Rohwolle 294
Rückenmark 62
Rückenschmerzen 375
    Wintergrünöl 327
Rückenschule 434

S
Salizyl 59
Salzwickel 294
Sanddornöl 267
Schaben 439
Schädel-Hirn-Trauma 353
Schädelknochen 480
Schienenversorgung 434
Schlaf, gesunder 305
Schlafstörungen 260
Schlaganfall 353
Schleimhautpflege 258
Schmerzanamnese 130
    pädiatrischer Patient 119
Schmerzassessment 153
    Demenz 165
    Fremdeinschätzung 162, 164
    kognitive Beeinträchtigungen 161
    postoperatives 35
    praktische Durchführung 155
    Selbsteinschätzung 162
    Ziel 155
Schmerzbewältigung 43
Schmerzdiplom 25
Schmerzeinschätzung, pädiatrischer Patient 120
Schmerzen
    Achtsamkeit 417
    Akupressur 281
    akute 155
    akute, transkutane elektrische
        Nervenstimulation (TENS) 350
    Arten 42
    Arthrose 289
    Auswirkungen 42
    biopsychosoziales Krankheitsmodell 60
    chronische 42, 69, 481
    chronische, Hypnose 236

chronisch-rezidivierende 42
Definition 55
Dimensionen 182, 390
Einteilung 61
Entstehung 61
Gelenkersatz, künstlicher 289
Gelenkschmerzen 289
geschlechtsspezifische Unterschiede 71
iatrogene 116
Lasertherapie 400
Menstruationsbeschwerden 303
neuropathische 42, 319
nozizeptive 42
pädiatrischer Patient 116
Palliativsituation 179
postoperative 34, 69, 106
seelische 5
Sinnhaftigkeit 17
somatoforme Schmerzstörungen 42
spastikassoziierte 354
Tumorschmerzen 129
viszerale 42
Vitamin B 460
Zielwerte 34
zirkadiane Schwankungen 68
Schmerzentstehung 47
    Palliativsituation 179
    Prophylaxe 69
Schmerzerfassung 28
    Palliativsituation 180
Schmerzerfassungsinstrumente 157
    eindimensionale 157
    mehrdimensionale 158
Schmerzfragebogen 158
Schmerzgedächtnis 64, 68
    pädiatrischer Patient 117, 118
Schmerzhemmung 67
Schmerzlernen 68
Schmerzmanagement
    Palliativsituation 179
    professionelles 26
Schmerzpflaster 136
Schmerzpumpe 142
Schmerzreizleitung 62
Schmerzschweregradskala nach
        von Korff 45
Schmerztagebuch 158

Schmerztherapie
    COX-2-Hemmer 109
    invasive 141
    juristische Aspekte 92
    medikamentöse 105, 123
    Metamizol 110
    nicht-medikamentöse 122
    Nicht-Opioidanalgetika 106
    NSAR 108
    pädiatrischer Patient 111, 122, 123
    Paracetamol 110
    perioperative 123
    postoperative 105, 111
    Tumorschmerzen 130
    WHO-Stufenschema 130
Schmerzüberempfindlichkeit 63
Schmerzverarbeitung 64
Schopenhauer, Arthur 6
Schröpfen 439
Schulterakupressur 282
Schwieriger Patient 189
Screening 28
See-Pain-Konzept 164
Selbstakupressur 285
    Akupressurmatte 286
Selbstfürsorge 226
Selbstfürsorge 417
Selbstheilungskräfte 489
Selbsthilfetraining (ATL) 433
Selbstmitgefühl 415, 423
Selbstwahrnehmung 417
Sense of Coherence 418
Sensibilisierung 63
    periphere 66
    zentrale 66
Sensomotorik 427
Sesamöl 322
Signifikanz 379
Sitzbad 315
Somatische Belastungsstörungen 42
Somatoforme Schmerzstörungen 42
Sonnenlicht 461
Spastik 353
    Formen 356
    Therapie 357
Spiegelneuronen 389
Spiegeltherapie 437
    Spastik 361

Spirituelle Aspekte 9, 17
Sterbephasen nach Kübler-Ross 217
Still, Andrew Taylor 480
Stoßwellentherapie 360
Streichung 321, 331, 444
Stress 391
    Achtsamkeit 416
    Biofeedback 488
    Mindfulness-Based Stress Reduction
        (MBSR) 416
    oxidativer 452
    Progressive Muskelrelaxation 470
Suggestion 232
Supervision 221
Sutherland, William 480
Sympathikus 488
    Hautleitwert 491

T
Tageslicht 461
TENS 341. *Siehe Auch Transkutane elektrische Nervenstimulation*
Therapie
    Ergotherapie 432, 435
    Hypnose 229
    Lasertherapie 438
    Nebenwirkungsmanagement 256
    perioperative 70
    physikalische Maßnahmen 438
Therapiekosten 49
Thermografie 428
Tonkabohnenöl 327
Topfenwickel 249
Total-Pain-Konzept 180, 390
Traditionelle Chinesische Medizin (TCM) 271
    Akupressur 272
    Akupunktmassage 446
    Akupunktur 272
    Energieflussstörung 332
    Meridianstreichung 331
    Meridiansystem 333
    Ohrdiagnostik 334
    transkutane elektrische Nervenstimulation
        (TENS) 350
Tramadol 126
    pädiatrischer Patient 127
Trancephänomen 229, 232

Trancezustand 230
Transaktionsanalyse 207
Transkutane elektrische Nervenstimulation
    (TENS) 341
    Durchführung 343
    Indikationen 350
    Kontraindikationen 351
    Nebenwirkungen 351
    Spastik 359
Trauererlebnis 67
Triebziel 2
Tumorschmerzen 129
    Durchbruchschmerzen 136
    Koanalgetika 138
    Palliativsituation 179
    WHO-Stufenschema 130

U
Übelkeit
    medikamentöse Therapie 127
    pädiatrischer Patient 127
Übernahmefahrlässigkeit 88
Übertragung 193
Underreporting 73
Unerwünschte Arzneimittelwirkungen
    (UAW) 96
Unterwasserdruckstrahlmassage 447

V
Verabreichung von Schmerzmitteln 93
Veränderung, paradoxe Theorie 418
Verhaltensänderung 175
Verspannungen 470
Verzweiflung 15, 19
Vibrationen 445
Vibrationstest 428
Vipassana 419, 423
Vollbad, bei Menstruationsbeschwerden 315
Vorstellungskraft 234

W
Wahrnehmungsprozess 204
Wärmepflaster 313
Wechselwirkungen 95
Weide als Heilpflanze 298
Weiterbildung 25
    Spezielle Schmerzpflege 25
WHO-Stufenschema 130
Wickel 245
    Arthrose 292
    feucht-warmer 314
    hautreizender 252
    heiß-feuchter 247
    Ingwer 295
    Kartoffelwickel 295
    Kohlwickel 294
    kühle 293
    Menstruationsbeschwerden 314
    Salzwickel 294
    temperierter 250, 293
    warmer 293
    Wirkweise 293
Wintergrünöl 327
Wirtschaftliche Aspekte 49
Wissenschaftlichkeit 380
Wollfett 250

Y
Yin und Yang 277, 333

Z
Zederöl 328
Zen 423
Zielvereinbarung 48
Zufriedenheit 390
Zuversicht 233
Zuwendung 84
Zyklus, weiblicher 305
Zyklusprobleme 306

MIX
Papier aus verantwortungsvollen Quellen
Paper from responsible sources
FSC® C105338

If you have any concerns about our products,
you can contact us on
ProductSafety@springernature.com

In case Publisher is established outside the EU,
the EU authorized representative is:
**Springer Nature Customer Service Center GmbH
Europaplatz 3, 69115 Heidelberg, Germany**

Printed by Libri Plureos GmbH
in Hamburg, Germany